異常発生に感受性のある時期

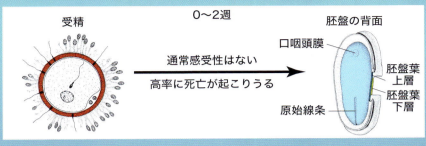

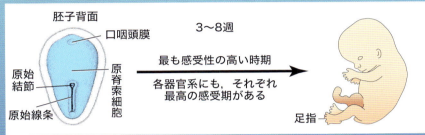

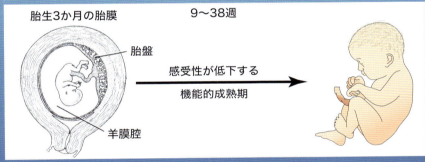

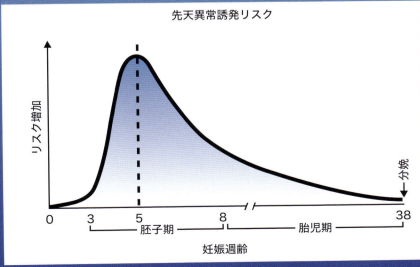

日ごとの胚子発生

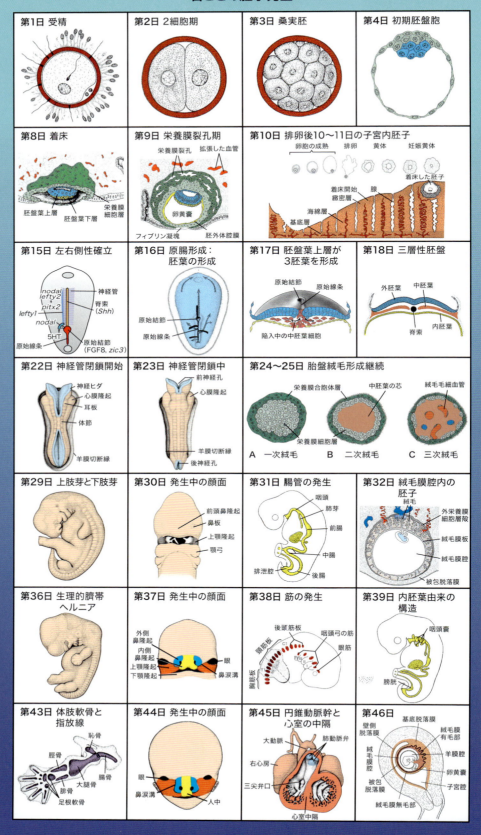

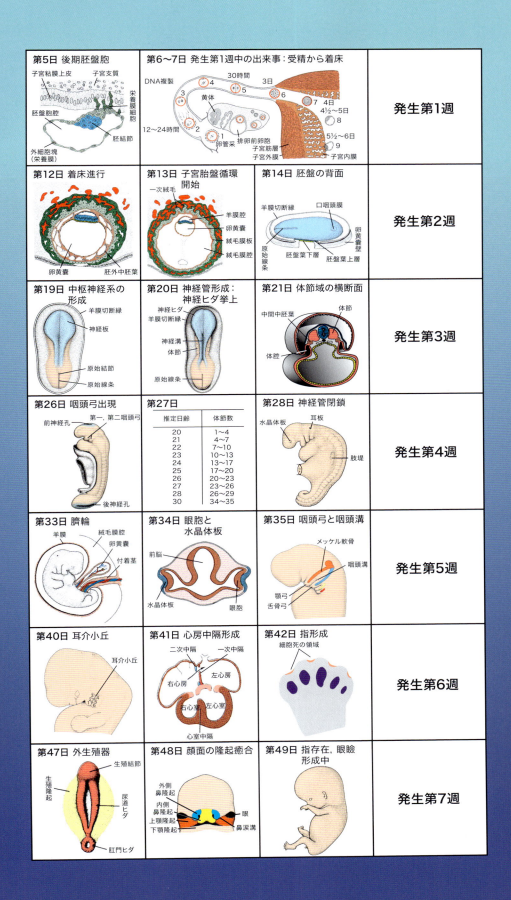

胎齢についての解説

　本書では胎齢の表記について、「初め原始線条の境界はぼんやりしているが，発生15〜16日の胚子では明瞭に認められ」(第5章「原腸形成」の項)のような基数表記と、「発生第4週の終わりに，体肢芽は体の側腹壁のふくらみとしてみえるようになる」(第12章「体肢の成長と発達」の項)のような順序数表記とが混用されている。発生15日とは受精後の満日齢を示し，発生第4週とは受精後満3週から満4週までの1週間を意味すると解釈される。したがって，「発生第4週」と「発生4週」では，最大1週間の差が生じる可能性がある。本訳書では，胎齢の表記は基本的に原書の表記に従った。

　また，胎齢には受精(排卵)後胎齢と月経後胎齢がある。前者は主に発生学で，後者は臨床産科で用いられる。月経後胎齢も国際的には満週齢で数えることが推奨されているが，わが国では一般的に「妊娠3か月」といえば第3か月のことで，最終月経の開始日から数えて満2か月から満3か月までの1か月間を示す。受精後胎齢と月経後胎齢の関係は，本書でも第7章で触れられているが，その関係を下図に示す。ここで1か月が30日ではなくて4週間であることにも注意してほしい。図によれば，妊娠第3か月の中頃が胚子期と胎児期の境になる受精後8週に相当することが一目瞭然である。計算するのであれば，「妊娠第3か月の中頃」＝「月経後満2.5か月」＝「月経後満10週」と換算し，これから2を引くと8週となる。確認のため，妊娠第6か月の中頃が受精後満20週に相当すること，受精後16週が妊娠第5か月の中頃に相当することを計算してほしい。

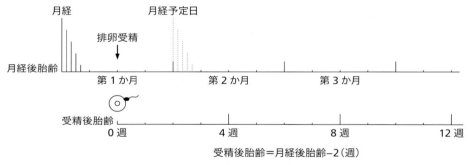

図 月経後胎齢と受精後胎齢の関係

(図は安田が執筆した放送大学の教科書『青年期の健康科学』(改訂版)中の「男のからだと女のからだ」，放送大学教育振興会，1997より引用)

鰓弓，咽頭弓の用語について

　原書では branchial arch(鰓弓)と pharyngeal arch(咽頭弓)が入り乱れて用いられているが，本書では便宜的に「咽頭弓」に統一した。しかしながら発生の過程で，ヒトにおいて一時的に"鰓"のような構造物が形成され，それが別の器官へと派生することは，進化・発生の見地から非常に重要であり，その点で「鰓弓」という用語は学術的に意義深い。なお，鰓後体(ultimobranchial body)，鰓瘻(branchial fistula)，内鰓瘻(internal branchial fistula)，鰓下隆起(hypobranchial eminence)など，慣用されている用語には「鰓」を用いた。

ラングマン
人体発生学
第11版
原書第13版

Langman's Medical Embryology
Thirteenth Edition

訳

安田峯生 広島大学名誉教授

山田重人 京都大学大学院医学研究科 教授
京都大学先天異常標本解析センター 教授

T. W. Sadler, Ph.D.
Consultant, Birth Defects Prevention
Twin Bridges, Madison County, Montana
Adjunct Professor of Pediatrics
University of Utah
Visiting Professor of Embryology
East Tennessee State University
Quillen School of Medicine
Senior Scholar
Greenwood Genetics Center
Greenwood, South Carolina

Computer Illustrations by
Susan L. Sadler-Redmond

Scanning Electron Micicrographs by
Kathy Tosney

Ultrasound Images by
Jan Byrne and Hytham Imseis

メディカル・サイエンス・インターナショナル

For each and every child

Special thanks to Drs. David Weaver and Roger Stevenson
for all of their help with the clinical material,
including providing many of the clinical figures

Authorized translation of the original English edition,
"Langman's Medical Embryology", Thirteenth Edition
by Thomas W. Sadler, Ph.D.

Copyright © 2015 by Wolters Kluwer
All rights reserved.

This translation is published by arrangement with Wolters Kluwer, Two Commerce Square,
2001 Market Street, Philadelphia, PA 19103 U. S. A.
Wolters Kluwer did not participate in the translation of this title.

© Eleventh Japanese Edition 2016 by Medical Sciences International, Ltd., Tokyo
Printed and Bound in Japan

訳者序文

　第10版の刊行から5年余を経て，ここに日本語訳第11版（原書13版）の出版に至った。安田は後期高齢者となり，最新の発生学について情報把握がやや困難となってきたため，かつて研究に従事していた京都大学先天異常標本解析センターの後輩で，人体発生研究者であるとともに産婦人科医，臨床遺伝専門医でもある山田重人が共訳者として加わった。

　原書は主として分子発生学・遺伝学の領域および臨床関連事項で改訂され，記述形態発生学についてはこれまでとほぼ同様である。分子発生学・遺伝学領域での進歩はきわめて速く，成書に記載された時点で既に陳旧情報となっている可能性がある。読者の方々は必要に応じてインターネットなどで最新の知見を調べていただきたい。

　日本語訳に関しては，より日本語らしく読みやすいものとすることを心掛けた。学術用語はもとより，一般的な用語についてもできるだけ統一を図った。訳注は第10版までは脚注であったが，参照しやすくするために本文中に挿入することとした。また，日本の状況について，必要な注を補った。文章，図に関して，原書に明らかな誤りがみられた場合には，特に注をつけることなく修正した。

　ヒトの発生学を学ぶ上では，月経後胎齢（臨床の「妊娠週数」）と受精後胎齢の区別が重要であるが，本書では胎齢の表記は基本的に原書の表記に従っている。また，原書では鰓弓・咽頭弓という用語が特に区別なく入り乱れて用いられているが，本書では「咽頭弓」に統一した。以上についての解説およびコメントを本書の冒頭に挿入してあるので，本文を読み進める前に一読願いたい。

　旧版までCD-ROMで提供されていた人体発生のアニメーション「Simbryo」は，原書出版社のウェブサイトで閲覧できるようになった。英語での提供になるが，旧版までのアニメーションから大幅なバージョンアップが図られており，読者の人体発生の理解に一層寄与することだろう。

　今回の改訂から株式会社メディカル・サイエンス・インターナショナルの編集者も交代となった。従来にも増して詳細な検討，校閲をいただいた同社編集部の横川浩司氏はじめ編集部の皆様に心から感謝する。

2016年2月

安田峯生，山田重人

原書序文

どんな学生も，母親あるいはその他の人を通じて妊娠の影響を受けている。というのも，子宮で起こったことは，必ずしも子宮にとどまらないからである。医療従事者は妊娠している可能性のある女性に遭うことが多く，自分が子を宿すこともあろうし，友人が妊娠することもあろう。いずれにせよ，妊娠と出産は我々に関係の深いものであり，その過程で悪い結果が起こることも少なくない。たとえば，胚子の50%は自然流産する。また，早産と先天異常は新生児死亡のおもな原因であり，障害の大きな要因である。幸い，新たな方策により妊娠の機転は改善されており，その実践に医療従事者は大きな役割を果たしている。発生学の基本的な知識はこれらの方策の実現に不可欠であり，その知識によって，医療従事者は健康な子どもをもたらすことに寄与することが出来る。

発生学とその臨床関連の基礎知識を提供するために，『ラングマン人体発生学』は簡潔な本文に，優れた模式図や臨床画像を配する方式を続けている。異常な発生事象から生じた多くの臨床例を示すことで，その問題の臨床的重要性を強調している。原書第13版では学習を助けるため，以下の教育的特徴づけと改訂を行った。

発生学とその臨床的関連の基礎知識を提供するという目的の達成のため，『ラングマン人体発生学』は簡潔な本文に優れた模式図や臨床画像を配するユニークな方式を用い続けている。異常な発生学的事象から生じた数多くの臨床例を示すことで，その主題の臨床的な重要性を強調している。第13版では，以下の教育的特徴と改訂により，学習の手助けをしている。

構成：『ラングマン人体発生学』は2部構成になっている。第1部では生殖子形成から胚子期間の初期発生を概説している。また，胎盤と胎児発育，出生前診断と先天異常に関する章も含まれている。第2部には各器官系の発生についての基本的な過程を記している。

臨床関連事項：正常な発生過程に加えて，各章に背景色をつけた臨床関連事項を収載した。これは出産の機転の改善と健康な新生児を得る第一歩として，発生学の臨床との関連と，鍵となる発生事象の理解が重要であることを示すためである。

臨床像と症例の描写はこの情報を示すためで，今版では充実を図り，最新のものに更新した。

遺伝学：発生学と先天異常学の分野で遺伝学と分子生物学の役割がますます重要になっているため，基礎的な遺伝学的，分子的原則を論じている。第1章では，分子的過程についての序説および一般的な遺伝学用語と分子生物学用語の定義，胚子発生で用いられる鍵となる経路を述べた。さらに，本書の全体を通じて，主要なシグナル経路と胚子発生を制御する遺伝子について明記し，論じている。

図版の充実：本文の理解を助けるために，新たに100点ほどの4色の線描画，走査電顕像，臨床画像からなる図を用いている。臨床症例のカラー写真によって，臨床関連事項がさらに補強されている。

要約：各章末には要約を設け，その章の詳しい記述のうちから重要な点を簡単に復習できるようにしている。重要語については要約のなかでも強調し，定義している。

問題：学生の理解度を評価する助けとして，それぞれの章で扱った重要事項に関する問題を，各章の一番最後に設けた。詳細な解答が巻末に付録として掲載されている。

用語集：幅広い学習のために，用語集を巻末にまとめた。

ウェブサイト thePoint：学生および教員用のウェブサイトで，本書の本文と図のすべてを閲覧することができる。米国医師国家試験形式の双方向的問題集も提供されている。教員向けの補助教材も，解説付きパワーポイントスライドによる発生学の主要テーマに関する一連の講義と画像集の提供を予定している。

著者は『ラングマン人体発生学』の今版が，発生学とその臨床的な意義を学ぶにあたっての優れた情報源であると，読者のみなさんに認めていただけることを願っている。本書とthePointサイトは一体となって，利用者にとって便利で革新的な学習法を提供するものである。

T. W. Sadler
Twin Bridges, MT

目次

訳者序文………iii
原書序文………v

はじめに………1

第1部 総論

第1章 分子的制御とシグナル伝達序説………5
遺伝子の転写………5
遺伝子発現のその他の制御因子………7
誘導と器官形成………8
細胞シグナル伝達………8
発生に重要なシグナル伝達経路………11
要約………15

第2章 生殖子形成：生殖細胞の男性および女性生殖子への転換………17
原始生殖細胞………17
遺伝の染色体説………18
生殖細胞の成熟過程における形態的変化………29
要約………35

第3章 発生第1週：排卵から着床まで………37
卵巣周期………37
受精………41
分割………45
胚盤胞の形成………45
着床時の子宮………46
要約………49

第4章 発生第2週：二層性胚盤………53
発生第8日………53
発生第9日………54
発生第11，12日………54
発生第13日………57
要約………60

第5章 発生第3週：三層性胚盤………63
原腸形成：胚子内の中胚葉と内胚葉の形成………63
脊索の形成………63
体軸の確立………64
原腸形成中に確立される予定運命図………68
胚盤の発育………69
栄養膜のその後の発達………69
要約………74

第6章 発生第3週から第8週まで：胚子期………77
外胚葉層由来の構造………77
中胚葉層由来の構造………83

内胚葉層由来の構造………91
前後軸のパターン形成：ホメオボックス遺伝子による制御………93
第2か月中の外形………95
要約………97

第7章 腸管と体腔………101
管の上の管………101
体腔の形成………102
漿膜………102
横隔膜と胸腔………105
横隔膜の形成………107
要約………109

第8章 発生第3か月から出産まで：胎児と胎盤………111
胎児の発育………111
胎膜と胎盤………115
絨毛膜有毛部と基底脱落膜………118
胎盤の構造………118
羊膜と臍帯………123
妊娠末期における胎盤の変化………124
羊水………124
双胎の胎膜………126
分娩（出産）………126
要約………131

第9章 先天異常と出生前診断………133
先天異常………133
出生前診断………143
胎児治療………146
要約………146

第2部 各論

第10章 軸骨格………151
頭蓋………151
椎骨と脊柱………160
肋骨と胸骨………162
要約………163

第11章 筋系………165
骨格筋組織（横紋骨格筋）………165
中軸骨格筋の神経支配………165
骨格筋と腱………166
筋発生の分子的制御………168
筋のパターン形成………168
頭部の筋組織………168
体肢の筋組織………168
心筋………168
平滑筋………168

要約·········170

第12章 体肢·········**171**
体肢の成長と発達·········171
体肢の筋組織·········173
体肢発生の分子的制御·········175
要約·········181

第13章 心臓脈管系·········**183**
一次心臓域の確立とパターン形成·········183
心筒の形成と位置·········185
心臓ループの形成·········187
心臓発生の分子的制御·········189
静脈洞の発達·········190
心臓中隔の形成·········192
心臓の刺激伝導系の形成·········208
脈管の発生·········209
出生前と出生後の循環·········218
要約·········222

第14章 呼吸器系·········**225**
肺芽の形成·········225
喉頭·········227
気管，気管支，肺·········227
肺の成熟·········228
要約·········230

第15章 消化器系·········**233**
腸管の区分·········233
腸管形成の分子的制御·········234
腸間膜·········235
前腸·········235
肝臓誘導の分子的制御·········245
膵臓·········246
中腸·········247
後腸·········254
要約·········255

第16章 尿生殖器系·········**259**
泌尿器系·········259
生殖器系·········269
要約·········285

第17章 頭・頸部·········**287**
咽頭弓·········289
咽頭嚢·········292
咽頭溝·········295
顔面形成の分子的制御·········295

舌·········300
甲状腺·········301
顔面·········303
顎間部·········304
二次口蓋·········304
鼻腔·········310
歯·········310
歯発生の分子的制御·········312
要約·········313

第18章 中枢神経系·········**315**
脊髄·········317
脳·········326
脳分化の分子的制御·········337
脳神経·········342
自律神経系·········342
要約·········349

第19章 平衡聴覚器·········**351**
内耳·········351
中耳·········354
外耳·········356
聴覚·········356
要約·········359

第20章 視覚器·········**361**
眼杯と水晶体胞·········361
網膜，虹彩，毛様体·········363
水晶体·········364
脈絡膜，強膜，および角膜·········364
硝子体·········364
視神経·········366
眼形成の分子的制御·········366
要約·········370

第21章 外皮系·········**371**
皮膚·········371
毛·········373
指と趾の爪·········374
汗腺·········374
乳腺·········374
要約·········376

問題の解答·········377
図の出典·········387
重要用語集·········391

索引·········401

プラコード：胚子外胚葉層の限局性の肥厚で，感覚器や感覚器神経節になる（例：耳板，水晶体板，鼻板など．神経板も外胚葉層の肥厚であるが，言葉の定義上プラコードには含まれない）

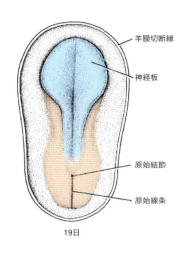

19日

ODE TO A PLACODE

There once was a flat sheet of cells
That were stumpy and ugly as hell;
But one day they arose, stood tall on their toes,
and declared they were the best cells of all.

Presumptuously they cried that their lineage was
high and right proudly they bragged of their codes;
But soon it was clear, they weren't like the ear
and they were nixed in their dreams as placodes.

Semantics, they screamed, please maintain our
dreams, but their pleas were unheeded and late;
And now to this day in repast they must lay
as a misconstrued, flat neural plate!

T. W. Sadler
Twin Bridges, MT

プラコードへの賛歌

ある日細胞　集まりて
薄き布をば　織り成しぬ
その細胞は　丈低く
幅広にして　不格好
されどある時　細胞は
爪先立ちて　背を伸ばし
我らあらゆる　細胞の
最善なりと　宣言す

生意気ならむ　細胞は
我が血統は　高貴ぞと
その掟をば　自慢げに
声高らかに　誇りたり
しかるに直ぐに　耳らしき
ものにあらずと　現れて
プラコードたる　夢ははや
泡沫のごと　消え去りぬ

言の葉統べる　主たちよ
我らが夢を　覚めまじく
見させ給へと　泣き喚く
しかれど願い　空しくて
遅かりければ　今ははや
細胞どもは　力なく
名乗り違へて　横たわり
神経板と　成り果てぬ！

はじめに

発生学：臨床的意義と歴史的な流れ

臨床的意義

　1つの細胞から9か月で児となる発生過程は，非常に複雑な現象が驚くほどに統合されたものである。この現象の学問を発生学（embryology）といい，その領域は1つの生物体の形成に関与する分子的，細胞的，構造的要因の研究を含んでいる。発生学は，生殖の産物である子どもがよりよい状態で生まれるための保健対策に必要な知識を提供するので，重要である。そこで，発生学をよりよく理解することにより，出生前診断および治療の新しい技術，不妊の原因になるような危険を避ける治療法，および乳児死亡の第1の原因である先天異常を予防するメカニズムがもたらされた。このような出生前および生殖保健の進歩は意義が大きい。それは生まれてくる子どもの状態をよくするばかりでなく，生後長期にわたる健康にも役立つからである。実際，われわれの認知能力や行動特性のいずれも，母親の喫煙，栄養，ストレス，糖尿病など出生前の体験の影響を受け，これらは生後の健康において役割を演じる。さらに，このような体験が分子的，細胞的因子とともに，ある種の成人病，たとえば癌や心臓血管疾患を発生させる可能性を決定する。したがって，出生前の発達が短期的にも長期的にも健康に影響する複雑なネットワークを作り出し，このために発生と胎児発達の学問は，すべての医療従事者にとって重要な課題となっている。また，限られた一部の専門領域を除いて，ほとんどの医師をはじめとする医療従事者は妊娠可能年齢の女性に関わる機会があり，これらの人々の知識が発達過程の結果に重大な影響を及ぼす可能性がある。

発生学小史

　単一細胞から始まって器官原基が確立されるまでの期間（ヒトでは発生の最初の8週間）は胚子形成（embryogenesis，ときには器官形成 organogenesis）期とよばれる。これに続く出生までの期間を胎児期（fetal period）といい，分化（differentiation）が続き，胎児は成長し，体重が増す。発生学についての科学的な研究は数百年にわたって進歩してきた。初期の研究がおもに解剖学的であったことは驚くにあたらない。観察が行われ，ものを見る装置と解剖技術の発達に伴って，より巧緻なものになった。比較解剖学的，進化学的研究，すなわち科学者が動物種間の比較を行うことも学問の進歩に寄与し，発生現象の進行が理解されるようになった。また，先天異常をもつ児と正常に発生した形態をもつ個体とを比較する研究も行われた。このような異常の発生学的起源と原因の研究は先天異常学（teratology）とよばれる。

　20世紀には実験発生学の領域が花開いた。細胞系列を決めるために，発生中に細胞を追跡する多くの実験が工夫された。その中には顕微鏡で見ることのできる色素細胞を含んでいる被囊類（ホヤなど）の透明な幼生の観察も含まれた。のちには，生きている細胞を染めて，その運命を追跡するために生体染色色素が用いられた。さらにのち，1960年代には放射性同位元素による標識とオートラジオグラフ技術が採用された。この頃，最初の遺伝的標識の1つがニワトリ–ウズラ–キメラ法として創出された。この方法は，核小体近くに異質染色質（ヘテロクロマチン heterochromatin）が特異な形態で存在するウズラの細胞を，発生初期のニワトリ胚に移植し，のちに宿主胚を組織学的に調べて，ウズラ細胞がどこに行くかを追跡するものである。この方法の改良版として，ウズラ細

胞に特異的な抗体を用いる方法が開発され，ウズラ細胞を同定するのに大いに役立った。これらや別の方法で細胞の運命を追跡することで，種々の器官や組織の起源について有用な情報が得られた。

移植実験により，さらに組織間のシグナル伝達について最初の理解が得られた。この種の実験例として，原始結節を体軸に関して正常な位置から別の位置に移植すると，そこに第2の体軸が誘導されることがあげられる。別の例としては，発生中の肢芽を用い，肢軸後部縁の組織片を別の体肢の前部縁に移植すると，宿主肢の指が互いに鏡像をなすように重複することがある。この後部シグナル発信域は**極性化域**(zone of polarizing activity：**ZPA**)とよばれ，現在ではこのシグナル伝達分子は**ソニックヘッジホッグ**(Sonic hedgehog：**Shh**)というものであることがわかっている。

ほぼ同じ頃(1961年)，妊婦につわり止め，鎮静剤として投与された**サリドマイド**(thalidomide)という薬物により，先天異常学が注目を集めるようになった。不幸なことに，この薬物は1本以上の体肢の欠如(無肢症 amelia)や長骨の欠如により手または足だけが胴に付着するアザラシ肢症(phocomelia)という特異な体肢異常を含む先天異常を引き起こした。この薬物と先天異常との関連は，W. Lenz と W. McBride という2人の臨床家により別々に発見され，受胎産物(conceptus)は胎盤を通過する母体からの因子に感受性があることが示された。その後まもなく，多くの動物モデルで環境因子，薬物，遺伝子が先天異常の発生に関係することが示され，発生事象と先天異常の起源の関係について，洞察がさらに深まった。

今日では，正常および異常発生研究に用いられる実験的パラダイムのリストには分子生物学的アプローチが加わっている。レポーター遺伝子，蛍光標識，その他の標識技術を用いた多くの細胞同定の手法により，予定運命図を作る能力が向上した。ノックアウト，ノックイン，アンチセンス法など遺伝子発現を変化させる技術により発生を異常にする新しい方法が開発され，特定の組織での単一遺伝子の機能を研究することが可能になった。このように，分子生物学の出現により発生学研究は次の段階に進み，個々の遺伝子の役割と，これらの遺伝子と環境因子との相互作用が解き明かされ，正常および異常発生過程の理解が進んでいる。

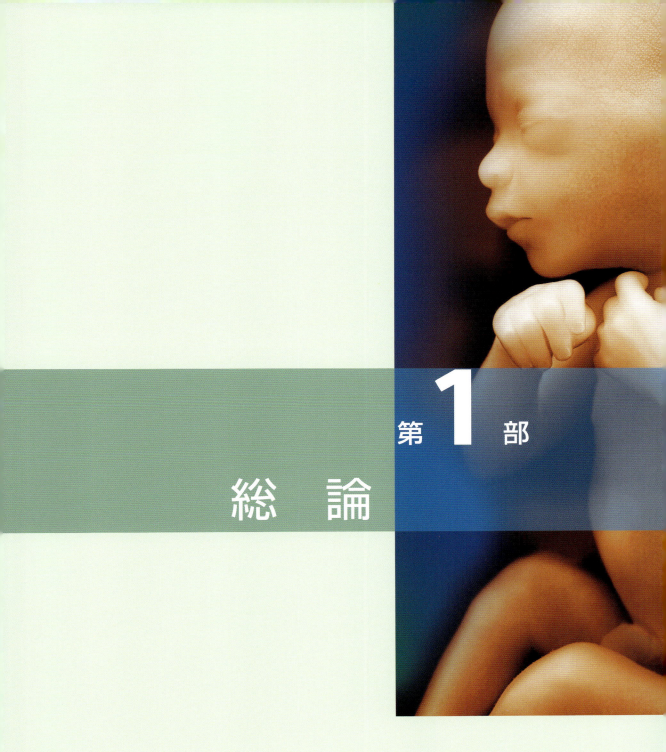

第1部 総論

第1章

分子的制御とシグナル伝達序説

分子生物学は発生学研究と正常および異常発生の理解を深める新しい道を開いた。ヒトゲノムの塩基配列決定は，複雑さのいろいろなレベルで遺伝子調節を調べる技術開発とあいまって発生学を次の段階に高めた。このように，解剖学的なレベルから生化学的，分子的レベルへと発生学は進展し，その各段階で知識が増加している。

胚子の発生は個体形成に必要なすべての情報を含む**ゲノム**(genome)によって方向づけられている。この情報は蛋白質を作るのに必要な**遺伝子**(gene)の**DNA**塩基配列にコードされている。次に，蛋白質は他の遺伝子の発現を調節し，また発生を統御するシグナル分子として働く。

ヒトのゲノムには約23,000の遺伝子があるが，この数はヒトゲノムプロジェクトが完了する前に予測されていた約10万個の1/5にすぎない。しかし，さまざまな調節のレベルによって，これらの遺伝子から作られる蛋白質の数は当初予測された遺伝子の数に近いものとなる。1つの遺伝子から1つの蛋白質が作られるという仮説は否定された。すなわち，さまざまな機序により，1つの遺伝子から多くの蛋白質が生じる可能性がある。

遺伝子発現は次のようないくつかのレベルで調節される。(1)異なる遺伝子が転写される。(2)1つの遺伝子から転写された核内リボ核酸(ribonucleic acid：RNA)が選択的に処理されて，どのRNAがメッセンジャーRNA(messenger RNA：mRNA)となるように細胞質に到達するかが調節される。(3)mRNAが選択的に翻訳される。(4)mRNAから作られた蛋白質が異なる修飾を受ける。

遺伝子の転写(gene transcription)

遺伝子はDNAと蛋白質(ほとんどはヒストン)との複合体，すなわち**染色質**(クロマチン chro-

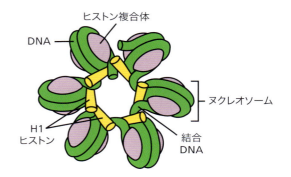

図1-1 染色質の基本単位を形成するヌクレオソームの模式図。各ヌクレオソームはヒストン蛋白質の8量体と約140塩基対のDNAからなる。ヌクレオソームは結合DNAと他のヒストン蛋白質によって塊にまとめられる。

matin)の中に含まれており，染色質の基本的な構造単位は**ヌクレオソーム**(nucleosome, 図1-1)である。各ヌクレオソームは**ヒストン蛋白質**の8量体と約140塩基対のDNAからできている。ヌクレオソームそのものは，その間に存在する**結合DNA**(リンカーDNA linker DNA)と，他のヒストン蛋白質(H1ヒストン，図1-1)とによって連結されている。ヌクレオソームはDNAが緊密なコイルをなして，転写されないように保つ。この不活性な状態の染色質は，一連のDNA鎖上にヌクレオソームがビーズ状に見え，**異質染色質**(ヘテロクロマチン heterochromatin)とよばれる。転写が起こるためには，このDNAがビーズからほどかれる必要がある。このコイルからほどかれた状態の染色質を**真性染色質**(ユークロマチン euchromatin)という。

遺伝子はDNA鎖中にあり，蛋白質に翻訳される**エクソン**(exon)という領域と，エクソンの間にあり，蛋白質には読み込まれない**イントロン**(intron)という領域を含んでいる(図1-2)。典型

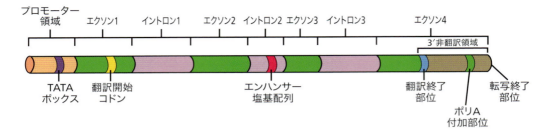

図1-2 「典型的な」遺伝子の模式図。TATA ボックスを含むプロモーター領域, 蛋白質に翻訳されるエクソン, イントロン, 転写開始部位, 蛋白質の最初のアミノ酸を指定する翻訳開始部位を示す。また mRNA を安定させ, 核から出し, 蛋白質への翻訳ができるようにするポリ A 付加部位を含む 3′ 非翻訳領域も示す。

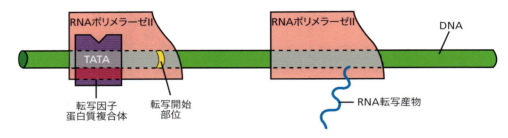

図1-3 遺伝子のプロモーター領域にある TATA ボックスへの RNA ポリメラーゼ II の結合を示す模式図。この結合には, ある蛋白質と転写因子とよばれる別の蛋白質の複合体が必要である。転写因子には特有の DNA 結合領域があり, 遺伝子発現を制御する機能がある。

的な遺伝子は, エクソンとイントロンの他に次の領域を含む。(1) **転写を開始するために RNA ポリメラーゼ**(RNA polymerase)**に結合するプロモーター領域**(promoter region), (2) **転写開始部位**(transcription initiation site), (3) 蛋白質の最初のアミノ酸を指定する **翻訳開始部位**(translation initiation site), (4) **翻訳終了コドン**(translation termination codon), (5) mRNA を安定化する助けになり, mRNA が核から出て蛋白質に翻訳されるようにする塩基配列(ポリ A 付加部位 poly A addition site)を含む **3′ 非翻訳領域**(3′ untranslated region, 図 1-2)。習慣的に, ある遺伝子の 5′ および 3′ 領域はその遺伝子から転写される RNA との関係で特定される。すなわち DNA は 5′ から 3′ 側へと転写され, プロモーター領域は転写開始部位より上流にある(図 1-2)。RNA ポリメラーゼが結合するプロモーター領域は普通 TATA 配列を含んでおり, この部位は **TATA ボックス**(TATA box)とよばれる(図 1-2)。しかし, ポリメラーゼがこの部位に結合するためには **転写因子**(transcription factor)とよばれる蛋白質がさらに必要である(図 1-3)。転写因子には特異的な **DNA 結合領域**(DNA binding domain)と, **トランス活性化領域**(transactivating domain)がある。後者は, ある遺伝子のプロモーターあるいはエンハンサーに転写因子が結合すると, その遺伝子の転写を活性化したり抑制したりする領域である。転写因子は, 他の蛋白質と共同して DNA ヌクレオソーム複合体をほどき, DNA 鋳型を転写できるようにポリメラーゼを放出し, 新たにヌクレオソームが形成されるのを防ぐことによって, 遺伝子発現を活性化する。

エンハンサー(enhancer)は DNA の調節要素で, プロモーターの利用を活性化し, その効率とプロモーターからの転写率を調節する。エンハンサーは DNA 鎖のどのような部分にも存在することが可能で, プロモーターの近くにある必要はない。プロモーターと同様に, エンハンサーは転写因子のトランス活性化領域を介して結合し, 遺伝子発現時期や細胞特異的発現部位の調節に用いられる。たとえば, ある遺伝子中の別々のエンハンサーが, この遺伝子の別々の組織での発現を指令

することができる。膵臓，眼，神経管の発生に関与する転写因子 Pax6 には 3 つの別々のエンハンサーがあり，それぞれが適切な組織で遺伝子が発現するように調節している。エンハンサーはプロモーターを露出するようにクロマチンの構造を変えたり，RNA ポリメラーゼの結合を促進することによって働いている。ときにはエンハンサーは転写を阻害し，**サイレンサー**（silencer）とよばれる。この現象により 1 つの転写因子が 1 つの遺伝子を活性化する一方，別のエンハンサーに結合することによって，もう 1 つの遺伝子を抑制することが可能になる。すなわち，転写因子自身は DNA の特定領域に結合する DNA 結合領域と，プロモーターあるいはエンハンサーに結合して，これらの要素によって調節される遺伝子を活性化または阻害するトランス活性化領域をもつのである。

DNA メチル化による転写抑制

遺伝子のプロモーター領域にあるシトシン塩基のメチル化は遺伝子の転写を抑制する。この機序によりいくつかの遺伝子は不活性となる。たとえば，女性の細胞にある 1 対の X 染色体のうち 1 個はこのメチル化機序により不活性化されている（**X 染色体不活性化** X chromosome inactivation）。異なる型の細胞ではメチル化により抑制される遺伝子が異なることがあり，筋細胞では筋蛋白質を作る遺伝子のプロモーター DNA はほとんどメチル化されていないのに，血球蛋白質遺伝子プロモーター DNA は高度にメチル化されている。こ
のようにしてそれぞれの細胞は特徴的な分化した状態を維持できるのである。また，DNA メチル化は**ゲノムインプリンティング**（genomic imprinting：父母のどちらか一方からの遺伝子だけが発現し，他方の遺伝子は抑制される現象）にも関わっている。ヒトでは約 40～60 の遺伝子が刷り込まれ，そのメチル化パターンは精子と卵子の形成過程で確立される。メチル化が DNA を不活性化するのは，転写因子の結合を阻害したり，ヒストンとの結合を変化させてヌクレオソームを安定にし，転写されない密なコイルにすることによる。

遺伝子発現のその他の制御因子

遺伝子の最初の転写産物は**核 RNA**（nuclear RNA：**nRNA**）で，ときには**プレメッセンジャー RNA**（premessenger RNA）とよばれることもある。nRNA は mRNA より長い。それは nRNA が核から細胞質に移動する間に切り出される（spliced out）イントロンを含んでいるからである。実は，このスプライス過程は細胞が 1 つの遺伝子から複数の異なる蛋白質を作る手段を提供するものである。たとえば，異なるイントロンを除去することによって，エクソンは異なるパターンに「スプライス」される。これは**選択的スプライシング**（alternative splicing）とよばれる過程である（図 1-4）。この過程は，**スプライセオソーム**（spliceosome）という**小さな核 RNA**（small nuclear RNA：**snRNA**）と，nRNA の 5′ または 3′ 側にあ

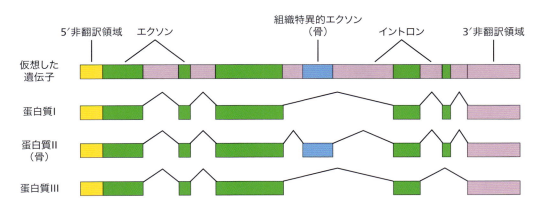

図 1-4 同一遺伝子から選択的スプライシングにより複数の異なる蛋白質を作る過程を示す模式図。スプライセオソームが遺伝子から転写された初期核 RNA の特定の部位を認識する。この部位に基づいて，異なるイントロンが「切り出され（spliced out）」，1 つの遺伝子から複数の蛋白質が作られる。同一遺伝子から作られる一群の蛋白質はスプライスアイソフォームとよばれる。

る特定のスプライス部位を認識する蛋白質の複合体によって行われる。同一遺伝子に由来する複数の蛋白質は**スプライスアイソフォーム**(splicing isoform, **スプライスバリアント** splice variant あるいは**選択的スプライス型** alternative splice form)とよばれ，異なる細胞が同一遺伝子を使って，その細胞型に特異的な蛋白質を作ることを可能にする。たとえば，*WT1*遺伝子のアイソフォームは生殖巣と腎臓の発生で異なる機能をもつ。

1つの蛋白質が作られた(翻訳された)あとでも，その機能に影響する**翻訳後修飾**(post-translational modification)を受ける可能性がある。たとえば，いくつかの蛋白質は活性型になるのに一部を切り取られたり，リン酸化されたりする。別の蛋白質は他の蛋白質と結合したり，隔離された部位から放出されたり，細胞の特定部位に行くよう指示されたりする。このように蛋白質を合成し，活性化するために多くの調節レベルがある。遺伝子の数は23,000しかないが，これから合成される蛋白質の数はたぶん遺伝子数の5倍に近いであろう。

誘導と器官形成

器官は細胞と組織の間の相互作用で形成される。最も多いのは一群の細胞あるいは組織が別の細胞群あるいは組織群の運命を変えることで，**誘導**(induction)といわれる過程である。このような相互作用では，1種類の細胞あるいは組織がシグナルを発する**誘導原**(inducer)となり，別の1種類がそのシグナルに対する**応答者**(responder)となる。このようなシグナルに応答できる能力を**応答能**(competence)といい，応答能は応答する組織の**応答因子**(competence factor)による活性化を必要とする。多くの誘導相互作用は上皮と間葉細胞の間で起こり，**上皮−間葉相互作用**(epithelial-mesenchymal interaction, 図1-5)とよばれる。上皮細胞は集合して筒あるいはシート状になり，他方，間葉細胞は線維芽細胞様で細胞外基質中に分散しているようにみえる(図1-5)。上皮−間葉相互作用の例には次のようなものがある。(1)腸内胚葉と周囲の間葉が肝臓や膵臓のような腸由来の器官を作る。(2)肢芽の間葉とこれを覆う外胚葉(上皮)が肢芽の伸長と分化を起こす。(3)尿管芽内胚葉と後腎原基間葉の相互作用が腎臓内のネフロンを作る。また，誘導的相互作用は，眼杯上皮により水晶体が誘導されるように，2つの上皮組織間で起こることもある。誘導原から応答組織に開始シグナルが送られることにより誘導事象が始まるが，2つの組織あるいは細胞型の間の**クロストーク**(cross-talk)が分化を続けるには必要である(図1-5，矢印)。

細胞シグナル伝達(cell signaling)

細胞間のシグナル伝達は誘導，総合的な応答能の反応，誘導する細胞と応答する細胞の間のクロストークのために不可欠である。この情報交換の方法には次のものがある。(1)**パラクリン相互作用**(paracrine interaction)：ある細胞で合成された蛋白質が短距離を拡散して他の細胞に作用する。(2)**ジャクスタクリン相互作用**(juxtacrine interaction)：拡散する蛋白質は介在しない。**パラクリンシグナル伝達**(paracrine signaling)に関わる拡散性蛋白質は**パラクリン因子**(paracrine factor)あるいは**増殖・分化因子**(growth and differentiation factor：GDF)とよばれる。

シグナル伝達経路
パラクリンシグナル伝達

パラクリン因子は**シグナル伝達経路**(signal transduction pathway)によって作用する。これにはある経路を直接活性化させる場合と，その経路の阻害因子の活動を抑制する場合(たとえば，ヘッジホッグシグナル伝達の場合のように阻害因

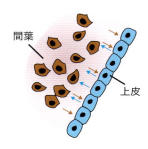

図1-5 上皮−間葉相互作用を示す模式図。1つの組織から出る最初のシグナルにしたがって，第2の組織が特定の構造に分化する。最初の組織は誘導原で，第2の組織は応答者である。いったん誘導過程が始まると，分化過程が完結するように，シグナル(矢印)が両方向に出される。

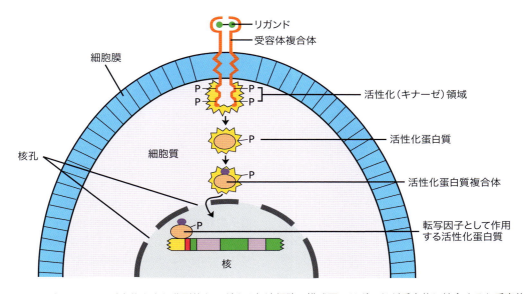

図 1-6 リガンドとその受容体を含む典型的なシグナル伝達経路の模式図。リガンドが受容体に結合すると受容体の活性化が起こる。典型的には，活性化はチロシンキナーゼを含む酵素によるものであるが，他の酵素が用いられる場合もある。キナーゼ活性の結果，数種の蛋白質が次々にリン酸化され，最終的に遺伝子発現を制御する転写因子が活性化される。P：リン酸，●：核移行シグナル分子

子を阻害する）がある。シグナル伝達経路には**シグナル分子**(signaling molecule，**リガンド** ligand)と**受容体**(receptor)が含まれる（図 1-6）。受容体は細胞膜を貫通し，**細胞外ドメイン**(extracellular domain，**リガンド結合領域** ligand-binding region)，**膜貫通ドメイン**(transmembrane domain)，**細胞質ドメイン**(cytoplasmic domain)をもつ。あるリガンドがその受容体に結合すると，受容体の立体構造の変化を誘発し，これがその細胞質ドメインを活性化する。通常，この活性化の結果，受容体には酵素活性が与えられるが，多くの場合，この活性は**キナーゼ**(kinase，リン酸化酵素)で，これがアデノシン三リン酸(adenosine triphosphate：ATP)を基質にして他の蛋白質を**リン酸化**(phosphorylate)する。続いて，リン酸化は，この蛋白質が別の蛋白質をリン酸化するように活動し，蛋白質の相互作用が次々に確立され，最終的に**転写因子**(transcription factor)が活性化される。この転写因子が遺伝子発現を活性化したり阻害したりする。この経路は多数あり，複雑で，ある場合には1つの蛋白質が蛋白質活性化能をもつ別の蛋白質を阻害する特徴を示す（ヘッジホッグシグナル伝達の場合はこれに相当する）。

ジャクスタクリンシグナル伝達

ジャクスタクリンシグナル伝達(juxtacrine signaling)もシグナル伝達経路を介して伝えられるが，拡散性因子は存在しない。その代わり，次の3つの方法がある。(1)ある細胞の表面にある蛋白質が隣接する細胞の受容体とパラクリン伝達と類似した相互作用をする（図 1-6）。**Notch経路**はこの型のシグナル伝達の典型例である(p.11，「発生に重要なシグナル伝達経路」参照)。(2)1つの細胞から分泌された細胞外基質中のリガンドが，隣り合う細胞の受容体と相互作用する。細胞外基質はその中に細胞が存在する環境である。この環境は細胞が分泌する巨大分子からなり，**コラーゲン**(collagen)，**プロテオグリカン**〔proteoglycan(**コンドロイチン硫酸** chondroitin sulfate，**ヒアルロン酸** hyaluronic acid など)〕，**フィブロネクチン**(fibronectin)や**ラミニン**(laminin)のような**糖蛋白質**(glycoprotein)を含む。これらの分子は細胞の固定，遊走のための基質となる。たとえば，ラミニンとIV型コラーゲンは**基底膜**(basal lamina)の成分で，この膜に上皮細胞が付着し，フィブロネクチン分子は細胞遊走の足がかりとなる。フィブロネクチンやラミニンのような細胞外分子を細胞に結合する受容体は**インテグリン**(integrin)と

よばれる。これらの受容体は細胞外基質の分子と細胞内の**細胞骨格機構**〔cytoskeletal machinery（たとえば，**アクチン微細線維**actin microfilament）〕とを「統合（integrate）」し，**アクチン**のような収縮性蛋白質によって基質の足場に沿って遊走することができるようにする。また，インテグリンは遺伝子発現を誘発し，細胞分化を制御する。軟骨細胞が軟骨を作るために軟骨基質に結合する必要があるのは，この好例である。(3)1つの細胞から別の細胞に直接シグナルを伝達するのに**ギャップ結合**（gap junction）を介する場合がある。この結合は細胞間にチャネルを生じ，これを通じて小分子やイオンが交通できるようにする。このようなシグナル伝達は，腸や神経管の上皮細胞のように密接に連結した細胞間で重要で，それは一連の細胞が協調して働けるようにするからである。この結合自体は**コネキシン蛋白質**（connexin protein）からできていて，これがチャネルを作り，隣接する細胞を「結合」する。

シグナル伝達過程には多くの重複性（冗長性，あそび redundancy）があることに注目する必要がある。たとえば，パラクリンシグナル分子にはしばしば多くのファミリーメンバーがあり，1つの分子がなくなっても，ファミリーの別の遺伝子がその代わりをしてくれる。したがって，ある遺伝子が突然変異して機能を失っても，その結果として必ずしも異常発生や死が起こるわけではない。さらに，シグナル伝達経路間にはクロストークがあり，相互に密接につながっている。このような連結によって細胞間シグナルを調節する多くの場が供給されるのである。

パラクリンシグナル因子

リガントとして働く**パラクリンシグナル因子**（paracrine signaling factor）は多数あり，**増殖・分化因子**（**GDF**）ともよばれる。そのほとんどは4つのファミリーに分けられ，あるファミリーメンバーは器官系の発生と分化に繰り返し利用される。さらにショウジョウバエからヒトに至る諸動物種を通じて，同一の GDF が器官発生を調節している。4つのファミリーとは**線維芽細胞増殖因子**（fibroblast growth factor：**FGF**），**Wnt**（ウィント），**ヘッジホッグ**（hedgehog），および**トランスフォーミング増殖因子β**（transforming growth factor-β：**TGFβ**）ファミリーである。それぞれ

の GDF ファミリーは特有の受容体ファミリーと相互作用し，受容体もシグナルから生じる結果を決めるうえでシグナル分子と同様に重要である。

線維芽細胞増殖因子

もともとは線維芽細胞の増殖を刺激する因子として名づけられた。現在では20あまりの**FGF**遺伝子が同定されており，RNA スプライス過程や開始コドンを変えることによって，何百種類もの蛋白質アイソフォームを作ることができる。これらの遺伝子から作られた蛋白質は**線維芽細胞増殖因子受容体**（fibroblast growth factor receptor：**FGFR**）とよばれる一群の**チロシン受容体キナーゼ**（tyrosine receptor kinase）を活性化する。次いでこれらの受容体が多彩なシグナル伝達経路を活性化する。FGF は血管新生，軸索成長，中胚葉分化などに特に重要である。このファミリーには，ときには複数の FGF が互いに代替できる重複性はあるが，個々のFGFが特定の発生事象に特異的に関与する可能性がある。たとえば，FGF8 は体肢や脳の一部の発生に重要である。

ヘッジホッグ蛋白質（hedgehog protein）

ヘッジホッグ遺伝子は，ショウジョウバエの脚にある剛毛のパターンをコードしている。この剛毛がアメリカヤマアラシ（hedgehog）に似ているのでこのように名づけられた。ほ乳類ではヘッジホッグ遺伝子に***Desert***（デザート），***Indian***（インディアン）および***Sonic***（ソニック）の3種がある。***Shh*** は多様な発生事象に関係する（p.11，「発生に重要なシグナル伝達経路」参照）。

Wnt 蛋白質

wnt 遺伝子には少なくとも15種のバリアントがあり，ショウジョウバエの*wingless*というセグメントポラリティー（segment polarity，分節極性化）遺伝子に関連している。その受容体は**フリッズルドファミリー**（frizzled family）蛋白質に属する。Wnt 蛋白質は体肢パターン形成，中脳の発生，体節や泌尿生殖器分化のある側面，その他の活動に関与している。

トランスフォーミング増殖因子β スーパーファミリー

TGFβ スーパーファミリーには30以上のメン

バーがあり，その中には**TGFβ**，**骨形成蛋白質**(bone morphogenetic protein：**BMP**)，**アクチビンファミリー**(activin family)，**ミュラー管抑制因子**(Müllerian inhibiting factor：**MIF**，**抗ミュラー管ホルモン** anti-Müllerian hormone)，その他が含まれる。このファミリーの最初に発見されたメンバーである TGFβ1 はウイルスにより癌化した細胞から分離された。TGFβ メンバーは細胞外基質形成，肺，腎臓，唾液腺発生で起こる上皮チューブの分岐に重要である。BMP ファミリーは骨形成を誘導し，細胞分裂，細胞死(アポトーシス)，細胞遊走の制御など，いろいろな機能に関与している。

他のパラクリンシグナル分子

　発生過程で重要なパラクリンシグナル分子の別のグループには**セロトニン**(serotonin：**5HT**)，**γ-アミノ酪酸**(γ-amino butyric acid：**GABA**)，**アドレナリン**(adrenaline)，**ノルアドレナリン**(noradrenaline)などがあり，これらの分子は蛋白質と同様にリガンドとして働き，受容体に結合する。これらは神経伝達物質であるばかりではなく，発生に重要なシグナル分子でもある。たとえば，セロトニンは多くの受容体のリガンドとして働く。この種の受容体の多くはG蛋白質と共役している。これらの受容体を介してセロトニンは細胞の増殖や遊走など，多様な細胞機能を調節しており，分化の初期にみられる左右の違い，すなわち側性の確立や，原腸形成，心臓発生などの諸過程に重要である。ノルアドレナリンも受容体を介して働き，指間部や他の型の細胞にみられる**アポトーシス**(apoptosis，**プログラム細胞死** programmed cell death)にも関与しているようである。

発生に重要なシグナル伝達経路

ソニックヘッジホッグ：胚子発生を司る遺伝子

　分子生物学が発達する以前から，発生学者は胚子発生を司るシグナルがあることを確信していた。このシグナルは**モルフォゲン**(morphogen)，すなわち多細胞生物の形態形成で細胞に位置情報を与える物質として働くと考えられた。モルフォゲンは分泌される分子で，濃度勾配を確立し，細胞に異なる組織，器官に分化するように指示する。現在では協調して発生を制御する多くのシグナル分子が知られているが，Shh はモルフォゲンのなかでも非常に重要なものの1つである。この蛋白質は，脈管，左右軸形成，正中線，小脳，神経系の形態，四肢や平滑筋の形態形成，心臓，腸，咽頭，肺，膵臓，腎臓，膀胱，毛胞，歯，胸腺細胞，内耳，眼，味蕾など，諸々の発生事象に関与している。ソニックシグナル伝達経路を図 1-7 に示す。Shh は受容体である **Patched**(パッチド)に結合する。Patched は受容体様蛋白質 **Smoothened**(スムーザンド)の働きを通常は抑制する蛋白質である。Shh が Patched に結合すると Patched の活性が消失し，Smoothened が活性化し，最終的には標的となる遺伝子発現を制御する転写因子 Gli ファミリー(Gli 1〜3)の活性をアップレギュレートする。異なる型の細胞での Shh 遺伝子発現の特異性は，各細胞，組織での Shh 転写を独自に調整する多くのエンハンサー要素が制御する。

　Shh 蛋白質には独特の性質がある。この蛋白質は分割され，その N 末端領域の C 端に**コレステロール**(cholesterol)が付加される。このコレステロール付加が Shh を細胞膜に結びつける。するとパルミチン酸部分が N 端に付加され，Shh は完全に機能するようになる。膜貫通蛋白質の **Dispatched**(ディスパッチド)が Shh を細胞膜から切り離し，こうして Shh はモルフォゲンとして働く濃度勾配を確立する。

平面内細胞極性：収斂性伸長経路

　平面内細胞極性(planar cell polarity：**PCP**)は組織が長くなり狭くなる**収斂性伸長**(convergent extension)過程を制御する(図 1-8A)。たとえば，神経管形成過程では神経板は長く狭くなり，神経ヒダの間に神経溝を作る。同様に，原腸形成の際に細胞は内側へと移動し，胚子の軸は伸長する。収斂性伸長の他の例としては心臓流出路の伸長や，外側体壁ヒダの正中方向への移動があげられる。収斂性伸長には細胞の形の変化とともに，細胞の移動と，細胞同士が割り込み合う必要がある(図 1-8A)。

　PCP は，収斂性伸長過程で起こるような組織平面内での細胞と細胞シートの再構築を意味する。PCP の主要なシグナル経路は**非カノニカル Wnt**

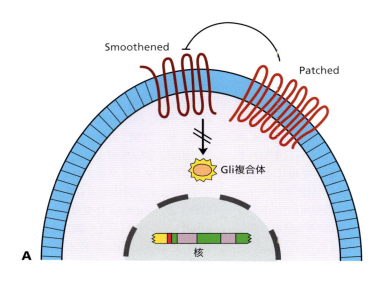

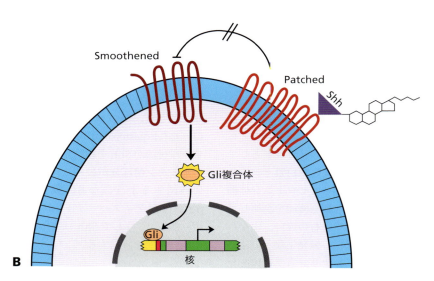

図 1-7 ソニックヘッジホッグ（Shh）シグナル伝達経路の模式図。**A**. 正常に Shh シグナルを発現させるには Gli 蛋白質が必要であるが，Patched は Smoothened を阻害し，その結果 Gli は活性化しない。**B**. Shh がその受容体である Patched に結合すると，Patched による Smoothened の阻害がなくなる。Smoothened が活性化すると転写因子 Gli のアップレギュレーションが起こり，Gli は DNA に結合して Shh 経路の下流にある効果遺伝子を制御する。

経路（noncanonical Wnt pathway）で，Wnt 受容体 **Frizzled（Fz）**と，**Celsr** および **Vangl** という2つの膜貫通蛋白質が関与している（図 1-8B）。これらの膜貫通蛋白質は Dishevelled（Dvl）を直接，あるいは下流の効果因子である Prickle（Pk）や Diego（Dgo）を介して，活性化するのが主な働きである。一方，Dvl は Rho と Rac キナーゼを介して c-Jun の N 末端キナーゼ（JNK）をアップレギュレートする。JNK は細胞骨格の変化や，種々の転写因子を含む下流の効果因子を制御する。*fz*，*celsr*，*vangl*，*dvl* を含むこれら多くの遺伝子の突然変異はマウスで**神経管障害**（neural tube defect）を起こすことが示されており，*VANGL* 遺伝子の突然変異はヒトでの神経管障害と関連があるとされる。

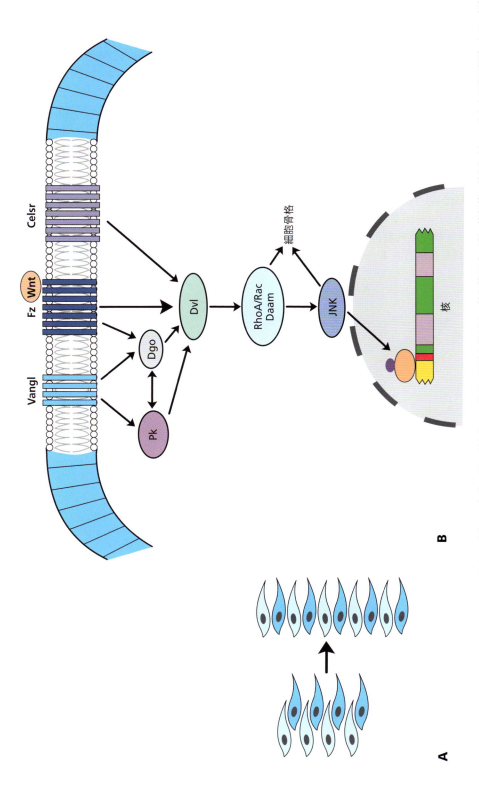

図 1-8　A. 収斂性伸長過程の模式図。この過程で細胞は隣接する細胞の間に割り込み、組織の長軸を伸ばす。神経管形成の際の神経管の伸長にはこのような過程が関与する。収斂性伸長過程は PCP 経路（組織平面内での細胞シートの再構築）に依存し、この過程は非カノニカル Wnt シグナル経路により制御される。**B.** Wnt はその受容体である Frizzled に結合し、これが他の2つの膜貫通蛋白質 Celsr および Vangl とともに Dishevelled を活性化する。すると Dishevelled は Rho および Rac キナーゼを介して c-Jun の N 末端キナーゼ (JNK) をアップレギュレートする。JNK は細胞骨格の変化や、種々の転写因子を含む下流の効果因子を制御する。

Notch 経路

膜貫通受容体である **Notch**(ノッチ)は膜貫通リガンド **DSL**(**Delta/Serrate/Lag2**)ファミリーと結合する。このシグナル伝達過程には細胞同士が接触する必要がある。このような過程をジャクスタクリンシグナル伝達という。哺乳類では4つのNotchファミリーメンバーがあり，5つの膜貫通リガンド(Jagged 1，2と，Delta 1，2，3)がある。これらのリガンドの1つがNotch受容体に結合すると，Notch蛋白質の三次元的構造すなわちコンフォーメーションの変化が生じ，膜の細胞質側にある部分が切り取られる。この経路にはセカンドメッセンジャーがないので，非常に簡単である。切り離された蛋白質の部分は核に入り，DNA結合蛋白質に結合する。このDNA結合蛋白質は通常はNotchの標的遺伝子の転写を抑制している。Notchが結合するとこの抑制が除かれて，下流の遺伝子が活性化される(図1-9)。

Notchシグナル経路は細胞の増殖，アポトーシス，間葉から上皮への形態変換に関与する。この経路は神経分化，血管形成とその指定(血管新生 angiogenesis)，体節の分節，膵臓のβ細胞の発生，免疫系でのB-，T-細胞の分化，内耳有毛細胞発生，心臓流出路の分割に特に重要である。*JAG1* あるいは *NOTCH* の突然変異は心臓流出路異常，骨格，眼，腎臓，肝臓などの異常を特徴とする**アラジル症候群**(Alagille syndrome)を起こす。*JAG1* の突然変異はファロー四徴症(心臓流出路異常の1つ)の症例とも関連づけられている。

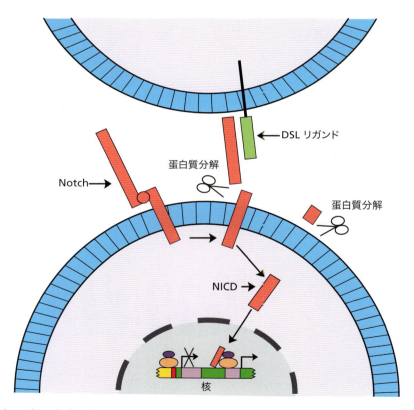

図1-9 Notchシグナル経路の模式図。ある細胞のNotch受容体は隣の細胞にあるDSLファミリー(JaggedあるいはSerrate)のリガンドと結合する(ジャクスタクリンシグナル伝達)。この受容体とリガンドの相互作用は蛋白質分解酵素を活性化し，これがNotch蛋白質を切り分ける。このうち，細部膜に固定されている活性化Notchの細胞外の短い部分(Notch extracellular truncation：NEXT)が細胞内のセクレターゼ酵素によって切り分けられ，その結果，Notchの細胞内領域(Notch intracellular domain：NICD)が分離する。これがもとのNotch受容体のシグナル活性をもつ部分である。NICDは直接核内に移動し，そこで転写抑制因子に結合してその抑制作用を除くと，Notch経路の下流にある標的遺伝子が活性化される。

要約

　20世紀に，発生学は観察的科学から精緻な工学的，分子生物学的な進歩を取り込んだ科学へと発展した。それとともに，観察と新しい技術によって正常および異常発生の起源がより明らかになり，さらに先天異常の予防と治療の方策が示されるようになった。この点で，遺伝子機能の知識は，この課題に対するまったく新しい取り組み方をもたらしてきたのである。

　ヒトの**ゲノム**（genome）には約 23,000 の遺伝子があるが，これらの遺伝子は約 10 万の蛋白質をコードしている。遺伝子は**染色質**（chromatin）とよばれる DNA と蛋白質の複合体の中に含まれており，その基本的な構造単位は**ヌクレオソーム**（nucleosome）である。染色質は 1 本の鎖の上にヌクレオソームがビーズ状に密に巻かれているようにみえ，これは**異質染色質**（heterochromatin）とよばれる。転写が起こるには DNA はビーズからほどかれて**真性染色質**（euchromatin）となる必要がある。遺伝子は DNA 鎖中にあり，蛋白質に翻訳される**エクソン**（exon）とよばれる領域と翻訳されない**イントロン**（intron）という領域を含む。典型的な遺伝子は，転写開始のために **RNA ポリメラーゼ**（RNA polymerase）が結合する**プロモーター領域**（promoter region），蛋白質中の最初のアミノ酸を指定する**転写開始部位**（transcription initiation site），**翻訳終了コドン**（translation termination codon），mRNA を安定化する助けになる塩基配列（ポリ A 付加部位）を含む **3′ 非翻訳領域**（3′ untranslated region）も含む。RNA ポリメラーゼは普通 TATA 配列を含んでいるプロモーター領域，すなわち **TATA ボックス**（TATA box）に結合する。結合には**転写因子**（transcription factor）とよばれる蛋白質がさらに必要である。プロモーター領域のシトシン塩基のメチル化により遺伝子発現は抑制され，転写が阻害される。この過程は **X 染色体不活性化**（X chromosome inactivation）に働き，女性の 1 対の X 染色体の 1 つの遺伝子発現を阻害している。また，父親あるいは母親由来の遺伝子発現が抑制される**ゲノムインプリンティング**（genomic imprinting）にも関与する。

　単一の遺伝子から複数の異なる蛋白質を作ることができる。これは**スプライセオソーム**（spliceo-some）を用いて異なるイントロンを除去する**選択的スプライシング**（alternative splicing）という過程による。このようにして作られた複数の蛋白質は**スプライスアイソフォーム**（splicing isoform）または**スプライスバリアント**（splice variant）とよばれる。また，蛋白質はリン酸化や分割といった**翻訳後修飾**（post-translational modification）を受けて変化する場合もある。

　誘導（induction）は一群の細胞あるいは組織（**誘導原 inducer**）が別の群（**応答者 responder**）の運命を変えるように作用する過程である。応答できる能力は**応答能**（competence）とよばれ，**誘導因子**（competence factor）による活性化を必要とする。多くの誘導現象に**上皮−間葉相互作用**（epithelial-mesenchymal interaction）が含まれる。

　シグナル伝達経路（signal transduction pathway）にはシグナル分子（**リガンド ligand**）と受容体（receptor）が含まれる。受容体は普通は細胞膜を貫通し，特異的リガンドと結合することにより活性化される。活性化は，普通他の蛋白質をリン酸化する能力によるが，最も多いのは**キナーゼ**（kinase）としての作用である。この活性化により蛋白質間で次々と発現する酵素活性が確立され，最終的には遺伝子発現開始のための転写因子が活性化される。

　細胞間のシグナル伝達には**拡散性因子**（diffusible factor）を含む**パラクリン**（paracrine）相互作用と，種々の**非拡散性因子**（nondiffusible factor）を含む**ジャクスタクリン**（juxtacrine）相互作用がある。パラクリンシグナル伝達に関与する蛋白質は**パラクリン因子**（paracrine factor）または**増殖・分化因子**（**GDF**）とよばれる。GDF には 4 つのおもなファミリー，すなわち**線維芽細胞増殖因子**（**FGF**），**Wnt**，**ヘッジホッグ**（hedgehog），および**トランスフォーミング増殖因子β**（**TGFβ**）がある。蛋白質に加えて，**セロトニン**（**5HT**）や**ノルアドレナリン**（noradrenaline）などの**神経伝達物質**（neurotransmitter）もパラクリンシグナル伝達を通じてリガンドとして受容体に結合し，特異的な細胞の反応を起こす。ジャクスタクリン因子には細胞外基質の産物，細胞表面に結合したリガンド，および細胞間直接情報交換が含まれる可能性がある。

　発生に重要なシグナル伝達経路には多くのものがあるが，そのうちで 2 つが特に鍵を握るもので

ある。1つには **Shh** 蛋白質が関与する。もう1つは非カノニカル **Wnt** 経路(noncanonical Wnt pathway)で，**収斂性伸長**(convergent extension)を制御する **PCP 経路**(PCP pathway)としてよく知られている。**Shh** は**マスター遺伝子**(master gene)といってもいいもので，この遺伝子産物である蛋白質がその受容体である **Patched**(パッチド)に結合すると，**Smoothened**(スムーザンド)の Patched による抑制が除かれる。Smoothened が活性化すると，転写因子である **Gli** ファミリーのアップレギュレーションが生じ，これが Shh による下流のシグナル伝達を制御する。Shh は拡散性因子で，コレステロール分子が付着し，**モルフォゲン**(morphogen)として働く。その濃度勾配の確立により，細胞の反応が調節される。Shh シグナル経路は，正中線や左右の非対称性の確立，多数の異なる器官のパターン形成など，多くの発生事象に関与する。

平面内細胞極性(**PCP**)は細胞や細胞シートの組織平面内移動を制御する。細胞が別の細胞の間に割り込み，組織が伸長する。この過程は**収斂性伸長**といわれる。このような細胞移動は原腸形成時の胚子の伸長，神経管形成に際しての神経管の伸長に関与する。この過程には **Wnt** やその受容体である **Frizzled，Celsr，Vangl** などの膜貫通蛋白質をコードしている遺伝子が関係する。**Dishevelled** は Rho や Rac キナーゼを介して細胞骨格に影響を及ぼし，細胞の移動を調節する別の遺伝子にも作用する。これらの遺伝子の突然変異はマウスで神経管障害を起こす。*VANGL* 遺伝子の突然変異はヒトでの神経管障害と関連があるとされる。

問 題

1. 「応答能」とは誘導過程のどのような部分を意味するのか。誘導にはどのような組織が最も関係するか。例を 2 つあげよ。
2. 通常，FGF とその受容体(FGFR)は頭蓋の成長と頭部構造の発生におもに関与する。このシグナル経路の阻害はどのようにして生じるか。この経路にはパラクリンまたはジャクスタクリンシグナル伝達が含まれるか。1 つの FGF の発現欠如の影響を避ける方法を考えられるか。

第2章

生殖子形成：生殖細胞の男性および女性生殖子への転換

原始生殖細胞

　発生は受精に始まる。この過程で男性の**生殖子**（gamete）である**精子**（sperm）と女性の生殖子である**卵子**（oocyte）とが結合し，**接合子**（zygote）となる。生殖子は発生第2週中に胚盤葉上層で形成され，原腸形成時に原始線条を通過して卵黄囊壁へと移動する**原始生殖細胞**（primordial germ cell：**PGC**）に由来する（図2-1）［訳者注：原始生殖細胞の由来については初期の羊膜から誘導されるという説もある］。第4週中に，これらの細胞は卵黄囊から発生中の生殖巣に向かって遊走し，第5週の終わりまでに到達する。これらの細胞は遊走中も，生殖巣に到達してからも，有糸分裂で数を増す。受精に備えて，生殖細胞は**生殖子形成**（gametogenesis）という過程を経るが，この過程には染色体数を減らすための減数分裂と，生殖子の成熟を完成させるための**細胞分化**（cytodifferentiation）が含まれる。

臨床関連事項

原始生殖細胞と奇形腫

　奇形腫（teratoma）の起源には議論があるが，骨，毛髪，筋，腸上皮などいろいろな組織を含んでいることが多い。これらの腫瘍は3胚葉，あるいはこれらの胚葉に由来するどのような組織にも分化することができる多能性幹細胞から生じると考えられる。これらの腫瘍のあるものは，正常な移動経路から外れた原始生殖細胞がもとになっていることを示唆する証拠がある（図2-2）。別の起源としては，原腸形成中に3胚葉すべてを形成する胚盤葉上層細胞がある（図5-9参照）。

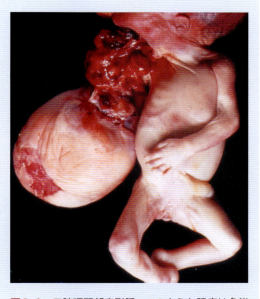

図2-2 口腔咽頭部奇形腫。このような腫瘍は多能性をもつ原始生殖細胞または胚盤葉上層細胞（第5章参照）から生じる可能性がある。この腫瘍中の組織は3胚葉すべてに由来するもので，消化管，骨，皮膚，歯などを含むことがある。

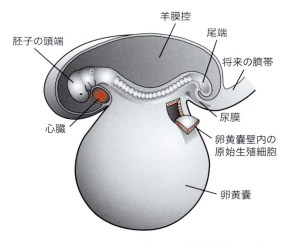

図2-1 第3週末の胚子。将来の臍帯付着部に接近した，卵黄囊壁に存在する原始生殖細胞の位置を示す。この位置から，原始生殖細胞は発生中の生殖巣へと遊走する。

遺伝の染色体説

新しい個体の遺伝的特性は，父母から受け継いだ染色体(chromosome)の上にある特定の遺伝子(gene)によって決まる。ヒトの46本の染色体上には約23,000の遺伝子がある。同じ染色体上の遺伝子は一緒に遺伝する傾向があり，**連鎖遺伝子**(linked gene)といわれる。体細胞では，染色体は23対の**相同**(homologous)**染色体**としてみられ，**二倍体**(diploid)の数である46本になる。そのうち22対は対応する**常染色体**(autosome)で，1対は**性染色体**(sex chromosome)である。性染色体がXXの対であると，その個体は遺伝的に女性であり，XYの対であると遺伝的に男性である。各対の染色体の一方は母親の生殖子である**卵子**から，一方は父親の生殖子である**精子**から由来する。つまり，それぞれの生殖子は**一倍体**(haploid)23本の染色体をもっており，**受精**(fertilization)の際に生殖子が合体することで二倍体46本の染色体数が回復する。

有糸分裂

有糸分裂(mitosis)は1個の細胞が分裂して，親細胞と遺伝的に同じ2個の娘細胞ができる過程である(図2-3)。それぞれの娘細胞は完全な46本の染色体を受け取る。細胞の有糸分裂の開始に先立って，各染色体はその**DNA**を複製する。DNA複製期間中，染色体は非常に長くなり，核内に分散して広がっており，光学顕微鏡では認めることはできない。有糸分裂が始まると染色体はコイル化し，収縮し，かつ濃縮するが，これらは細胞分裂**前期**(prophase)の開始の徴候である。各染色体は並行する2つのサブユニット(**染色分体** chromatid)からなる。これらは**動原体**(centromere)［訳者注：動原体は中心粒ともよばれ，染色体の一次狭窄部にある小粒で，紡錘糸の付着点となる］という双方に共通の染色体のくびれた部位で接合している。前期中，染色体は濃縮し続け，短縮し，かつ太くなるが(図2-3A)，染色分体が明瞭となるのは前中期(prometaphase)からである(図2-3B)。中期(metaphase)の間に，染色体は赤道面に並び，その二重構造が明瞭に認められる(図2-3C)。そのおのおのは，動原体から中心小体(centriole)へと伸びている**紡錘糸**(mitotic spindle)を形成する**微小管**(microtubule)に付着している。まもなく，各染色体の動原体は二分し，染色分体

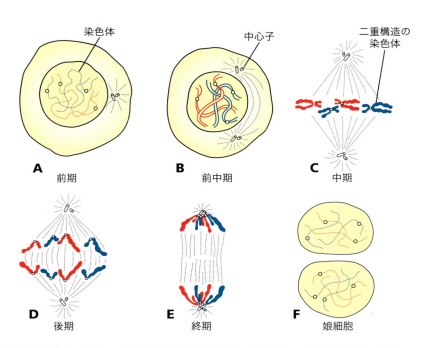

図2-3 有糸分裂の各期。前期では，染色体は細いヒモとしてみられる。二重構造の染色分体は中期の間，個別の単位として明瞭に認められる。有糸分裂のどの時期にも染色体は対合の構成を示すことはない。青：父方の染色体，赤：母方の染色体

をそれぞれ紡錘糸の向かい合った極に移動させるので，後期(anaphase)が始まったことがわかる。最後に，終期(telophase)の間に，染色体のコイルがほどけて長くなり，核膜が再形成されて，細胞質の二分が起こる(図2-3D, E)。各娘細胞はすべての二重染色体素材の半分を受け取り，母細胞と同じ染色体数を維持する。

減数分裂

減数分裂(meiosis)〔訳者注：減数分裂(reduction division, meiosis, meiotic division)は成熟分裂または還元分裂ともいわれ，2回連続した有糸分裂(間接分裂)，すなわち第一減数分裂(異型分裂)と第二減数分裂(同型分裂)とからなる〕は男女の生殖子，すなわち精子と卵子を作るために**生殖細胞**(germ cell)で起こる細胞分裂である。減数分裂で染色体の数が一倍体である23本に減るには，**第一減数分裂**(meiosis I)と**第二減数分裂**(meiosis II)の2回の細胞分裂が必要である(図2-4)。有糸分裂の場合と同様に，男女の生殖細胞(**一次精母細胞** primary spermatocyte と**一次卵母細胞** primary oocyte)は，第一減数分裂の開始時にDNAを複製する。そこで，46本の染色体のそれぞれが二重の姉妹染色分体をなしている。しかし，有糸分裂とは異なり，**相同染色体**(homologous chromosome)は**対**(pair)をなして配列する。この過程を**対合**(synapsis)という。XY染色体の組以外の対合は非常に厳密である。やがて相同染色体の対は分かれて2個の娘細胞に入り，染色体数を二倍体から一倍体へと減らす。まもなく第二減数分裂に入り，姉妹染色分体も分かれる。このようにして，それぞれの生殖子は23本の染色体を含むことになる。

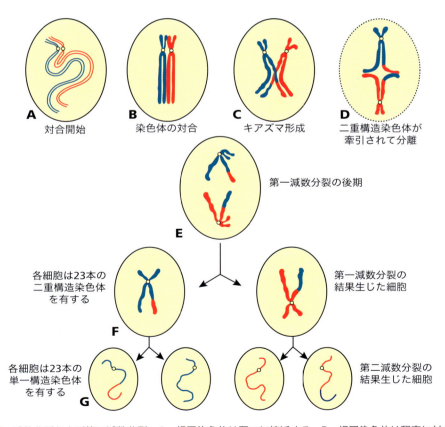

図2-4 第一減数分裂および第二減数分裂。**A**. 相同染色体は互いに接近する。**B**. 相同染色体は緊密に対合し，各対はそれぞれ2本の染色分体からなる。**C**. 緊密に対合している相同染色体は染色分体の一部を交換する(染色体交叉)。キアズマに注意。**D**. 二重構造染色体が分離する。**E**. 第一減数分裂の後期。**F**と**G**. 第二減数分裂中に，二重構造染色体が動原体の部分で分裂する。この分裂が完了すると，4個の娘細胞の染色体はそれぞれ互いに異なってくる。

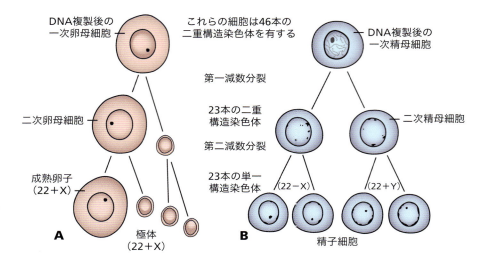

図 2-5 第一減数分裂および第二減数分裂中に起こる現象。A．1個の未熟な女性生殖細胞（一次卵母細胞）から，ただ1個の成熟細胞，すなわち成熟卵子を生じる。B．1個の未熟な男性生殖細胞（一次精母細胞）から4個の精子細胞を生じ，全部が精子となる。

交叉

交叉(crossover)は第一減数分裂のきわめて重要な出来事で，対をなした相同染色体の間で，**染色分体の一部が交換**される（図 2-4C）。相同染色体が分かれるときに，染色分体の一部は切れて，交換される。この分離中に，交換部が一過性に結合したまま残り，染色体の構造が**キアズマ**(chiasma)とよばれるX字形になる（図 2-4C）。1回の第一減数分裂で約30〜40の交叉（1本の染色体あたり1ないし2）が起こり，1本の染色体上で遠く離れた遺伝子ほど組替えの確率が高くなる。

減数分裂の結果，次のことが起こる。

- **遺伝的な多様性**(genetic variability)が増す。そのメカニズムは次の2つである。
  - 交叉によって遺伝物質の再配分が起こる。
  - 相同染色体がその由来とは無関係に娘染色体に分配される。
- それぞれの生殖細胞は一倍体数の染色体をもつことになり，受精の際に二倍体，46本の染色体数を回復することになる。

極体

減数分裂の過程で，1個の一次卵母細胞は4個の娘細胞を生じ，それぞれは22本の常染色体と1本のX染色体をもっている（図 2-5A）。しかし，4個のうち1個だけが成熟生殖子［訳者注：配偶子ともいう（『岩波生物学辞典 第5版』岩波書店）］，すなわち卵子となり，残り3個は**極体**(polar body)［訳者注：極体(polar body)と極細胞(polar cell)は同義語として使用される。原著者はもっぱらpolar bodyを使用している］となる。極体はほとんど細胞質を受け取らず，以後の発生過程で変性する。一次精母細胞も同様に4個の娘細胞を生じる。そのうち2個は22本の常染色体と1本のX染色体をもち，別の2個は22本の常染色体と1本のY染色体をもつ（図 2-5B）。卵子形成とは異なり，この4個のすべてが成熟生殖子となる。

臨床関連事項

先天異常と自然流産：染色体と遺伝因子

染色体異常(chromosomal abnormality)には**数的**(numerical)**異常**と**構造的**(structural)**異常**があるが，これらは先天異常と自然流産の重要な

原因である．受精卵の50%は自然流産に終わると推定され，これらの流産したものの50%が大きな染色体異常をもっている．したがって，受精卵の約25%は大きな染色体異常をもっていることになる．流産したものに最も普通にみられる染色体異常は45,X(ターナー症候群)，三倍体，16トリソミーである．染色体異常は大きな先天異常の原因の10%を占め，**遺伝子突然変異**(gene mutation)はさらに8%を占める．

数的異常

正常なヒトの体細胞は46本の染色体をもつ．正常な生殖子の染色体数は23本である．正常体細胞は**二倍体**といい，**2n**と表記する．正常生殖子は**一倍体**といい，**n**と表記する．**正倍数体**(euploid)とは**n**の整数倍，すなわち二倍体や三倍体を意味する．**異数体**(aneuploid)とは正倍数体ではないものを意味する．染色体が1本多いと**トリソミー**(trisomy)といい，1本足りないと**モノソミー**(monosomy)という．染色体数の異常は減数分裂でも有糸分裂でも起こりうる．**減数分裂**では，対をなす2本の相同染色体が第一減数分裂で分離して，それぞれ別の娘細胞に入るので，1個の娘細胞は対のうちの1本の染色体を受け取ることになる(図2-6A)．ところが，ときにこの分離が起こらないこと(**染色体不分離** nondisjunction)があり，1対の染色体の両方ともが1個の細胞に入る(図2-6B, C)．染色体不分離の結果，正常の23本ではなく，1個の細胞は24本の染色体を，もう1個の細胞は22本の染色体を受け取る．受精の際に，23本の染色体をもつ生殖子と24本あるいは22本の染色体をもつ生殖子が融合すると，47本(トリソミー)あるいは45本(モノソミー)の染色体をもつ個体が生じる．染色体不分離は，生殖細胞の第一または第二減数分裂で起こり，常染色体で起こることも性染色体で起こることもある．女性では，年齢とともに不分離を含めて染色体異常の頻度が高くなり，特に35歳以上で顕著である．

ときに，染色体不分離が受精卵の細胞分裂のごく初期に有糸分裂で起こることがある(**有糸分裂不分離** mitotic nondisjunction)．このような場合には，一部の細胞には染色体の数的異常があり，他の細胞は正常である**モザイク現象**(mosaicism)が生じる．このような状態の個体は，異常な細胞の数とその分布により，ある特定の症候群の徴候を多く示したり，ほとんど示さなかったりする．

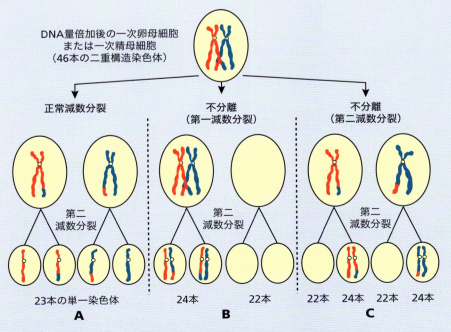

図2-6 **A.** 正常減数分裂，**B.** 第一減数分裂における不分離，**C.** 第二減数分裂における不分離．

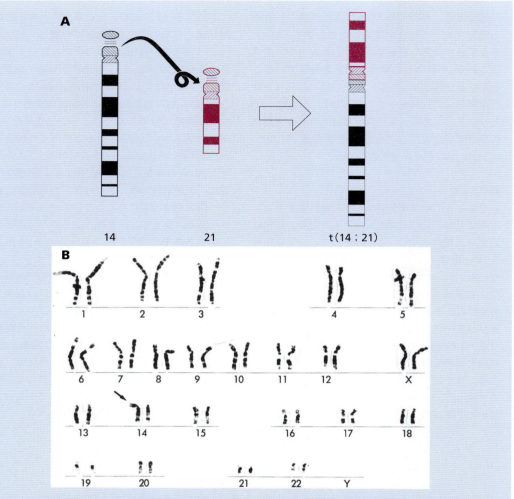

図2-7　A．14番染色体長腕の21番染色体動原体部への転座．両染色体短腕の欠失は臨床的には問題にならず，この変化をもつ個体は臨床的には正常である．しかし，その児に不平衡転座患者が生じるリスクが高くなる．B．21番染色体の14番染色体への転座により，ダウン症候群となった患者の核型．

　ときに染色体は切断し，ある染色体の断片が他の染色体に付着することがある．これを**転座**（translocation）といい，2本の染色体の間で染色体の切断と再連結が生じても重要な遺伝子素材は失われていない**平衡**（balanced）**転座**と，一方の染色体の一部が失われて表現型が異常になる**不平衡**（unbalanced）**転座**がある．たとえば，14番染色体と21番染色体の長腕の間で，第一または第二減数分裂中に不平衡転座が起こると，21番染色体の余分なコピーをもつ配偶子ができ，これがダウン症候群の原因の1つとなる（図2-7）．転座は13，14，15，21，22番染色体の間で起こることが特に多いが，これは減数分裂中にこれらの染色体が集団を形成するためである．

21トリソミー（ダウン症候群）

　ダウン症候群（Down syndrome）は通常，**21番染色体**が1本余分にあること（**21トリソミー** trisomy 21）で起こる（図2-8）．ダウン症候群の児の特徴には，発育遅延，種々の程度の知的障害，頭部顔面の異常（目尻の吊り上がった目，内眼角ヒダすなわち目の内側隅にできる余分の皮膚ヒダ，平面的な顔，小耳），心臓異常，筋緊張低下などがある（図2-9）．ダウン症候群の患者は白血病，感染，甲状腺機能異常，早老などを発症する確率が高い．さらに，アルツハイマー病の早期発

2章 生殖子形成：生殖細胞の男性および女性生殖子への転換 | 23

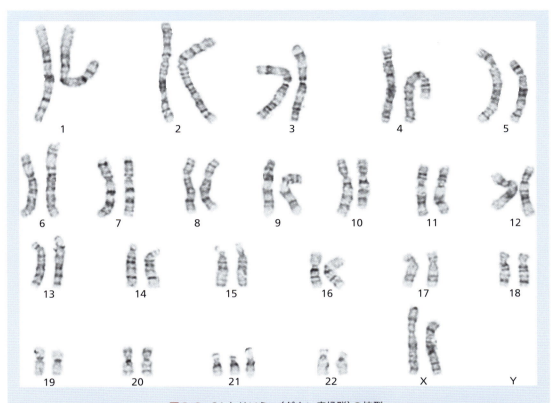

図 2-8 21トリソミー（ダウン症候群）の核型。

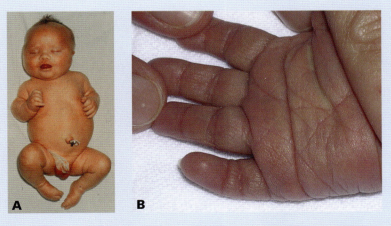

図 2-9 **A**. ダウン症候群児。特徴は扁平な幅広い顔，斜めに走る眼瞼裂，および突出する舌。ダウン症候群の児にはある程度の知的障害があり，多くの症例で心臓異常がある。**B**. ダウン症候群の別の特徴である1本の横掌線（猿線ともいう）のある幅の広い手。

症頻度が高い。ダウン症候群の症例の95％は，減数分裂による不分離で生じた21トリソミーにより起こったもので，その75％では，不分離は**卵子形成**中に生じたものである。ダウン症候群の頻度は，25歳未満の女性では妊娠約2,000例に1例の割合である。このリスクは母体の年齢とともに増し，35歳では300例に1例，40歳では100例に1例となる。

ダウン症候群の約4%では，21番染色体と13，14，15，21または22番染色体との間で不平衡転座がある（図2-7）。残りの1%は有糸分裂での不分離から生じるモザイク現象によって起こる。このような患者では，ある細胞の染色体数は正常であり，ある細胞は異数体である。これらの患者では，ダウン症候群の特徴が少ししか現れなかったり，多く現れたりする。

18トリソミー

18トリソミー(trisomy 18)の患者は，次のような特徴を示す。すなわち，知的障害，先天性心臓異常，低位の耳介および指や手の屈曲がみられることである（図2-10）。さらに，これらの患者には，しばしば小顎，腎臓異常，合指および骨格系の形態異常が認められる。このような異常の出現頻度は約5,000出生に1例の割合である。この異常の85%は，妊娠10週から妊娠末期の間に亡くなる。生産児は通常，2か月までに死亡する。約5%は1年以上生存する。

13トリソミー

13トリソミー(trisomy 13)のおもな異常は，知的障害，全前脳胞症，先天性心臓異常，難聴，唇裂と口蓋裂，および小眼球症，無眼球症，ならびに虹彩欠損症（コロボーマ coloboma）のような眼の異常である（図2-11）。この異常の出現頻度は20,000人の新生児に1人の割合で，90%以上の児は生後1か月までに死亡する。約5%は1年以上生存する。

クラインフェルター症候群

男性のみに現れ，通常，羊水穿刺により診断される**クラインフェルター症候群**(Klinefelter syndrome)の臨床的特徴は，不妊，精巣萎縮，精細管の硝子様変性，および多くの症例で女性化乳房症である。細胞は47本の染色体をもち，性染色体の構成はXXY，**性染色質**〔sex chromatin（**バー小体** Barr body：不活性化されたX染色体の凝集により形成される。正常な女性にも，X染色体の1本は通常不活性化されるので，バー小体は1個存在する〕）は本症の80%に陽性である。出現頻度は男性500人に1人である。XX相同染色体の不分離が，その最も多い原因である。ときに，ク

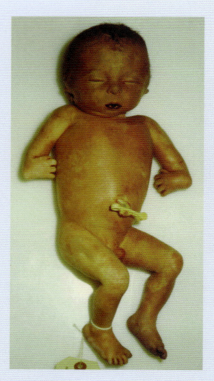

図2-10 18トリソミーの児。耳介低位，小さな口，発達の悪い下顎（小顎症），手の屈曲，および橈骨と尺骨の欠如や低形成に注意。

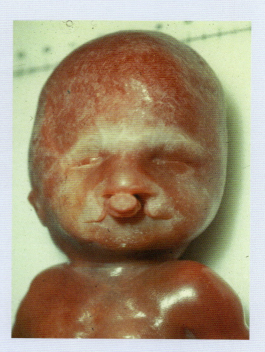

図2-11 13トリソミーの児。両側唇裂，傾斜した前頭部，および無眼球症に注意。

ラインフェルター症候群の患者が48本の染色体,すなわち44本の常染色体と,4本の性染色体(48,XXXY)をもつ.知的障害は,通常この症候群の特徴ではないが,X染色体の数が増すに伴い,ある程度の精神障害が出る可能性が増える.

ターナー症候群

ターナー症候群(Turner syndrome)は45,Xの核型をもち,生存可能な唯一のモノソミーである.とはいえ,この症候群の胎児の98％は自然流産する.外観は紛れもなく女性(図2-12)で,卵巣欠如(**生殖腺形成異常** gonadal dysgenesis)と低身長を特徴とする女性に見いだされる.その他の異常として多いのは,翼状頸,四肢のリンパ水腫,骨格の変形および左右の乳頭間隔が開いた広い胸である.患者の約55％は,染色体不分離によ

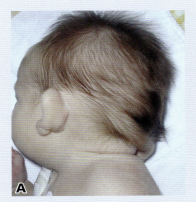
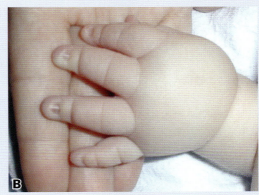
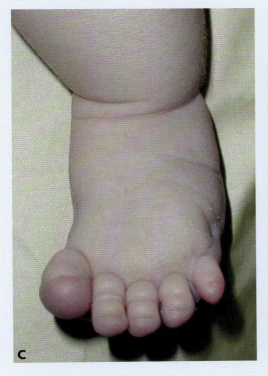
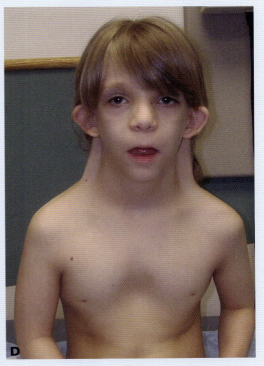

図2-12 ターナー症候群の患者.**A**.出生時.水滑液性嚢胞(cystic hygroma:液体の貯留した嚢胞)の遺残による後頸部の皮膚のたるみ,短い頸,耳の形態異常,リンパ浮腫による手(**B**),足(**C**)の腫脹に注意.**D**.6歳時には翼状頸が顕著で,胸部が幅広く乳頭が左右に離れている.

りX染色体が1本となり，性染色質は陰性である。これらの女性の80％は，雄性配偶子形成での不分離が原因である。しかし，残りの症例では，X染色体の構造的異常あるいは有糸分裂での不分離によるモザイク現象が本症候群を起こしている。

トリプルX染色体症候群

トリプルX染色体症候群（triple X syndrome：**47,XXX**）の患者は身体的特徴の変化が軽いので，診断されないままごすことが多い。しかし患者は発語能力に問題があり，自信に乏しいきらいがある。患者は，その細胞に2個の性染色質をもつ。

構造的異常

染色体の構造的異常は，1本あるいはそれ以上の染色体にみられ，通常，染色体の切断により起こる。切断はウイルス，放射線，薬物のような環境因子で生じると示唆されてきたが，確証はない。切断によりどのような異常が生じるかは，切断片に何が起こるかによって決まる。ある場合には染色体の断片が失われ，染色体の部分的な**欠失**（deletion）のある児は異常となる。**5p−症候群**は，5番染色体の短腕の部分的欠失が原因の有名な症候群である［注：染色体には動原体の位置に基づく"q"と記される長腕と"p"と記される短腕がある］。甲高いネコの鳴き声のような児の啼泣が特徴的であり，**ネコ鳴き症候群**（cri-du-chat syndrome）とも呼ばれる。その他に，小頭症（small head），知的障害，および先天性心臓疾患を認める。また，多くの比較的まれな症候群が部分的染色体欠失の結果起こる。

数個の隣接した遺伝子のみの**微小欠失**（microdeletion）は，**微小欠失症候群**（microdeletion syndrome）あるいは**隣接遺伝子症候群**（contiguous gene syndrome）を起こす。このような欠失の起こる部位を隣接遺伝子複合体（contiguous gene complex）といい，**蛍光 in situ ハイブリダイゼーション**（FISH, p.27 参照）により通常は同定できる。その例として，15番染色体の長腕の微小欠失（15q11-15q13）があげられる。この欠失が母親由来の染色体に起こると**アンジェルマン症候群**（Angelman syndrome）が生じる。児は知的障害，重度の言語障害，重度の運動発達遅滞や，きっかけがないのに笑い出して止まらないという独特の行動を特徴とする（図2-13）。欠失が父親由来の染色体に起こると**プラダー−ウィリィ症候群**（Prader-Willi syndrome）が生じる。この患者の特徴は，筋緊張低下，肥満，知的障害，性腺発育不全，および精巣下降不全である（図2-14）。遺伝物質が母親由来か父親由来かによって症例の特徴の発現が異なるのが**ゲノムインプリンティング**（genomic imprinting）の例である。隣接遺伝子症候群の別の例としては，**ミラー−ディーカー症候群**（Miller-Dieker syndrome：17p13 の欠失により無脳回，発達遅滞，けいれん，心および顔面異常を示す）や **22q11症候群**（22q11 の欠失により口蓋異常，心円錐動脈幹異常，発語遅延，学習障害，統合失調症様の障害を示す）があげられるが，この大部分は父または母のどちらからでも遺伝する可能性がある。

脆弱部位（fragile site）とは，ある種の細胞操作によって分離あるいは切断しやすい染色体の部位である。たとえば，リンパ球を葉酸塩欠乏培地で培養することにより，脆弱部位を明瞭に示すことができる。多くの脆弱部位が同定され，**CGG リピート**で構成されていることがわかっているが，X染色体の長腕（Xq27）にある **FMR1** 遺伝子のみ

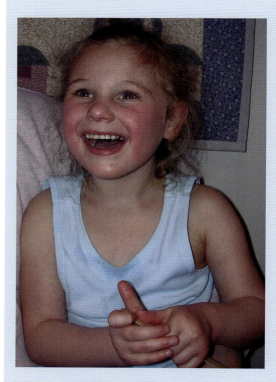

図 2−13 母親由来の15番染色体の微小欠失によるアンジェルマン症候群患者。この欠失が父親由来の場合には，プラダー−ウィリィ症候群が起こる（図2-14）。

が表現型の変化と関連づけられており，**脆弱X症候群**（fragile X syndrome）とよばれる。正常人ではリピートは6〜54であるが，患者では遺伝子プロモーター領域に200以上のリピートが生じている。この症候群の特徴は，知的障害，大きな耳，突出した顎，および大きな精巣である。発現頻度は5,000人に1人で，伴性疾患であるため認知機能障害者には男性が多いようである。この症候群は，遺伝的異常による知的障害としては，ダウン症候群についで多い。

遺伝子突然変異（gene mutation）

ヒトにおける多くの先天性形態異常は遺伝性であり，そのうちのあるものは明瞭なメンデル式遺伝を示す。多くの場合，先天異常は単一遺伝子の構造あるいは機能の変化の直接の結果と考えられるので，これを**単一遺伝子突然変異**（single gene mutation）とよぶ。この型の異常は，ヒトの全先天性形態異常のうち約8％と推定されている。

男性のXおよびY染色体は例外であるが，遺伝子は対をなす**対立遺伝子**（allele）として存在する。そこで，それぞれの遺伝決定因子は母親由来のものが1単位，父親由来のものが1単位，計2単位の量があることになる。ある変異遺伝子が1単位量で，正常対立遺伝子が1単位量あるにもかかわらず，表現型の異常を起こす場合は**優性突然変異**（dominant mutation）である。表現型の異常を起こすのに，2つの対立遺伝子（2単位量）がいずれも異常でなければならない場合や，あるいは男性のX染色体上の遺伝子に突然変異がある場合は，**劣性突然変異**（recessive mutation）である。**修飾因子**により，変異遺伝子の効果に強弱があることもある。

分子生物学的手法を発生学に適用することにより，正常発生に重要な働きをする遺伝子の知識が増えてきた。一方では，ヒトの症候群の解析により，正常発生に重要なこれらの遺伝子の突然変異が，いくつかの先天異常や小児病の原因となっていることが示されている。このようにして，発生における重要な遺伝子と，その臨床症候群での役割がより明らかになりつつある。

先天性形態異常の他に，遺伝子突然変異は**先天性代謝異常**を起こす。なかでも**フェニルケトン尿症**（phenylketonuria），**ホモシスチン尿症**（homocystinuria），および**ガラクトース血症**（galactosemia）が最もよく知られているが，これらの疾

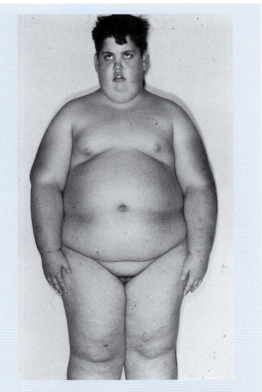

図2-14 父親由来の15番染色体の微小欠失によるプラダー－ウィリィ症候群患者。この欠失が母親由来の場合には，アンジェルマン症候群が起こる（図2-13）。

患は，適切な食事と医療が行われないと種々の程度の知的障害を起こす。

遺伝的異常を同定するための診断手法

細胞遺伝学的解析が染色体数と構造を調べるのに用いられる。この手法には分裂している細胞が必要で，細胞培養を行い，化学物質で処理して，分裂中期で止める。染色体に**ギムザ染色**（Giemsa stain）を施し，それぞれの染色体に特有の明暗の帯状の模様（G-バンド）を明瞭にする（図2-7）。各バンドはDNAの$5〜10×10^6$塩基対に相当し，数百個の遺伝子を含んでいる。最近，**高分解能中期バンド分染法**（high resolution metaphase banding technique）が開発され，DNAのさらに細かな部分を示す多数のバンドが観察されるようになり，小さな欠失の診断が容易になった。

蛍光 *in situ* ハイブリダイゼーション（fluorescence *in situ* hybridization：**FISH**）のような分子生物学的手法は，特異的なDNAプローブを用い

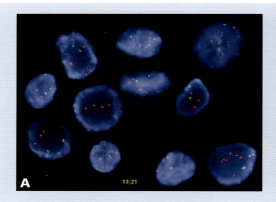 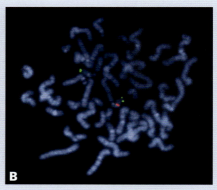

図 2-15 **A**．21 番染色体のプローブを用いての蛍光 *in situ* ハイブリダイゼーション（FISH, 赤い点）。どの細胞にも 3 つの赤い点があり，21 トリソミー（ダウン症候群）の特徴を示す。緑の点は対照に用いた 13 番染色体のプローブを示す。右下には 2 つの細胞が重なっており，プローブが多数あるように見える。**B**．22q11 欠失症候群の FISH 解析。緑の点は 22 番染色体を示す。赤の点は q11 領域にある N25 を示す標識である。1 対の 22 番染色体の片方にしか赤点が見られず，もう片方では 22q11 が欠失していることが示される。

て，2，3 の特定の染色体について倍数性を同定する方法である。蛍光を発するプローブをスライドグラス上の細胞の染色体あるいは遺伝子座に結合させ，染色結果を蛍光顕微鏡で観察する（図 2-15）。

　マイクロアレイ（microarray）は通常ガラスかシリコーンのような固体表面に多数の特異な DNA 配列（プローブ）を点状に並べたものを用いる（ジーンチップ）。プローブは，ある遺伝子やその他の DNA からの短い塩基配列で，c-DNA あるいは cRNA サンプル（標的サンプル）とハイブリダイズ反応させる。プローブと標的配列とのハイブリダイゼーションは蛍光色素やその他のレポーター法を用いて定められる。その結果，単一塩基配列多型性，突然変異，発現程度の変化が検出できる。自分の遺伝子やその配列を知りたい人に向けて，数社の企業がこのような技術を商業的に提供している。

　エクソン全体（**エクソーム** exome）の塩基配列を調べること（**エクソーム配列解析** exome sequencing）は，先天異常やその他の疾患の原因となる**突然変異**や**多型性**（polymorphism）を見いだす新たな方策である。この技術により，遺伝子全体中の蛋白質コード領域（エクソン）だけの塩基配列を定めることができる。このコード領域は全体としてエクソームとよばれ，ヒトゲノム全体の 1％にすぎない。したがって，エクソームの塩基配列決定は，ゲノム全体の塩基配列決定よりも実用的である。ほとんどの遺伝的変異は蛋白質コード領域にあるので，この手法はこれらの差異を検出するのに効率がよい。また，この方法は連鎖解析とそれに続く位置クローニング（染色体の特異的領域で候補となる遺伝子を探すこと）による古い検索手段よりも優れている。古い検索法では同一家系内に多くの罹患者がいることが必要で，異なる家系での孤発例を調べることはできない。これに対して，エクソーム塩基配列法では，両親のエクソーム解析が可能であれば，孤発例でも原因突然変異を検出できる。まったく血縁関係のない別々の家系での突然変異例もみつけられる。しかし，エクソーム塩基配列法では蛋白質の構造変化を起こす遺伝子変異しかわからないことに注意が必要である。変化が蛋白質コード領域以外にある遺伝的先天異常の原因究明にはゲノム全体の塩基配列を調べる必要があるが，現時点では費用と時間の点から実用的ではない［訳者注：遺伝子の塩基配列を高速で読み出せる次世代シーケンサーの発達により，現在では実用的になっている］。

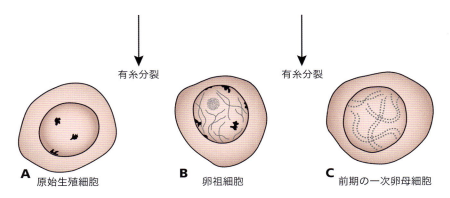

図 2-16　原始生殖細胞は卵巣に到達後，まもなく卵祖細胞に分化する．発生の第3か月までに，いくつかの卵祖細胞は一次卵母細胞となり，第一減数分裂の前期に入る．この前期は40年またはそれ以上続くこともあり，細胞が最終成熟段階に進んだ場合にのみ完了する．この期間中，一次卵母細胞は46本の二重構造の染色体をもつ．

生殖細胞の成熟過程における形態的変化

卵子形成

卵子形成（oogenesis）とは卵祖細胞が成熟卵子になる過程である．

卵母細胞の成熟は出生前に開始する

原始生殖細胞は，遺伝的な女性の生殖巣に到達すると，卵祖細胞（oogonium）に分化する（図2-16A, B）．これらの細胞は有糸分裂を繰り返し，第3か月末までに，扁平な1層の上皮細胞に囲まれた集団として存在する（図2-17, 2-18）．1つの集団をなす卵祖細胞はすべて，おそらく1個の原始生殖細胞に由来したものであろうが，卵胞細胞（follicular cell）とよばれる扁平な上皮細胞は卵巣を覆う表層の上皮から生じる．

大多数の卵祖細胞は有糸分裂を続けるが，一部は第一減数分裂の前期で停止し，一次卵母細胞（primary oocyte）を形成する（図2-16C, 2-17A）．次の数か月間に卵母細胞は急激に数を増し，発生第5か月までに卵巣中の生殖細胞の総数は最も多くなり，約700万個になると推定される．この時期に細胞死が始まり，多くの卵祖細胞と一次卵母細胞が閉鎖（atretic）卵胞となる．胎生第7か月までに，卵巣表層近くにある少数のものを除いて，大多数の卵祖細胞は退化する．生き残った一次卵母細胞はすべて第一減数分裂前期に入り，これらの卵母細胞の多くは個別に1層の扁平上皮細胞層で囲まれるようになる（図2-17B）．扁平上皮細胞とこれらに囲まれた一次卵母細胞をまとめて原始卵胞（primordial follicle）という（図2-18A）．

卵母細胞の成熟は思春期まで継続する

出生前後にすべての卵母細胞は第一減数分裂の前期に入っているが，中期には進まず，複糸期（diplotene stage）に入る．この期は前期中の休止期で，クロマチンがレースのような網目をなすのが特徴である（図2-17C）．一次卵母細胞が前期にとどまり，思春期まで第一減数分裂を完了することがないのは，卵胞細胞から分泌される卵子成熟抑制物質（oocyte maturation inhibitor：OMI）による．出生時の一次卵母細胞の総数は60万〜80万の間と推定される．幼年期中に卵子の大多数が閉鎖卵胞となるので，思春期の初めには4万個程度の卵母細胞が存在しているにすぎず，一個人の生殖可能な期間中に，排卵される卵子の数は500個以下であろう．高齢になってから成熟に達する卵子は，40年あるいはそれ以上も第一減数分裂の複糸期にとどまっている．卵巣に作用する環境の影響から卵子を保護するのに，この複糸期が最も適当な期であるかどうかは不明である．染色体異常をもつ児の発生頻度が母体の年齢とともに増すことは，一次卵母細胞が年を経ると傷つきやすくなることを示している．

思春期になると，成長する卵胞の集団が確立され，原始卵胞が供給され，継続的に維持される．毎月15〜20個の原始卵胞がこの集団から選ばれて成熟し始める．このうち，あるものは死滅し，

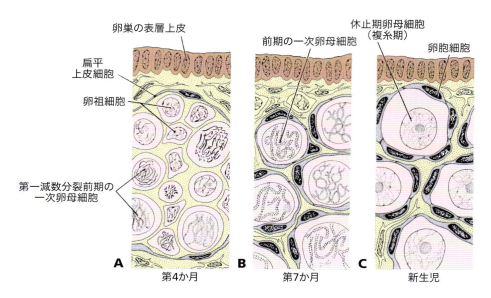

図 2-17　発生の種々の段階での卵巣。**A**. 卵祖細胞は卵巣の皮質部で集団をなしている。一部の卵祖細胞は有糸分裂し，その他はすでに一次卵母細胞に分化し，第一減数分裂の前期に入っている。**B**. ほとんどすべての卵祖細胞は第一減数分裂の前期に一次卵母細胞となる。**C**. 卵祖細胞はみられない。各一次卵母細胞は単層の卵胞細胞に囲まれ，原始卵胞を形成する。卵子は複糸期（休止期）に入り，排卵の直前までこの状態でとどまる。そのあとに初めて第一減数分裂の中期に入る。

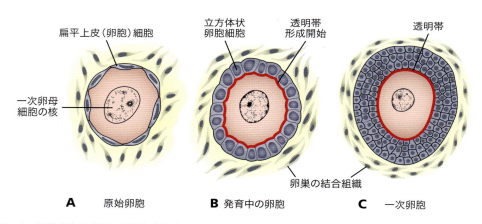

図 2-18　**A**. 原始卵胞は単層の扁平上皮細胞で囲まれた一次卵母細胞からなる。**B**. 原始卵胞の供給源から選抜された初期一次（腔前期）卵胞。卵胞の成長につれて卵胞細胞は立方体状となり，卵胞細胞は透明帯を分泌し始める。透明帯は卵子の表面に不規則な斑点として認められる。**C**. 成熟一次（腔前期）卵胞。卵胞細胞は卵子の周囲に重層の顆粒層細胞を形成し，透明帯は明瞭になる。

他のものでは**卵胞腔**（antrum）という間隙に液体を溜め始める。これで**腔期**（antral stage）あるいは**胞状期**（vesicular stage）に入ったことになる（図2-19A）。液体は貯留し続け，排卵直前には卵胞は著しく腫大し，**成熟卵胞**（mature follicle）あるいは**グラーフ卵胞**（Graafian follicle，図2-19B）といわれる。腔期が最も長く，成熟卵胞期は排卵前の約37時間である。

　原始卵胞が成長を始めるにつれて，これを囲む卵胞細胞は扁平細胞から立方細胞へと変化し，増殖して**顆粒層細胞**（granulosa cell）という重層上皮を形成する。このような卵胞は**一次卵胞**（primary follicle）とよばれる（図2-18B, C）。顆粒層細胞は基底膜上に位置し，この基底膜により卵胞

2章 生殖子形成：生殖細胞の男性および女性生殖子への転換 31

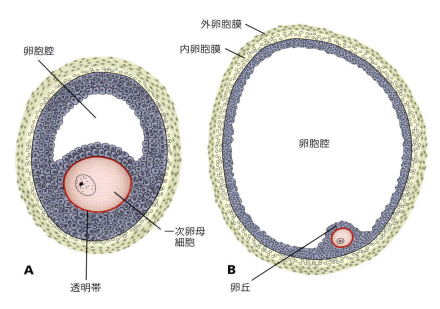

図2-19 **A**. 腔期卵胞。透明帯で囲まれた卵子が中心をはずれた位置にある。卵胞腔は，細胞間隙に液体が溜まることによって発生する。内・外卵胞膜の配列に注意。**B**. 成熟した卵胞，すなわちグラーフ卵胞。かなり大きくなった卵胞腔は液で満たされ，重層の顆粒層細胞によって囲まれる。卵子は顆粒層細胞の丘，すなわち卵丘のなかに埋没する。

膜(theca folliculi)を形成する周囲の支質細胞から分けられている。顆粒層細胞と卵子も，卵子の表面に糖蛋白質の層を分泌する。このようにして，**透明帯**(zona pellucida)が形成される(図2-18C)。卵胞が発育するに伴い，卵胞膜の細胞は内層の分泌細胞，すなわち**内卵胞膜**(theca interna)と外層の線維性被膜，すなわち**外卵胞膜**(theca externa)に分化する。また卵胞細胞から小さな指状の突起が伸びて，透明帯を貫き，卵子の形質膜の微絨毛とかみ合っている。これらの突起は卵胞細胞から卵子へ物質を輸送するのに重要な意義をもつ。

発達が進むにしたがい，卵胞細胞の間に液に満ちた腔が生じ，これらの腔が合体すると**卵胞腔**が形成され，卵胞は**胞状卵胞**(vesicular follicle, antral follicle)となる。卵胞腔は初めは三日月形であるが，時が経つに伴い大きさを増す(図2-19)。卵子を取り巻く顆粒層細胞はそのまま残り，**卵丘**(cumulus oophorus)を形成する。成熟すると，胞状卵胞はその直径が 25 mm ないしそれ以上となる。卵胞は，ステロイドを分泌する特徴のある細胞で構成され，血管に富む内卵胞膜と，明瞭な境界なしに卵巣支質に移行する外卵胞膜に囲まれている(図2-19)。

各卵巣周期ごとに，多数の卵胞が発育し始めるが，十分成熟を遂げるのは通常1個だけである。その他のものは退化し閉鎖卵胞となる。二次卵胞が成熟すると，**黄体化ホルモン**(luteinizing hormone：**LH**)の急増により排卵前成長期が誘導される。第一減数分裂は完了し，いずれも23本の二重構造染色体をもつ大きさの異なる2個の娘細胞を形成する(図2-20A, B)。その1つ，すなわち**二次卵母細胞**(secondary oocyte)は，細胞質のほとんどすべてを受け継ぐ。もう1つ，すなわち**一次極体**(first polar body)は事実上，細胞質をまったく受け継がない。一次極体は卵黄周囲腔内で，透明帯と二次卵母細胞の細胞膜との間に位置する(図2-20B)。その後，細胞は第二減数分裂に入るが，排卵約3時間前に中期で休止する。第二減数分裂が完了するのは卵子が受精した場合のみで，受精しないと細胞は排卵後ほぼ24時間で退化する。一次極体も第二減数分裂を行う(図2-20C)。

精子形成
精子の成熟は思春期に開始する

精子形成(spermatogenesis)は思春期に始まるが，これには**精祖細胞**(spermatogonium)が精子

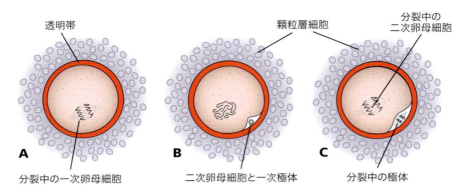

図2-20　卵子の成熟。**A**．一次卵母細胞の第一減数分裂の紡錘体を示す。**B**．二次卵母細胞と一次極体（極細胞）。核膜が失われている。**C**．二次卵母細胞。第二減数分裂の紡錘体を示す。一次極体も同じように分裂している。

（spermatozoon）になるまでのあらゆる事象が含まれている。出生時に，原始生殖細胞は精巣の生殖索（sex cord）のなかに，支持細胞で囲まれた大きな淡染性の細胞として認められる（図2-21A）。周囲の細胞は，卵胞細胞と同様に，生殖巣の表層上皮から由来し，**支持細胞**（sustentacular cell），別名**セルトリ細胞**（Sertoli cell）となる（図2-21B）。

思春期の少し前に，生殖索に腔が生じ，**精細管**（seminiferous tubule）となる。これとほとんど同じころ，原始生殖細胞から精祖幹細胞が生じる。一定の間隔で，この幹細胞集団から細胞が分かれて**A型精祖細胞**（type A spermatogonium）が形成される。この細胞の出現が精子形成開始の指標となる。A型細胞は一定の回数の有糸分裂を経て，細胞のクローンを形成する。最後の細胞分裂で

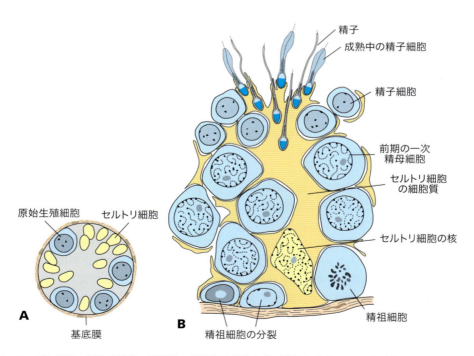

図2-21　**A**．新生男児の原始生殖索の横断像。原始生殖細胞および支持細胞（セルトリ細胞）を示す。**B**．思春期での精細管の横断面。精子形成における異なった発生段階と，発生中の精子細胞が支持しているセルトリ細胞の細胞質突起内に埋まっていることに注意。

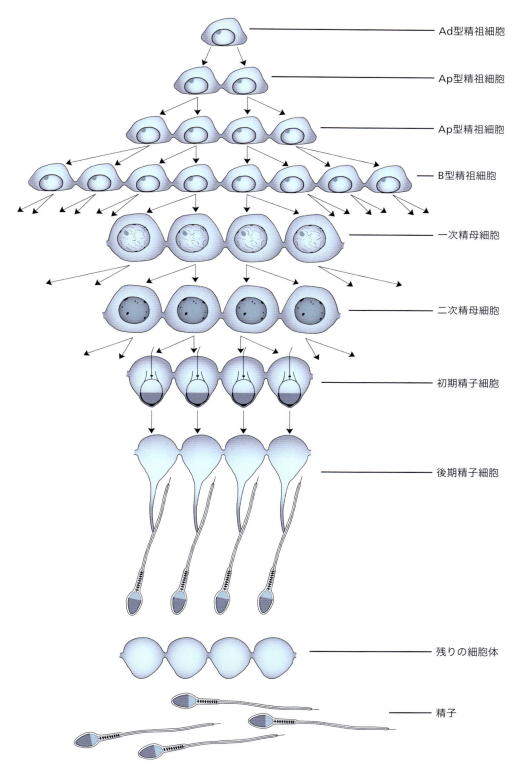

図 2-22 男性生殖細胞のクローン起源。精祖幹細胞集団に由来する A 型精祖細胞が精子形成過程の第 1 の細胞として示されている。細胞のクローンが確立され，個々の精子が残りの細胞体から切り離されるまでは，連続する分裂では各細胞は細胞質橋で連結されている。連結された個々の細胞数は，この図に描かれたものより実際はかなり多い。

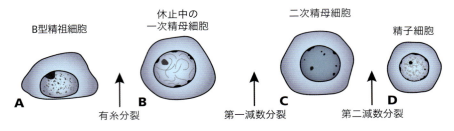

図 2-23　ヒトにおける精子形成中の減数分裂産物。

B型精祖細胞(type B spermatogonium)が作られ，これが分裂して一次精母細胞(primary spermatocyte)になる(図 2-21B, 2-22)。それから一次精母細胞は長い前期(22日間)に入り，ついで第一減数分裂が急速に完了し，二次精母細胞(secondary spermatocyte)となる。これらの細胞はすぐに第二減数分裂に入り，一倍体の精子細胞(spermatid)を形成する(図2-21B〜2-23)。A型細胞が幹細胞集団を去って，精子細胞になるまでの連続した全過程中，細胞質分裂(cytokinesis)は不完全で，代々の細胞は細胞質橋で連なっている。したがって，単一のA型精祖細胞から生じた子孫の細胞は分化の期間中接触を保ち，生殖細胞のクローンを作っている(図2-22)。さらに，精祖細胞と精子細胞はその全発生期間中，セルトリ細胞の深い陥凹中に埋没したままとなる(図2-21B)。このようにして，セルトリ細胞は生殖細胞を支え，保護し，その栄養にあずかり，成熟した精子の遊離を助ける。

精子形成は下垂体が産生する黄体化ホルモン(LH)によって調節されている。黄体化ホルモンはライディッヒ細胞表面の受容体に結合し，テストステロン産生を刺激する。次に，このホルモンがセルトリ細胞に結合して精子形成を促進する。卵胞刺激ホルモン(follicle-stimulating hormone：FSH)も必須である。その理由は，このホルモンがセルトリ細胞に結合することによって，精巣液の産生と細胞内のアンドロゲン受容体蛋白質の合成を刺激するためである。

精子完成

一連の変化を経て，精子細胞が精子となることを精子完成(spermiogenesis)という。これらの変化は次のとおりである。(1)先体(acrosome)の形成。先体は核の表面の半分を覆い，受精の際に卵子およびその周囲の層を貫通するのを助ける酵素を含む(図 2-24)，(2)核の濃縮，(3)頸部，中間部および尾部の形成，(4)細胞質の大部分の脱落。最後の変化は細胞質の残渣がセルトリ細胞に貪食されることによる。ヒトでは，精祖細胞が成熟精

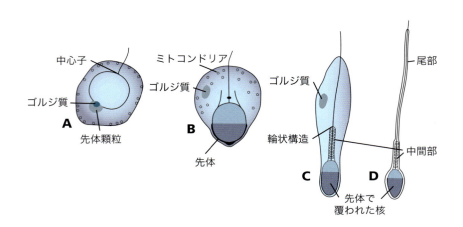

図 2-24　ヒトの精子細胞が精子に発育する重要な過程。

臨床関連事項

異常生殖子

ヒトや多くの哺乳類では，ときに1つの卵胞に明瞭にそれと認められる一次卵母細胞を2個あるいは3個含んでいることがある（図2-25A）。これらの卵子は双胎あるいは三胎となる可能性もあるが，通常こうした卵子は成熟に達する前に退化する。まれに1個の一次卵母細胞が2個または3個の核をもつことがある（図2-25B）。しかし，このような2核あるいは3核の卵子は成熟する前に死滅する。

異常卵子とは対照的に，異常精子は高頻度に認められ，明らかな欠陥があるものは全精子の10％にものぼる。異常は尾部ならびに頭部に現れ，巨大であったり，矮小であったり，ときには癒合していたりする（図2-25C）。形態的異常のある精子は正常な運動能を欠き，おそらく卵細胞に受精しない。

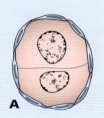 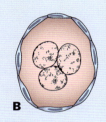 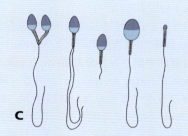

図2-25　異常生殖細胞。**A**．2卵のある原始卵胞，**B**．3核の卵子，**C**．異常精子の諸型。

子に発育するのに要する期間は約74日である。1日あたり約3億個の精子が作られる。

十分成熟すると精子は精細管の腔内に入り，ここから精細管壁の収縮要素（平滑筋）の働きにより精巣上体へ送られる。最初はわずかしか運動できなかった精子も，精巣上体の中では活発に動けるようになる。

要　約

原始生殖細胞（**PGC**）は，発生第4週に卵黄嚢の壁（図2-1）に出現し，未分化生殖巣に向かって移動し，発生第5週末にはそこに到達する。受精に備えて男女の生殖細胞は**生殖子形成**（gametogenesis）の過程を経る。この過程には**減数分裂**（meiosis）と**細胞分化**（cytodifferentiation）が含まれる。第一減数分裂中に，**相同染色体が対をなし，遺伝物質を交換する**。第二減数分裂中に，これらの細胞はDNAの複製を行わないので，各細胞は正常体細胞の半量（**一倍体** haploid）の染色体と半量のDNAを供給される（図2-4）。そこで，成熟した男性および女性生殖子は22＋Xまたは22＋Yの染色体をもつ。

先天異常は，**染色体の数**あるいは**構造**の異常や**単一遺伝子突然変異**（single gene mutation）で起こることがある。大きな先天異常の約10％は染色体異常，約8％は遺伝子突然変異の結果である。**トリソミー**（trisomy：染色体が1本過剰）や**モノソミー**（monosomy：染色体が1本不足）は有糸分裂または減数分裂の過程で生じる。減数分裂では正常には相同染色体が対合し，その後分離する。しかし，この分離がうまく起こらないと（**染色体不分離** nondisjunction），染色体が一方の細胞では余分になり，他方の細胞では不足する（図2-6）。染色体数異常の頻度は母体の年齢とともに高まり，特に35歳以上で高くなる。染色体の構造異常には大きな**欠失**（deletion）（**ネコ鳴き症候群** cri-du-chat syndrome）や**微小欠失**（microdeletion）がある。微小欠失では**隣接する遺伝子**が障害され，その結果，**アンジェルマン症候群**（Angelman syndrome：母親由来の欠失，15q11-

15q13）または**プラダー-ウィリィ症候群**（Prader-Willi syndrome：父親由来の欠失，15q11-15q13）が生じる。どちらの症候群になるかは障害のある遺伝子を父親から受け継いだのか，母親から受け継いだのかにより決まるので，これらはゲノムインプリンティング（genomic imprinting）の例でもある。遺伝子突然変異は**優性**（dominant：1対の対立遺伝子のうち一方が障害されただけで変化が生じるもの）の場合も，**劣性**（recessive：1対の対立遺伝子の両方が障害されないと変化が生じないもの）の場合もある。多くの先天異常の原因となる突然変異は，正常発生で役割を果たす遺伝子を障害したものである。

遺伝的異常を診断する技術には**細胞遺伝学的**に染色体数（倍数性）検査や微細な欠失を検出するための**高分解能中期バンド分染法**（high resolution metaphase banding technique）がある。**蛍光 *in situ* ハイブリダイゼーション**（**FISH**）は，特異的な蛍光 DNA プローブを用いて特定の染色体ないしその一部を同定することで，欠失，転座，倍数性を調べる技術である。**マイクロアレイ**（microarray）はチップに DNA の一部の配列をプローブとして固定し，特定の遺伝子の変異や発現レベルの変化を検出する。**エクソーム配列解析**（exome sequencing）では DNA の蛋白質コード領域（DNA 全体の 1％：**エクソーム** exome）の塩基配列を調べ，先天異常やその他の疾患の原因となる突然変異や遺伝子多型を発見できる。この方法は正確で短時間で行うことができ，全ゲノム塩基配列解析に比べて費用対効果が高い。

女性では，原始生殖細胞から成熟生殖子への成熟過程，すなわち**卵子形成**（oogenesis）は**出生前に始まる**。男性での過程は**精子形成**（spermatogenesis）といい，**思春期に始まる**。女性では原始生殖細胞は**卵祖細胞**（oogonium）を形成する。有糸分裂を繰り返したあと，一部の細胞は第一減数分裂前期で休止し，**一次卵母細胞**（primary oocyte）を形成する。発生第 7 か月までに，ほとんどすべての卵祖細胞は閉鎖性となり，一次卵母細胞だけが卵巣表面の上皮に由来する 1 層の**卵胞細胞**（follicular cell）で囲まれる（図 2-17）。一次卵母細胞と卵胞細胞の両者で，**原始卵胞**（primordial follicle）が形成される。思春期には，数に限りのある原始卵胞の供給源から 1 群の成長する卵胞が選抜され，維持される。このようにして，毎月 15〜20 卵胞が成長を始め，成熟するにつれて，（1）**一次**または**腔前**（preantral）**期**，（2）**胞状**（vesicular）または**腔**（antral）**期**，（3）**成熟**または**グラーフ卵胞**（Graafian follicle）**期**の 3 段階を経る。一次卵母細胞は，二次卵胞が成熟するまで第一減数分裂の前期にとどまる。この時点で**黄体化ホルモン**（**LH**）の急増により排卵前の成長が刺激される。第一減数分裂は完了し，二次卵母細胞と極体が形成される。そして，二次卵母細胞は排卵約 3 時間前に第二減数分裂中期で休止し，受精まで減数分裂は完了しない。

男性では，原始生殖細胞は思春期まで休止状態にあり，思春期になってから初めて**精祖細胞**（spermatogonium）に分化する。これらの幹細胞から**一次精母細胞**（primary spermatocyte）が生じ，2 回の連続する減数分裂により 4 個の**精子細胞**（spermatid）を生じる（図 2-5）。引き続き，精子細胞は一連の変化（**精子完成 spermiogenesis**）を行う（図 2-24）。すなわち，（1）先体の形成，（2）核の濃縮，（3）頸部，中間部および尾部の形成，および（4）細胞質の大部分の脱落である。1 個の精祖細胞が成熟精子に発育するのに要する時間は約 74 日である。

問 題

1. 染色体数異常の成因で最も多いものは何か。染色体数異常による臨床症候群の例をあげよ。
2. 数的異常の他に，どのような型の染色体異常があるか。
3. モザイク現象とは何か。どのようにして起こるのか。

第3章

発生第1週：排卵から着床まで

卵巣周期（ovarian cycle）

女性は思春期になると，毎月規則正しい周期的な現象を経験するようになる。**性周期**（sexual cycle）とよばれるこれらの周期は，視床下部の支配を受ける。視床下部から産生される**性腺刺激ホルモン放出ホルモン**（gonadotropin-releasing hormone：**GnRH**）が下垂体前葉（腺性下垂体 adenohypophysis）細胞に作用して，**性腺刺激ホルモン**（gonadotropin）を分泌させる。これらのホルモン，すなわち**卵胞刺激ホルモン**（follicle-stimulating hormone：**FSH**）と**黄体化ホルモン**（luteinizing hormone：**LH**）は，卵巣における周期的変化を刺激し，制御する。

各卵巣周期の初めに，15〜20個の原始卵胞がFSHの影響を受けて発育を始める（FSHは原始卵胞から一次卵胞期への発達を促進するのに必要ではないが，これがないと一次卵胞は死に，閉鎖する）。このように，FSHは連続的に形成される一次卵胞の供給源から15〜20個の細胞を救出している（図3-1，3-2）。正常状態では，これらの卵胞のうち1個のみが十分に発育し，ただ1個の卵子が放出されて，他は退化し閉鎖卵胞となる。次の周期には別の卵胞群が発育を始め，また1個の卵胞のみが成熟する。その結果，大多数の卵胞は完熟することなく退化してしまう。閉鎖卵胞になると，卵子とこれを囲む卵胞細胞は退化し，結合組織に置換されて**閉鎖体**（corpus atreticum）となる。FSHは卵子を囲む**卵胞細胞**（follicular cell，**顆粒層細胞** granulosa cell）の成熟も刺激する。これらの細胞の増殖はトランスフォーミング増殖因子β（transforming growth factor-β：TGFβ）の一種である増殖・分化因子9（growth and differentiation factor-9）を介している。内卵胞膜細胞と顆粒層細胞は協力して**エストロゲン**（estrogen）

を産生する。内卵胞膜細胞はアンドロステンジオン（androstenedione）とテストステロン（testosterone）を産生し，顆粒層細胞はこれらのホルモンをエストロン（estrone）と17βエストラジオール（17β-estradiol）に転換する。このエストロゲン産生の結果，

- 子宮内膜は卵胞期すなわち増殖期に移行し，
- 精子が通過しやすいように子宮頸管粘液の粘度を下げ，
- 下垂体を刺激してLHを分泌させる。

月経周期の中頃に，LHの急増（LH surge）があり，これは，

- 成熟促進因子の濃度を上昇させて卵子の第一減数分裂を終わらせ，第二減数分裂を始めさせ，
- 卵胞間質細胞によるプロゲステロンの産生（黄体化 luteinization）を刺激し，
- 卵胞の破裂と排卵を誘発する。

排卵

排卵直前の時期に，胞状卵胞はFSHとLHの影響によって急激に大きさを増し，直径25mmの成熟卵胞（グラーフ卵胞）になる。胞状卵胞の最終発育と同時にLHが急増し，これによって一次卵母細胞は第一減数分裂を完了し，卵胞は排卵前成熟卵胞期に入る。第二減数分裂も始まるが，排卵のほぼ3時間前に卵母細胞は分裂中期で休止する。この間に，卵巣の表面が局所的にふくらみ始め，その頂に血管を欠く斑点，いわゆる**卵胞斑**（stigma）が現れる。LHの濃度が高まると，コラゲナーゼ活性が増し，卵胞を取り囲む膠原線維が分解される。LH濃度の急上昇に反応してプロスタグランジン濃度も高まり，これが卵胞壁の局所的な筋収縮を起こす。このような収縮が卵子を押

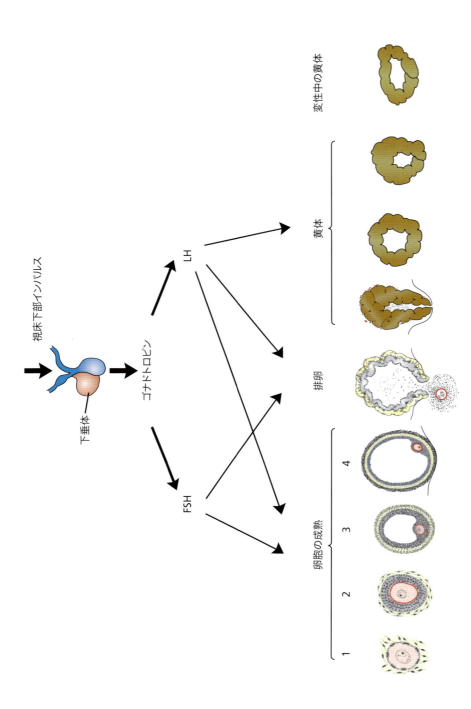

図 3-1 卵巣周期を制御する視床下部と下垂体の役割を示す模式図。視床下部からの性腺刺激ホルモン放出ホルモン(GnRH)の影響下に、下垂体はゴナドトロピンである卵胞刺激ホルモン(FSH)と黄体化ホルモン(LH)を放出する。卵胞は FSH によって大きくなり、FSH と LH によって成熟する。LH の急増によりその濃度が高まると排卵が起こる。LH は黄体の発達も促進する。1：原始卵胞、2：発育卵胞、3：胞状卵胞(一次卵胞)、3：胞状卵胞(二次卵胞)、4：成熟卵胞(グラーフ卵胞)

3章 発生第1週：排卵から着床まで　39

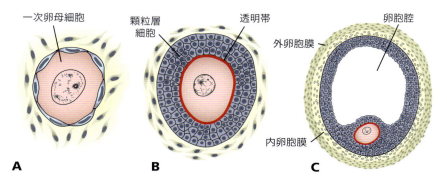

図 3-2　原始卵胞（**A**）の供給源から，毎日いくつかが成長し始め，発育卵胞（一次卵胞，**B**）へと発達する。この成長はFSHとは関係がない。次に，卵巣周期の進行につれて，FSHの分泌により発育卵胞が選抜され，胞状卵胞（**C**）へと発達を始める。胞状卵胞成熟期の終わりの2，3日間に，卵胞細胞と卵胞膜細胞からエストロゲンが産生され，下垂体でのLH産生増加を刺激する（図3-1）。LHによって卵胞は成熟（グラーフ）期に入り，第一減数分裂を完了し，第二減数分裂に入る。排卵の約3時間前まで，卵子は第二減数分裂中期にとどまる。

し出す。卵子は卵丘域から，その周囲の顆粒層細胞とともにちぎれて（**排卵** ovulation），卵巣外に浮流する（図3-3）。いくらかの卵丘細胞は，透明帯の周囲に再配列して，**放線冠**（corona radiata）を形成する（図3-3B～3-6）。

黄体

排卵に続いて，破裂した卵胞壁に残っている顆粒層細胞は，内卵胞膜からの細胞とともに血管の侵入を受ける。LHの影響を受けて，これらの細胞は黄色の色素を生じ，**黄体細胞**（lutein cell）に変化し，**黄体**（corpus luteum）を形成して，エストロゲンと**プロゲステロン**（progesterone）を分泌する（図3-3C）。プロゲステロンは，いくらかのエストロゲンとともに，胚子の着床に備えて，子宮粘膜を**妊娠前期**（progestational stage），すなわち**分泌期**（secretory stage）にする。

卵子の輸送

排卵の直前に，卵管采は卵巣の表面を覆い始め，卵管自体は律動的収縮を開始する。一部の卵丘の細胞，すなわち顆粒層細胞で囲まれた卵子（図3-3B，3-4）は，卵管采の掃くような運動と卵管上皮の線毛運動によって卵管内に取り込まれると考えられている。いったん卵管内に取り込まれると，卵丘細胞の細胞質突起が収縮して透明帯からはずれ，卵丘細胞は卵子との接触を失う。

卵子はいったん卵管内に取り込まれると，卵管壁の筋の蠕動的収縮と粘膜上皮線毛によって子宮腔に向かって送られる。輸送の速度は排卵中とその後の内分泌機能の状態に影響される。ヒトでは，受精卵は子宮腔にほぼ3～4日で到達する。

白体

受精が起こらない場合には，黄体は排卵後約9日で最も発育する。卵巣の表面から黄色みを帯びたふくらみとして容易にわかる。その後，黄体は黄体細胞の退化（**黄体融解** luteolysis）によって縮小し，**白体**（corpus albicans）とよばれる線維性瘢

臨床関連事項

排卵

一部の女性では，排卵時に**月経中間期痛**〔middle pain, Mittelschmerz（ドイツ語）〕という軽い痛みを伴うことがある。この痛みは通常，月経周期の中間に起こるので，この名がある。排卵時には，通常，**基礎体温**（basal temperature）が上昇する。これをモニターしていると，妊娠または避妊の助けになる。一部の女性では，ゴナドトロピンの濃度が低下するために排卵が起こらない。このような場合にゴナドトロピン放出を刺激する薬物を投与し，排卵を誘発できることがある。このような薬物は有効ではあるが，しばしば多排卵をまねき，多胎のリスクを通常の10倍にも高める。

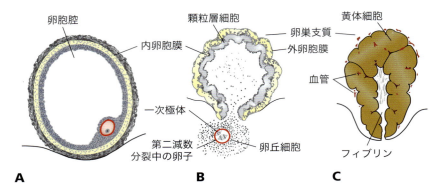

図3-3　**A**．卵巣表面に膨出した成熟卵胞．**B**．排卵．第二減数分裂中の卵子は，多数の卵丘細胞とともに卵巣から放出される．虚脱した卵胞の内側に残存する卵胞細胞は黄体細胞に分化する．**C**．黄体．顆粒層細胞と内卵胞膜細胞の肥大と脂質の蓄積によって膨大した黄体の大きさに注意．卵胞の残りの腔はフィブリンで満たされている．

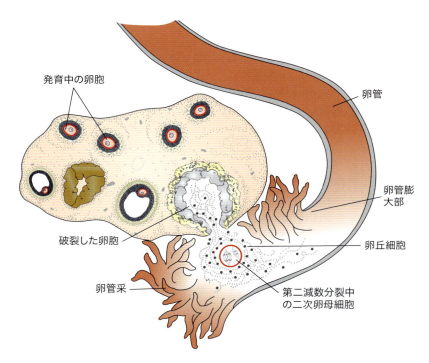

図3-4　卵管采と卵巣の関係．排卵中，卵管采は破裂した卵巣の表面を掃くような動きをし，卵子をとらえて卵管内に導くと考えられている．

痕組織塊を形成する．同時に，プロゲステロン（黄体ホルモン）の分泌も減少し，月経出血を促す．卵子が受精すると，発生中の胚子の栄養膜から分泌される**ヒト絨毛性ゴナドトロピン**（human chorionic gonadotropin：**hCG**）によって黄体の退化が防がれる．黄体はそのまま発育を続け，**妊娠黄体**（corpus luteum of pregnancy，corpus luteum graviditatis）を形成する．妊娠第3か月末までに，この妊娠黄体は卵巣全体の1/3〜1/2の大きさになる．黄色の黄体細胞は第4か月末までプロゲステロンを分泌し続けるが，その後，徐々に退化する．それは，胎盤の栄養膜部分から分泌されるプロゲステロンで妊娠を維持するのに十分となるからである．妊娠第4か月以前に妊娠黄体を除去すると，通常，流産が起こる．

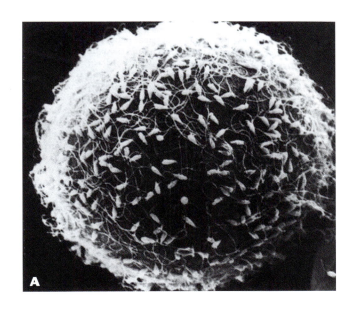

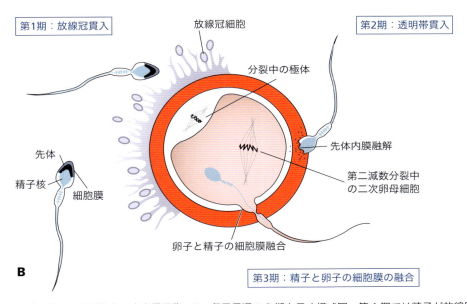

図 3-5　**A**．透明帯への精子結合の走査電顕像。**B**．卵子貫通の 3 期を示す模式図。第 1 期では精子が放線冠関門を突破する。第 2 期では 1 個またはそれ以上の精子が透明帯へ貫入する。第 3 期では 1 個の精子が卵細胞膜に貫入し，その際，精子自身の細胞膜を失う。左下の図は先体帽を有する正常の精子を示す。

受精

　受精（fertilization），すなわち男・女両生殖細胞の融合過程は，**卵管膨大部**（ampullary region of the uterine tube）で起こる。ここは卵管で最も幅の広い部分であり，卵巣に近い位置にある（図 3-4）。精子は女性の生殖管の中で数日間生存できる。

　腟に溜まった精子の 1％だけが子宮頸部に入り，そこで長時間生存できる。頸部から卵管までの精子の移動は，子宮と卵管の筋層の収縮によるところが大きく精子自身の推進力の寄与はごくわずかである。子宮頸部から卵管までの移動は 30 分と速いことも，6 日間と遅いこともある。卵管峡部に達すると，精子の動きは鈍くなり，移動をやめる。排卵時期に，精子はふたたび運動するようになる。これはおそらく卵を囲む卵丘細胞が産

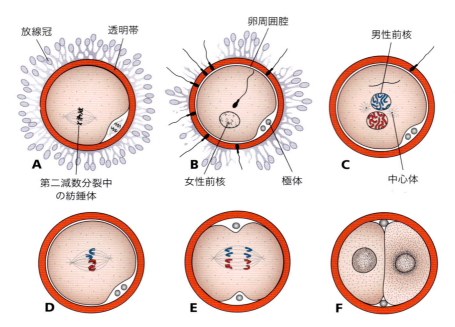

図 3-6　A．排卵直後の卵子。第二減数分裂中の紡錘体を示す。B．1個の精子が，すでに第二減数分裂を終えた卵子に侵入している。卵子の染色体は胞状の女性前核内に配列している。多くの精子の頭部が透明帯の中に刺さっている。C．男性前核と女性前核。DとE．染色体は紡錘体上に整列し，縦に割れて反対側の極へ移動する。F．2細胞期。

生する化学的誘引物質によるものであろう。ここから精子は通常受精が起こる卵管膨大部へと泳いでいく。精子は，女性の生殖路へ到達した直後には，卵子を受精させる能力がない。精子が受精できるようになるには，(1) **受精能獲得**，および(2) **先体反応**という過程を経なければならない。

　受精能獲得（capacitation）とは女性生殖路内で，精子を最良の状態にもっていく調整期間であり，ヒトでは約7時間続く。したがって，卵管膨大部に早く到達するのが有利とはならない。それは受精能獲得がまだ起こっていないからで，このような精子は卵子を受精させることができない。その大部分は卵管内で起こり，精子と卵管内面の粘膜上皮との相互作用を必要とする。この期間中に，精子の先体域を覆っている形質膜から糖蛋白質の被覆と精漿蛋白質が除かれる。受精能を獲得した精子のみが放線冠を通過でき，先体反応が可能になる。

　先体反応（acrosome reaction）は，精子が透明帯に結合したのちに透明帯蛋白質に誘導されて起こる。この反応の頂点でアクロシンやトリプシン様物質を含む透明帯通過に必要な酵素類が放出される（図3-5）。

受精には次の3期がある。

- 第1期：放線冠貫入。
- 第2期：透明帯貫入。
- 第3期：卵子と精子の細胞膜の融合。

第1期：放線冠貫入

　女性の生殖路に送り込まれた2億～3億個の精子のうち，受精の場に到達するのはわずか300～500個である。これらの精子のうち受精に必要なのは1個だけで，その他は，受精にあずかる精子が女性生殖細胞を保護する関門を通過するのを助けるものと考えられる。受精能を獲得した精子は，放線冠細胞の間を自由に通り抜ける（図3-5）。

第2期：透明帯貫入

　透明帯は卵子を取り囲む糖蛋白質の殻で，これが精子の結合を促進，維持し，先体反応を引き起こす。結合と先体反応はいずれも透明帯の蛋白質であるZP3というリガンドを介して起こる。先体の酵素（アクロシン）が放出されると，精子は透明帯を通過でき，卵子の細胞膜と接触することになる（図3-5）。透明帯の透過性は，精子の頭部が卵

子の表面に接触すると変化する。この接触により，卵子の細胞膜の直下にあった**表層顆粒**（cortical granule）からリソソーム酵素が放出される。この酵素は透明帯の性質を変えて（**透明帯反応** zona reaction），精子の通過を妨げるようにし，また透明帯表面の精子に対する種特異性受容体部位を不活性化する。透明帯の中に他の精子が埋っている所見があるが，卵子そのものに貫入できるのは1個の精子のみと考えられる（図3-6）。

第3期：卵子と精子の細胞膜の融合

精子と卵子の初期の接着は，部分的には卵子表面のインテグリンと精子表面のリガンドすなわちディスインテグリンとの相互作用によっている。接着に続いて，精子と卵子の細胞膜は融合する（図3-5）。先体帽を覆っている細胞膜は先体反応中に消失するので，事実上の融合は卵細胞膜と精子頭部の後方部を覆う膜との間で行われる（図3-5）。ヒトでは，精子の頭部と尾部はいずれも卵子の細胞質内へ入るが，精子の細胞膜は卵子の表面に残される。精子が卵子に侵入し終わるとすぐ，卵子は3つの方法で反応する。

1. **表層反応および透明帯反応**：リソソーム酵素を含む卵子表層顆粒の放出の結果，(1)卵細胞膜は他の精子の貫通が不能となり，(2)透明帯は精子の結合と貫通を阻害するように構造と組成を変える。このようにして**多精子受精**（polyspermy：複数の精子が卵子に入り込むこと）が防止される。
2. **第二減数分裂の再開**：精子侵入直後に，卵子はその第二減数分裂を終了する。2個の娘細胞のうち1つはほとんど細胞質を受け継がず，**二次極体**（second polar body）とよばれ，他の娘細胞が**最終的卵子**（definitive oocyte）となる。その染色体（22＋X）は**女性前核**（female pronucleus）とよばれる胞状核内に配列する（図3-6，3-7）。
3. **卵子の代謝活性化**：活性化因子はおそらく精子によって運ばれるのであろう。活性化は，初期胚子発生に関連する最初の細胞的および分子的事象を含むものと考えられる。

その間に，精子は前進して女性前核にきわめて接近する。精子の核は膨張して**男性前核**（male pronucleus）を形成する（図3-6）。精子の尾部は切り離されて退化する。形態的には男性前核と女性前核とは区別がつかず，最終的に両者は密着してその核膜を失う（図3-7A）。男性・女性前核（双方とも半数性）の発育中に，各前核はそのDNA量を倍加しなければならない。そうでないと，2細胞期の接合子の各細胞は，正常のDNA量の半量しか含まないことになる。DNA合成の直後，染色体は正常の有糸分裂に備えて，紡錘体上に配列する。母方，父方各23本の染色体（二重構造）が，動原体のところで縦に分裂し，姉妹染色分体が相対する極に向かって移動し，こうして接合子の各細胞は，正常の染色体数と正常のDNA量を与えられる（図3-6D，E）。姉妹染色分体が対側に移動する間に，深い溝が細胞の表面に生じ，しだいに細胞質を二分する（図3-6F，3-7B）。

受精の結果生じるおもな変化は，次のとおりで

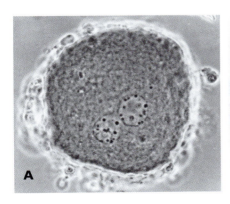 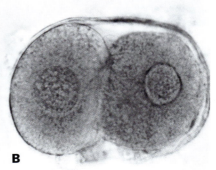

図3-7 **A．**受精したヒト卵子の前核期の位相差顕微鏡像。男性および女性前核が見える。**B．**ヒト2細胞期の接合子。

ある。

- **染色体の倍数性の回復**：その半数は父方，半数を母方より受ける。したがって，接合子は両親と異なる新しい染色体の組み合わせをもつ。
- **新しい個体の性の決定**：X染色体をもつ精子は

女性(XX)胚子を生じ，Y染色体をもつ精子は男性(XY)胚子を生じる。したがって，胚子の染色体的性は受精の際に決定される。

- **卵割の開始**：受精しないと，通常，排卵後24時間で卵子は退化する。

■ 臨床関連事項

避妊法

障壁法にはいろいろある。男性用コンドームはラテックス製で，殺精子剤を入れてあることもしばしばあり，陰茎にぴったり被せる。女性用コンドームはポリウレタン製で，腟内を覆うようにはめる。腟に入れる他の障壁としては，ペッサリー，子宮頸部キャップ，避妊用スポンジなどがある。

ホルモン剤も避妊によく用いられる。女性ホルモンであるエストロゲンとプロゲスチンが合剤あるいは単剤で適用される。これらのホルモンは下垂体からのFSHとLHの分泌を抑制することで，排卵を阻害する。また子宮粘膜を変化させたり子宮頸管の粘液が粘稠となることで，精子の子宮内への進入を妨げる。ホルモン剤には経口避妊用錠剤(ピル)，皮膚貼付剤，腟用リング，注射製剤，長期埋込剤などがある。経口避妊薬には2種類ある。1つはエストロゲンとプロゲスチン(プロゲステロンの類似物)の合剤で，もう1つはプロゲスチンの単剤である。どちらも効果があるが，いろいろな健康上の理由で，どちらがよいかは人によって異なる。

男性用ピルが開発されており，臨床試験中である。LHとFSH両方の分泌を阻害する合成アンドロゲンを含み，精子形成を阻害する(男性の70〜90%)か，不妊のレベルに抑える。

子宮内避妊具(intrauterine device：**IUD**)はT形の小さな器具で，ホルモン作用をもつものと銅を利用するものとがある。ホルモン利用器具はプロゲスチンを放出し，子宮頸管粘液を粘稠にして精子の子宮内への進入を阻害する。また，精子の活性を低下させ，卵子と精子の双方の活性を低下させる可能性もある。銅製器具は子宮内に銅を放出し，受精と受精卵の子宮壁への付着を阻害する。また，精子の卵管への進入を阻害する。

緊急避妊薬(emergency contraceptive pill：**ECP**(モーニングアフターピル))は性交後120時間以内に服用すると避妊できる可能性がある方法として使用される。この種のピルは高用量のプロゲスチン単剤かエストロゲンとの合剤である。他の型にはミフェプリストンや酢酸ウリプリスタルがあり，いずれも抗ホルモン剤である。ミフェプリストンは着床時以後に服用すると流産誘発剤としての作用もある。

避妊手術(sterilization)は別種の避妊法である。男性に対しては精管切除がある。精巣から陰茎に精子を運ぶ精管を閉塞することで精子の放出を妨げる。女性に対しては卵管結紮・閉塞がある。男性，女性とも管を再開通させることも可能である。

不妊

夫婦の15〜30%は**不妊**(infertility)に悩む。男性不妊の原因として，精子数の減少や運動性が低下している場合がある。正常では一度に射精される精液の量は2〜6 mLで，1 mLあたり約1億個の精子を含む。1 mLあたり2,000万，または射精精液全量中に5,000万の精子があれば，通常生殖可能である。女性の不妊には多くの原因があり，卵管閉塞(骨盤内の炎症によるものが多い)，子宮頸管粘液の不適性，精子に対する免疫反応，無排卵などがあげられる。

クエン酸クロミフェンは排卵を刺激するFSH濃度を上昇させる薬物である。無排卵か不規則排卵の女性に排卵を誘発するために，月経周期の初期に投与する。体外受精で卵の発育を刺激するためにも用いられる。

米国内での妊娠の1〜2%は**生殖補助技術**(assisted reproductive technology：**ART**)[訳者注：日本でもほぼ1%が体外受精を主とする生殖補助技術によっている]による。このような技術により妊娠し，生まれた子どもでは早産(妊娠37週未満)，出産時低体重(2,500 g未満)，出産時超低体重(1,500 g未満)，ある種の先天異常が増加

する。このような有害な結果が生じるのは，おもにART妊娠によくみられる多胎（双胎，三胎ほか）の割合が増加するためである。しかし，最近の研究によると，ARTで生まれた単胎児でも，早産や形態異常の頻度が高まるとされる。ARTに用いられる手法には下記のようなものがある。

ヒト卵子の**体外受精**（*in vitro* fertilization：**IVF**）と胚子移植は，世界中の臨床施設で一般的な方法として行われている。卵巣内卵胞の成熟をゴナドトロピン［訳者注：ヒトのゴナドトロピンにはhMG（human menopausal gonadotropin ヒト閉経期尿性ゴナドトロピン：成熟刺激）とhCG（human chorionic gonadotropin ヒト絨毛性ゴナドトロピン：排卵前の変化を招来）がある。hMGはhCGとともに使用して排卵を誘発させる］投与によって刺激しておき，腹腔鏡で観察しつつ，第一減数分裂の後期にある卵子を，排卵直前に吸引器で採取する。卵子は単純な培養液に入れ，直ちに精子を加える。別の方法として，1個の精子を卵子の細胞質に注入して受精させることもある。この方法は**卵細胞質内精子注入法**（intracytoplasmic sperm injection：**ICSI**）とよばれ，男性不妊の治療に用いられる（下記参照）。いずれにしても，受精卵を8細胞期までモニターし，それから子宮に入れ，臨月まで発育させる。

体外受精の成功率は母体年齢による。女性が35歳より若ければ，約30％の夫婦が1回の試行で妊娠する。成功率は35〜37歳では25％，38〜40歳では17％，40歳以上では5％未満に低下する。このように比較的低い成功率に加えて，先天異常の頻度の上昇も伴う。妊娠成功率を高めるために，4〜5個の卵子を採取し，受精させ，子宮内に移植する。この方法ではときに多胎児出産が起こることがある。

多胎の頻度は，母体年齢と移植胚子数に関係があり，若い女性で多胎頻度が高い。20〜29歳の女性に3個の胚子を移植すると，多胎のリスクは46％となる。多胎は異常率，死亡率が高まるので，不利である。

重症の**男性不妊**（male infertility）で，精液中に含まれる精子がきわめて少ない（**乏精子症** oligozoospermia）か，皆無である（**無精子症** azoospermia）場合には，**ICSI**で治療できることがある。この方法は，男性生殖路のどの部分からでも得られた精子1個を卵子の細胞質内に注入して，受精を起こすものである。これは，ドナー精子による体外受精に代わる方法を夫婦にもたらす。この方法ではY染色体欠失をもつ胎児が増加するリスクがあり，標準的な体外受精法に比べて先天異常の頻度が高いようである。

卵割（cleavage）

接合子が2細胞期に達すると，引き続き一連の有糸分裂が起きて細胞数が増加する。これらの細胞は卵割ごとに小さくなり，**割球**（blastomere）とよばれ（図3-8），8細胞期までは割球はゆるやかに結合した塊をなしている（図3-9A）。しかし，第3卵割に続いて，割球同士の結合が増し，タイト結合でつながった細胞の密集した1つの球を形成する（図3-9B）。この過程は**コンパクション**（compaction）とよばれ，この際ギャップ結合を通じて盛んに情報交換している内部の細胞が外部の細胞から分かれる。受精後約3日で，コンパクションを起こした胚子の細胞は再度分裂し，16細胞の**桑実胚**（morula）となる。桑実胚の内部にある細胞は**内細胞塊**（inner cell mass）を，その周囲を取り巻く細胞は**外細胞塊**（outer cell mass）を構成する。内細胞塊からは胚子固有の組織が生じ，

一方，外細胞塊からはのちに**胎盤**（placenta）の形成にあずかる**栄養膜**（trophoblast）が生じる。

胚盤胞の形成

桑実胚が子宮腔に入る頃に，液が透明帯を通って内細胞塊の細胞間隙に侵入し始める。しだいに，細胞間隙は融合し，ついに1つの腔，すなわち**胞胚腔**（blastocele）が形成され（図3-10A, B），これで胚子は**胚盤胞**（blastocyst）となる［訳者注：胚盤胞（blastocyst, blastodermic vesicle）とは哺乳類の初期発生で，卵割期の終わった胞状の胚子（胞状胚）をいい，中心部の広い胞胚腔を囲み，内細胞塊と栄養膜とが分化している。一般の多細胞動物にみられる胞胚（blastula）に相当するものであるが，これと区別して胚盤胞という語が用いられる］。内細胞塊の細胞は**胚結節**（embryoblast）とよばれ，一方の極に位置する。外細胞塊の細胞，

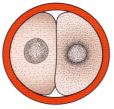
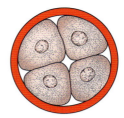
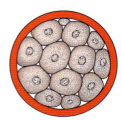

2細胞期　　　　　　　　4細胞期　　　　　　　　桑実胚

図3-8 接合子が2細胞期から後期の桑実胚に達するまでの発達。2細胞期には受精後約30時間，4細胞期には約40時間，12〜16細胞期には約3日，後期桑実胚には約4日でそれぞれ到達。この期間中，割球は透明帯で囲まれており，透明帯が消失するのは受精後第4日の終わりである。

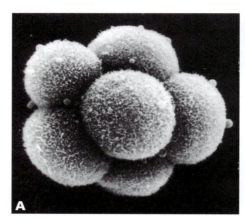
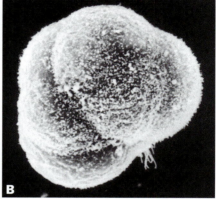

図3-9 コンパクション前（**A**），コンパクション後（**B**）の8細胞期のマウス胚子走査電顕像。コンパクション前には各割球の輪郭が明瞭であるのに対し，コンパクション後では細胞間の接触が増大し，細胞の輪郭は不明瞭になっている。

すなわち**栄養膜**は扁平となり，胚盤胞の上皮性の壁を形成する（図3-10A, B）。透明帯は消失し，着床を開始できるようになる。ヒトでは，胚結節極を覆っている栄養膜細胞は，発生のほぼ第6日に子宮粘膜上皮細胞間に侵入し始める（図3-10C）。最新の研究によると，栄養膜上の**L-セレクチン**（L-selectin）と子宮粘膜上皮上の**炭水化物受容体**（carbohydrate receptor）が，胚盤胞の子宮への初期接着を仲介することが示唆されている。セレクチンは，流血中の白血球が血管内皮細胞に「捕捉」される際の相互作用を仲介する炭水化物結合蛋白質である。現在，同様のメカニズムが子宮上皮による胚盤胞の子宮腔からの「捕捉」に提唱されている。セレクチンによる捕捉に続いて，栄養膜細胞が発現するインテグリンと細胞外基質分子であるラミニンやフィブロネクチンとの相互作用により，接着と栄養膜の子宮粘膜内への侵入が進む。ラミニンに対するインテグリン受容体は付着を促進し，フィブロネクチンに対するインテグリン受容体は細胞の遊走を刺激する。これらの分子は，栄養膜の分化を調節するシグナル伝達経路で相互に作用するので，着床は栄養膜と子宮内膜の相互作用の結果である。このようにしてヒトの接合子は，発生の第1週末までに桑実胚期と胚盤胞期を経過し，子宮粘膜に着床し始める。

着床時の子宮

子宮壁は次の3層からなる。

1. **子宮内膜**（endometrium）：内壁を覆う子宮粘膜。
2. **子宮筋層**（myometrium）：平滑筋の厚い層。
3. **子宮外膜**（perimetrium）：外壁を覆う腹膜から

3章 発生第1週：排卵から着床まで 47

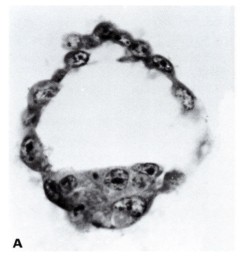

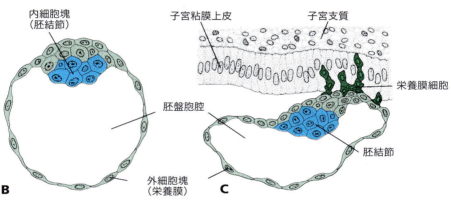

図 3-10 **A**．ヒト胚盤胞（107細胞）の切片。内細胞塊と栄養膜細胞とを示す。**B**．子宮腔から得られた受精後約4.5日のヒトの胚盤胞の模式図。青色が内細胞塊（胚結節），緑色が外細胞塊（栄養膜）を表す。**C**．発生第6日の胚盤胞の模式図。胚盤胞の胚子極（動物極）に位置している栄養膜細胞が子宮粘膜に侵入し始めている。ヒト胚盤胞は発生の第6日までに子宮粘膜に侵入し始める。

臨床関連事項

胚性幹細胞

胚性幹細胞（embryonic stem cell：ES細胞）は胚子の内細胞塊に由来する。これらの細胞は**全分化能**（pluripotent）をもち，事実上どのような型の細胞，組織にもなることができる。さまざまな疾患の治療に役立つ可能性があり，治療対象には糖尿病，アルツハイマーおよびパーキンソン病，貧血，脊髄損傷など多くが含まれる。幹細胞を用いた実験動物モデルでの研究でその有望性が示されている。たとえば，培養したマウス幹細胞からインスリン分泌細胞，筋および神経幹細胞，神経膠細胞が誘導された。実験動物では，パーキンソン病の症状を軽くし，脊髄損傷のあるラットの運動能を改善するのに幹細胞が使われている。

ES細胞は**体外受精**による胚子から得ることができる。この方法は**生殖クローニング**（reproductive cloning）とよばれる。この方法では，得られた幹細胞が移植される宿主と遺伝的に同じではないので，免疫拒絶反応が起こる可能性がある。この可能性を避けるために細胞を修飾することもできる。この方法には倫理的な問題もある。細胞が生存可能な胚子に由来するためである。

幹細胞研究分野が発展するにつれ，科学的進歩により，遺伝的によりよく適合する細胞を提供できるようになり，倫理的にもこの技術に対する異論が少なくなるだろう。最近では成人の細胞（たとえば皮膚）から核を抜き取り，それを核を除いた卵細胞に移植する技術が開発された。この方法は**治療的クローニング**（therapeutic cloning）あるいは**体細胞核移植**（somatic nuclear transfer）とよばれる。核移植を受けた卵細胞は胚盤胞に分化するように刺激され，ES細胞が取り出される。この細胞は遺伝的には宿主に由来するので，拒絶反応は起こらない。受精操作は含まれないので，倫理的問題も少ない。

成体幹細胞（adult stem cell）

成人の組織は幹細胞を含んでおり，この細胞も疾患治療に役立つ可能性がある。これらの幹細胞は異なる種類の細胞への分化能が限られており，**多分化能**（multipotent）ではあるが全分化能ではない。しかし，研究者はこの短所を回避する方法を開発しつつある。ラットの脳から単離した成体幹細胞がパーキンソン病の治療に用いられ，有望なようである。この方法の短所としては，幹細胞の特徴である細胞分裂速度が遅いこと，細胞が少ないために実験に必要な十分な数を単離するのが難しいことがあげられる［訳者注：ノーベル生理学・医学賞を受賞した京都大学山中伸弥教授が開発されたiPS細胞は，成体由来の細胞から作られる多能性幹細胞で，種々の臨床応用が試みられている。最新の情報を得るには，京都大学iPS細胞研究所のホームページ https://www.cira.kyoto-u.ac.jp/ を参照されたい］。

異常接合子

異常接合子（abnormal zygote）は通常，妊娠の初期（受精後2～3週以内），女性が妊娠していると自覚する以前に失われ，感知されないので，異常接合子が生じる正確な数はわからない。推定によると，**全妊娠例の50%もが自然流産に終わり**，その半数が染色体異常によると示唆されている。これらの流産は欠陥のある胚子をふるい分ける自然な方法で，先天異常の出現率を低下させている。この現象がなければ，すべての児の2～3%ではなく，約12%が先天異常をもつことになる。

体外受精と**ポリメラーゼ連鎖反応**（polymerase chain reaction：**PCR**）法を利用して，胚子の遺伝子異常を分子レベルでスクリーニングすることが行われている。これは，初期胚子から割球の1個を分離し，そのDNAを増幅して解析する方法である。ヒトゲノムプロジェクトによって塩基配列についての情報が増加し，種々の症候群が特定の遺伝子と関連づけられているので，このような方法はさらに広く行われるようになるだろう。

なる層（図3-11）。

思春期（11～13歳）から閉経期（45～50歳）まで，子宮内膜は周期的に変化を受ける。その変化はほぼ28日ごとに起こり，卵巣で制御されるホルモンの影響下にある。この月経周期中に，子宮内膜は次の3期を経過する。

1. **卵胞期**（follicular phase）すなわち**増殖期**（proliferative phase）。
2. **分泌期**（secretory phase）すなわち**妊娠前期**（progestational phase）。
3. **月経期**（menstrual phase，図3-12，3-13）。

増殖期は月経期末に始まり，エストロゲンの影響下にあって，卵巣における卵胞の発育に平行している。分泌期は排卵のほぼ2～3日後に，黄体から産生されるプロゲステロンに反応して始まる。受精が起こらないと，子宮内膜（子宮粘膜の緻密層と海綿層）の脱落が始まり，月経期が開始される。受精が起こると，内膜は着床を助け，胎盤の形成にあずかる。妊娠が進むと，胎盤がホルモン産生の役割を担うようになり，黄体は変性する。

着床時の子宮粘膜は分泌期にあたり（図3-12），この期間には子宮腺と動脈はコイル状で，子宮組織は水分が多くなる。その結果，子宮内膜に明瞭な3層が識別される。すなわち表層の**緻密層**（compact layer），中間の**海綿層**（spongy layer），および薄い**基底層**（basal layer）である（図3-12）。通常，ヒトの胚盤胞は子宮体の後壁または前壁の子宮内膜に着床し，子宮腺の開口部間に埋没するようになる（図3-12）。

卵子が受精されないと，細静脈および洞様血管

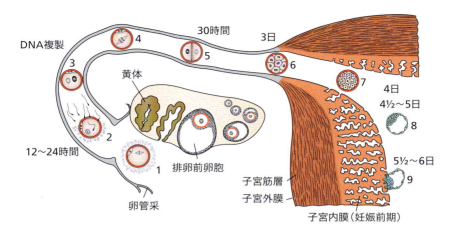

図 3-11　ヒトの発生第1週中に起こる諸現象。1．排卵直後の卵子。2．排卵後約 12〜24 時間で受精。3．男性・女性前核期。4．最初の有糸分裂の紡錘体。5．2細胞期（受精後約 30 時間）。6．12〜16 割球からなる桑実胚（受精後約 3日）。7．子宮腔に達し，さらに発生の進んだ桑実胚（受精後約 4日）。8．初期胚盤胞期（受精後約 4.5 日。透明帯が消失する）。9．着床の初期（受精後約 6日）。卵巣では黄体とともに原始卵胞からグラーフ卵胞への変化が示されている。子宮内膜は妊娠前期として描かれている。

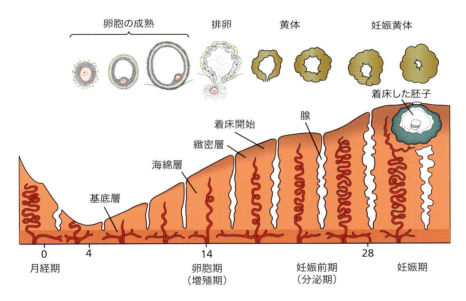

図 3-12　卵巣にみられる変化に対応する子宮粘膜の変化。胚盤胞が着床すると大きな妊娠黄体が発生する。妊娠黄体から産生される多量のプロゲステロン（黄体ホルモン）により，子宮内膜の分泌能がしだいに増強される。

隙はしだいに血球で詰まり，血液の広範な組織内流出がみられる。**月経期**が始まると，表層の動脈から血液が流出し，支質と腺の小片が離脱する。これに続く 3〜4 日のうちに，緻密層と海綿層が子宮粘膜から剝がれ，残るのは基底層のみとなる（図 3-13）。この層は，自身の**基底動脈**（basal artery）で養われ，**増殖期**における腺と動脈の再建にあたって，再生層として機能する（図 3-13）。

要 約

卵巣周期ごとに，多数の卵胞が発育を開始するが，十分に成熟するのは通常 1個のみであり，**排卵**（ovulation）時に放出されるのも 1卵子である。排卵時には，卵子は**第二減数分裂中期**にあり，透明帯といくつかの顆粒層細胞に囲まれている（図 3-4）。卵管采の掃くような運動により，卵子は卵

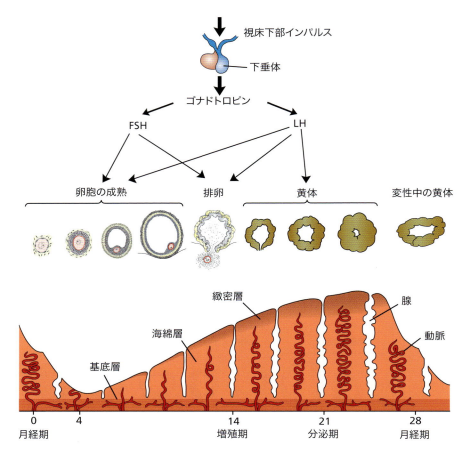

図 3-13 正規の月経周期中に受精が起こらなかった場合に子宮粘膜(子宮内膜)に起こる変化と，これに対応した卵巣の変化。FSH：卵胞刺激ホルモン，LH：黄体化ホルモン

管内へ取り入れられる。

精子は，卵子を受精することが可能になる前に，次の過程を経なければならない。

1. **受精能獲得**(capacitation)：この過程で精子の頭部から糖蛋白質の被覆と精漿蛋白質が除かれる。
2. **先体反応**(acrosome reaction)：この過程で透明帯貫通のために，アクロシンとトリプシン様物質が放出される。

受精中に，精子は以下を貫通しなければならない。

1. **放線冠**(corona radiata)。
2. **透明帯**(zona pellucida)。
3. **卵細胞膜**(oocyte cell membrane，図 3-5)。

精子が卵子に侵入すると直ちに以下が起きる。

1. 卵子は第二減数分裂を終了し，**女性前核**(female pronucleus)を形成する。
2. 透明帯は他の精子が侵入できないようになる。
3. 精子の頭部は尾部から切り離され，膨張して**男性前核**(male pronucleus)となる(図 3-6, 3-7)。

両前核がそれぞれの DNA を複製したあと，父方および母方の染色体は混じり合い，縦裂し，有糸分裂を経て 2 細胞期となる。**受精の結末**は下記のとおりである。

1. 染色体の倍数性の回復。
2. 染色体的性の決定。
3. 卵割の開始。

夫婦の 15～30％は**不妊**(infertility)に悩んでいるが，**生殖補助技術**(**ART**)を用いて克服すること

ができる。**体外受精**（**IVF**）では培養液中で卵を受精させ，8細胞期に子宮内に入れる。症例によっては，1個の精子を卵細胞質内に注入する**卵細胞質内精子注入法**（**ICSI**）で卵を受精させる。このような体外受精では先天異常，未熟，出産時低体重，多胎の発生するリスクが高まる。米国内での全生産児の1〜2％はARTによって生まれている。

卵割（cleavage）は一連の有糸分裂で，これにより細胞，つまり**割球**（blastomere）の数が増し，割球は卵割ごとに小さくなる。3回の卵割のあと，割球は**コンパクション**（compaction）を経て，内層と外層からなる細胞の密集した1個の球になる。コンパクションした割球は分裂して，16細胞の**桑実胚**（morula）を形成する。受精後3〜4日目に桑実胚が子宮腔内に入ると，胚内に腔が出現し，**胚盤胞**（blastocyst）が作られる。コンパクションのときに作られた**内細胞塊**（inner cell mass）は，胚子そのものとなる部分で，胚盤胞の一方の極に位置する。**外細胞塊**（outer cell mass）は，内細胞塊と胚盤胞腔を囲み，やがて栄養膜を形成する。

着床時の子宮は分泌期にあり，胚盤胞は子宮の前壁または後壁の内膜に着床する（図3-12）。受精が起こらないと，月経期が始まり，子宮内膜の海綿層と緻密層は脱落する。基底層は残って次の周期の間に海綿層と緻密層を再生させる（図3-13）。

問 題

1. 黄体の役割は何か，その起源は何か。
2. 受精の3期とは何か。精子と卵子の細胞膜が癒合するとどのような反応が起こるか。
3. 男性および女性での不妊のおもな原因は何か。
4. 過去に数回骨盤内の炎症を経験した女性が児をもつことを希望している。しかし，この女性はこれまで妊娠することが困難であった。何が問題であり，どのような処置が可能か。

第4章

発生第2週：二層性胚盤

本章では，発生第2週中に起こる主要事項について日を追って記述するが，同じ受精後胎齢の胚子が，必ずしも同じペースで発育するとは限らない．事実，このような発生の初期段階でも，成長ペースにかなりの差異が認められる．

発生第8日

発生第8日に，胚盤胞は子宮内膜支質に部分的に埋没する．胚結節を覆う部位では，栄養膜は2層に分化する．すなわち，(1)内方にある単核細胞層の**栄養膜細胞層**(cytotrophoblast)と，(2)外方にある明瞭な細胞境界を欠く多核細胞帯の**栄養膜合胞体層**(syncytiotrophoblast)である(図4-1，4-2)．栄養膜細胞層には有糸分裂像が認められるが，栄養膜合胞体層では認められない．このことは，まず栄養膜の細胞が栄養膜細胞層内で分裂し，それが栄養膜合胞体層内へ遊走し，そこで細胞が融合し，個々の細胞膜を失うことを示している．

内細胞塊の細胞，つまり胚結節も明瞭な2つの細胞層に分化する．すなわち，(1)胚盤胞腔に近い小さな立方体状の細胞層で**胚盤葉下層**(hypoblast)とよばれるもの，(2)羊膜腔に近い高円柱状細胞層で**胚盤葉上層**(epiblast)とよばれるものである(図4-1，4-2)．

両層は合わさって平らな円盤を形成する．同じ頃，胚盤葉上層内に小さな腔が現れ，この腔は大きくなって**羊膜腔**(amniotic cavity)となる．栄養膜細胞層に接する胚盤葉上層の細胞は**羊膜芽細胞**(amnioblast)とよばれ，胚盤葉上層の残りとともに羊膜腔を囲む(図4-1，4-3)．着床部位に近い子宮内膜支質は浮腫状で，血管に富む．大きな曲がりくねった腺は多量のグリコーゲンと粘液を分

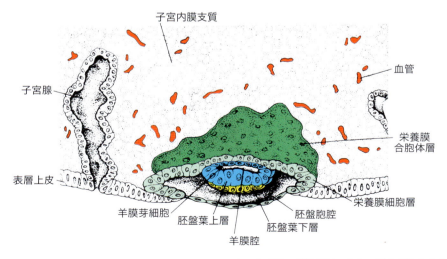

図4-1 部分的に子宮内膜支質内に埋没している7.5日のヒトの胚盤胞．栄養膜は，内方の単核細胞からなる層(栄養膜細胞層)と，外方の細胞境界がはっきりしない多核細胞の層(栄養膜合胞体層)とからなる．胚結節は胚盤葉上層と胚盤葉下層からなり，羊膜腔が小さい割れ目として出現する．

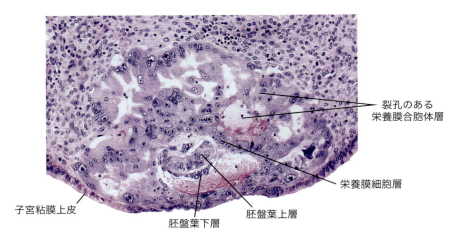

図 4-2 7.5 日のヒト胚盤胞の切片標本（×100）。栄養膜合胞体層の多核性、栄養膜細胞層の大型の細胞および裂隙状の羊膜腔に注意。

泌する。

発生第 9 日

胚盤胞はさらに深く子宮内膜に埋没し、侵入の際に生じた表層上皮の傷はフィブリン凝塊（fibrin coagulum）で閉鎖される（図 4-3）。栄養膜の発達はかなり進み、特に胚子極で著しく、この部分の合胞体層内に空胞群が現れる。これらの空胞が融合して大きな裂孔となるので、この栄養膜の発達期を**裂孔期**（lacunar stage）という（図 4-3）。

一方、胚子極の反対側では、胚盤葉下層に起源すると思われる扁平な細胞が、**胚外体腔膜**（exocoelomic membrane）または**ヒューザー膜**（Heuser membrane）という薄膜を形成し、栄養膜細胞層の内面を覆う（図 4-3）。この膜は胚盤葉下層とともに**原始胚外体腔**（exocoelomic cavity）、つまり**原始卵黄嚢**（primitive yolk sac）を囲む層を形成する。

発生第 11, 12 日

発生の第 11, 12 日までに、胚盤胞は完全に子宮内膜支質内に埋没し、子宮壁の当初の欠損部は表層の上皮によってほとんど完全に覆われる（図 4-4, 4-5）。この時期には、胚盤胞は子宮腔内にわずかに突出するようになる。栄養膜は合胞体層に裂孔のあることを特徴とし、これらの裂孔は互いにつながって網目状となる。この状態は特に胚子極に顕著であるが、胚子極の反対側では、まだ栄養膜はおもに栄養膜細胞層の細胞で構成されている（図 4-4, 4-5）。

同時に、栄養膜合胞体層細胞は支質内にさらに深く侵入し、母体側の毛細血管の内皮を侵蝕する。これらの毛細血管は充血拡張し、**シヌソイド（洞様血管** sinusoid）とよばれる。合胞体層の裂孔はシヌソイドと連続するようになり、母体側の血液がこの裂孔系に流入する（図 4-4）。栄養膜はますますシヌソイドを侵蝕し続けるので、母体側の血液は栄養膜裂孔系を流れ始め、こうして**子宮胎盤循環**（uteroplacental circulation）が確立される。

この間に、栄養膜細胞層の内面と原始卵黄嚢の外面との間に、新しい細胞集団が現れる。これらの細胞は卵黄嚢細胞に由来し、繊細な疎性結合組織、すなわち**胚外中胚葉**（extraembryonic mesoderm）を形成する。この組織は最終的に、外方の栄養膜と内方の羊膜および胚外体腔膜との間のすべての間隙を埋める（図 4-4, 4-5）。まもなく胚外中胚葉のなかに大きな腔が生じ、これらが融合して新しい腔である**胚外体腔**（extraembryonic cavity）、つまり**絨毛膜腔**（chorionic cavity）が生じる（図 4-4）。この腔は、胚盤と栄養膜とを結ぶ付着茎の部分を除き、原始卵黄嚢と羊膜腔とを囲む（図 4-6）。栄養膜細胞層と羊膜を覆う胚外中胚葉を**胚外壁側中胚葉**（extraembryonic somatic mesoderm）といい、卵黄嚢を覆うものを**胚外臓側中胚葉**（extraembryonic splanchnic mesoderm）とよぶ（図 4-4）。

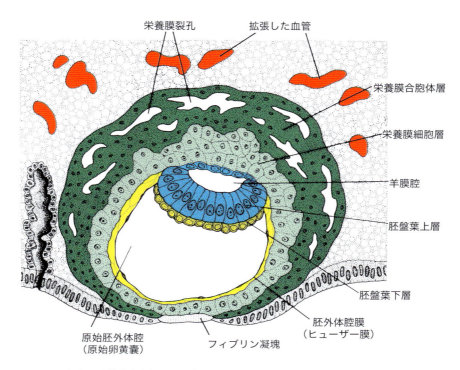

図 4-3 9日のヒト胚盤胞。栄養膜合胞体層には多数の裂孔が認められる。扁平な細胞が胚外体腔膜を形成する。二層性胚盤は，1層の円柱状の胚盤葉上層細胞と1層の立方体状の胚盤葉下層細胞から構成されている。表層欠損部はフィブリン凝塊で閉鎖される。

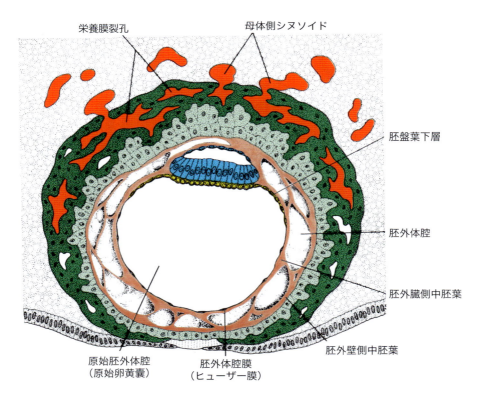

図 4-4 ほぼ12日のヒト胚盤胞。胚子極の栄養膜裂孔は子宮内膜支質内の母体側のシヌソイド（洞様血管）と交通する。胚外中胚葉が増殖し，胚外体腔膜と栄養膜の内面との間の腔を埋める。

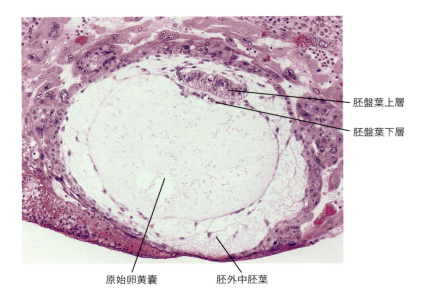

図4-5 十分に着床した12日のヒト胚盤胞の切片標本(×100)。裂孔内の母体側血球，原始卵黄嚢を囲む胚外体腔膜，および胚盤葉下層と胚盤葉上層に注意。

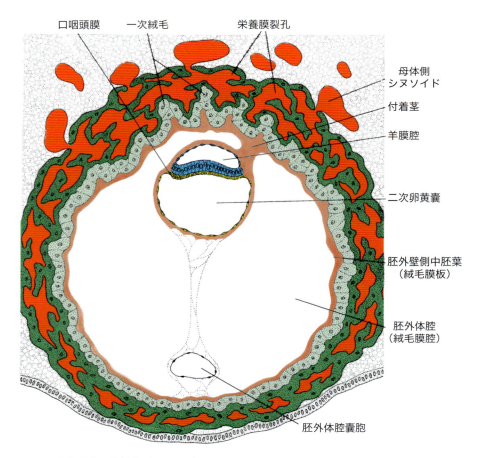

図4-6 13日のヒト胚盤胞。栄養膜裂孔は胚子極にも対胚子極にも存在し，子宮胎盤循環が始まっている。一次絨毛と胚外体腔(絨毛膜腔)の形成に注意。二次卵黄嚢は完全に胚盤葉下層で囲まれる。

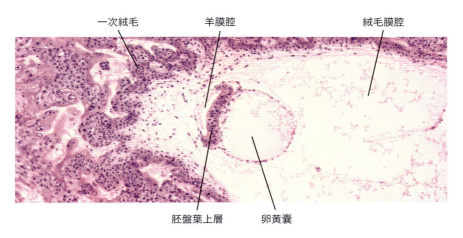

図 4-7　13 日の胚盤胞の着床部位を通る切片標本。羊膜腔，卵黄嚢，および絨毛膜腔に注意。ほとんどの裂孔は血液で満たされている。

　二層性胚盤の成長は栄養膜の成長よりも比較的遅いので，まだ非常に小さい（0.1～0.2 mm）ままである。一方，子宮内膜の細胞は多面体となり，グリコーゲンと脂質を蓄積し，細胞間隙は血管からの漏出液で満たされて浮腫状となる。これらの変化は**脱落膜反応**（decidual reaction）とよばれ，初めは着床部位の周囲のみに限局されるが，まもなく子宮内膜全域に波及する。

発生第 13 日

　発生第 13 日までに，通常，子宮内膜表層の欠損部は修復される。しかし，栄養膜の裂孔に流入する血量が増すため，ときとして着床部位に出血を起こすことがある。この出血が月経周期の第 28 日近くに起こるので，正規の月経血と混同され，出産予定日の決定を不正確にする。

　栄養膜の特徴は絨毛構造が出現することである。栄養膜細胞層の細胞は，局所的に増殖して栄養膜合胞体層へ侵入し，合胞体に囲まれた細胞柱を形成する。この合胞体で覆われた細胞柱を**一次絨毛**（primary villus）とよぶ（図 4-6, 4-7）（第 5 章 p.69 参照）。

　その間に，胚盤葉下層は胚外体腔膜の内面に沿って遊走する細胞を追加産生する（図 4-4）。これらの細胞は増殖し，しだいに原始胚外体腔内に新たな腔を形成する。この新たな腔を**二次卵黄嚢**（secondary yolk sac），もしくは**最終的卵黄嚢**（definitive yolk sac）とよぶ（図 4-6, 4-7）。この卵黄嚢は，もとの原始胚外体腔，すなわち原始卵黄嚢よりもかなり小さい。原始胚外体腔の大部分は，二次卵黄嚢形成中につみ取られる。この部分は**胚外体腔嚢胞**（exocoelomic cyst）となり，しばしば胚外体腔，すなわち絨毛膜腔内に見いだされる（図 4-6）。

　その間，胚外体腔は拡大し，**絨毛膜腔**という大きな腔となる。ついで，胚外中胚葉は栄養膜細胞層の内面を覆い，**絨毛膜板**（chorionic plate）となる。胚外中胚葉が絨毛膜腔（胚外体腔）を横切る唯一の場所は，**付着茎**（connecting stalk）の部位である（図 4-6）。血管の発生に伴って，付着茎は**臍帯**（umbilical cord）となる。

臨床関連事項

着床異常

　栄養膜合胞体層は**ヒト絨毛性ゴナドトロピン**（human chorionic gonadotropin：**hCG**）を含むホルモンの産生部位である（第 8 章 p.123 参照）。第 2 週の終わりまでに，このゴナドトロピンは放射性免疫測定法（ラジオイムノアッセイ）で検出可

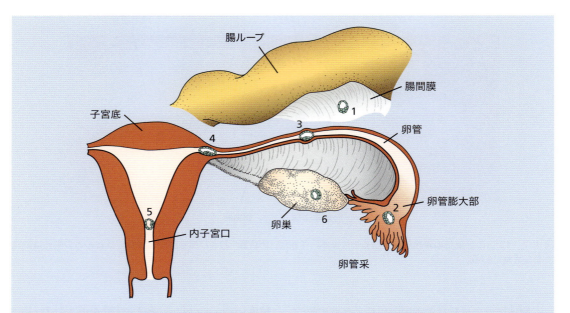

図4-8 胚盤胞の異常着床部位。1. 腹腔内の着床（1.4％）。卵子は直腸子宮窩（ダグラス窩，図4-10）に着床することが多いが，腹膜で覆われた場所ならどこでも着床可能。2. 卵管膨大部着床（80％）。3. 卵管着床（12％）。4. 壁内着床（0.2％），すなわち卵管の狭い部分に着床。5. 内子宮口部に着床（0.2％）。その結果しばしば前置胎盤を生じる。6. 卵巣着床（0.2％）。［訳者注：割合は原書より。最近は *Human Reproduction* 2002；17(12)：3224-3230に拠って論じられることが多いが，近年の不妊治療などにより，分布が変わっている可能性がある］

能な量となり，妊娠診断の基礎として役立つ。

着床した胚子のゲノムの50％は父親由来なので，母体にとっては**異物**であり，移植された臓器と同様に拒絶反応で排除されるはずである。妊婦の免疫システムは妊娠に耐えるように変化する必要がある。この機序は明らかではないが，細胞性免疫から液性（抗体依存性）免疫に変化することで胚子の拒絶が防がれるようである。しかし，この免疫システムの変化により妊婦はインフルエンザのようなある種の感染症に対するリスクが高まり，これが妊婦での感染死亡率の上昇の説明となる。さらに，自己免疫疾患の症状も妊娠中に変化することがある。たとえば，主として細胞性免疫によるリウマチ性関節炎は妊娠中に改善するが，全身性エリテマトーデス（主として抗体による免疫性疾患）は妊娠中に増悪する。

子宮内に受精卵が入っても，着床部位が異常なことがある。通常，ヒトの胚盤胞は子宮体の前壁か後壁に着床するが，ときに胚盤胞は内子宮口すなわち子宮頸管の入口の近くに着床する（図4-8）。このような場合には，発生の後期になって胎盤が内子宮口にまたがり（**前置胎盤** placenta previa），妊娠の後半期および分娩中に激しい，命にかかわるような出血を起こす原因となる。

ときに，着床が子宮外で起こる。この結果，**子宮外妊娠**（extrauterine pregnancy，ectopic pregnancy）が起こる。子宮外妊娠は腹腔，卵巣，あるいは卵管のどこにでも起こりうる（図4-8）。しかし，子宮外妊娠の95％は卵管で起こり，大部分は卵管膨大部に着床する（80％，図4-9）。腹腔では多くの場合，胚盤胞は**直腸子宮窩**（rectouterine pouch，**ダグラス窩** Douglas pouch）の腹膜上皮に着床する（図4-10）。胚盤胞は，消化管を覆う腹膜，あるいは大網にも着床することがある。ときには胚盤胞が卵巣そのもののなかで発育して，**一次卵巣妊娠**（primary ovarian pregnancy）となる。子宮外妊娠は全妊娠の2％に起こり，妊娠による母体死亡全体の9％を占める。ほとんどの子宮外妊娠で胚子は妊娠2か月頃に死に至り，母体の大出血を起こすことがある。

異常胚盤胞はよく起こる。たとえば，生殖能力の正常な患者から得られた受精後胎齢7.5～17日の，着床した胚盤胞26例中9例（34.6％）が異常であった。合胞体層ばかりからなっているもののほか，種々の程度の栄養膜発育不全を示したものなどがあった。2例では胚結節を欠き，またある例では胚盤の定位異常がみられた。

ほとんどの異常胚盤胞では，栄養膜の発達がき

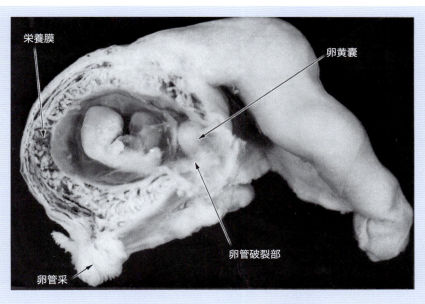

図 4-9 卵管妊娠。胚子の齢は約2か月で，胚子は卵管壁の破裂部を通って脱出しようとしている。

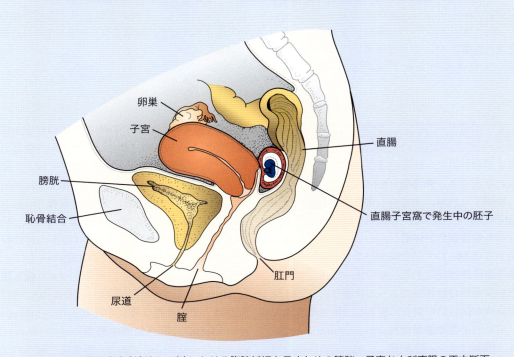

図 4-10 直腸子宮窩（ダグラス窩）における腹腔妊娠を示すための膀胱，子宮および直腸の正中断面。

わめて貧弱であるため，黄体が存続できず，妊娠の徴候を示さなかったと考えられる。これらの胚子は，おそらく次の月経で流産してしまい，したがって，妊娠したこともわからないままに終わったであろう。しかし，一部の例では，栄養膜が発達して胎盤膜を形成する一方，胚子組織はほとんど，あるいはまったく存在しないことがある。こういう状態を**胞状奇胎**（hydatidiform mole）という。奇胎は hCG を大量に分泌し，良性あるいは悪性腫瘍（**侵入奇胎** invasive mole，**絨毛癌** choriocarcinoma)となることがある。

　胞状奇胎の遺伝子解析により，男性前核と女性前核は，遺伝的には同等と思われるが，機能的には異なる場合があることが示されている。この証拠に，奇胎の細胞は二倍体であるのに，そのゲノムはすべて父親由来であるという事実がある。ほとんどの奇胎は，核のない卵子が受精し，その後二倍性を回復するために，男性由来の染色体が重複した結果形成される。この解析結果は，父親由来の遺伝子が栄養膜の発生のほとんどの部分を調節していることも示唆する。というのは，奇胎では，女性前核なしでも，栄養膜組織が分化するからである。

　母親由来の遺伝子と父親由来の遺伝子との機能的な違いは，次の例からも示される。ある種の遺伝病の発症は，遺伝子の欠陥ないし欠失が父母のどちらから伝えられたかによって決まる。たとえば，15番染色体の微少欠失が父親から伝えられると，プラダー－ウィリィ症候群（Prader-Willi syndrome：筋緊張低下，知的障害，生腺機能低下，肥満を特徴とする）が発症するが，同じ欠失が母親から伝えられるとアンジェルマン症候群（Angelman syndrome：けいれん，発語がわずかないし無発語，笑い発作，重症の知的障害を特徴とする）が発症する。このように，相同染色体の相同遺伝子座，すなわち同じ染色体の部位の表現型が，その遺伝物質が父母のどちらから由来したかによって変化する現象は，**ゲノムインプリンティング**（genomic imprinting）として知られている。ヒト遺伝子の1%未満が刷り込まれるとされる（第2章 p.26 参照）。

　着床前および着床後の生殖事象の不調はしばしば起こる。妊娠に最適の条件にある生殖能力をもつ女性を選んで調べても，卵子の15%は受精せず，10～15%は卵割を開始しても着床しない。残る70～75%は着床するが，そのなかで第2週まで生き残るのは58%にすぎず，そのうち16%は異常になる。したがって，予定月経日に月経がなかった時点では，精子に曝露された卵子の42%だけが生存していることになる。この割合で生存したもののうち，そのあとに流産で失われるもの，生まれたときに異常であるものもかなりの数になる。

要約

　第2週の初めに，胚盤胞は部分的に子宮内膜支質内に埋没する。**栄養膜**（trophoblast）は，(1)活発に増殖する内層，すなわち**栄養膜細胞層**（cytotrophoblast）と，(2)母体の組織を侵蝕する外層，すなわち**栄養膜合胞体層**（syncytiotrophoblast）に分化する（図4-1）。発生第9日までに，裂孔が栄養膜合胞体層に発生する。その後，母体のシヌソイドが栄養膜合胞体層によって侵蝕されると，母体の血液が網目状の裂孔に流入し，第2週末までに，原始的**子宮胎盤循環**（uteroplacental circulation）が開始される（図4-6）。一方，栄養膜細胞層は合胞体層内に侵入し，合胞体層に囲まれた細胞柱を形成する。これらの細胞柱が**一次絨毛**（primary villus）である。第2週末までに，胚盤胞は粘膜内に完全に埋没し，表層の粘膜欠損部は修復される（図4-6）。

　一方，**内細胞塊**，つまり胚結節は，(1)**胚盤葉上層**（epiblast）と(2)**胚盤葉下層**（hypoblast）に分化し，両者で**二層性胚盤**（bilaminar germ disc）を形成する（図4-1，4-2）。胚盤葉上層の細胞から**羊膜芽細胞**（amnioblast）が生じ，これが胚盤葉上層の上にある**羊膜腔**（amniotic cavity）を囲む。胚盤葉下層の細胞は**胚外体腔膜**（exocoelomic membrane）に連なり，両者で**原始卵黄嚢**（primitive yolk sac）を囲む（図4-4）。第2週末までに，胚外中胚葉が栄養膜と内方の羊膜および胚外体腔膜との間の間隙を埋める。この組織に腔が生じて，**胚外体腔**（extraembryonic cavity），つまり**絨毛膜腔**（chorionic cavity）が形成される（図4-6）。栄養膜細胞層と羊膜を覆う**胚外中胚葉**（extraembryonic mesoderm）は**胚外壁側中胚葉**（extraembryonic somatic mesoderm）であり，卵黄嚢を覆うのは**胚外臓側中胚葉**（extraembryonic splanchnic mesoderm）である（図4-6）。

　発生の第2週は**2つの週**（week of two）とよばれる。

1. 栄養膜は栄養膜細胞層と栄養膜合胞体層の2つの層に分化する。
2. 胚結節は胚盤葉上層と胚盤葉下層の2つの層

を形成する。

3. 胚外中胚葉は胚外壁側中胚葉と胚外臓側中胚葉の2層に分かれる。

4. 羊膜腔と卵黄嚢の2つの腔が作られる。

　着床（implantation）は第1週末に起こる。栄養膜細胞が，蛋白質分解酵素の助けで子宮粘膜上皮および下層の内膜支質へ侵入する。着床は子宮外，たとえば直腸子宮窩，腸間膜，卵管あるいは卵巣などにも起こる（**子宮外妊娠** ectopic pregnancy）。

問題

1. 発生第2週は"2つの週"とよばれる。どのような構造の形成がこの表現のもとになっているか。

2. 着床の際に栄養膜は母体組織を侵蝕する。この組織には約50％の割合で父親由来の遺伝子が含まれているので，母体にとっては異物である。では，どうして母体の免疫系の反応によって受胎産物は拒絶されないのか。

3. 妊娠したと信じている女性が浮腫と腟からの出血を訴えている。検査では血漿中のhCG濃度が高く，胎盤組織があることが判明しているが，胚子は確認されない。この状況をどのように説明するか。

4. 月経が2周期間ないという若い女性が激しい腹痛を訴えている。最初に考えられる診断は何か。また，どのようにしてそれを確認するか。

第**5**章

発生第 3 週：三層性胚盤

原腸形成：胚子内の中胚葉と内胚葉の形成

　発生第 3 週中に起こる最も特徴的なことは，**原腸形成**（gastrulation）すなわち胚子内に 3 **胚葉**（germ layer：**外胚葉** ectoderm，**中胚葉** mesoderm，**内胚葉** endoderm）のすべてが確立する過程である。原腸形成は胚盤葉上層の表面に**原始線条**（primitive streak）が形成されることで始まる（図 5-1，5-2A）。初め原始線条の境界はぼんやりしているが（図 5-1），発生 15〜16 日の胚子では明瞭に認められ，狭い溝の両側がわずかに隆起している。この線条の頭側端にある**原始結節**（primitive node）は，小さな**原始窩**（primitive pit）を取り囲むかすかな隆起からなる（図 5-2）。胚盤葉上層の細胞は，原始線条に向かって遊走する（図 5-2）。原始線条領域に到達すると，これらの細胞はフラスコ型になり，胚盤葉上層から離れ，下へともぐり込む（図 5-2B, C）。この内方への運動を**陥入**（invagination）とよぶ。細胞の遊走と指定は，原始線条の細胞自身が合成する**線維芽細胞増殖因子 8**（**FGF8**）で制御される。この増殖因子は，正常では胚盤葉上層の細胞同士を接着している E カドヘリン（E-cadherin）の産生を抑制することにより，細胞の移動を調節する。ついで FGF8 が短尾（*T*）遺伝子の発現を調節することで，細胞は中胚葉に指定される。これらの細胞は，ひとたび陥入すると，あるものは胚盤葉下層を押しのけて，胚子内の**内胚葉**を作り出す。同時に，ある細胞は胚盤葉上層と新しく作り出された内胚葉との間に位置するようになり，**中胚葉**を形成する。胚盤葉上層に残存する細胞が**外胚葉**となる。こうして，原腸形成の過程で，胚盤葉上層は胚子のすべての胚葉（外胚葉，中胚葉，内胚葉）の源となる（図 5-2B）。これらの胚葉から胚子のすべて

の組織および器官が生じる。

　胚盤葉上層と胚盤葉下層との間にさらに多くの細胞が移動すると，これらの細胞は外側方と頭側方に広がり始める（図 5-2）。細胞はしだいに胚盤縁を越えて遊走し，卵黄嚢や羊膜を覆う胚外中胚葉と接触するようになる。頭側では**脊索前板**（prechordal plate）の両側を前進する。脊索前板そのものは，原始結節を通って頭側に遊走した最初の細胞の一部に由来し，脊索の先端と**口咽頭膜**（oropharyngeal membrane）の間に作られる。のちに，脊索前板は前脳の誘導に重要なものとなる（図 5-2, 5-3）。胚盤の頭側端にある口咽頭膜は，外胚葉と内胚葉の細胞が密に接着した小さな領域からなり，将来の口腔の開口部となる。

脊索の形成

　原始窩域に陥入した**原脊索細胞**（prenotochordal cell）は，**脊索前板**に達するまで頭側に前進する（図 5-3）。これらの原脊索細胞は胚盤葉下層に割り込んで，胚子の正中部に**脊索板**（notochordal plate，図 5-3B）という 2 細胞層の構造を短期間形成する。胚盤葉下層が原始線条部において移動してきた内胚葉細胞に置きかわると，脊索板の細胞は増殖し，内胚葉から分離する。そして，これらの細胞は充実性の索状物すなわち**最終的脊索**（definitive notochord）を形成し（図 5-3C），これが神経管の下に位置し，中軸骨格を誘導するシグナルセンターとなる。脊索の伸長は動的な過程で，頭側端がまず形成され，原始線条がより尾側に位置するようになるに伴い，尾側部が付け加わる。脊索細胞と原脊索細胞は，頭側では脊索前板（将来の口咽頭膜のすぐ尾側の領域［訳者注：脊索前板が将来の口咽頭膜になるというのが従来の定説である］），尾側では原始窩まで伸びる。胚盤葉

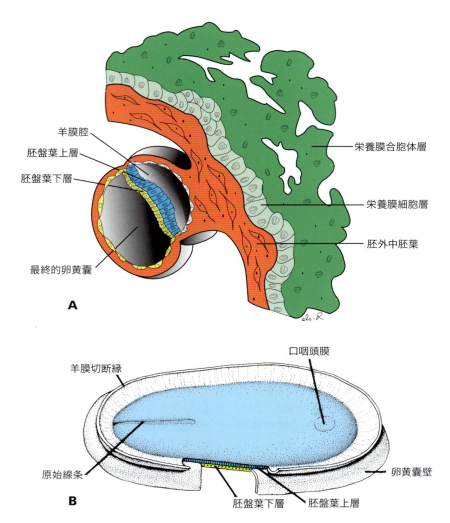

図 5-1　A. 第 2 週末の着床部。B. 発生第 2 週末の胚盤の概観。胚盤葉上層の背面を見るために羊膜腔は省いてある。胚盤葉上層と下層は互いに接触し，胚子の尾側部で原始線条が浅い溝をなしている。

上層に原始窩がへこみを作る場所で，**神経腸管**（neurenteric canal）が一過性に羊膜腔と卵黄嚢腔を連結する（図 5-3A）。

排泄腔膜（cloacal membrane）は胚盤の尾側端に形成される（図 5-2A）。この膜は脊索前板と同じ構造で，密着した外胚葉と内胚葉の細胞からなり，間に中胚葉は介在しない。排泄腔膜が出現するときに，卵黄嚢の後壁は付着茎内に伸びる小憩室を形成する。この憩室，つまり **尿膜-腸管憩室**（allantoenteric diverticulum）あるいは **尿膜**（allantois）は，発生第 16 日頃に現れる（図 5-3A）。ある種の下等脊椎動物では尿膜は腎系の排泄物の貯蔵所として役立っている。ヒトでは痕跡的器官にとどまるが［訳者注：尿膜近位部は原始尿生殖洞に取り込まれ，膀胱の形成に一部関与し，尿膜壁の血管は臍動・静脈となり，胎盤循環の担い手となる］，膀胱の発生異常に関与する可能性がある（第 16 章 p.266 参照）。

体軸の確立

前後（A-P：頭尾 craniocaudal），**背腹**（D-V），**左右**（L-R）の**体軸**（body axis）の確立は，胚子発生初期，おそらく桑実胚期に始まり，ここで前後軸と背腹軸が左右軸より早く指定される。胚盤胞期までに前後軸が決まり，二層性胚盤の内胚葉頭端

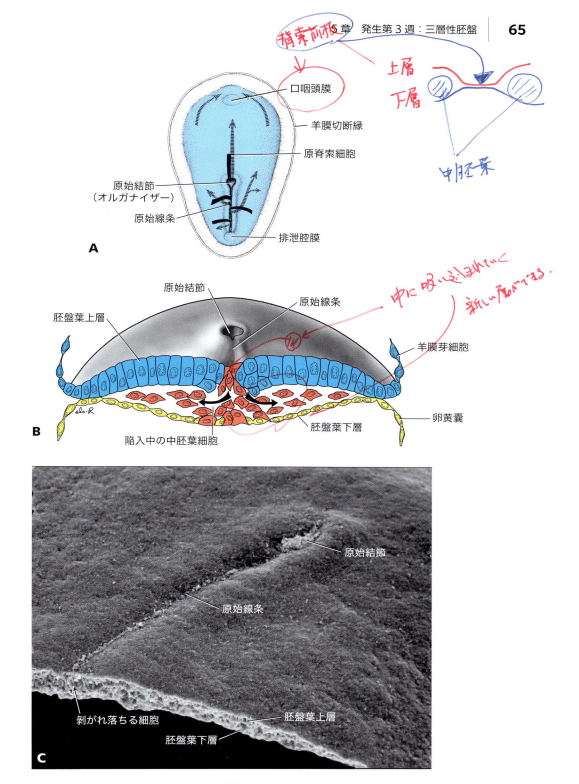

図 5-2　A．16日胚子の胚盤の背面。表層にある胚盤葉上層細胞の原始線条および原始結節への移動（実線）と，それに続く胚盤葉上層と下層間の細胞遊走（破線）を示す。B．15日胚子の原始線条の頭側部での横断像。胚盤葉上層細胞の陥入を示す。最初に陥入した細胞は胚盤葉下層の細胞を押しのけて，最終的内胚葉となる。最終的内胚葉が確立されると，陥入する細胞は中胚葉を形成する。C．原始結節と原始線条を示す胚子の背面走査電顕像。原始線条部で横断されている断面像は図Bの模式図と同様である。矢印は原始線条内で胚盤葉上層から剝がれ落ちる細胞を示す。

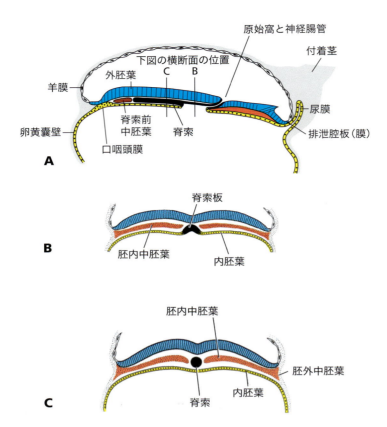

図 5-3　脊索の形成を示す模式図．この際，原始線条から原脊索細胞が遊走し，内胚葉中に介入し，脊索板を作り，ついには内胚葉から分離して最終的脊索を形成する．これらは頭側から尾側へと順に起こるので，最終的脊索の一部がまず頭部で確立される．**A．** 17 日胚子の矢状断模式図．最終的脊索の最も頭側の部分が形成され，一方，この部分よりも尾側の原脊索細胞は内胚葉中に脊索板として介在する．一部の細胞が脊索の前方に遊走することに注意．この中胚葉が脊索前板を形成し，前脳誘導を助けることになる．**B．** 脊索板のある領域を通る横断模式図．まもなく脊索板は内胚葉から分離して，最終的脊索となる．**C．** 最終的脊索を示す模式図．

で**前方内臓性内胚葉**(anterior visceral endoderm：**AVE**)を形成するように運命づけられた細胞(図 5-4)は頭部領域へと移動する．この二層性胚盤期に AVE 内の細胞は頭部形成に必須の Otx2，Lim1，Hesx1 といった転写因子や，分泌因子 *cerberus*(セルベルス)や *lefty1*(レフティ1)遺伝子を発現する．*cerberus* と *lefty1*(TGFβ遺伝子ファミリーに属し，*nodal* の活性を抑制する)はこのようにして胚子の頭端を確立する．*nodal*(ノーダル)も TGFβ遺伝子ファミリーのメンバーである．胚子の尾側端では *cerberus* と *lefty1* がないので *nodal* の発現が続き，このシグナルが原始線条を確立維持する(図 5-4)．原始線条が形成されると，*nodal* は背側，腹側中胚葉，頭および尾の構造の形成に責任をもついくつかの遺伝子の活性を増強する．

TGFβ遺伝子ファミリーの他のメンバーである**骨形成蛋白質 4**(**BMP4**)は胚盤全体で分泌される(図 5-4)．この蛋白質と**線維芽細胞増殖因子**(**FGF**)が存在すると，中胚葉は腹側化し，腎臓(中間中胚葉)，血球および体壁の中胚葉(側板中胚葉)の形成に関与する．実際，BMP4 の働きが原始結節に発現する他の遺伝子によって阻害されないと，すべての中胚葉が腹側化してしまう．この理由から，原始結節は**オルガナイザー**(organizer)といわれる．この名は Hans Spemann がつけた．彼はアフリカツメガエル胚の原始結節に相当する構造，原口背唇において，このような働きについて最初に記述した．ここでは *chordin*〔コルジン：転写因子 *goosecoid*(グースコイド)によって活性化される〕，*noggin*(ノギン)および *follistatin*(フォリスタチン)が BMP4 の働きに

5章 発生第3週：三層性胚盤　67

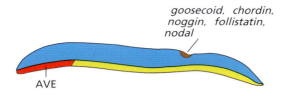

図 5-4　頭尾軸と背腹軸を制御する遺伝子の発現パターンを示す原始結節と原始線条を通る矢状断面．胚子の将来の頭側端となる前方内臓性内胚葉(AVE)にある細胞が転写因子 Otx2，Lim1，Hesx1，および頭部の発生に関与し，頭側領域を確立する分泌因子 cerberus を発現する．原始線条が形成され，原腸形成が進行し始めると，二層性胚盤全体に分泌される骨形成蛋白質4(BMP4)が線維芽細胞増殖因子(FGF)と共同して中胚葉を腹側化し，中間および側板中胚葉形成へと導く．原始結節に発現する goosecoid は chordin の発現を制御し，この遺伝子産物が noggin および follistatin とともに BMP4 の活性に拮抗し，中胚葉を背側化して，頭部領域で脊索と沿軸中胚葉形成へと導く．その後，短尾(T)遺伝子の発現は BMP4 に拮抗して胚子の尾側領域で中胚葉を背側化し，脊索と沿軸中胚葉に分化させる．

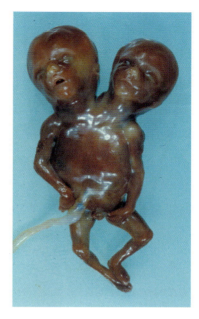

図 5-5　結合体．カエル胚で goosecoid 遺伝子が過剰発現すると，頭が2つあるオタマジャクシができる．おそらく，この遺伝子の過剰発現でこの型の結合体の起源が説明できる．

拮抗する．その結果，頭部の中胚葉は脊索，体節や体節分節(somitomere)[訳者注：体節分節は初期沿軸中胚葉に現れる不完全な分節的形態]へと背側化する(図 5-4)．のちに，これら3つの遺伝子は脊索で発現し，頭部の神経誘導に重要な働きをする．

　前述のように，**nodal** は原始線条の形成開始と維持に関係する．同様に，**HNF-3β** は原始結節を維持し，のちに前脳および中脳域での区域特異性を誘導する．HNF-3β がないと，胚子は正常に原腸形成することができず，前脳および中脳の構造が欠如する．前述のように，goosecoid は BMP4 の阻害物質を活性化し，頭部の発生を調節する．実験動物で，この遺伝子の発現が過剰であったり，不足したりすると，頭部域で頭部重複を含む重症の形態異常が生じる．ある型の結合体(図 5-5)で類似の異常がみられる．

　胚子の中部および尾部における背側中胚葉の形成調節は，原始結節，脊索前駆細胞，脊索で発現する**短尾**(Brachyury：**T**)**遺伝子**により制御される．この遺伝子は原始線条を通っての細胞遊走に必須である．短尾遺伝子は DNA の特定の塩基配列に結合する蛋白質をコードしており，この蛋白質が転写因子として機能する．DNA 結合領域は**T ボックス**(T box)とよばれ，T ボックスファミ

リーには20以上の遺伝子がある．このように，これらの領域での中胚葉形成はこの遺伝子産物に依存しており，その欠如により胚軸の短縮(尾部異形成)が生じる．短縮の程度はこの蛋白質が不足になる時期による．

　側性(laterality：左右の非対称性)も発生初期に確立される．心臓，肺，腸，脾臓，胃，肝臓ほか多くの器官は正常には非対称性を示す．これらの器官の位置と非対称性はシグナル分子と遺伝子のカスケード[訳者注：ある遺伝子産物が次の遺伝子発現を誘発し，その産物がさらに次の遺伝子発現を誘発するような，次々に起こる反応]により調整されている．原始線条が現れると，**線維芽細胞増殖因子8**(**FGF8**)が原始結節と原始線条の細胞により分泌され，この増殖因子が **nodal** の発現を誘発する(図 5-6A)．nodal の発現は，胚子の左側に**セロトニン**(serotonin：**5HT**)が蓄積することにより，左側に限局される．左側での高濃度セロトニンが転写因子 Mad3 の発現を活性化する．Mad3 は nodal の発現を原始結節の左側に局在させる(図 5-6B)．Shh, lefty1, zic3(X 染色体上にあり，ジンクフィンガー転写因子をコードし

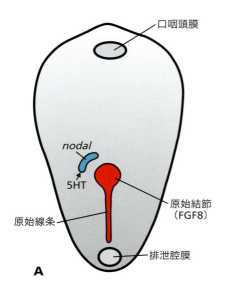 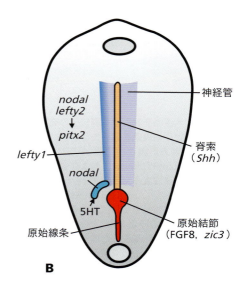

図 5-6 左右体軸の確立を司る責任遺伝子の発現パターンを示す胚盤の背面像。**A**. 原始結節と原始線条により分泌される線維芽細胞増殖因子 8（FGF8）は，トランスフォーミング増殖因子 β（TGFβ）遺伝子スーパーファミリーのメンバーである nodal の発現を確立する。**B**. 神経伝達物質セロトニン（5HT）は左側で濃度が上昇し，転写因子 Mad3 を介してのシグナルが nodal の発現を原始結節の左側に局在させる。セロトニン分解酵素であるモノアミンオキシダーゼ（MAO）は原始結節右側で発現し，右側でのセロトニン濃度の低下を助ける。ついで nodal は左側性の確立を司る遺伝子である転写因子 pitx2 の発現に終わるシグナルカスケードを開始する。側板中胚葉では lefty1，脊索では Shh が正中線寄りに発現し，正中線での障壁となり，右側での左側性遺伝子の発現を抑制している可能性がある。右側の確立に関与する遺伝子はほとんどわかっていないが，転写因子 Snail がこの過程に重要な下流遺伝子を制御しているのかもしれない。

ている遺伝子）など正中線上に発現する遺伝子が正中線の確立に関与し，また nodal の発現が右側に交叉進入することを妨げている。究極的に左側板中胚葉の Nodal 蛋白質がシグナルカスケードを開始させるが，その過程には **pitx2** をアップレギュレートする lefty2 も含まれる（図 5-6B）。pitx2 は左側性の確立に重要な「マスター遺伝子」で，心臓，胃，腸原基の左側に繰り返し発現し，体内での正常な非対称性を定める。この遺伝子が異所性（すなわち右側）に発現すると，内臓逆位，右胸心（心臓が右側にある，p.69「臨床関連事項」参照）などの**側性異常**（laterality defect）を生じる。

神経伝達物質である**セロトニン**もこの側性確立シグナルカスケードに重要な役割を果たしていることに注意すべきである。セロトニンは左側で濃度が高く，mad3 を活性化し，Nodal シグナルを左側に局在させる（図 5-6B）。セロトニンシグナルを変化させると実験動物で内臓逆位，内臓錯位，右胸心，心臓奇形など，いろいろな側性異常を誘発できる。ヒト疫学調査で，薬物によりセロ

トニンシグナルが攪乱されると同様の異常が起こることが示されている（p.69「臨床関連事項」参照）。

右側の発生を制御する遺伝子は左側ほど明らかになっていないが，転写因子 Snail（スネイル）の発現は右側板中胚葉に限局しており，おそらく右側の確立に責任のある効果遺伝子の発現を制御しているのであろう。このカスケードが左側で始まる機序はまだ謎であるが，原始結節内の細胞表面にある**線毛**の動きが Nodal の左向きの濃度勾配を作るとか，**ギャップ結合**や小イオン輸送が濃度勾配を確立する可能性がある。

原腸形成中に確立される予定運命図

原始線条を経て陥入，遊走する胚盤葉上層のどの領域が最終的に何になるかは決まっており，その予定運命図（fate map）が作られている（図 5-7）。たとえば，原始結節の頭側領域から陥入する細胞は脊索前板と脊索になる。原始結節の外側端

図 5-7　胚盤の背面。原始線条と胚盤葉上層細胞の予定運命図を示す。胚盤葉上層の特定の領域は，原始結節と原始線条の別々の部分を通って遊走し，中胚葉を形成する。原始結節の最も頭側の部分で遊走する細胞は脊索（n），より後方の原始結節と原始線条の最頭側を通って遊走する細胞は沿軸中胚葉（pm：体節分節と体節），原始線条の次の部分を通って遊走する細胞は中間中胚葉（im：泌尿生殖器系），原始線条のより尾側部を通って遊走する細胞は側板中胚葉（lpm：体壁）を形成し，原始線条の最尾側部を通って遊走する細胞は胚外中胚葉（eem：絨毛膜）の形成に寄与する。

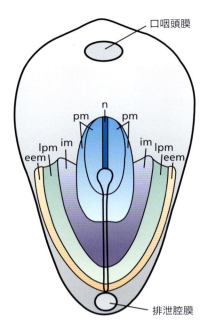

および原始線条の頭側端から遊走する細胞は**沿軸中胚葉**（paraxial mesoderm）となる。原始線条の中部から遊走する細胞は**中間中胚葉**（intermediate mesoderm）に，原始線条の尾側部から遊走する細胞は**側板中胚葉**（lateral plate mesoderm）になる。原始線条の最尾部から遊走する細胞は胚外中胚葉の形成に寄与する〔胚外中胚葉の起源としては他に原始卵黄嚢（胚盤葉下層）がある〕。

胚盤の発育

最初，扁平で丸い胚盤はしだいに長くなり，頭側端は幅広く，尾側端は細くなる（図5-2A）。胚盤の拡張はおもに頭側域に起こり，原始線条域はほぼ同じ大きさにとどまる。胚盤頭側部の成長と伸長は，原始線条から頭側へと細胞が遊走し続けることによる。原始線条域における表層細胞の陥入と，その結果として起こる頭側および外側への移動は第4週末まで続く。その頃，原始線条は退行的変化を示し，急激に縮小し，まもなく消失する。

胚盤の尾側端にある原始線条が第4週末まで新しい細胞を供給し続けているという事実は，胚子のその後の発育に重要な関係がある。頭側部では，第3週の中頃までに胚葉はそれぞれ特有の分化を開始するが，尾側部では胚葉特有の分化は第4週末までに始まる。したがって原腸形成すなわち3胚葉の形成は，頭側部の構造が分化するようになっても尾側部では続いており，胚子は頭側から尾側へと発達する。

栄養膜のその後の発達

第3週の初めまでの栄養膜の特徴は，栄養膜細胞を芯にして表面を合胞体層で覆われた**一次絨毛**

臨床関連事項

原腸形成に関係する異常発生

発生第3週の初め，すなわち原腸形成が始まる時期は，発生毒性傷害に対して非常に感受性の高い発生段階である。この頃には，眼や脳原基といった種々の器官系について，どこにある細胞が将来何になるという予定運命図を描くことが可能で，これらの運命の決まった細胞集団が発生毒性因子によって傷害される可能性がある。たとえ

ば，この時期に大量のアルコールに曝露されると，胚盤の前部正中線領域の細胞が死滅し，頭蓋顔面の正中部に欠損を生じ，その結果，**全前脳胞症**(holoprosencephaly)が発症することが動物実験で示されている(第17章 p.307 参照)。このような患児では，前脳は小さく，2つの側脳室がしばしば融合して単一の脳室となり，両眼の距離が近くなる(両眼近接 hypotelorism)。この時期は受精後2週であるから，最終月経からは約4週ということになる。したがって，その女性は妊娠を自覚しておらず，月経が遅れているだけで，もうすぐ月経は始まると考えている可能性がある。そのために，この女性は，自分が妊娠しているとわかっていたらしたはずの注意を怠るかもしれない。

　原腸形成自体が遺伝性の異常あるいは毒物による侵襲によって阻害されることがある。**尾側退行**(caudal dysgenesis，**人魚体** sirenomelia)は，胚子の最尾側部での中胚葉の量が不十分であるために起こる症候群である。この部分の中胚葉は下肢，泌尿生殖系(中間中胚葉)，および腰仙椎の形成にあずかるので，これらの構造の異常が生じる。

　この疾患の症例は，下肢の低形成・癒合，椎骨異常，腎無形成，鎖肛，生殖器異常などの種々の組み合わせの病像を呈する(図 5-8A，B)。ヒトでは，この状況は母体の糖尿病や他の因子と関係している。マウスでは，短尾(t)，wnt，engrailed(エングレイルド)遺伝子の異常によって同様の表現型が生じる。

原腸形成関連腫瘍

　ときに，原始線条の遺残が仙尾骨領域に存続することがある。この多能性をもつ細胞集団が増殖すると，**仙尾部奇形腫**(sacrococcygeal teratoma)という腫瘍を生じる。この腫瘍は多くの場合，3胚葉のすべてに由来する組織を含んでいる(図 5-9)。この腫瘍は新生児に最も多い腫瘍で，37,000人に1人の割合で生じる。奇形腫は生殖堤に遊走できなかった**原始生殖細胞**(primordial germ cell)から生じる可能性もある(第2章 p.17 参照)。

側性関連先天異常

　正常位(situs solitus)とは内臓が正常な位置にあることを意味する。**内臓逆位**(situs inversus)とは全内臓の位置が鏡像的に転位している状態を指す。1つあるいは複数の器官が側性に関して左右逆転していたり，左右が似たような形をとる(たとえば左右の心房が同じ形に見える)表現型(isomerism)や左右が逆転している(たとえば左右心室の形が逆になっている)逆位がある状態は，**内臓錯位**(situs ambiguous，heterotaxy)とよばれる。このような患者は左右軸が適切に確立され

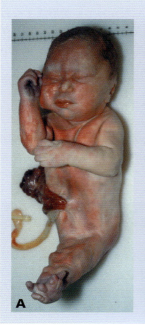
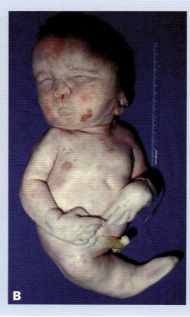

図 5-8　A，B．人魚体(尾側退行)の2例。腰仙部の中胚葉の減少の結果，両下肢の癒合やその他の異常を生じる。

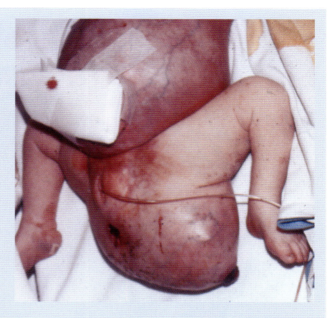

図 5-9 原始線条の遺残から生じたと思われる仙尾部奇形腫。この種の腫瘍は悪性化することがあり，女児に多い。

なかったために**側性異常**を生じたものと考えられる。内臓逆位でなくても，患者の左右両側がおもに右側あるいは左側の形態を示す。脾臓がこの違いを反映し，左側性優位の患者では多脾症，右側性優位の患者では無脾症ないし脾臓低形成となる。

内臓逆位の個体が他の先天異常を併発するリスクは高くはない（心臓異常のリスクはわずかに高まる）が，その子孫では側性異常を起こすリスクが増し，重篤な心臓異常をもつリスクがさらに高くなる。また，内臓逆位の患者の約20%では，線毛の異常による気管支拡張と慢性副鼻腔炎もみられる（**カルタゲナー症候群** Kartagener syndrome）。興味深いことに，正常な状態では原始結節の腹側面には線毛があり，これが左右パターン形成に関与している可能性がある。

一方，**内臓錯位**の患者は神経管障害，口蓋裂，鎖肛など種々の正中線上の異常を含む他の先天異常を併発するリスクが高い。さらに患者の90%に複雑な先天性心臓異常がみられる。心臓は他の大部分の器官よりも左右側性が顕著で，これが左右軸シグナル経路阻害に敏感である説明になるだろう。X染色体上にあるジンクフィンガー転写因子 **ZIC3** 遺伝子の突然変異は**伴性内臓錯位**（X-linked heterotaxy）を起こす。患者には神経管障害，四肢異常，臍帯ヘルニアなど様々な異常があり，また多くは重篤な心臓異常を合併する。側性異常と正中部異常（神経管障害，口蓋裂など）が合併することは，内臓や他の構造の正しい位置を定めるために，前後軸と左右軸を確立するシグナル経路が相互に作用する必要性を示唆している。

神経伝達物質である**セロトニン**は側性確立に重要なシグナル分子で，動物実験でセロトニンシグナル阻害により内臓逆位，内臓錯位，右胸心や，多様な心臓異常が誘発されている（第13章参照）。疫学的研究によると，抗うつ薬である**選択的セロトニン再取り込み阻害薬**（selective serotonin reuptake inhibitor：**SSRI**）を服用した母親から生まれた児には，多様な心臓異常やその他の多発異常の頻度が高いとされる。このように，側性確立にセロトニンが重要であることを示す証拠が蓄積されている。

（primary villus）をもつことである（図5-10，5-11）。その後の発達中に，中胚葉細胞が一次絨毛の芯に侵入して脱落膜の方向へ成長する。新しく生じた組織は**二次絨毛**（secondary villus）とよば れる（図5-11）。

第3週末までに，絨毛の芯の中胚葉細胞は血球と微小な血管に分化し始め，絨毛毛細血管系を形成する（図5-11）。こうなると絨毛は**三次絨毛**

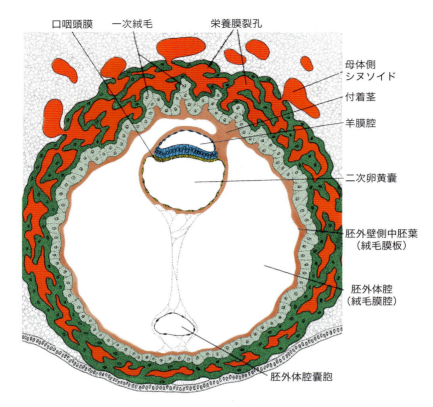

図 5-10　受精後 13 日の着床部位。栄養膜細胞殻の一次絨毛に絨毛膜板の中胚葉が侵入し始めていることを示す。

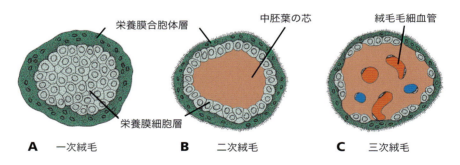

図 5-11　絨毛の発達。A．一次絨毛の横断面。合胞体層に覆われた栄養膜細胞層の芯を示す。B．二次絨毛の横断面。中胚葉の芯は単層の栄養膜細胞層で覆われ，さらにその外を合胞体層で覆われる。C．絨毛の中胚葉には多数の毛細血管と細静脈がみられる。

(tertiary villus)または**最終的胎盤絨毛**(definitive placental villus)とよばれる。三次絨毛内の毛細血管は，絨毛膜板および付着茎の中胚葉内に発生している毛細血管と連絡する(図 5-12, 5-13)。これらの血管は，次々に胚内循環系との連絡を確立し，胎盤と胚子がつながる。そこで，発生第 4 週で心臓が拍動し始めるときには，絨毛系では胚子

そのものに必要な栄養と酸素を供給する準備が整っている。

その間，絨毛内の栄養膜細胞層の細胞はしだいに被覆合胞体層へ侵入し，ついに母体の子宮内膜に達する。そこで，これらの侵入細胞は近くから同じようにして広がってきた幹絨毛の延長部と接触して，薄い**外栄養膜細胞層殻**(outer cytotro-

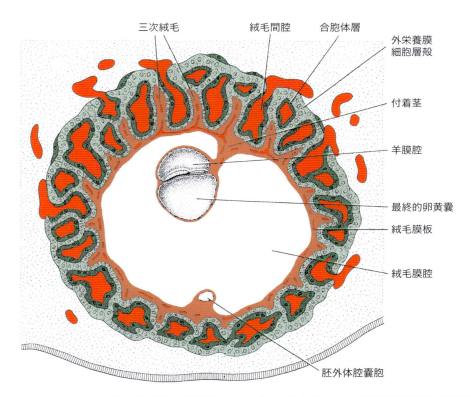

図 5-12　第3週末における体節未形成胚子と栄養膜。三次および二次絨毛により，栄養膜は特徴ある放射状外観を呈する。絨毛間腔は栄養膜のいたる所にみられ，合胞体層で覆われている。栄養膜細胞層の細胞が栄養膜を全体として覆い，子宮内膜と直接接触している。胚子は付着茎により絨毛膜腔内にぶら下がっている。

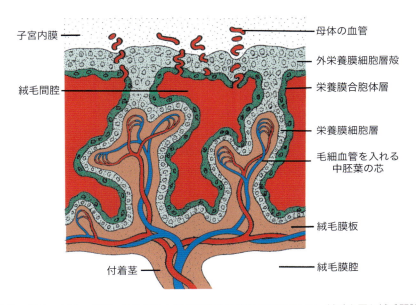

図 5-13　発生第3週末の絨毛の縦断。母体側の血管が栄養膜細胞層の殻を貫いて，絨毛を囲む絨毛間腔へ侵入する。絨毛内の毛細血管は絨毛膜板と付着茎内の血管と連絡し，さらにそれが胚内の血管と連結する。

phoblast shell）を形成する（図5-12，5-13）。この殻はやがて栄養膜全体を覆い，絨毛膜嚢を母体側の子宮内膜にしっかりと接着させる（図5-12）。**絨毛膜板**（chorionic plate）から**基底脱落膜**（decidua basalis）の脱落膜板（decidual plate：胎盤形成にあずかる子宮内膜の部分，第8章参照）へ達している絨毛は**幹絨毛**（stem villus）または**付着絨毛**（anchoring villus）とよばれる。幹絨毛の側面から分枝している絨毛は**自由絨毛**（free villus）または**終末絨毛**（terminal villus）であり，これらの絨毛によって栄養物その他の交換が起こる。

　その間に，絨毛膜腔はさらに大きくなり，発生第19日または第20日までに，胚子はこの栄養膜殻と細い**付着茎**（connecting stalk）のみで連結される（図5-12）。この付着茎はのちに**臍帯**（umbilical cord）となり，胎盤と胚子を結ぶ。

要　約

　発生第3週中に起こる最も特徴的なことは，**原始線条**（primitive streak）の出現で始まる**原腸形成**（gastrulation）である。原始線条の頭側端には**原始結節**（primitive node）がある。この結節および線条域では，**胚盤葉上層**の細胞が内方へ遊走（**陥入** invagination）し，2つの新胚葉，すなわち**内胚葉**（endoderm）と**中胚葉**（mesoderm）を形成する。原始線条を通る遊走をせずに胚盤葉上層に残った細胞は**外胚葉**（ectoderm）を作る。つまり胚盤葉上層から胚子内の全3胚葉（germ layer），すなわち**外胚葉，中胚葉，内胚葉**が生じる。これらの3胚葉がすべての組織と器官を形成する（図5-2，5-3）。

　原始窩に陥入する**原脊索細胞**（prenotochordal cell）は，**脊索前板**（prechordal plate）に達するまで前進する。これらの細胞は内胚葉中に介入して**脊索板**（notochordal plate）を形成する（図5-3）。その後，脊索板は内胚葉から分離し，充実性の索，すなわち**脊索**（notochord）を形成する。脊索は正中軸をなし，軸骨格の基礎を供給する（図5-3）。胚子の頭側および尾側端は原始線条が作られる前に確立されている。胚盤の頭側縁にある内胚葉の細胞が**前方内臓性内胚葉**（anterior visceral endoderm：**AVE**）を形成し，これが*otx2，lim1，hesx1*などの頭部形成遺伝子および分泌性因子

*cerberus*を発現する。するとTGFβ遺伝子ファミリーのメンバーである*nodal*が活性化され，これが原始結節と原始線条の統合を開始させ，維持する。**FGF**の存在下に，**BMP4**が原腸形成中に中胚葉を腹側化し，これによって中間中胚葉と側板中胚葉が作られる。*chordin，noggin，follistatin*はBMP4活性に拮抗し，中胚葉が背側化され，頭部領域では脊索と体節分節が作られる。より尾側部でのこれらの構造の形成は，**短尾（*Brachyury*：*T*）遺伝子**により制御される（図5-4）。側性（左右非対称性）は，シグナル分子と遺伝子で次々に起こる反応（カスケード）によって制御される。最初に，原始結節と原始線条にある細胞から分泌された**FGF8**が左側で*nodal*と*lefty2*の発現を誘導する。これらの遺伝子が転写因子であり左側性の確立を司る遺伝子である*pitx2*の発現をアップレギュレートする（図5-6）。神経伝達物質である**セロトニン**は*nodal*の発現を左側に局在させることにより側性確立に役立つ。器官の正常な左右位置を**正常位**（situs solitus）といい，左右が完全に逆転すると**内臓逆位**（situs inversus）という。1つあるいは複数の器官が異常な左右位置にある場合は**内臓錯位**（situs ambiguous，heterotaxy）という。内臓逆位の患者が他の先天異常を併発するリスクは低いが，その児は先天異常，特に心臓異常を合併するリスクが高い。これに対して部分内臓逆位の患者は多彩な先天異常を併発するリスクが高く，ほとんどの症例で何らかの心臓異常がある。セロトニン濃度の攪乱や，*PTX2*のような側性シグナル経路にある遺伝子の発現異常は右胸心，内臓逆位，心臓異常といった側性異常を起こす。ジンクフィンガー転写因子である*ZIC3*の突然変異は**伴性内臓錯位**（X-linked heterotaxy）を起こし，重篤な心臓異常や他の先天異常を伴う。

　原始結節と原始線条を通って移動する胚盤葉上層の細胞は，その位置により，特定の型の中胚葉や内胚葉になるようにあらかじめ運命づけられている。したがって，このような胚盤葉上層の予定運命図を作ることができる（図5-7）。

　第3週末までに，3基本**胚葉**，すなわち**外胚葉，中胚葉**，および**内胚葉**が頭部領域で形成され，この過程が第4週末までより尾側へと続いて3胚葉を作っていく。これで組織や器官の分化が始まったことになり，原腸形成が続くのに伴い，頭側か

ら尾側へと進む。

その間，栄養膜は急速に発育する。**一次絨毛**（primary villus）には間葉性の芯ができ，ついでそのなかに微小毛細血管が生じる（図5-12）。これらの絨毛の毛細血管が絨毛膜板および付着茎内の毛細血管と連結すると，絨毛系には胚子へ栄養と酸素を供給する準備が整う（図5-13）。

問題

1. 22歳の女性があるパーティーで大量のアルコールを飲み，意識を失った。3週間後，彼女には月経が2周期続けて到来せず，妊娠検査の結果は陽性であった。彼女は自分の1回の暴飲が胎児に及ぼす影響について心配する必要があるだろうか。

2. 超音波検査で，胎齢28週の女性胎児の仙骨付近に大きな腫瘤がみつかった。このような腫瘤の起源は何か。また，どのような組織が含まれている可能性があるか。

3. 超音波検査で，胎児の顔面，胸部はよく発達しているが，尾側の構造が異常であると診断された。腎臓が欠如し，腰仙椎がなく，下肢が癒合していた。どの発生過程が障害されると，このような異常が起こりうるか。

4. 患児には多脾と心臓の位置異常がある。この2つの異常は発生学的にどのような関係があるか，またこれらが生じた時期はいつか。他の異常の合併を考える必要があるか。どのような遺伝子がこの異常を起こした可能性があるか。また，この異常は胚子形成のどの時期に始まったのか。

5. 若い女性が産科病院に来て，自分はうつ状態で，物事がうまく捗らず，子づくりを始める気も起らないという。友人が新しい抗うつ薬である選択的セロトニン再取り込み阻害薬（SSRI）を服用しており，自分もその薬を服用すべきか迷っていると述べている。この問にどう答えるのがよいか。

第6章

発生第3週から第8週まで：胚子期

胚子期(embryonic period)または**胚子形成**(embryogenesis)期，**器官形成**(organogenesis)期は発生第3〜8週までの期間で，3胚葉，すなわち**外胚葉**(ectoderm)，**中胚葉**(mesoderm)，**内胚葉**(endoderm)のそれぞれが多くの特定の組織や器官を作る。胚子期の末までには主要器官系が完成されており，第2か月末までにおもな外形的特徴がみられるようになる［訳者注：ヒトの発生段階には慣習的に，原胚子期(受精卵期：受精〜第1週末)，胚子期(胎芽期：第2週の初め〜第8週末)および胎児期(第9週の初め〜出産)の区別があるが，受精して3胚葉が形成されるまでの3週間を前胚子期(前胚葉期，前分化期)，発生第4〜8週を胚子期，それ以後を胎児期とする区分もある。その他，最初の2か月を胚子期，第3か月〜出産までを胎児期とする区分もある］。

外胚葉層由来の構造

発生第3週の初めに，**外胚葉層**(ectodermal germ layer)は円板状を呈し，その頭側域は尾側域よりやや幅広い(図6-1)。脊索と脊索前中胚葉が出現すると，その誘導効果により，脊索を覆う外胚葉は肥厚して**神経板**(neural plate)となる(図6-2A，B)。神経板の細胞は**神経外胚葉**(neuroectoderm)を作り上げる。これが**神経管形成**(neurulation)過程における最初の出来事である。

神経誘導の分子的制御

線維芽細胞増殖因子(**FGF**)シグナルの増強と，**トランスフォーミング増殖因子β**(**TGFβ**)ファミリーのメンバーで外胚葉と中胚葉の腹側化に責任のある**骨形成蛋白質4**(**BMP4**)活性の阻害により，神経板が誘導される。FGFシグナルは未知の機序により神経形成過程を促進しているようである。一方，FGFはBMPの転写を抑制し，BMP活性を阻害する*chordin*と*noggin*の発現を促進する。原腸形成期胚子の中胚葉と外胚葉に広く行き渡っているBMP4の存在下に外胚葉は表皮形成に誘導され，中胚葉は中間中胚葉と側板中胚葉を作る。外胚葉がBMPへの曝露から守られていると，その「デフォルト状態」として神経組織になる。他の3つの分子，**Noggin**，**Chordin**，**Follistatin**の分泌はBMPを不活性化する。これらの3つの蛋白質はオルガナイザー(原始結節)，脊索，脊索前中胚葉に存在する。これらはBMPを阻害することで外胚葉を神経化し，中胚葉を脊索と沿軸中胚葉にする，すなわち中胚葉を背側化する。しかし，これらの神経誘導因子は前脳および中脳の型の組織しか誘導しない。より尾側の神経板の構造物，すなわち菱脳や脊髄の誘導は**Wnt3a**と**FGF**という2つの分泌蛋白質に依存している。さらに，**レチノイン酸**(retinoic acid)が**ホメオボックス遺伝子**の発現を制御することにより，頭側の部分を尾側のものに再指定(respecification)できることから，レチノイン酸も頭側から尾側への軸形成に役割を果たしているようである(p.94参照)。

神経管形成

神経管形成は神経板が神経管を形成する過程である。この過程で重要な出来事は，細胞が外胚葉と内胚葉面内で外側から内側へと移動することによる神経板と体軸の収斂性伸長現象である。この過程は平面内細胞極性経路でのシグナル(第1章p.11参照)により調節されており，神経管発生に必須である。神経板が伸長するにつれ，その外側端が持ち上げられて**神経ヒダ**(neural fold)となり，一方，押し下げられた中央域は溝，すなわち**神経溝**(neural groove)となる(図6-2)。しだいに

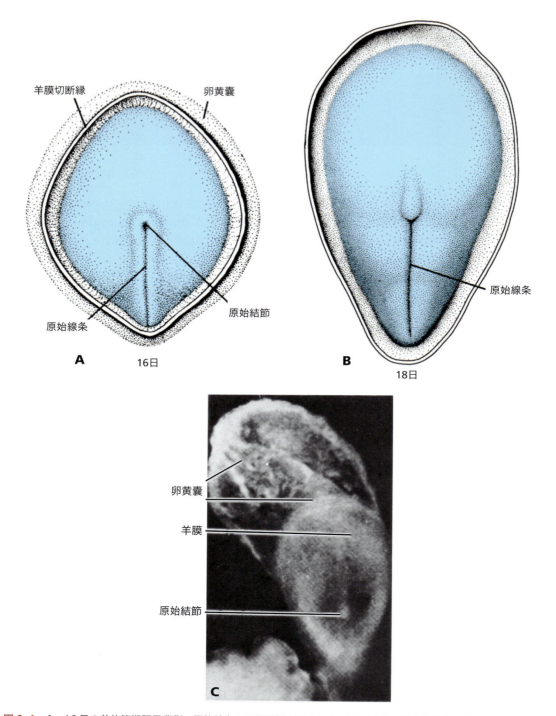

図 6-1　A. 16 日の前体節期胚子背側。原始線条と原始結節がみられる。B. 18 日の前体節期胚子背側。胚子は西洋ナシ形を呈し，その頭側域は尾側端よりもいくぶん幅広い。C. 18 日のヒト胚子の背側。原始結節とそこから前方に伸長している脊索に注意。卵黄嚢の外観はいくぶんまだらにみえる。胚子の長さは 1.25 mm，その最大幅は 0.68 mm。

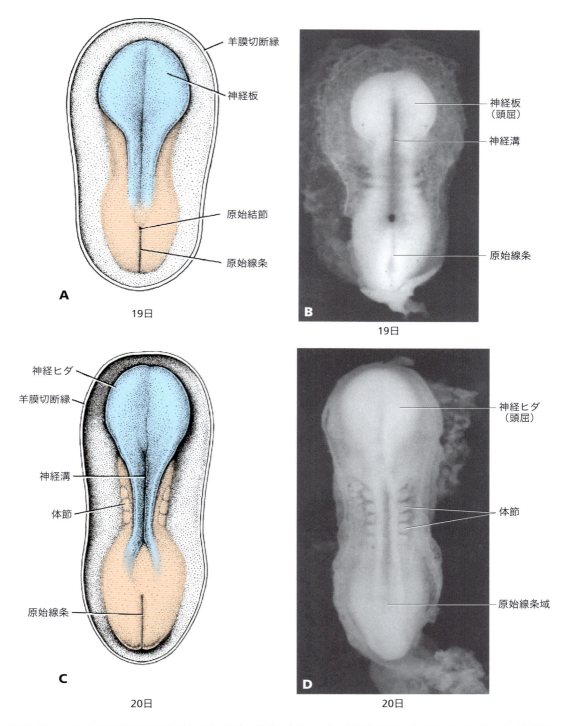

図 6-2　**A**．後期の前体節期胚子背側（ほぼ 19 日）．羊膜は省いてある．神経板がはっきりと認められる．**B**．胎生 19 日のヒト胚子背側．**C**．ほぼ 20 日の胚子背側．体節と神経溝・神経ヒダ形成を示す．**D**．胎生 20 日のヒト胚子背側．

神経ヒダは正中線で接近して，互いに癒着する（図 6-3A, B）．この癒着は将来の頸部（第 5 体節）に始まり，頭尾両方向に進む（図 6-3C, D）．その結果，**神経管**（neural tube）が形成される．癒着が終了するまで，胚子の頭尾両端において，この管はそれぞれ**前（頭側）神経孔**〔anterior（cranial）

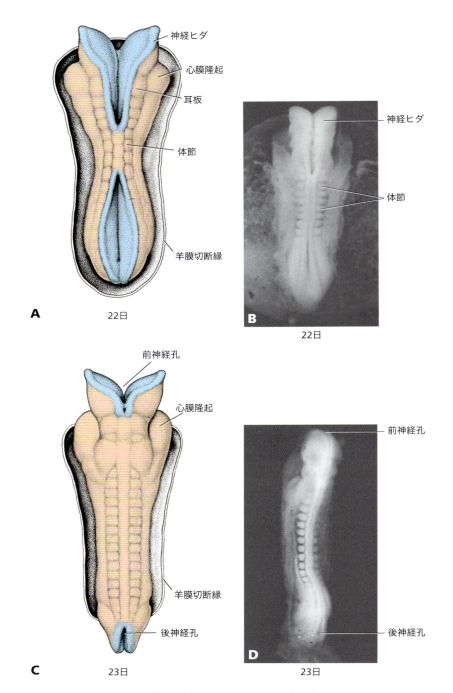

図 6-3 A．ほぼ 22 日の胚子背側。神経管の両側にそれぞれ 7 個の明白な体節がみられる。B．22 日のヒト胚子背側。C．ほぼ 23 日の胚子背側。頭側部の正中線の両側に心膜隆起のあることに注意。D．23 日のヒト胚子背側。

neuropore〕および**後（尾側）神経孔**〔posterior (caudal) neuropore〕により，羊膜腔と交通している（図 6-3C，D，6-4A）。前神経孔はほぼ 25 日（18～20 体節期）に閉鎖するが，後神経孔は 28 日（25 体節期）に閉鎖する（図 6-4B）。そこで神経管形成は完了し，中枢神経系は閉鎖した管状構造を示し，尾側部は細まり**脊髄**（spinal cord）となり，頭側部はより幅広く，いくつかの拡張部，すなわち**脳胞**（brain vesicle）をもつことが特徴となる（第 18 章参照）。

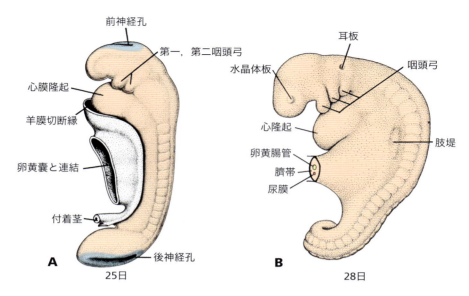

図6-4 A．14体節胚子（胎生ほぼ25日）の側面．隆起する心膜域と，第一および第二咽頭弓に注意．B．胎生ほぼ28日の25体節胚子の左側．3対の咽頭弓，水晶体板および耳板が認められる．

神経堤細胞

　神経ヒダが挙上し癒合すると，神経板の側方縁，つまり神経堤の稜の細胞が隣接部から分散し始める．この細胞集団は**神経堤**（neural crest）とよばれ（図6-5, 6-6），活発な遊走と移動によって神経外胚葉を離れ，下層の中胚葉に入り込むと，**上皮性から間葉性に変化する**〔中胚葉とは胚盤葉上層および胚体外の組織に由来する細胞をさし，**間葉**（mesenchyme）とは，その起源にかかわらず，粗に組織化された胚子結合組織をさす〕．体幹部からの神経堤細胞は神経管閉鎖後に神経ヒダを離れ，次の2経路のいずれかに沿って遊走する．(1) 真皮中を通る背側路：この経路で神経堤細胞は基底膜の孔を通過して皮膚および毛包の**メラニン細胞**（melanocyte）を形成する．(2) 各体節の前半部を通る腹側路：この経路を通った細胞は**知覚性神経節**（sensory ganglion），**交感神経系の神経細胞**（sympathetic neuron）と**消化管の神経細胞**（enteric neuron），**シュワン細胞**（Schwann cell），および**副腎髄質の細胞**（cells of the adrenal medulla）となる（図6-5）．神経堤細胞は頭部の神経ヒダからも遊走する．頭部では神経管の**閉鎖前**に神経ヒダを離れる（図6-6）．これらの細胞は**頭顔面部の骨格**（craniofacial skeleton）や**脳神経節の神経細胞**（neuron for cranial ganglion），**神経膠細胞**（glial cell）（腸管グリア細胞など），**メラニン細胞**，およびその他の型の細胞を作る（表6-1）．神経堤細胞は基本的にきわめて重要で，非常に多くの器官や組織形成に寄与するので，ときに**第4胚葉**（fourth germ layer）とよばれることがある．進化過程で神経堤細胞は脊椎動物発生のごく初期から出現し，捕食生活様式を完成するのに非常に役立った．

神経堤誘導の分子的制御

　神経堤細胞の分化誘導には神経板と表面外胚葉（表皮）の接合部での相互作用が必要である（図6-5A）．この境界で非常に低いBMP濃度に曝露される神経板と非常に高い濃度に曝露される表面外胚葉の中間的な濃度が確立される．この濃度はBMPを阻害するNogginとChordinにより調節される．BMPの中間的濃度が，FGFとWnt蛋白質とともに，神経板の境界を「指定（Specification）」するPax3や他の転写因子を誘導する（図6-5A）．一方，これらの転写因子は他の転写因子の第2波を誘導する．SnailとFoxD3は細胞を神経堤に指定し，Slugは神経外胚葉からの神経堤細胞の遊走を促進する．したがって，外胚葉全体の運命は，BMP濃度により定められているのである．高濃度は表皮形成を，神経板と表面外胚葉との境界部での中間濃度は神経堤を，低濃度は神経板の形成を起こす．TGFβファミリーのメンバー

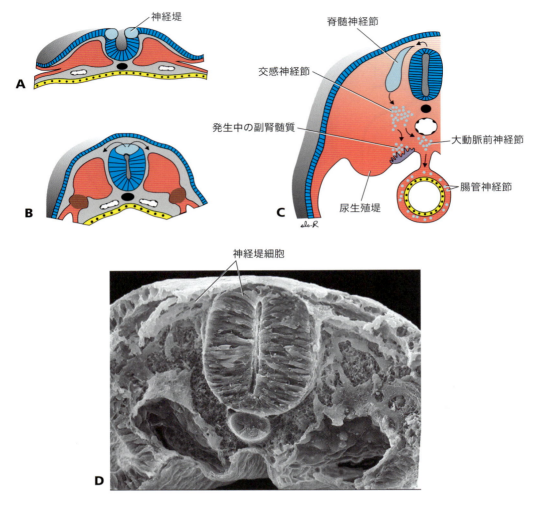

図 6-5　脊髄での神経堤細胞の形成と移動。**A**, **B**. 神経堤細胞は神経ヒダの先端に作られるが，脊髄領域では神経管閉鎖が完了するまでは遊走しない。**C**. 遊走後，神経堤細胞は脊髄神経節，交感神経幹神経節，副腎髄質，その他の組織など，多彩な構造（表 6-1）の形成に寄与する。**D**. 走査電顕像で，閉鎖した神経管の頂上部にある神経堤細胞がこの領域から遊走しているのがみられる。

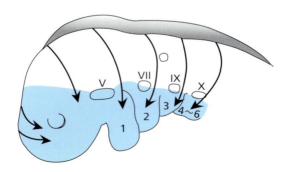

図 6-6　頭部領域の神経堤細胞が遊走する経路を示す模式図。これらの細胞は神経管閉鎖前の神経ヒダの堤から出て遊走し，顔面，頸部の構造（青色の部分）を形成する。1〜6：咽頭弓。Ⅴ，Ⅶ，Ⅸ，Ⅹ：咽頭弓上プラコード

である BMP と FGF は神経堤細胞の遊走，増殖，分化を制御し，この蛋白質の濃度を異常にすると，実験動物の頭部顔面領域で神経堤異常を起こすことが知られている（第 17 章参照）。

神経管が閉鎖するまでに，2 つの対をなした**外胚葉性肥厚**（ectodermal thickening），すなわち**耳板**（otic placode）と**水晶体板**（lens placode）が胚子の頭側域に認められるようになる（図 6-4B）。さらに発達が進むと，耳板は陥入して**耳胞**（otic vesicle）を生じる。耳胞は聴覚と平衡覚の維持に必要な構造に発達する（第 19 章参照）。ほとんど同時に，**水晶体板**が出現する。この肥厚部も陥入して，第 5 週中に眼の**水晶体**（lens）を形成する（第

表 6-1　神経堤由来の構造
顔面と頭蓋の結合組織と骨
脳神経節（表 18-3 参照）
甲状腺傍濾胞 C 細胞
心臓の円錐動脈幹中隔
象牙芽細胞
顔面と頸部の真皮
脊髄（後根）神経節
交感神経幹と大動脈前神経節
消化管の副交感神経節
副腎髄質
シュワン細胞
神経膠細胞（腸管グリア細胞など）
髄膜（前脳部）
メラニン細胞
顔面と前脳部の血管平滑筋細胞

20 章参照）。

　一般的にいうと，外胚葉層は外界との接触を保持するための次の器官や構造を生じる。

- 中枢神経系
- 末梢神経系
- 耳，鼻および眼の感覚上皮
- 毛と爪を含めた表皮

　さらに，次の構造も外胚葉層由来である。

- 皮膚腺
- 乳腺
- 下垂体
- 歯のエナメル質

中胚葉層由来の構造

　初め，**中胚葉層**（mesodermal germ layer）の細胞は正中線の両側に，まばらな組織の薄層を形成

臨床関連事項

神経管障害

　神経管障害（neural tube defect：**NTD**）は神経管閉鎖がうまくいかないと生じる。神経管が頭部領域で閉鎖しないと脳の大部分は形成されず，**無脳症**（anencephaly，図 6-7A）とよばれる障害になる。頸部から尾側のどこかで閉鎖が起こらないと，**二分脊椎**（spina bifida，図 6-7B，**C**）という障害になる。二分脊椎が最も起こりやすい場所は腰仙椎領域である（図 6-7C）。これはこの領域での閉鎖過程が遺伝因子や環境因子に高感受性であることを示唆している。無脳症は致死的な障害であり，出生前に診断されて，妊娠は中絶される。二分脊椎の児は，障害される脊髄の高さと重症度によって，さまざまな程度の神経機能障害を負う。

　このような型の障害は広くみられるが，頻度には地域差がある。たとえば，小麦粉に葉酸を添加する以前の米国での平均頻度は1,000出生に1例であったが，ノースカロライナ州とサウスカロライナ州では500出生に1例の割合であった。中国の一部では200出生に1例という高率である。この頻度のばらつきには種々の遺伝および環境因子が関わっているようである。神経管障害の遺伝的

原因は現在でもよくわかっていないが，最近，*VANGL* 遺伝子の突然変異が家族性神経管障害と関連していることが明らかになった。*VANGL* 遺伝子は平面内細胞極性経路（第 1 章 p.11 参照）の一部で，神経管の伸長と正常な閉鎖に必要な収斂性伸長を調節している。

　神経管障害がみられる国や地域がどこであっても，**葉酸**（folic acid）投与により発症率が有意に低下することが認められている。たとえば，米国全体での発症頻度はおよそ1,500出生に1例であるが，女性が日量 400 μg の葉酸（この量はほとんどの総合ビタミン剤に含まれている）を受胎の 3 か月前から妊娠中ずっと摂取すると，50〜70%の神経管障害が予防できると推定される。妊娠の50%は計画的なものではないので，妊娠可能な年齢の女性全員が **400 μg** の葉酸を含む総合ビタミン剤を毎日服用することが勧められる。神経管障害の児を産んだ経験，あるいは神経管障害の家族歴がある女性は，日量 400 μg を摂取したうえ，妊娠を試みる 1 か月前から妊娠 3 か月までは継続して日量 **4,000 μg** を服用することが望ましい。

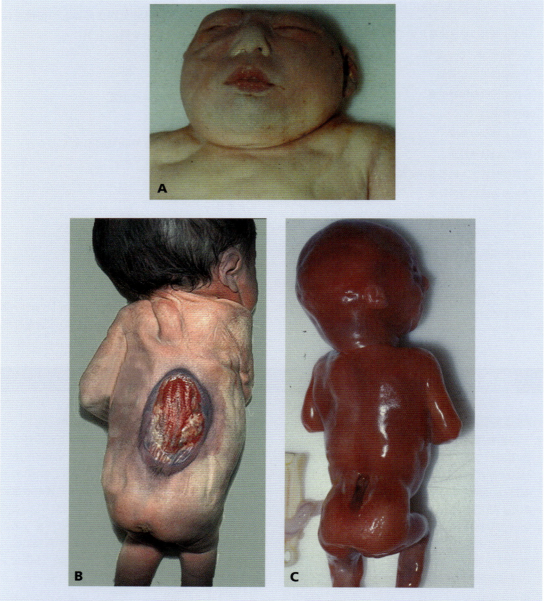

図 6-7　神経管障害の例。**A**．無脳症。**B**, **C**．二分脊椎の患児。大部分の症例で腰仙椎領域に起こる。神経管障害の 50〜70％はビタミンの一種である葉酸によって防止できる。

する（図 6-8）。しかし，発生のほぼ第 17 日までに正中線に近接した細胞は増殖し，肥厚した組織板，すなわち**沿軸中胚葉**（paraxial mesoderm）を形成する（図 6-8）。中胚葉層は，より側方では薄いままで，**側板**（lateral plate）とよばれる。側板内に生じた細胞間隙が融合するに伴い，この組織は次の 2 層に分けられる（図 6-8B，C）。

- 羊膜を覆う中胚葉に続く**壁側中胚葉層**（somatic mesodermal layer, parietal mesodermal layer）
- 卵黄嚢を覆う中胚葉に続く**臓側中胚葉層**（splanchnic mesodermal layer, visceral mesodermal layer）（図 6-8C，D，6-9）

これらの両層はともに新しく生じた腔，**胚内体腔**（intraembryonic cavity）を囲む。胚内体腔は胚

6章 発生第3週から第8週まで：胚子期

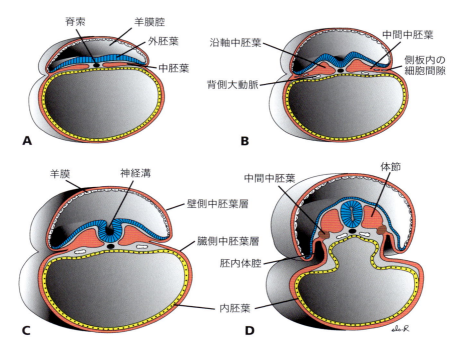

図6-8 中胚葉層の発生を示す胚子横断面。**A**. 胎生17日、**B**. 胎生19日、**C**. 胎生20日、**D**. 胎生21日。中胚葉性薄板から沿軸中胚葉（将来の体節），中間中胚葉（将来の排泄器）および側板が生じる。側板は壁側中胚葉層および臓側中胚葉層に分かれ，胚内体腔を覆う。

子の両側で**胚外体腔**（extraembryonic cavity）と連続する。沿軸中胚葉と側板とを結んでいる組織を**中間中胚葉**（intermediate mesoderm）とよぶ（図6-8B，D，6-9）。

沿軸中胚葉

第3週の初めまでに沿軸中胚葉は分節に組織され始める。これらの分節は**体節分節**（somitomere）とよばれ，最初に胚子頭部域に出現し，そ

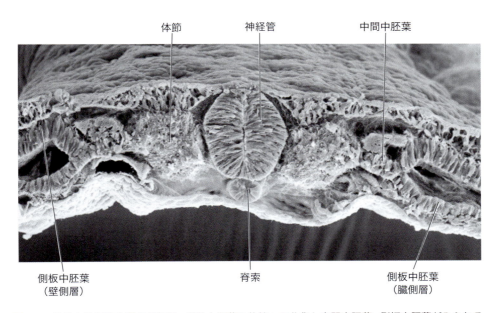

図6-9 体節と神経管を通る横断像。沿軸中胚葉の体節への分化と中間中胚葉，側板中胚葉がみられる。

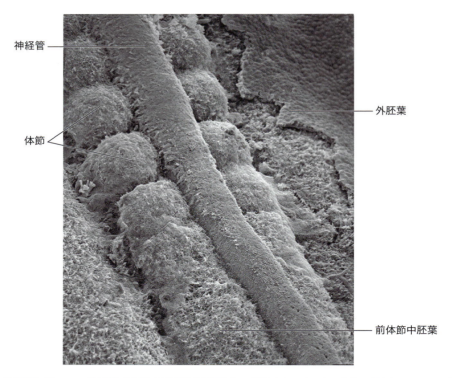

図 6-10 神経管に沿っての体節形成を示す背側像(外胚葉を一部除去してある)。体節は尾側にみられる未分節前体節沿軸中胚葉から頭側領域にみられるように分節していく。

の形成は頭側より尾側に進行する。各体節分節は，単位分節の中心の周囲を同心円状に囲んで渦巻状に配列した中胚葉細胞からなっている。頭部域では，こうした分節構造は，神経板の分節すなわち**神経分節**(neuromere)形成と関連して作られ，頭部間葉の形成に寄与する(第 17 章参照)。後頭域から尾側では，体節分節はさらに組織化して体節(somite)となる。体節の最初の 1 対は発生のほぼ第 20 日に後頭部に生じる(図 6-2C, D)。ここから，新しい体節が頭側から尾側へと 1 日あたりほぼ 3 対ずつ次々に出現し(図 6-10)，第 5 週末までに 42〜44 対に達する(図 6-4B, 6-10)。これらは 4 対の後頭体節，8 対の頸体節，12 対の胸体節，5 対の腰体節，5 対の仙骨体節，および 8〜10 対の尾骨体節である。第 1 後頭体節と最後方の 5〜7 対の尾骨体節はのちに消失するが，残りの体節が軸骨格を形成する(第 10 章参照)。体節は時期特異的に発現するので，発生の早期には，胚子齢は体節を数えることで正確に決定できる(表 6-2)。

体節形成の分子的制御

未分節の前体節沿軸中胚葉(図 6-10)から分節した体節の形成には，多くの遺伝子の周期的発現により確立される**分節時計**(segmentation clock)が関与している。この周期的遺伝子には，前体節中胚葉に律動的に発現する **Notch** や **Wnt** シグナル伝達系のメンバーが含まれる。すなわち，前体節中胚葉に蓄積された Notch 蛋白質は次の体節形成を運命づけ，体節が確立されると減少する。Notch 蛋白質の増加は体節を確立する他の分節パターン形成遺伝子を活性化する。各体節の境界は**レチノイン酸**と **FGF8** および **Wnt3a** の組み合わせで調節される。レチノイン酸は頭側で高濃度に，尾側では低濃度に発現し，他方 **FGF8** と **Wnt3a** 蛋白質は尾側で高濃度に，頭側では低濃度に発現する。このような勾配が重なって発現することが分節時計と Notch 伝達系の活性を制御する。

体節分化

前体節中胚葉から形成されたばかりの体節は，

6章　発生第3週から第8週まで：胚子期　**87**

表6-2　推定日齢に対応する体節数

推定日齢(日)	体節数
20	1～4
21	4～7
22	7～10
23	10～13
24	13～17
25	17～20
26	20～23
27	23～26
28	26～29
30	34～35

中胚葉細胞(線維芽細胞様)の球のようなものである。次にこの細胞集団は**上皮化**(epithelization)過程を経て，小さな腔を取り囲むドーナツ状に配列する(図6-11)。第4週の初めまでに，体節の腹側および内側壁にある細胞は上皮としての特徴を失い，ふたたび間葉(線維芽細胞様)となって，神経管と脊索を囲む位置に移動する。これらの細胞は全体として**椎板**(sclerotome)を形成し，椎骨と肋骨に分化する(第10章参照)。体節上部の背内側および腹外側縁にある細胞は筋の前駆細胞となり，一方この2群の間にある細胞は**皮板**(dermatome)を作る(図6-11B)。2群の筋前駆細胞はふたたび間葉となり，皮板の下層に遊走して皮筋板(dermomyotome)を形成する(図6-11C, D)。さらに，腹外側縁からの細胞は側板中胚葉の壁側葉中に遊走し，体壁のほとんどの筋(内・外腹斜筋，腹横筋)と体肢の大部分の筋を作る(図6-11B, 第11章参照)。皮筋板に残った細胞も，最終的には背部皮膚の真皮と背筋，体壁の筋(肋間筋)，体肢筋の一部を形成する(第11章参照)。

それぞれの筋板と皮板はその細胞がどこに遊走しても，その由来する分節の神経支配は保たれる。このように，各体節はそれぞれ固有の**椎板**(腱・軟骨と骨要素)，**筋板**(myotome：分節的筋要素を供給)，および背部の真皮を作る**皮板**を形成する。各筋板と皮板はそれぞれ固有の分節神経要素をもっている。

体節分化の分子的制御

体節分化のシグナルは，脊索，神経管，表皮，側板中胚葉など周囲の構造から生じる(図6-12)。**noggin** および **Shh** 遺伝子産物である分泌蛋白質が脊索や神経管の底板で作られ，体節の腹内側部が椎板になるように誘導する。いったん誘導されると，椎板は転写因子である **pax1** を発現し，これが椎骨形成のための軟骨や骨形成遺伝子カスケードを開始する。神経管の背側部からのWnt蛋白質により制御される **pax3** の発現は，体節の皮筋板領域の指標となる。Wnt蛋白質は体節の背内側部にも作用して，筋特異的遺伝子 **myf5** の発現を開始させ，おもな軸近(体幹)の筋前駆細胞を形成する。側板中胚葉から分泌されて筋分化を阻害する蛋白質である **BMP4**(おそらく **FGF** も)と，表皮からの筋分化活性因子である **wnt** 遺伝子産物が体節の背外側部に作用して，ここにもう1つの筋特異的遺伝子である **myoD** を発現させ，軸近と軸遠(体肢)の筋前駆細胞を作らせる。体節背側上皮の中部は，神経管の背側部から分泌される**ニューロトロフィン3**(neurotrophin 3：**NT-3**)によって，真皮となるよう指定される。

中間中胚葉

一過性に沿軸中胚葉と側板とを連結しているこの組織(図6-8D, 6-9)は，泌尿生殖器系の構造に分化する。頸部および上位胸部では，分節的な細胞集団(将来の**腎節** nephrotome)を生じるが，より尾側部では**造腎細胞索**(nephrogenic cord)とよばれる非分節的組織塊が形成される。一部分節的，一部非分節的なこの中間中胚葉から泌尿器系の排出管部および生殖巣が発生する(第16章参照)。

側板中胚葉

側板中胚葉(lateral plate mesoderm)は**壁側**層と**臓側**層に分かれ，これらの2層は胚内体腔と器官とを囲む(図6-8C, D, 6-9, 6-13A)。壁側中胚葉層は，これを覆う外胚葉とともに外側体壁ヒダを形成する(図6-13A)。このヒダは頭側および尾側ヒダとともに腹側体壁を閉じる。その後，側板中胚葉の壁側層は体壁と体肢の皮膚真皮，体肢の骨と結合組織，胸骨を作る。さらに，側板中胚葉層内に遊走した椎板と筋前駆細胞は肋軟骨，体肢筋，および体壁筋の大部分を形成する

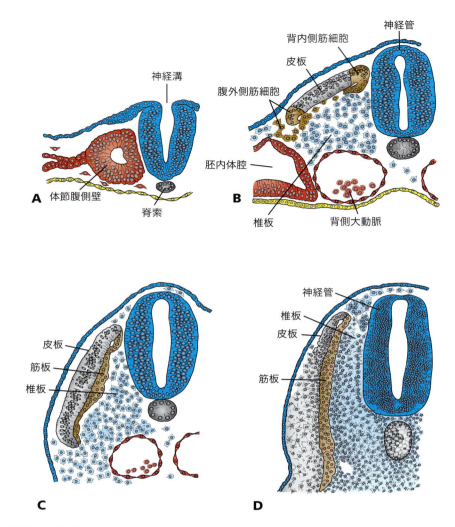

図 6-11 体節の発生段階．**A．** 上皮化した中胚葉細胞が小腔を取り囲んで配列する．**B．** 体節の腹内側壁の細胞は上皮様配列を失い，神経管と脊索方向に遊走する．これらの細胞全体が椎板で，椎骨と肋骨を形成する．この間に，体節の背内側部と腹外側部の細胞は遊走して筋の前駆細胞となる．この 2 領域の間に残った細胞は皮板を作る．**C．** 2 群の筋前駆細胞は間葉状になり，皮板の下層に遊走して皮筋板を形成する（**B，C**）．腹外側群の一部の細胞は側板中胚葉壁側板内に遊走する．**D．** 最終的に皮板の細胞も間葉となり，外胚葉下に遊走して背部の真皮を形成する．

（第 11 章参照）。臓側中胚葉層は胚内内胚葉とともに腸管壁を形成する（図 6-13B）。胚内体腔に面する壁側中胚葉層の細胞は薄膜，すなわち**中皮膜**（mesothelial membrane）あるいは**漿膜**（serous membrane）を形成し，腹膜腔，胸膜腔，および心膜腔を囲み，漿液を分泌する（図 6-13B）。臓側中胚葉層の細胞は各器官周囲の薄い漿膜を形成する（第 7 章参照）。

血液および血管

血球と血管も中胚葉に由来する。血管は 2 つの様式で形成される。**脈管形成**（vasculogenesis）は血島から血管が形成されるもの（図 6-14），**血管新生**（angiogenesis）は既存の血管から芽が出て新たな血管が形成されるものである。最初の血島は発生 3 週に卵黄嚢壁を囲む中胚葉内に現れ，少し遅れて側板中胚葉やその他の部分に発現する（図 6-15）。血島は中胚葉から誘導され，**血管芽細胞**（hemangioblast），すなわち血管と血球の共通前駆細胞を形成する。

最初の血球は卵黄嚢壁にある血島中に作られるが，この細胞集団は一時的なものである。最終的

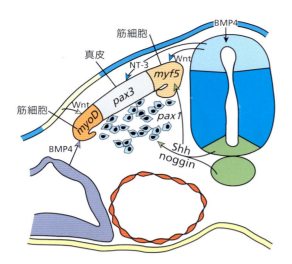

図6-12 体節分化を制御する遺伝子の発現パターン。脊索と神経管の底板から分泌されるShhとnogginが,体節の腹側に作用して椎板を形成させ,またpax1を発現させる。このpax1が次に軟骨形成と椎骨形成を制御する。神経管背側部からのWnt蛋白質はpax3を活性化し,これが皮筋板の境界を定める。またWnt蛋白質は体節の背内側部に作用して筋前駆細胞になるように指令し,筋特異的遺伝子myf5を発現させる。体節の背側中部は神経管背側部から発現するニューロトロフィン3(NT-3)によって真皮になるよう指定される。その他の筋前駆細胞は体節の背外側部から,活性化するWnt蛋白質と阻害するBMP4蛋白質の組み合わさった影響により作られる。これらの蛋白質はともにmyoDの発現を活性化する。

な**造血幹細胞**(hematopoietic stem cell)は**大動脈-生殖巣-中腎域**(aorta-gonad-mesonephros region:AGM)とよばれる発生中の中腎付近にあ

る大動脈を囲む中胚葉に由来する。この細胞は肝臓に入り込み,およそ発生第2〜7か月まで肝臓は胚子と胎児のおもな造血器官となる。肝臓からの幹細胞は妊娠7か月に最終的な造血組織となる骨髄に移動し,肝臓は造血機能を失う。

血管形成の分子的制御

　FGF2が血管芽細胞となる能力を備えた中胚葉から血島発生を誘導する。周囲の中胚葉細胞から分泌される**血管内皮細胞増殖因子**(vascular endothelial growth factor:**VEGF**)により,血管芽細胞は血球と血管を作るよう指定される。vegf発現のシグナルにはHoxB5が含まれる可能性がある。HoxB5はVEGF受容体である**flk1**の発現をアップレギュレートする(図6-14)。血島の中心部にある血管芽細胞はすべての血球の前駆細胞である**造血幹細胞**を作る。一方,血島辺縁の血管芽細胞は血管の前駆細胞である**脈管芽細胞**(angioblast)に分化する。これらの血管芽細胞は増殖し,周囲の中胚葉細胞から分泌されるVEGFに誘導されて,最終的に内皮細胞となる(図6-14)。同じ因子が内皮細胞を最初の原始的な血管を作るように調節して癒着させる。

　脈管形成により,背側大動脈や主静脈を含む一次的な血管床がいったん確立されると,血管新生,すなわち新しい血管の芽出により,次々と血管が加わる(図6-14)。この過程もVEGFにより仲介されている。VEGFは新しい血管が作られる予定の場所で内皮細胞の増殖を刺激する。血管の成熟と形作りは成人のパターンが確立されるま

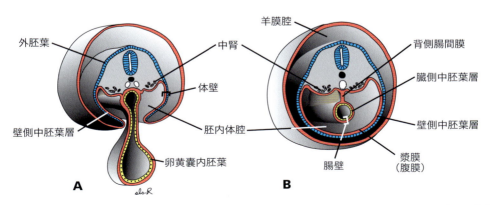

図6-13 **A**. 21日胚子の中腎域横断面。壁側中胚葉層と臓側中胚葉層を示す。胚内体腔は胚外体腔(絨毛膜腔)と交通している。**B**. 発生第4週末における横断面。壁側中胚葉層とそれを覆う外胚葉で,体の腹壁と側壁が形成される。腹膜(漿膜)に注意。

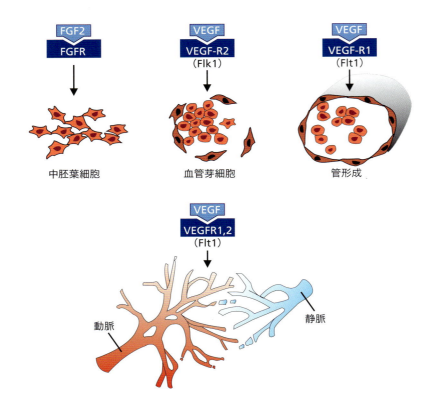

図 6-14 血管形成の 2 つの形式。上段は血島から血管が形成される脈管形成，下段は既存の血管から新しい血管が芽出する血管新生を示す。脈管形成中には線維芽細胞増殖因子 2（FGF2）が，中胚葉細胞の一部の集団にあるその受容体に結合し，これらの細胞を血管芽細胞へと誘導する。その後，血管内皮細胞増殖因子（VEGF）が 2 種類の異なる受容体に作用し，その影響を受けてこれらの細胞は内皮となり，接着して血管を形成する。血管新生も VEGF により調節され，VEGF は新しい血管が既存の血管から芽出する場所で内皮細胞の増殖を刺激する。最終的な血管の形と安定化は，血小板由来増殖因子とトランスフォーミング増殖因子 β により達成される。Flk1（fetal liver kinase 1）：胎児肝臓キナーゼ 1，Flt1（Fms-like tyrosine kinase 1）：Fms 様チロシンキナーゼ 1

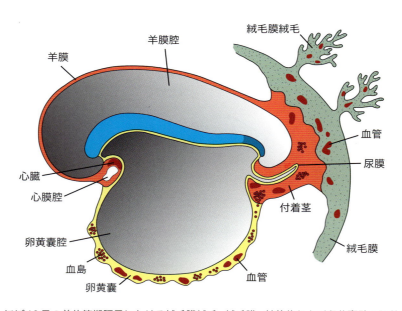

図 6-15 ほぼ 19 日の前体節期胚子における絨毛膜絨毛，絨毛膜，付着茎および卵黄嚢壁の胚外血管形成。

で，**血小板由来増殖因子**（platelet-derived growth factor：**PDGF**）や **TGFβ** を含む他の増殖因子により調節される。動脈，静脈，リンパ系の指定は脈管芽細胞誘導直後に起こる。脊索から分泌される Shh は周囲の間葉が vegf を発現するよう誘導する。ついで vegf 発現が **Notch シグナル伝達系**（膜貫通型受容体伝達系）を誘導し，これが **ephB2**（チロシンキナーゼシグナル伝達系を含む経路の **Eph 受容体** に結合するリガンド）発現を通じて動脈発生を指定する。動脈の指定に加え ephB2 は細胞が静脈となるのを抑制する。また Notch シグナル伝達系は静脈特異的遺伝子である **ephB4** の発現をアップレギュレートするが，この遺伝子と他の遺伝子がどのように静脈発生を指定するかは不明である。他方，ホメオドメインを含む転写因子 **prox1** はリンパ管分化を司る遺伝子のようである。脈管の発達は偶発的ではなく一定のパターンにしたがっており，これは神経系と同様に道標因子（guidance factor）が関与しているようである。

内胚葉層由来の構造

　胃腸管は **内胚葉層**（endodermal germ layer）由来のおもな器官系である。この胚葉は胚子の腹側面を覆い，卵黄嚢の天井を形成する（図 6-17A）。しかし，脳胞の発生と成長に伴って，胚盤は羊膜腔内に突出し始める。神経管が伸びることで胚子の頭部と尾部が腹側へ移動し（頭屈 head fold と尾屈 tail fold），胎児の姿勢に屈曲する（図 6-17）。同時に側方への折り畳み（外側ヒダ lateral fold）が形成され，これが腹側へ移動し，胚子の腹側壁を閉じる（図 6-18）。頭部，尾部，両側の外側ヒダが腹側へ移動するにつれて羊膜が一緒に引っ張られ，胚子は羊膜腔の中に位置するようになる（図 6-17，6-18）。腹側壁は臍部を除いて完全に閉鎖し，臍部では付着茎と卵黄腸管が付着し続ける（図 6-17，6-19）。外側ヒダが閉じないと，**腹側体壁欠損**（ventral body wall defect）が起こる（第 7 章参照）。

臨床関連事項

毛細血管腫

　毛細血管腫（capillary hemangioma）は異常な高密度に毛細血管が集まったもので，小児期に最も高頻度にみられる腫瘍であり，全出産の約 10％ に起こる。全身どこでも起こる可能性があるが，頭部顔面の構造に関わることが多い（図 6-16A）。顔面の病変は限局性のことも広汎性のこともあり，広汎性の場合には潰瘍，瘢痕，気道閉塞（下顎血管腫，図 6-16B）などの二次的合併症が起こりやすい。病変部にはインスリン様増殖因子 2 が高度に発現し，これが異常な血管増生を促進する因子の 1 つである可能性がある。VEGF が発症に関与しているか否かは不明である。

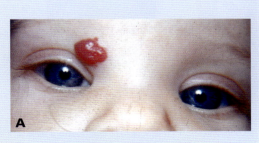
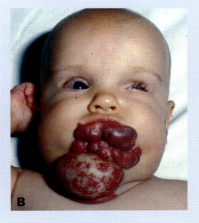

図 6-16　**A**．局在性毛細血管腫。**B**．口腔内にまで拡がる広汎性血管腫。

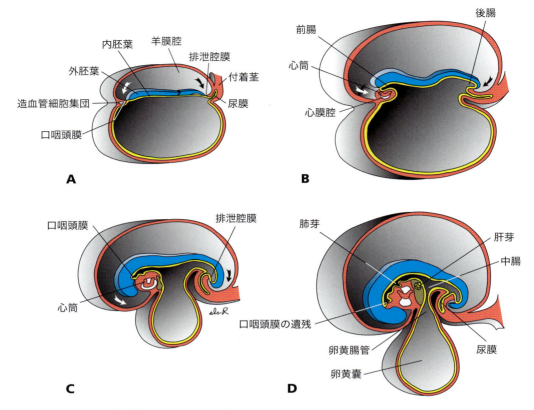

図 6-17 いろいろな発生段階にある胚子の正中矢状断。頭屈，尾屈と，内胚葉で覆われる腔の位置に及ぼすその影響を示す。**A**．17 日。**B**．22 日。**C**．24 日。**D**．28 日。矢印は頭屈と尾屈を示す。

　頭尾方向への伸長と外側ヒダの閉鎖の結果，内胚葉で覆われた腔のかなりの部分が連続して胚子の固有体内へ取り込まれ，腸管を形成する。腸管は**前腸**（foregut），**中腸**（midgut），**後腸**（hindgut）の 3 部に分けられる（図 6-17C）。中腸は幅広い柄，すなわち**卵黄腸管**（vitelline duct）によって**卵黄嚢**（yolk sac）と連結している（図 6-17D）。この管は初めは幅広いが胚子のその後の成長に伴い，

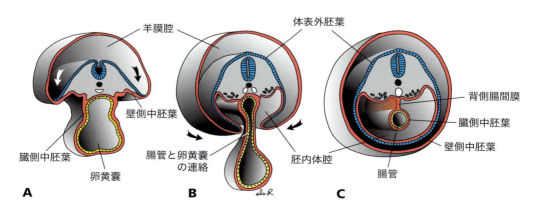

図 6-18 いろいろな発生段階にある胚子の横断面。側方折り畳みが内胚葉で覆われる腔に及ぼす影響を示す。**A**．折り畳みが始まる。**B**．中腸域横断面。腸管と卵黄嚢との間の連絡を示す。**C**．中腸直下の横断面。閉鎖した腹壁と腸間膜で腹壁背方からつるされている腸管を示す。矢印は側方折り畳みを示す。

6章　発生第3週から第8週まで：胚子期　93

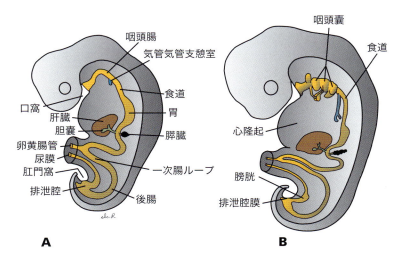

図 6-19　内胚葉由来の構造を示す胚子の矢状断．A．咽頭嚢，肺芽および気管の上皮性の被覆，肝臓，胆嚢および膵臓．B．膀胱は排泄腔に由来し，発生のこの時期では尿膜と開放的に連結している．

しだいに狭くかつ長くなる（図 6-17D, 6-18B）．

前腸はその頭側端で，**口咽頭膜**（oropharyngeal membrane）とよばれる外・内胚葉膜で一過性に境されている（図 6-17A, C）．この膜は外胚葉由来の原始口腔である**口窩**（stomodeum）と内胚葉由来の前腸の一部である咽頭を分けている．第4週に口咽頭膜は破れ，口腔と原始腸管との交通が確立する（図 6-17D）．後腸もまた**排泄腔膜**（cloacal membrane）とよばれる外・内胚葉膜で一時的に終わっている（図 6-17C）．この膜は内胚葉由来の肛門管上部と外胚葉で覆われた陥入で作られる肛門管下部すなわち**肛門窩**（proctodeum）を分けている．この膜は第7週に破れて肛門が開口する．

頭尾方向への伸長ならびに側方への折り畳みのもう1つの重要な結果として，尿膜の一部が胚体内に取り込まれて**排泄腔**（cloaca）を形成することがある（図 6-19A）．尿膜遠位部は付着茎内に残る．第5週までに卵黄腸管，尿膜，臍帯血管は臍部に限局される（図 6-19）．

卵黄嚢の機能は明らかでない．血管形成前のごく初期の発生期間に栄養器官として機能している可能性がある．また卵黄嚢は初期の血球形成に寄与するが，この役割はごく一時的なものである．卵黄嚢のもっとも重要な機能の1つはその後壁に生殖細胞を入れていることである．生殖細胞はのちに生殖腺へと移動し，卵子と精子を形成する（第16章参照）．

このように，内胚葉層は最初，原始腸管および尿膜と卵黄腸管の胚内部の上皮を形成する（図 6-19A）．その後の発生過程で，次のものを生じる．

- 気道の上皮
- 甲状腺，上皮小体，肝臓と膵臓の実質（第15,17章参照）
- 扁桃と胸腺の細網支質
- 膀胱と尿道の上皮（第16章参照）
- 鼓室と耳管の上皮（第19章参照）

前後軸のパターン形成：ホメオボックス遺伝子による制御

ホメオボックス遺伝子（homeobox gene）はDNA結合モチーフである**ホメオドメイン**（homeodomain）に基づいてこの名がつけられている．この遺伝子は転写因子をコードしており，その産物が分節や軸形成などの現象を制御する遺伝子カスケードを活性化する．多くのホメオボックス遺伝子は**ホメオティッククラスター**（homeotic cluster）という集団にまとまっている．他の遺伝子にもホメオドメインを含むものがある．頭尾軸を規定する重要な遺伝子クラスターは，ショウジョウバエの **Hom-C** というホメオティック遺伝子複合体である．これらの遺伝子は，*Antennapedia*（アンテナペディア），*Bithorax*（バイソラックス）クラスのホメオティック遺伝子を含み，1本の染色体上に機能的な単位として組織されてい

る。そこでは，より頭側の構造を規定する遺伝子はDNAの3′側に近いほうにあり，最初に発現する。より後方の発生を制御する遺伝子は，より5′側にあり，順次発現する(図6-20)。これらの遺伝子はヒトでも保存されており，*HOXA*, *HOXB*, *HOXC*, および *HOXD* の4コピーとして存在し，ショウジョウバエの遺伝子と同じように配置され，発現する。これら4コピーは別々の染色体上にあり，各群の遺伝子には1〜13の番号がつけられている(図6-20)。同じ番号であるが違うクラスターに属する遺伝子，たとえば *HOXA4*, *HOXB4*, *HOXC4*, *HOXD4* は1つの**パラログ**(paralogous)群をなす。これらの遺伝子の発現パターンと，1つあるいはそれ以上の遺伝子を欠失したマウスを作る**遺伝子ノックアウト**で得られた証拠が，これらの遺伝子が3胚葉すべてに由来する構造の頭尾方向のパターン形成に役割を果たしているという仮説を支持している。たとえば，*HOX*コードの重なるパターンが体節や脊椎に存在し，各クラスターで比較的3′側にある遺伝子がより頭側の分節に発現し，発生を調節する(図6-20)。

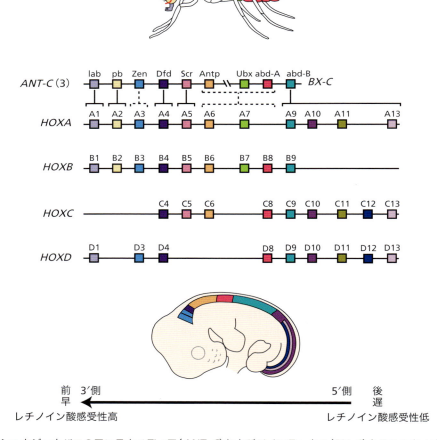

図6-20 ショウジョウバエのアンテナペディア(*ANT-C*)およびバイソラックス(*BX-C*)クラスのホメオボックス遺伝子の配列と，ヒトで保存されている同じクラスのホモログ遺伝子を示す模式図。進化の過程でこれらの遺伝子は重複し，ヒトでは4コピーが4つの異なる染色体に配列するようになる。ショウジョウバエとヒトの遺伝子クラスターの相同性を色で示す。同じ番号であるが，異なる染色体上にある複数の遺伝子が，1つのパラログ群を作る。遺伝子は，ハエとマウス胚子の模式図に示すように，頭尾方向に3′側(早く発現)から5′側(遅く発現)へと発現する。レチノイン酸はこれらの遺伝子の発現を修飾するが，3′側のものがよりよく反応する。

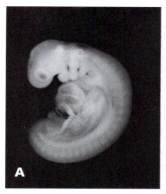
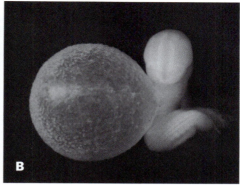

図 6-21　A．28 体節ヒト胚子の側面．主要な外形の特徴は咽頭弓と体節である．心肝隆起に注意．B．卵黄嚢の大きさを示すために別の角度から撮影した同じ胚子像．

第 2 か月中の外形

胚子がほぼ 28 体節となる第 4 週末では，胚子の主要な外形的特徴はその体節と咽頭弓である（図 6-21）．そこで，胚子の齢は通常，体節数で表す（表 6-2）．発生第 2 か月には体節数を数えることが困難となるので，その際は胚子の齢は**頭殿長**（crown-rump length：**CRL**）を用いて，mm で表す（表 6-3）．頭殿長は，頭頂から殿部突出部の中点までの距離の計測値である．

第 2 か月中の胚子の外形は，頭部が大きくなることと，体肢，顔面，耳，鼻および眼の形成によって著しく変化する．第 5 週の初めまでに，上・下肢は櫂状の体肢芽として出現する（図 6-22）．上肢芽が第四頸体節から第一胸体節までの高さで，心膜隆起の背側に位置することにより，上肢が**腕神経叢**の支配を受けることを説明できる．下肢芽はすこし遅れて臍柄［訳者注：臍柄（umbilical stalk）は腹柄（腹茎，belly stalk），および体柄（体茎，body stalk）と同義語である］付着部の尾側で，腰体節および上位仙骨体節の高さで出現する．さらに発達が進むと，体肢芽の末端部は扁平となり，輪状のくびれができて，近位部のより円筒形の部分と区分される（図 6-23）．まもなく，体肢芽の遠位部に 4 個の放射状の溝が生じ，5 個のやや肥厚した部分に分かれて，指の形成を予見させる（図 6-23）．

指放線（ray）とよばれるこれらの肥厚部は，まず手の部位に現れ，すこし遅れて足に生じる．上肢のほうが下肢よりも常にその発達がわずかに進んでいる．手指と足指の形成中（図 6-24）に第 2

表 6-3　頭殿長に対応する推定週齢

頭殿長（mm）	推定週齢
5〜8	5
10〜14	6
17〜22	7
28〜30	8

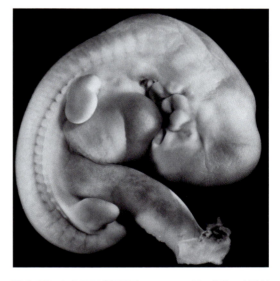

図 6-22　ヒト胚子（頭殿長 9.8 mm，第 5 週）．上肢は櫂状である．

のくびれが生じて，体肢芽の近位部は二分され，成人の体肢の特徴である 3 部が識別できるようになる（図 6-25）．

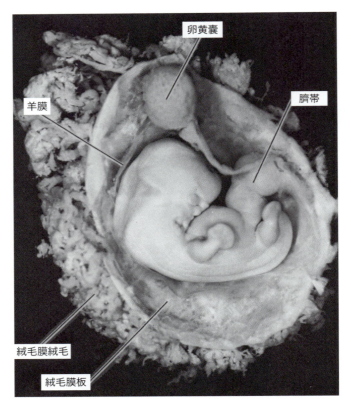

図 6-23 ヒト胚子（頭殿長 13 mm，第 6 週）。絨毛膜腔内の卵黄嚢を示す。

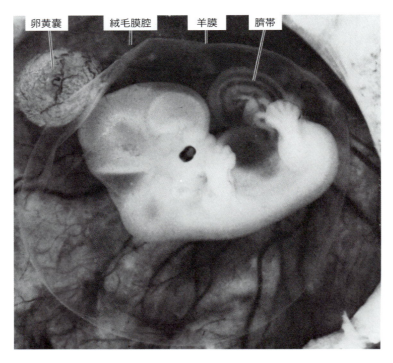

図 6-24 ヒト胚子（頭殿長 21 mm，第 7 週）。羊膜腔内の胚子を示すため絨毛膜嚢は切開してある。卵黄嚢，臍帯および胎盤の絨毛膜板内の血管が明瞭にみられる。体の残りの部分に比較して頭の非常に大きいことに注意。

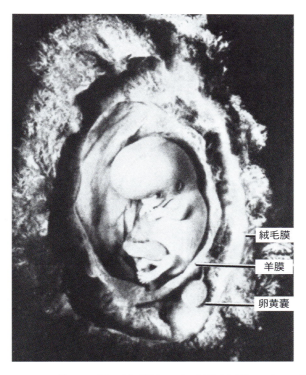

図 6-25　ヒト胚子（頭殿長 25 mm，第 7〜8 週）。絨毛膜ならびに羊膜を切開してある。頭の大きさ，眼，耳介，よく形成された足指，腸ループによる臍帯内の膨隆，および絨毛膜腔内にある卵黄嚢にそれぞれ注意。

要約

胚子期（embryonic period）は，発生の**第 3〜8 週**までの期間であり，この時期に 3 胚葉（**外胚葉，中胚葉，内胚葉**）のそれぞれが，それぞれ特有な組織と器官系を生じる。器官形成の結果，体形の主要な特色が確立される（表 6-4）。

外胚葉層（ectodermal germ layer）は，外界との接触を保つ次の器官や構造を生じる。

- 中枢神経系
- 末梢神経系
- 耳，鼻，眼の感覚上皮
- 毛と爪を含む皮膚

臨床関連事項

先天異常

ほとんどの器官と器官系は**第 3〜8 週**の間に形成される。そこで，この期間は**胚子形成**（embryogenesis）**期**あるいは**器官形成**（organogenesis）**期**とよばれ，正常発生に大切な時期である。幹細胞集団がそれぞれの器官原基を確立しつつあり，この間の細胞-組織間相互作用は，遺伝あるいは環境から悪影響を受けやすい。したがって，**ほとんどの肉眼的な構造先天異常は，この時期に誘発される**。残念ながら，母親はこの臨界期の頃に妊娠を自覚していない可能性がある。とりわけ感受性の高い発生第 3〜4 週にかけては，特にそうである。したがって，喫煙や飲酒といった，胚子に悪影響を及ぼす恐れのある因子を避けていないかもしれない。器官形成の主要過程を理解していると，特定の異常が誘発される時期を知り，そこから異常の原因として可能性のある因子を決めるのに役立つ（第 9 章参照）。

表 6-4　胚子期中の主要発生事象の要約

日齢	体節数	頭殿長（mm）	図	特徴ある形態
14〜15	0	0.2	6-1A	原始線条出現
16〜18	0	0.4	6-1B	脊索突起出現，卵黄嚢に造血細胞が出現
19〜20	0	1.0〜2.0	6-2A, B	胚内中胚葉が頭部外胚葉の下層全域に広がる．原始線条継続，臍血管と頭部の神経ヒダの形成が始まる
20〜21	1〜4	2.0〜3.0	6-2C, D	頭側域神経ヒダ挙上，深い神経溝が完成，胚子が弯曲し始める
22〜23	5〜12	3.0〜3.5	6-3	頭部で両側神経ヒダの癒着開始，前（頭側）・後（尾側）神経孔が広く開口，第一・第二咽頭弓出現，心筒弯曲開始
24〜25	13〜20	3.0〜4.5	6-4A	頭尾方向の折り畳み進行中，前（頭側）神経孔は閉鎖中または閉鎖，眼胞形成，耳板出現
26〜27	21〜29	3.5〜5.0	6-4B	後（尾側）神経孔は閉鎖中または閉鎖，上肢芽出現，第三咽頭弓出現
28〜30	30〜35	4.0〜6.0	6-21A	第四咽頭弓形成，下肢芽出現，眼胞と水晶体板出現
31〜35		7.0〜10.0	6-22	上肢は櫂状，鼻窩形成，胚子は引き締まった C 形
36〜42		9.0〜14.0	6-23	手板と足板に指放線出現，脳胞突出，耳介小丘から耳介が形成中，臍帯ヘルニアが始まる
43〜49		13.0〜22.0	6-24	網膜に色素沈着がみられ，指放線が分離，乳頭と眼瞼形成，上顎隆起と内側鼻隆起が癒着し，上唇が形成，臍帯ヘルニアが顕著
50〜56		21.0〜31.0	6-25	体肢は長く，肘および膝で曲がり，手指・足指ともに分離，顔つきがより人間らしくなり，尾消失，臍帯ヘルニアは第 3 か月末まで残る

- 下垂体，乳腺，汗腺，および歯のエナメル質

　神経板（neural plate）の誘導は増殖因子 BMP4 の不活性化による．頭部領域での不活性化は，原始結節，脊索，脊索前中胚葉から分泌される Noggin，Chordin，Follistatin による．菱脳および脊髄領域での BMP4 の不活性化は，Wnt3a と FGF に影響される．この不活性化がないと，BMP4 が外胚葉を表皮にし，中胚葉を腹側化して中間および側板中胚葉にする．

　中胚葉層（mesodermal germ layer）の重要な要素は，沿軸中胚葉（paraxial mesoderm），中間中胚葉（intermediate mesoderm），および側板中胚葉（lateral plate mesoderm）である．沿軸中胚葉は体節分節（somitomere）を形成し，これから頭部間葉が生じ，後頭分節および尾側分節では体節（somite）が編成される．体節は筋板（myotome：筋組織），椎板（sclerotome：軟骨と骨），および皮板（dermatome：真皮と皮下組織）を生じ，これらはすべて体の支持組織である．体節分化のシグナルは，脊索，神経管，表皮など周囲の構造から出される．脊索と神経管の底板は Shh を分泌し，これが椎板を誘導する．

　2 つの筋形成領域が分化する．1 つは神経管の背側部から分泌される Wnt 蛋白質（Wnt protein）により体節の背内側部に誘導される．もう 1 つは側板中胚葉から分泌される BMP4，FGF および表皮からの Wnt 蛋白質の組み合わせにより体節の腹外側部に誘導される．

　体節の背側中央部は神経管背側部から分泌されるニューロトロフィン 3（NT-3）の影響によって真皮になる（図 6-12）．中胚葉からは脈管系も生じる．すなわち，心臓，動脈，静脈，リンパ管，およびすべての血球とリンパ球である．さらに，尿生殖器系〔腎臓，生殖腺およびその導管（ただし膀胱を除く）〕を生じる．最後に，脾臓と腎上体（副

腎）皮質も中胚葉由来の構造である。

内胚葉層（endodermal germ layer）は胃腸管，気道，および膀胱の内腔を覆う上皮を供給する。さらに甲状腺，上皮小体，肝臓，および膵臓の**実質**（parenchyma）を形成する。最後に，鼓室と耳管も内胚葉起源の上皮で覆われている。

胚子軸の頭尾方向のパターン形成は**ホメオボックス遺伝子**（homeobox gene）で制御されている。これらの遺伝子はショウジョウバエから保存されており，4つの異なる染色体上に *HOXA*，*HOXB*，*HOXC* および *HOXD* の4つの集団として配置されている。染色体の3′側に近い遺伝子は比較的頭側の構造発生を支配しており，5′側に近い遺伝子はより尾側の構造分化を制御している。全体として，これらの遺伝子は菱脳と胚子の軸のパターン形成を制御している（図6-20）。

器官系の形成と中枢神経系の急速な発育により，最初，扁平であった胚盤は伸長し，頭部（頭ヒダ）と尾部（尾ヒダ）を形成し，胚子は胎児の姿勢に屈曲する。胚子はまた2つの外側ヒダを形成し，これが腹側へと伸びて腹側体壁を閉じる。この成長とヒダ形成の結果，羊膜は腹側に引っ張られ，胚子は羊膜腔の中に位置するようになる（図6-17）。胚子と卵黄嚢および胎盤との連結は，それぞれ卵黄腸管および臍帯によって維持される。

問 題

1. 神経ヒダ，神経管，神経管閉鎖の定義を含め，神経管形成の過程を述べよ。神経管閉鎖はどこから始まり，どのように進行するか。妊娠何週にこの過程は完了するか。神経管が頭側あるいは尾側で閉じないと，どのようなことが起こるか。神経管障害とはどのようなもので，どうすれば予防できるか。

2. 神経堤の発生学的起源は何か。外胚葉，中胚葉，内胚葉のどれに由来するか。どのような構造に寄与するか。その誘導に第1に責任ある蛋白質は何か。

3. 体節はどの胚葉から作られるか。どのように組織化され，どのような組織を作るか。

4. 脈管形成の2様式とは何か。初期血球と血管形成に重要な役割を演じる増殖因子は何か。毛細血管の異常増殖で生じる腫瘍は何か。

5. 消化管のおもな区分はどのようなものか。各部はどの胚葉に由来するか。中腸と卵黄嚢を連結するのはどのような構造か。頭側と尾側で消化管を閉鎖している膜は何か。

6. 胚子形成の第3〜8週が正常発生に非常に重要な時期であり，形態異常の誘発に対して最も感受性の高い時期であるのはなぜか。

第7章

腸管と体腔

管の上の管

　第3〜4週の間に三層性胚盤の上層（外胚葉）は神経板を形成する。神経板は管状に巻き上がり，**神経管形成**（neurulation）といわれる過程により脳と脊髄を作る（第6章 p.77参照）。ほぼ同時期に胚盤の下層（内胚葉）は巻き下がって腸管を形成する。このようにして胚子は背側に神経管，腹側に腸管と2つの管から構成されるようになる（図7-1）。中層（中胚葉）は2つの管をまとめているが，中胚葉の外側部，すなわち側板部も臓側層と壁側層に分かれる。臓側層は腹側に巻いて腸管に密接し，壁側層はこれを覆う外胚葉とともに**外側体壁ヒダ**（lateral body wall fold：胚子の左右両側にある）を作る。外側体壁ヒダは腹側に伸びて正中部で左右が合体し，**腹側体壁**（ventral body wall）を閉じる（図7-1）。側板の臓側層と壁側層の間の隙間が原始体腔で，心膜腔，胸膜腔，腹骨盤膜腔に

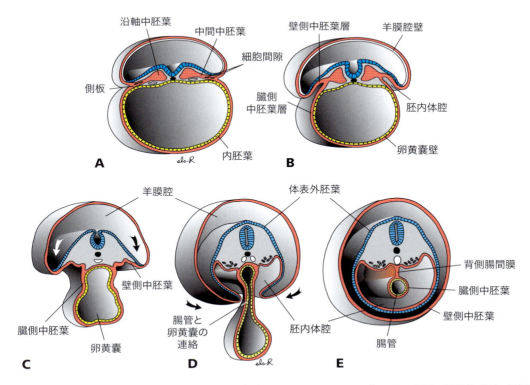

図 7-1 **A**．ほぼ19日の横断模式図。細胞間隙が側板内に認められる。**B**．ほぼ20日の胚子の横断模式図。側板は原始体腔（胚内体腔）を覆う壁側および臓側中胚葉層に分かれる。**C**．21日まで，胚内体腔はまだ胚外体腔と広く交通している。**D**．24日までに，側板中胚葉壁側層とこれを覆う外胚葉からなる外側体壁ヒダは，左右のものが正中線に近づく。**E**．胎生第4週末。臓側中胚葉層は壁側中胚葉層と二重の膜，すなわち背側腸間膜で連続している。背側腸間膜は前腸の尾端部から後腸の終末部まで伸びている。

分かれる前の初期段階では，単一の連続した腔である。

体腔の形成

胎生第3週の終わりに，**胚内中胚葉**(intraembryonic mesoderm)は体節分節と体節を作る**沿軸中胚葉**(paraxial mesoderm)，尿生殖系に寄与する**中間中胚葉**(intermediate mesoderm)，および体腔(body cavity)の形成に関与する**側板中胚葉**(lateral plate mesoderm)に分化する(図7-1)。体節は頭蓋と椎骨の形成に重要である。凝縮した中胚葉層が形成されるとまもなく，側板中胚葉に細胞間隙が生じ，隙間がまとまって側板は2層に分かれる(図7-1B)。(1)表面外胚葉に近く，羊膜を覆う胚外中胚葉層に続く**壁側板**〔parietal (somatic)layer〕。側板中胚葉の壁側板とこれを外から覆う外胚葉を合わせて**体壁葉**(somatopleure)という。(2)腸管を作る内胚葉に近く，卵黄嚢を覆う胚外中胚葉層に続く**臓側板**〔visceral (splanchnic)layer〕。側板中胚葉の臓側板とこれを内から覆う内胚葉を合わせて**内臓葉**(splanchnopleure)という。これら2つの側板中胚葉層で境された腔が**原始胚内体腔**(primitive body cavity)となる。第4週中に胚子の両側が成長して，2つの**外側体壁ヒダ**を作る(図7-1B, C)。このヒダは側板中胚葉壁側板，その表層を覆う外胚葉，近くの体節から外側体節境界(第11章 p.165 参照)を越えて側板中胚葉内に遊走してきた細胞を含んでいる。このヒダ形成，すなわち折り畳みの進行中に，内胚葉も腹側で折り畳まれ，左右のヒダの先が癒合して腸管が形成される(図7-1D, E)。第4週の終わりまでに外側体壁ヒダは正中部で合わさり，癒合して腹側体壁を閉じる(図7-1C〜E)。

この閉鎖は頭部および尾部の成長と頭側および尾側からの折り畳みと相まって，胚子を胎児の姿勢に屈曲させる(図7-2)。腹側体壁の閉鎖は付着茎(将来の臍帯)の部分以外で完全となる。同様に，腸管の閉鎖も**卵黄腸管**(vitelline duct)といわれる中腸領域から卵黄嚢への連絡を残して完成する(図7-2D)。卵黄腸管は臍帯内に取り込まれて非常に細くなり(図8-16)，妊娠第2〜第3か月の間に卵黄嚢とともに変性消失する〔体腔と腸管の発生時期を通じて，側板中胚葉の壁側板と臓側板は腸管と後体壁の連結部で互いに連続していることに注目する必要がある(図7-1D，E)〕。

漿膜

原始胚内体腔の壁側を覆う中胚葉層の細胞の一部は中皮となり，**漿膜**(serous membrane)の**壁側板**を形成して，**腹膜腔**(peritoneal cavity)，**胸膜腔**(pleural cavity)，および**心膜腔**(pericardial cavity)の外壁の内面を覆う。同様に，臓側中胚葉層の細胞の一部は漿膜の**臓側板**を形成して，腹部内臓，肺および心臓を覆う(図7-1E)。臓側板と壁側板は**背側腸間膜**(dorsal mesentery)でつながっている(図7-1E)。背側腸間膜は腸管を腹膜腔内につり下げており，前腸の尾側端から後腸の終わりまで続いている。**腹側腸間膜**(ventral mesentery)は前腸の尾側部から十二指腸上部までのみに存在する，**横中隔**(septum transversum)の中胚葉が薄くなってできたものである。横中隔は肝臓と横隔膜腱中心を形成する中胚葉の一団である(図7-2D，7-5 参照)。これらの**腸間膜**(mesentery)は腹膜の**二重層**からなり，血管，神経およびリンパ管が器官に至る通路となる。

臨床関連事項

腹側体壁欠損

胸・腹・骨盤部で**腹側体壁欠損**(ventral body wall defect)が生じて，異常の場所と大きさにより心臓(**心臓逸所**)，腹部内臓(**腹壁破裂**)や泌尿生殖器(**膀胱外反**または**排泄腔外反**)に異常が起こることがある。この異常は腹側体壁の閉鎖障害によ

るもので，側方折り畳みの障害のほうが頭・尾側折り畳みの障害よりも重度のようである。つまり，外側体壁ヒダの片方もしくは両方が腹側に伸びそこねたり，両側のヒダが正中部で合わさっても癒合がうまくいかないと，この異常が起こる。臍帯ヘルニアも腹側体壁欠損の1つである。しか

7章 腸管と体腔　103

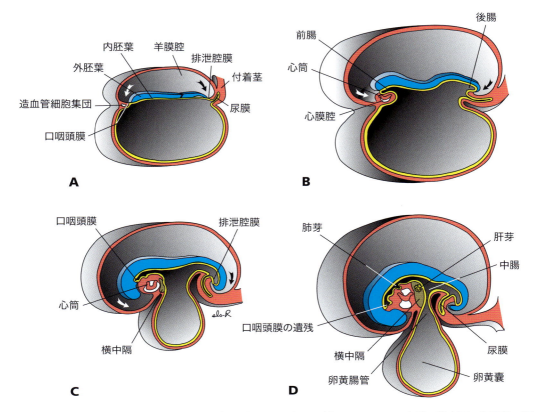

図 7-2　いろいろな発生段階にある胚子の正中矢状断。頭・尾側での折り畳みと，その心臓，横中隔，卵黄嚢，羊膜の位置への影響を示す。折り畳みが進行するにつれて中腸の卵黄嚢への開口が狭まり，中腸と卵黄嚢は卵黄腸管で連絡される(D)。同時に羊膜は腹方に引っ張られ，ついには羊膜腔が胚子をほとんど取り囲むようになる。**A**．17日，**B**．22日，**C**．24日，**D**．28日。矢印は頭・尾側の折り畳みを示す。

し，その一次的な原因は体壁閉鎖の阻害ではなく，正常に起こる臍帯内への生理的ヘルニアが腹腔内に復帰する際に，一部の腸管が復帰しそこなうことによる異常である(p.251 参照)。

心臓逸所(ectopia cordis：心臓脱，逸脱心)は外側体壁ヒダが胸部正中線で閉鎖に失敗することによって起こる。心臓は体腔外に位置する(図 7-3A)。ときには閉鎖障害が胸骨の尾側端から上腹部に伸び，**カントレル五徴症**(Cantrell pentalogy)として知られる一連の異常，すなわち心臓逸所，横隔膜前部の欠損，心膜の欠如，胸骨の異常，臍帯ヘルニアや腹壁破裂などの腹壁異常を生じることがある〔カントレル五徴症で起こることのある臍帯ヘルニアは体壁閉鎖異常に続いて二次的に生じるもので，一次的なものではないことに注意。閉鎖障害は腹腔の容積を狭め，腸ループが臍帯から腹腔への復帰を妨げる(p.251 参照)〕。

腹壁破裂(gastroschisis)は腹部で体壁閉鎖が失敗したときに起こる(図 7-3B)。その結果，腸ループは体壁欠損部から羊膜腔内に脱出する。腹壁欠損は普通，臍の右側にある。腹壁破裂の頻度は増加しており(10,000 出生に 3.5 例)，20 歳以下の痩身の女性の児に多い。この異常は胎児の超音波検査と母体血清および羊水中のαフェトプロテイン(AFP)レベルの上昇により診断可能である。この異常には染色体異常はないが，症例の15％に他の異常がみられる。脱出した腸ループは腐蝕性のある羊水に曝露され，あるいは互いにねじれて(腸軸捻 volvulus)血行障害を起こすため，損傷される可能性がある。

膀胱外反(bladder exstrophy)または**排泄腔外反**(cloacal exstrophy)は骨盤部での腹壁閉鎖異常の結果である。膀胱外反はこの部分の比較的軽い閉鎖障害で，膀胱のみが外反する〔図 7-3C，男児では陰茎が障害を受け，尿道上裂(第 16 章 p.269 参照)がよく合併する〕。排泄腔外反は骨盤

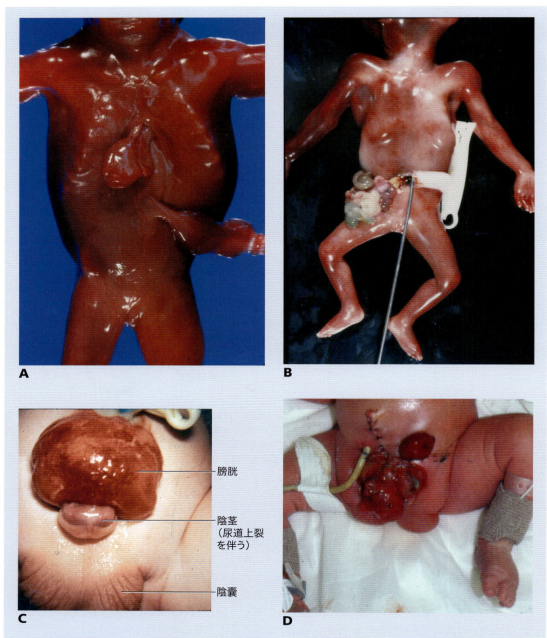

図 7-3 腹側体壁の閉鎖障害による体壁欠損の例。**A**．心臓逸所。心臓が体外に出ており，胸壁には裂け目がある。**B**．腹壁破裂。腸が臍の右から脱出している。この位置が最も多い。**C**．膀胱外反。骨盤部の閉鎖障害による。通常，男性では陰茎背の裂隙，すなわち尿道上裂を伴う。**D**．排泄腔外反。骨盤部の大部分で閉鎖障害があるため大きな体壁欠損が起こり，膀胱，直腸の一部，肛門管が露出している。

部体壁閉鎖障害のより重症のもので，排泄腔(第16章 p.269参照)由来の膀胱と直腸が露出する(図7-3D)。

臍帯ヘルニア(omphalocele)は腹側体壁異常の別の一型である(図7-4)が，体壁閉鎖障害ではない。腸管の一部(中腸)は第6〜10週の間，正常に臍帯中に脱出する(**生理的臍帯ヘルニア** physiological umbilical hernia)が，これが腹腔内に復帰しそこなって起こる(第15章 p.251参照)。その後，腸管ループや肝臓を含む他の内臓が，この障害部に脱出する可能性がある。臍帯は羊膜の折れ返りで覆われているので，この障害部も羊膜上皮層で覆われる(これに対して，腹壁破裂で脱出した腸管ループは直接羊膜腔内に出るので，羊膜に覆われない)。臍帯ヘルニアは，10,000出生に2.5例の割合で発生し，死亡率が高く，心臓異常や神経管障害のような重篤な異常を合併する。さらに，染色体異常が症例の15%にみられる。腹壁破裂と同様に，臍帯ヘルニアでもAFP濃度が上昇する。

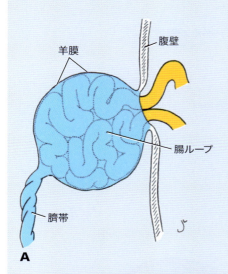
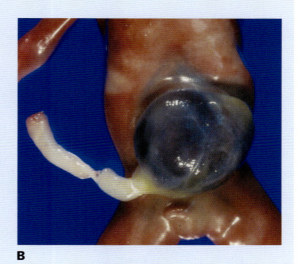

図7-4 臍帯ヘルニア症例。妊娠第6〜10週にかけて正常にみられる生理的ヘルニアで，脱出していた腸管ループが体腔内に復帰できない異常である。**A**. 臍帯内に脱出した腸ループが腹腔内に復帰できない状態を示す模式図。腸ループは羊膜で覆われる。これは正常では羊膜が臍帯部で折れ返っているからである。**B**. 新生児の臍帯ヘルニアの写真。この異常は他の肉眼的形態異常や染色体異常に伴う。

横隔膜と胸腔

横中隔(septum transversum)は，**胸腔**(thoracic cavity)と卵黄嚢柄との間の空間を占めている厚い中胚葉組織の板である(図7-5A, B)。この中隔は心臓を囲む臓側中胚葉に由来し，胚子の頭端が成長して胎児の姿勢に屈曲すると，原始胸腔と原始腹腔の間の位置を占める(図7-2B〜D)。この隔壁は胸腔と腹腔を完全に分離せず，前腸の両側に両腔を連絡する大きな開口部，すなわち**心腹膜管**(pericardioperitoneal canal)[訳者注：同じ意味で，ductus pleuroperitonealis(胸腹膜管)も使用される]を残す(図7-5B)。

肺芽は成長を開始すると，心腹膜管内を尾外側に向かって膨張する(図7-5C)。肺芽の急速な成長の結果，心腹膜管は小さすぎるようになり，肺は背側，外側および腹側に向かって体壁の間葉の中へ拡張し始める(図7-5C)。腹側および外側への拡張は，**胸心膜ヒダ**(pleuropericardial fold)に対し，後方で起こる。初め，このヒダは未分割の原始胸腔に突出している小さな稜として現れる(図7-5C)。肺の拡張に伴って，体壁の中胚葉は2つの要素(図7-6)を作る。すなわち，(1)最終的胸郭壁，および(2)**総主静脈**(common cardinal vein)と**横隔神経**(phrenic nerve)が入っている胸心膜ヒダの延長部である**胸心膜**(pleuropericar-

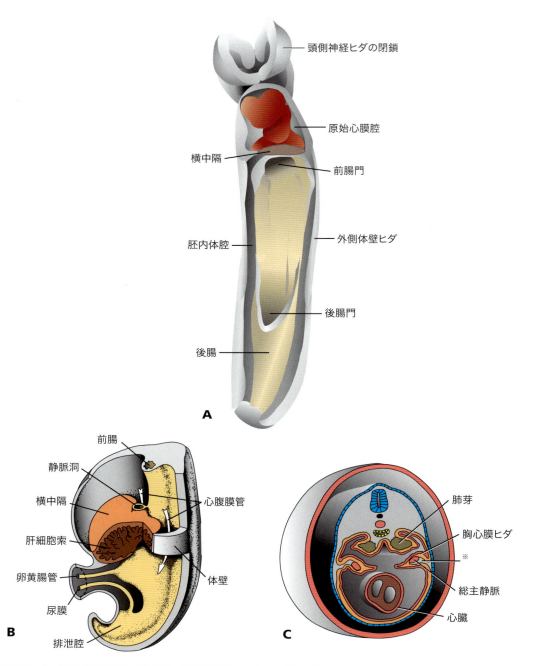

図 7-5 **A.** 24 日胚子腹側の模式図。腸管が閉じつつあり，前・後腸門（intestinal portal）がみられ，心臓は原始胸心膜腔内にある。この腔は横中隔により部分的に腹腔から分けられている。**B.** ほぼ 5 週の胚子の一部。心腹膜管を示すために体壁と横中隔の一部を省いてある。横中隔の大きさと厚さおよび肝細胞索が間葉に侵入しているのに注意。**C.** 心腹膜管内への肺芽の発育。胸心膜ヒダに注意。［訳者注：※部分には将来，横隔神経が通る］

dial membrane）である。その後，心臓の下降と静脈洞の位置の変化により，総主静脈が正中線に向かって移動すると，胸心膜ヒダは腸間膜様に引き伸ばされる（図 7-6A）。最終的に左右の胸心膜ヒダは癒合し，かつ肺根部とも癒合して，胸腔は最終的**心膜腔**と両側の**胸膜腔**に分割される（図 7-6B）。成人では，胸心膜は**線維性心膜**（fibrous pericardium）を形成する。

7章 腸管と体腔　107

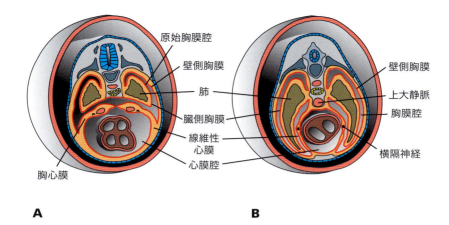

図 7-6　A．心腹膜管から胸膜腔への変形と，胸心膜の形成。総主静脈と横隔神経を入れている胸心膜ヒダに注意。体壁の間葉が胸心膜と固有の体壁を形成する。B．胸心膜ヒダが互いに癒合し，かつ肺根部とも癒合したあとの胸郭。この時期には線維性心膜内にある横隔神経の位置に注意。右総主静脈が上大静脈に発育している。

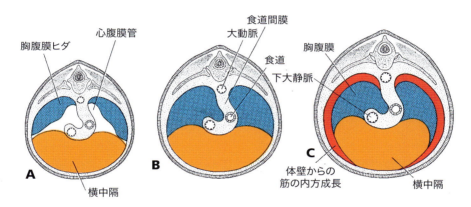

図 7-7　横隔膜の発生。A．発生第 5 週の初めに，胸腹膜ヒダが現れる。B．胸腹膜ヒダは，横中隔および食道間膜と癒合する。こうして，発生第 7 週に腹腔から胸腔が分離する。C．発生第 4 か月の横断面。体壁から追加された縁が横隔膜の最も末梢（周辺）部分を形成する。

横隔膜の形成

　胸膜腔は心膜腔から分離されるが，これらの腔は心腹膜管を介して腹膜腔と交通したままである（図 7-5B）。その後の発達中に，将来の胸膜腔と腹膜腔の間の開口部は，心腹膜管の尾側端へ突出する三日月形のヒダ，すなわち**胸腹膜ヒダ**（pleuroperitoneal fold）で閉じられる（図 7-7A）。次第に，このヒダは内側および腹側へ伸び，胎生第 7 週までに食道間膜および横中隔と癒合する（図 7-7B）。このようにして，体腔の胸部と腹部との間の連絡路は，**胸腹膜**（pleuroperitoneal membrane）で閉鎖される。体壁の間葉に比較して胸膜腔がさらに拡張していくため，胸腹膜に体壁縁が加わる（図 7-7C）。ひとたびこの縁ができあがると，体節の**第 3〜5 頸分節（C3〜5）**由来の筋芽細胞が胸腹膜に侵入して，横隔膜の筋性部を形成する。

　こうして，**横隔膜**（diaphragm）は次の構造に由来することとなる。

- 腱中心を形成する横中隔
- 2 つの胸腹膜
- 第 3〜5 頸分節に由来する筋要素
- 横隔膜の左右の**脚**（crus）がその中で発生する食道間膜（図 7-7C）

横中隔は，発生第 4 週中には頸分節に対向する位置にあり，脊髄の**第 3，第 4，第 5 頸分節**からの神経要素が中隔に進入する。**横隔神経**は，初めは発育中の胸心膜ヒダ内を通って中隔に入っている（図 7-5B）。このことが，肺拡張の進行と中隔の下降に伴って，中隔を支配する横隔神経が線維性心膜の中を通るように位置を移す理由を説明する（図 7-6）。

横隔膜は，発生第 4 週中には頸分節に対向する位置にあるが，第 6 週には胸体節の高さにある。この横隔膜の位置移動は胚子の腹側部の発育に比べて，背側部（脊柱）の発育が速いことが原因となっている。発生第 3 か月の初めまでに，横隔膜の背側部の靱帯のいくつかは第 1 腰椎の高さから生じる。

横隔神経が横隔膜の**運動および知覚を支配する**。横隔膜の起始部（最周辺部）は胸壁の間葉に由来するので，横隔膜の周辺部への知覚線維は下位の若干の肋間神経（胸神経）に由来することが一般に認められている。

臨床関連事項

横隔膜ヘルニア

先天性横隔膜ヘルニア（congenital diaphragmatic hernia）は新生児に最もよくみられる異常（2,000 出生に 1 例）の 1 つであり，心腹膜管を閉鎖すべき胸腹膜の片方または両方の形成不全が最大の原因となっている（図 7-8）。この場合，腹膜腔と胸膜腔は体の後壁に沿い互いに連続している。このようなヘルニアでは腹部内臓が胸腔内へ侵入する。85〜90％の症例で，ヘルニアは左側に起こり，腸ループ，胃，脾臓および肝臓の一部が胸腔内へ侵入する可能性がある（図 7-8）。胸郭内に腹部内臓が入っているので，心臓は前方へ押しやられ，一方，肺は圧迫されてしばしば発育不全となる。欠損が大きいと，肺の低形成と機能不全により死亡率が高く（75％）なる。ときとして，横隔膜筋線維の一部に発生不全があり，生後数年間このヘルニアが発見されずにいることがある。このような欠損は，しばしば横隔膜前方部にみられ，**傍胸骨ヘルニア**（parasternal hernia）とよばれる。腸ループを入れた腹膜の小嚢が横隔膜の胸骨部と肋骨部の間から胸郭内へ侵入する（図 7-8A）。

横隔膜ヘルニアのもう 1 つの型，**食道ヘルニア**（esophageal hernia）は食道の先天性短縮に起因すると考えられる。胃の上部が胸郭内にとどまり，そのため胃が横隔膜の高さで絞扼される。

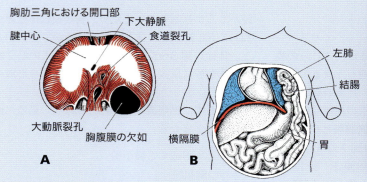
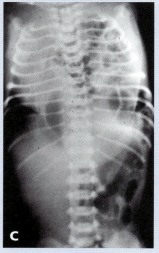

図 7-8　先天性横隔膜ヘルニア。**A．**横隔膜下面，胸腹膜の大きな欠損を示す。**B．**左胸膜腔内への腸ループと胃の一部の脱出。心臓と縦隔はしばしば右方へ押しやられ，一方，左肺は圧迫されている。**C．**横隔膜の左側に大きな欠損を示す新生児の X 線写真。腹部内臓が欠損を通って胸郭へ侵入している。

要 約

　第3週末に，神経ヒダは挙上し，背側で癒合する。一方腸管原基は腹側に巻いて閉鎖し，ここに「管の上の管」が形成される。中層（中胚葉）は2つの管をまとめているが，側板部も2つに分かれる。臓側層は腸管に密接する。壁側層はこれを覆う外胚葉とともに**外側体壁ヒダ**(lateral body wall fold)を作る。側板の臓側層と壁側層の間の隙間が**原始体腔**(primitive body cavity，図7-1)である。外側体壁ヒダが腹側に伸びて正中部で左右が合体すると，付着茎領域以外では腹側体壁が閉じる（図7-1，7-2）。付着茎部では腸管と卵黄嚢の連絡は**卵黄腸管**(vitelline duct)により保たれる。外側体壁ヒダは羊膜も一緒に引っ張るので，羊膜は胚子を取り囲むようになり，また付着茎を覆って臍帯を作る（図7-1D，7-2D）。腹側体壁がうまく閉鎖しないと**心臓逸所，腹壁破裂，膀胱外反，排泄腔外反**などの**腹側体壁欠損**(ventral body wall defect)を生じる（図7-3）。

　壁側中胚葉は**腹膜腔**(peritoneal cavity)，**胸膜腔**(pleural cavity)および**心膜腔**(pericardial cavity)の外壁の内面を覆う**漿膜**(serous membrane)の**壁側板**(parietal layer)を形成する。臓側中胚葉は肺，心臓および腹腔臓器を覆う漿膜の**臓側板**(visceral layer)を形成する。この2葉は各体腔の中で各臓器の根元で連続している〔この関係は風船の中に指を突っ込んだ状況にたとえられる。指（臓器）を覆うのが臓側板であり，残りの風船の部分が体腔を覆う壁側板ということになる〕。腸管部では，壁側板と臓側板は**腸間膜**(mesentery)といわれる腹膜の二重層を形成する（図7-1E）。腸間膜は腸管をつり下げ，血管，神経，およびリンパ管の通り道となる。最初，腸形成される管は前腸の尾側端から後腸の終わりまで，**背側腸間膜**(dorsal mesentery)によって体の背側壁からつり下げられている（図7-1E）。**腹側腸間膜**(ventral mesentery)は横中隔に由来し，食道の終末部，胃，および十二指腸の上部にのみ存在する（第15章参照）。

　横隔膜(diaphragm)は体腔を**胸腔**(thoracic cavity)と**腹膜腔**とに分割する。横隔膜は次の4要素から発生する。(1)**横中隔**（腱中心），(2)**胸腹膜**，(3)**食道の背側間膜**，および(4)**体節の第3～5頸分節(C3～5)からの体壁筋要素**（図7-7）。横中隔は初期には第3～5頸分節に対向する位置にあり，筋細胞はこれらの分節の体節に由来するので，横隔神経も脊髄の第3～5頸分節から起こる（第6頸分節以下での頸髄損傷の場合には第3～5頸分節が横隔膜の運動による呼吸を可能にし，患者を生存させる）。先天性横隔膜ヘルニアには左側胸腹膜欠損によるものが多い。

　胸腔は**胸心膜**(pleuropericardial membrane)により**心膜腔**と，肺を入れる2つの**胸膜腔**に分割される（図7-6）。

問 題

1. 生まれたときに児が呼吸せず，すぐに死亡した。剖検で大きな横隔膜欠損が左側にあり，胃と腸が胸腔の左側を占めているのがみつかった。両肺はきわめて低形成であった。この異常の発生学的基礎は何か。

2. 臍の側方に大きな欠損のある児が生まれた。大腸と小腸の大部分は欠損部から飛び出し羊膜には覆われていない。この異常の発生学的基礎は何か。また，他の異常の存在する可能性に留意する必要があるか。

3. 横隔膜の大部分は胸郭内にあるのに，運動および知覚線維を供給する横隔神経が頸分節から由来するのはなぜか。この神経はどの頸分節から起こるか。

第8章

発生第3か月から出産まで：胎児と胎盤

胎児の発育

　発生第9週の初めから出生までの期間を**胎児期**（fetal period）とよぶ。この期の特徴は，組織と器官の成熟と体の急速な成長である。胎児の身長は通常，**頭殿長**（crown-rump length：**CRL**）（座高），あるいは頭頂から踵までの距離（直立高）を測る**頂踵長**（crown-heel length：**CHL**）を用いる。計測値はcmで表されるが，胎児の週齢または月齢に関係している（表8-1）。身長の伸びは胎生第3，4，5か月に特に顕著である一方，体重の増加は妊娠の最後の2か月に著しい。一般に，**妊娠期間は最終月経の開始から280日（40週），もっと正確には受精後266日（38週）**と考えられている。以下に記述する胎児の齢は，受精時点を起点として計算されたものであり，週または暦月で示される。

月々の変化

　胎児期に起こる最も際立った変化の1つは，体の他の部位に比較して頭部の成長が相対的に緩やかになることである。胎生第3か月の初めに，頭部は頭殿長の約1/2を占めているが（図8-1，8-2），第5か月の初めまでに頂踵長の約1/3，出生時には頂踵長の約1/4となる（図8-2）。このように，時とともに体の成長は促進されるが，頭部の成長はその速度が低下する。

　胎生第3か月中に顔面はさらに人間らしくなる（図8-3，8-4）。最初，側方を向いていた眼が顔の前面に位置するようになり，耳は頭部側面の最終的な位置に近づいてくる（図8-3）。体肢は体の他の部位に釣り合う長さとなるが，まだ下肢は上肢よりいくぶん短く，発育もやや劣る。第12週までに**一次骨化中心**（primary ossification center）が長骨や頭蓋に出現する。同様に第12週までに外生殖器も発育し，体表検査（超音波）で胎児の

表8-1　胎児期における身長と体重の増加

齢（週）	頭殿長（cm）	体重（g）
9〜12	5〜8	10〜45
13〜16	9〜14	60〜200
17〜20	15〜19	250〜450
21〜24	20〜23	500〜820
25〜28	24〜27	900〜1,300
29〜32	28〜30	1,400〜2,100
33〜36	31〜34	2,200〜2,900
37〜38	35〜36	3,000〜3,400

性を決定できる程度になる。第6週には**腸ループが臍帯内に大きな膨隆を作る**が，第12週までに腹腔内に戻る。第3か月末には，筋の活動を示す反射運動が流産胎児に誘発される。

　胎生第4か月および第5か月に，胎児の身長は急速に伸び（図8-5，表8-1），胎生前半の末期には，頭殿長がほぼ15cm，すなわち新生児の全長の約1/2に達する。しかし，この期間中に胎児の体重はわずかしか増加せず，胎生第5か月末までは500g以下である。胎児は**生毛**（lanugo hair）という繊細な毛で覆われ，眉毛と頭髪も認められる。**胎生第5か月中に胎児の運動がはっきりと母体に認識される**。

　胎生後半に胎児の体重はかなり増し，特に最後の2か月半に著しく，臨月の体重（3,200g前後）の50%はこの間に増加する。**胎生第6か月**では，胎児は初め皮下結合組織の発育が十分でないため，しわの寄った外観を呈し皮膚は赤みを帯びている。胎生第6か月中に生まれた児は，生存することがきわめて難しい。いくつかの器官系は機能できるが，呼吸器系と中枢神経系はまだ十分には分

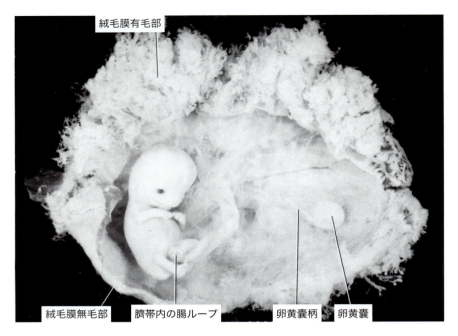

図 8-1 9 週の胎児。体の残りの部分と比較して頭部が大きいことに注意。絨毛膜腔内に卵黄嚢と長い卵黄嚢柄がみられる。臍帯と腸ループのヘルニアに注意。絨毛膜の一側には多くの絨毛がある(絨毛膜有毛部)が、他側はほとんど平滑である(絨毛膜無毛部)。

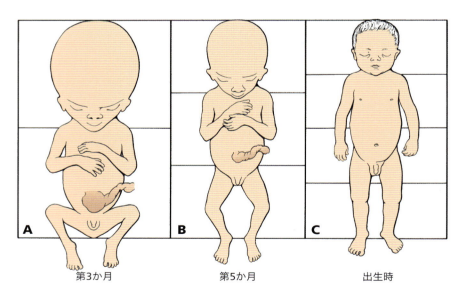

図 8-2 種々の発生段階における頭部の大きさと、残りの体部の大きさとの比較。

化しておらず、かつ両系間の調整がまだ確立されていない。6 か月半～7 か月までに胎児は頭殿長 25 cm，体重ほぼ 1,100 g になる。この時期に生まれると、児の生存の可能性は 90% ある。最初の 7 か月間に起こるいくつかの発達指標を表 8-2 に示す。

最後の 2 か月中に皮下脂肪が沈着する結果，丸々とした外形となる(図 8-6)。胎生期の終わりまでに皮膚は白っぽい脂質，すなわち脂腺の分泌物でできている**胎脂**(vernix caseosa)で覆われる。

8章　発生第3か月から出産まで：胎児と胎盤　113

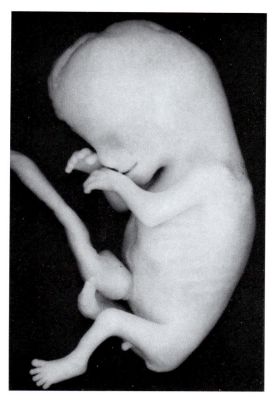

図 8-3　11週の胎児。臍帯は，その基部でまだ膨隆しているが，これは腸ループの臍帯内脱出によるものである。この胎児の頭蓋は正常の滑らかな輪郭を示していない。手指と足指は発達している。

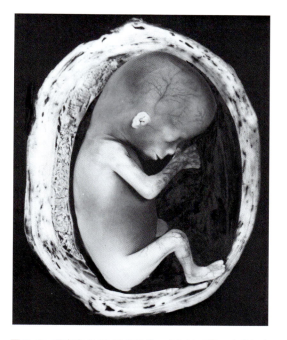

図 8-4　子宮内の12週の胎児。きわめて薄い皮膚と皮下の血管に注意。顔面はヒトとしてのすべての特徴を備えているが，耳介はまだ原始的である。この時期に胎児の運動が始まるが，通常，母体には感じられない。

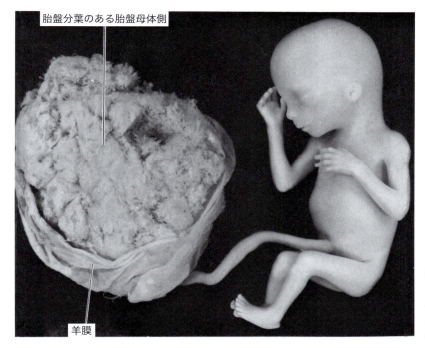

図 8-5　臍帯で胎盤と連結している18週の胎児。皮下脂肪を欠くために胎児の皮膚は薄い。胎盤分葉のある胎盤と羊膜に注意。

表 8-2　胎児期の発達指標

	齢（週）
味蕾出現	7
嚥下	10
呼吸運動	14〜16
吸飲運動	24
胎児音聴取可能	24〜26
目は光感受性あり[a]	28

[a] 形と色の認識は生後に起こる。

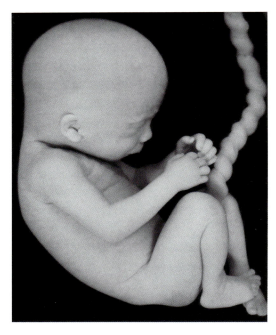

図 8-6　7 か月の胎児。この胎児は生存できたかもしれない。皮下脂肪の沈着により丸々とした外形となる。臍帯のラセン状のねじれに注意。

胎生第 9 か月の末には，頭蓋は体のどの部分よりも周径が大きくなるので，頭部の産道通過が重要な問題となる。分娩時には胎児の体重は 3,000〜3,400 g，頭殿長は約 36 cm，頂踵長は約 50 cm である。性的特徴ははっきりし，精巣は陰嚢内に下降しているのが正常である。

出産日

出産までの日数は最も正確には受精後 266 日あるいは 38 週とされる。卵子は，通常，排卵後 12 時間以内に受精される。しかし，排卵 6 日前までに生殖管内にためられた精子は生存して卵子を受精させることができる。したがって，ほとんどの妊娠は排卵前 6 日以内に性交が行われた場合に成立する。妊婦は通常，2 回続いて月経出血がなかった場合に産科医を訪ねる。そのときには，その女性の性交に関する記憶は曖昧なことが多く，受精日を決定するのが難しいということは，すぐに理解できる。

産科医は出産日を最終月経の初日から数えて，280 日または 40 週として計算する。規則正しい 28 日月経周期の女性では，この方法はかなり正確であるが，周期が不規則な場合には相当な差異が生じる可能性がある。女性が受精後 14 日頃，着床中の栄養膜の侵蝕作用による短期間の出血をみた場合（第 4 章 p.57「発生第 13 日」参照），さらに問題は複雑になる。このように，出産日の決定は必ずしも容易ではない。ほとんどの胎児は，一般に予定出産日から 10〜14 日以内に生まれる。これよりも早く生まれれば**早産児**（premature infant）に，遅ければ**過期産児**（postmature infant）に分類される。

ときに，胚子または小さい胎児の齢を決定しなければならないことがある。最終月経の開始日に関する情報と，胎児の身長，体重およびその他の特定の妊娠月に典型的な形態的特徴を組み合わせれば，胎児の齢を合理的に推定できる。この決定を助ける有用な手法は**超音波**で，これによって胎生第 7〜14 週の胚子（胎児）の正確な（誤差 1〜2 日）頭殿長を計測することができる。胎生第 16〜30 週の胎児の計測では，通常，**大横径**，**頭囲**と**腹囲**，および**大腿骨長**が用いられる。胎児の大きさと胎齢を正確に定めることは妊娠管理のために重要である。特に，母親の骨盤が小さいとか，胎児に先天異常がある場合に重要である。

臨床関連事項

出産時低体重

胎児の身長や体重にはかなりの幅があり，実測値が胎児の月齢や週齢の標準値と合わないことがある。身長や体重に影響する因子の多くは遺伝的に決定されるが，環境因子もまた重要な役割を演じる。

新生児の標準体重は 2,500〜4,000 g，標準身長は 51 cm である［訳者注：日本人の最新データは厚生労働省「出生に関する統計」を参照のこと］。出産時低体重(low birth weight：LBW)という語は妊娠週齢にかかわらず体重 2,500 g 未満の場合を指す。多くの体重 2,500 g 未満の新生児は早産(preterm birth：妊娠 37 週以前の出生)による。これに対して子宮内胎児発育遅延(intrauterine growth restriction：IUGR)，胎児発育不全(fetal growth restriction：FGR)と SFD(small for date：妊娠期間のわりに小さい)という語は妊娠週齢を勘案した用語である。

IUGR とは，最適な子宮内発育に達していない児に適用される用語である。このような児は病的に小さく，予後不良のリスクが高い。SGA 児は出生時体重が在胎期間に対する期待値の 10 パーセンタイル未満のものである。このような児は病的に小さい(IUGR の可能性がある)ことも，本来的に(健康であるが)小さいこともある。この 2 つの状態を区別するのは困難であるが，健康であるが小さい児を IUGR 児のようなハイリスク児として処置しないようにしなければならない。

ほぼ 10 人に 1 人の割合で，胎児は IUGR になっていて，これらの児では神経系の発達障害，形態的先天異常，胎便吸引，低血糖症，低カルシウム血症，および呼吸窮迫症候群(RDS)発症のリスクが増加する。このような児には長期にわたる影響もみられる。言い換えると，子宮内状態の影響は胎生期だけにとどまらず，胎内での悪影響が生後になって健康上の悪影響を受けやすい素因となることがある。たとえば IUGR 児は，肥満，高血圧，高コレステロール血症，心臓血管障害，2 型糖尿病のような代謝異常を起こす危険性が高いことが示されている(バーカー仮説 Barker hypothesis といわれる)。

IUGR の頻度は白人よりもアフリカ系で高い。このような児が生じる原因には，染色体異常，催奇形因子，先天的感染(風疹，サイトメガロウイルス，トキソプラズマ症，および梅毒)，母体が健康を害している場合(高血圧症および腎臓病と心臓病)，母親の栄養状態と社会経済的水準，母親の喫煙・飲酒・その他薬物の服用，胎盤不全，および多胎(双胎，品胎など)などがある。

出生前および生後の成長を促進するおもな因子はインスリン様増殖因子 1(insulin-like growth factor-1：IGF-I)である。この因子には細胞分裂促進作用(mitogenic effect)や同化促進作用(anabolic effect)がある。胎児組織はIGF-I を発現し，その血清値と胎児の発育が関連づけられている。IGF-I 遺伝子の突然変異は IUGR を起こし，この発育遅延は生後にも続く。出生前に比べ，生後の成長は成長ホルモン(growth hormone：GH)に依存している。このホルモンはその受容体に結合して，シグナル伝達系を活性化し，その結果 IGF-I の合成と分泌が起こる。成長ホルモン受容体(GHR)の突然変異は顕著な低身長と，ときに青色強膜を特徴とするラロン小人症(Laron dwarfism)を起こす。この患者には IUGR はまったくないか，あってもごくわずかである。それは胎生期には IGF-I の産生が成長ホルモンに依存していないからである。

胎膜と胎盤

胎盤(placenta)は母体と胎児の区画間で栄養とガス交換を効率的に行う器官である。胎児の発育とともに栄養や他の因子の必要性が増加するので，胎盤内で大きな変化が起こる。そのうち最も重要なことは，物質交換を促進するための，母体要素と胎児要素の間の表面積の増加である。胎膜(fetal membrane)の配置も羊水の産生が増加するために変化する。

栄養膜の変化

胎盤の胎児側構成要素は栄養膜と胚外中胚葉(絨毛膜板)に由来する。母体側要素は子宮内膜に

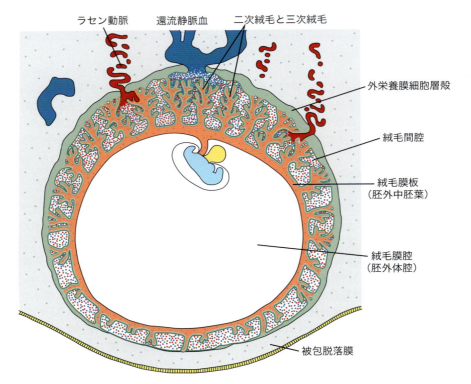

図 8-7　発生第 2 か月初めのヒト胚子。胚子極では絨毛は多数で発育もよい。対胚子極では，絨毛の数は少なく，発育も悪い。

由来する．胎生第 2 か月の初めまでに，栄養膜はその特徴である多数の二次絨毛および三次絨毛を生じ，そのため放射状にみえるようになる(図 8-7)．幹(付着)絨毛は絨毛膜板の中胚葉から栄養膜細胞層殻にまで達する．絨毛の表面は合胞体層からなり，栄養膜細胞層の上に乗り，さらにこの細胞層が血管に富んだ中胚葉性の芯を覆っている(図 8-8A，C)．絨毛幹の芯に発生しつつある毛細血管系は，まもなく絨毛膜板および付着茎内の毛細血管と連絡し，胚外血管系を生じる．

母体血は子宮のラセン動脈により胎盤に供給される．血液を絨毛間腔(図 8-7，8-8)に放出するための母体血管の侵蝕は栄養膜細胞層にある細胞の血管内侵入(endovascular invasion)により達成される．侵入細胞は付着絨毛の先端から離れて(図 8-7，8-8)ラセン動脈の終末部に侵入し，ここで血管壁の母体内皮細胞に置き換わる．このようにして，胎児と母体両方の細胞を含む雑種血管が作られる．この過程を完遂するために栄養膜細胞層は上皮から内皮に転換する．栄養膜細胞のラセン動脈への侵入により，小直径で高抵抗であっ

た血管が大直径で低抵抗のものとなり，大量の母体血を絨毛間腔に供給できるようになる(図 8-7，8-8)．

次の数か月間に既存の絨毛幹から無数の小さな突起が芽を出して**自由絨毛**(free villus)として伸び，周囲の**絨毛間腔**(lacunar space, intervillous space)へ突出する．これらの新しく形成された絨毛は，最初は原始的(図 8-8C)であるが，胎生第 4 か月の初めまでに，若干の結合組織とともに栄養膜細胞層の細胞が消失する．そこで，母体と胎児の血液循環系を隔てているのは，合胞体層と血管の内皮壁だけとなる(図 8-8B，D)．しばしば栄養膜合胞体層は非常に薄くなり，数個の核を含む大きな断片がちぎれて，絨毛間腔血海内へ脱落する．**合胞体性結節**(syncytial knot)というこれらの断片は母体の血液循環に入るが，通常これらの断片は何の症状を起こすこともなく変性する．栄養膜細胞層の細胞の消失は小さな絨毛から始まり，大きな絨毛へと波及していくが，大きな絨毛では，常にいくらかは残る．しかし，残った栄養膜細胞層は母体と胎児の血液循環の間のガス交換

に関与しない。

臨床関連事項

子癇前症(preeclampsia)は母体の高血圧，蛋白尿を特徴とする状態で，器官血流量低下が原因となり，妊婦の約5％に生じる。これはけいれん発作を特徴とする子癇へと進展することがある。妊娠約20週から満期までの間に突然始まる可能性があり，胎児発育遅延，胎児死亡，母体死亡を起こす危険がある。事実，米国で子癇前症は妊婦死因の第1位で，児の分娩で完治する。しかし，分娩が早すぎると，児の未熟による合併症のリスクがある。長年研究されているにもかかわらず，子癇前症の原因は不明である。この状態は栄養膜細胞層分化の異常や不十分によるらしく，正常な上皮から内皮への移行が起こらない。その結果，栄養膜細胞の母体血管への侵入がほとんどない。このような細胞異常が高血圧などの問題を起こす理由は明らかでない。子癇前症に関与する因子としては，前回の妊娠での子癇前症，初回妊娠，肥満，子癇前症の家族歴，多胎妊娠(双胎，品胎以上)，高血圧や糖尿病などの疾患があげられる。子癇前症は胞状奇胎の妊婦でもよく起こり，この場合には妊娠初期に発症する(第4章 p.59 参照)。

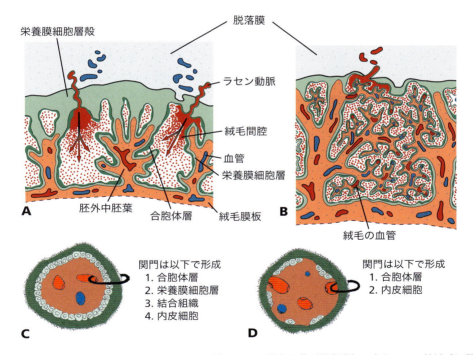

図 8-8 種々の発生段階における絨毛の構造。**A**．第4週。胚外中胚葉が脱落膜板に向かって，幹絨毛に侵入する。**B**．第4か月。多数の小絨毛において毛細血管壁が直接合胞体層と接している。**C**，**D**．それぞれ **A** および **B** の絨毛の拡大図。

絨毛膜有毛部と基底脱落膜

発生の初めの数週では，絨毛は絨毛膜の全表面を覆っているが(図8-7)，妊娠が進むに伴い，胚子極側の絨毛は発育を続けて範囲を広げ，**絨毛膜有毛部**(chorion frondosum)となり，対胚子極側の絨毛は退化して，胎生第3か月までに絨毛膜のこの側は平滑となり，**絨毛膜無毛部**(chorion laeve)とよばれる(図8-9, 8-10A)。

絨毛膜の胚子極と対胚子極との違いは**脱落膜**(decidua)の構造にも反映する。脱落膜は子宮内膜の機能層であり，分娩の際に脱落する。絨毛膜有毛部を覆う脱落膜，すなわち**基底脱落膜**(decidua basalis)は，多量の脂質とグリコーゲンを含む大型の細胞である**脱落膜細胞**(decidual cell)の緻密な層からなる。この層すなわち**脱落膜板**(decidual plate)は絨毛膜としっかりと結合する。対胚子極を覆う脱落膜層は**被包脱落膜**(decidua capsularis)とよばれる(図8-10A)。絨毛膜胞(chorionic vesicle)[訳者注：絨毛膜胞とは，絨毛膜で包まれた胎児(胚子)および付属器官全体を指す。羊膜腔を外から囲む広い胚外腔(絨毛膜腔 chorionic cavity)は，羊膜腔の拡張に伴い，しだいに狭められ，結局は消失する]の大きさが増すに伴い，この層は伸展され，退化する。その後，絨毛膜無毛部は子宮の反対側の子宮壁(**壁側脱落膜** decidua parietalis)と接触し，両者は癒合する(図8-10〜8-12)。そこで子宮腔は閉鎖される。このように，絨毛膜のうち物質交換作用に関与する唯一の部分は絨毛膜有毛部で，基底脱落膜とともに両者で**胎盤**(placenta)を形成する。同様に，羊膜と絨毛膜が癒合して**羊膜絨毛膜**(amniochorionic membrane)を形成し，絨毛膜腔を閉鎖する(図8-10A, B)。分娩中に破裂(破水)するのはこの膜である。

胎盤の構造

胎生第4か月の初めまでに，胎盤は2つの要素をもつ。すなわち，(1)絨毛膜有毛部からなる**胎児部**(fetal portion)と，(2)基底脱落膜から形成される**母体部**(maternal portion)とである(図8-10B)。胎児側では胎盤は**絨毛膜板**(chorionic plate, 図8-13)で境され，母体側では基底脱落膜で境されるが，その脱落膜板は最も密に胎盤に組み込まれている。**連結帯**(junctional zone)では，栄養膜と脱落膜の細胞が入りまじっている。その特徴は，脱落膜および合胞体層からの巨大細胞がみられることであり，無定形の細胞外物質に富んでいる。この期までに栄養膜細胞層の細胞の大部分は退化する。絨毛膜板と脱落膜板の間が絨毛間腔で，母体側の血液で満たされる。絨毛間腔は合胞体層の裂孔に由来し，胎児起源の合胞体層で覆われている。**絨毛樹**(villous tree)がこの絨毛間腔血海のなかに伸びている(図8-8, 8-13)。

胎生第4か月と第5か月中に，脱落膜は多数の中隔，すなわち**胎盤中隔**(decidual septa)を形成し，絨毛間腔に突出するが，絨毛膜板には達しない(図8-13)。中隔は芯に母体側の組織を入れるが，その表面は合胞体層で覆われているので，合胞体層は常に，絨毛間腔血海内の母体の血液と絨毛の胎児側組織とを隔てている。中隔が形成される結果，胎盤は多数の区画，すなわち**胎盤分葉**(cotyledon)に分けられる(図8-14)。胎盤中隔が絨毛膜板にまで達することはないので，多数の胎盤分葉における絨毛間腔間の連絡は維持されている。

胎児の絶え間ない成長と子宮の拡張との結果，

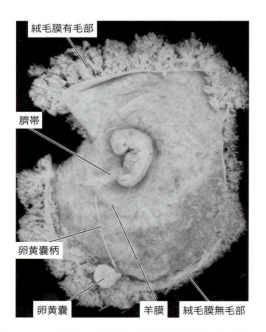

図8-9 6週胚子。羊膜嚢と絨毛膜腔は胚子を示すため切開されている。胚子極の栄養膜は繁茂した外観を呈する一方，対胚子極の絨毛は小さい。付着茎と，非常に長い卵黄嚢柄をもつ卵黄嚢がみられる。

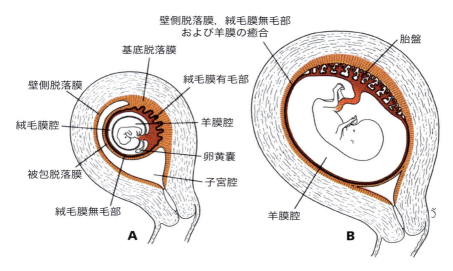

図 8-10　胎膜と子宮壁との関係。**A**．胎生第 2 か月末。羊膜と絨毛膜との間の絨毛膜腔にある卵黄囊に注意。対胚子極では絨毛は消失している（絨毛膜無毛部）。**B**．第 3 か月末。羊膜と絨毛膜が癒合し，子宮腔は絨毛膜無毛部と壁側脱落膜との癒合により消失する。

胎盤も大きくなる。胎盤の表面積の増加は子宮の拡張とほぼ平行し，全妊娠期間を通じて，子宮の内表面の約 15～30％を覆う。胎盤の厚さが増すのは，既存の絨毛の樹枝状化の結果で，母体の組織に絨毛がさらに深く侵入するためではない。

臨月の胎盤

臨月では，胎盤は円盤状で，直径 15～25 cm，厚さ約 3 cm，重量約 500～600 g である。出産時に胎盤は子宮壁から剥がれ，胎児娩出後，約 30 分で子宮腔から「後産（afterbirth）」として排出される。出産後，胎盤を**母体側**からみると，基底脱落膜の薄層で覆われた，15～20 個のわずかに隆起した区画，すなわち**胎盤分葉**が明瞭に認められる（図 8-14B）。胎盤分葉間の溝は胎盤中隔で形成されている。

胎盤の胎児面は，全体として絨毛膜板で覆われている。多数の大きな動静脈，すなわち**絨毛膜血管**（chorionic vessel）が臍帯に向かって束ねられているのがみられる（図 8-14A）。次には絨毛膜が羊膜で覆われる。臍帯の付着部は通常，胎盤の中心をはずれ，ときには辺縁に付着することさえある。しかし，まれには胎盤外で絨毛膜に付着する（**卵膜付着** velamentous insertion）こともある。

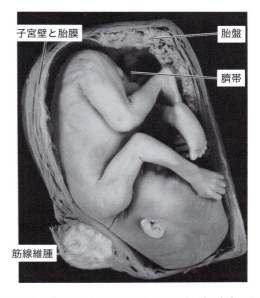

図 8-11　臍帯と胎盤がみられる 19 週胎児（子宮内における自然の位置）。子宮腔は消滅している。子宮壁には筋線維腫とよばれる大きな腫瘍がみられる。

胎盤循環

胎盤分葉は 80～100 本のラセン動脈から血液を受け，これらの動脈は脱落膜板を貫通し，おおむね規則的な間隔をおいて絨毛間腔へ入る（図 8-13）。ラセン動脈内の圧により，血液は絨毛間腔深く送り込まれ，絨毛樹の多数の小絨毛は酸素に

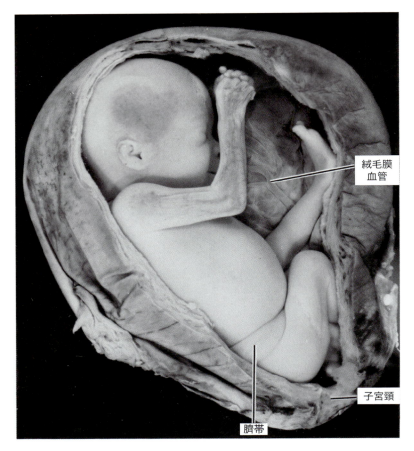

図 8-12 子宮内の 23 週胎児。胎児を示すために，羊膜と子宮壁の一部が切開されている。後面には臍帯に侵入している胎盤の血管がみられる。おそらく胎位異常（殿位）のために，臍帯が胎児の腹部に強く巻きついている。

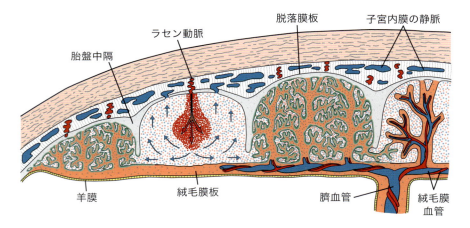

図 8-13 妊娠後半期の胎盤。胎盤分葉は胎盤中隔（母体側）によって部分的に分離される。絨毛間腔の血液の大部分は，子宮内膜静脈を介して，母体の循環系に戻る。少量の血液は隣接する胎盤分葉域へ入る。絨毛間腔は合胞体層で覆われている。

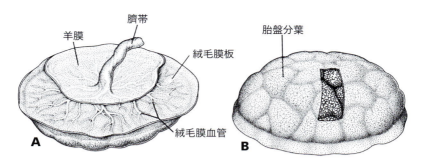

図8-14 臨月の胎盤。**A**. 胎児側。絨毛膜板と臍帯は羊膜で覆われている。**B**. 胎盤分葉がみられる母体側（脱落膜を一部省略）。出産のとき，胎盤の母体側は常に注意深く調べられ，しばしば胎盤分葉の白化がみられる。これは過剰なフィブリノイド形成により一群の絨毛間腔が閉塞(胎盤梗塞)されるためである。

満ちた血液で洗われる。圧が低下すると，血流は絨毛膜板から脱落膜へ向かって逆流し，そこで子宮内膜の静脈に注ぐ（図8-13）。このようにして，絨毛間腔からの血液は，子宮内膜の静脈を経由して母体側の循環系へ戻る。

　十分発育した胎盤の絨毛間腔は，全体として約150 mLの血液を含み，毎分3〜4回の割合で更新される。この血液は絨毛に沿って流れ，絨毛の表面積は4〜14 m^{2}である。しかし，胎盤におけるガス交換は，すべての絨毛で起こるのではなく，胎児側の血管とそれを覆っている合胞体層とが密着している部分だけに起こる。このような絨毛では，その合胞体層は，しばしば多数の微絨毛で構成された刷子縁を備え，表面積が増し，その結果，母体側と胎児側両循環系間のガス交換率は著しく高まる（図8-8D）。両血液循環系間の隔壁膜，す

なわち**胎盤膜**(placental membrane)は最初，次の4層からなっている。(1)胎児側血管の内皮，(2)絨毛の芯をなす結合組織，(3)栄養膜細胞層，および(4)合胞体層（図8-8C）。胎生第4か月以降，胎盤膜はかなり薄くなる。毛細血管内皮は，合胞体からなる膜に密着するようになるので，交換率が著しく増大する（図8-8D）。胎盤膜は，ときに**胎盤関門**(placental barrier)とよばれるが，多くの物質が自由に通過するので，本当の意味での関門ではない。絨毛間腔内の母体側血液が絨毛膜に由来する構造により，胎児側の血液と隔離されているので，ヒトの胎盤は**血液絨毛型**(hemochorial type)と考えられている。正常には母体血と胎児血が混じることはない。しかし，ときに胎盤膜の微細欠損部を通じて少量の胎児血が母体側に漏れ出ることがある。

臨床関連事項

胎児赤芽球症および胎児水腫

　一部の胎児血球が胎盤関門を通って脱出するので，これらの細胞が母体免疫系の抗体反応を誘発する可能性がある。この反応の基礎は次の事実にある。400を超える赤血球抗原が同定されており，その大部分は妊娠中に問題を起こすことはないが，いくつかの抗原は胎児血球に対する母体の抗体反応を刺激する可能性がある。この過程は**同種免疫**(isoimmunization)の例で，母体の反応が十分であると抗体は胎児赤血球を攻撃して溶血を起こし，その結果，**胎児および新生児溶血性疾患**(hemolytic disease of the fetus and newborn)を引き起こす。以前，この疾患は**胎児赤芽球症**(erythroblastosis fetalis)といわれた。**赤芽球**(erythroblast)とよばれる胎児血球の増加により刺激されて，重篤な溶血が起こることがあるのがその理由である。しかし，重症貧血が起こることは少なく，胎児および新生児溶血性疾患というのが適切な術語である。この貧血が非常に重症になると，**胎児水腫**(fetal hydrops：浮腫と体腔内への体液浸出)が起こり，胎児が死亡する（図8-15）。最も重症例は**CDE式(Rh式)血液型**からの

抗原によって起こる。DすなわちRh抗原は最も危険で，その理由はたった1回の抗原曝露で免疫が生じる可能性があるためである。その後の妊娠のたびごとに，より早期に，またより重症になることがある。この母体抗体反応は胎児がD(Rh)陽性で母体がD(Rh)陰性の場合に起こる。胎児の赤血球が分娩の際または胎盤絨毛表面の小出血域から母体系に入ることで反応が誘発される。妊婦が最初に検診を受ける際に，Rh式血液型と抗D抗体のスクリーニング検査を受けることで以前の感作の有無がわかり，この状態を予防することができる。Rh陰性で抗D抗体をもたない女性の場合には，妊娠28週にRh免疫グロブリンを投与する。胎児と母体血が混合する機会（たとえば羊水穿刺や流産）がある場合や，出産後に新生児がRh陽性である場合にも同様に処置する。1968年にRh免疫グロブリンが導入されて以来，米国では胎児および新生児溶血性疾患はほとんど見られなくなった。

ABO式血液型からの抗原も抗体反応を誘発する可能性があるが，その影響はCDE式血液型によるものよりもずっと少ない。全小児の約20%はABO母体血液型不適合であるが，臨床的に症状を示すのは5%にすぎない。これらは生後に効果的に治療できる。

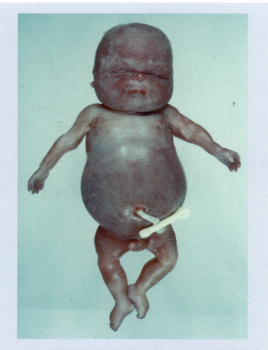

図8-15　胎児水腫。胎児組織に液体が貯留して起こる。

胎盤の機能

胎盤の主要機能は(1)母体側と胎児側の血流間での**代謝物質とガス物質の交換**，および(2)**ホルモンの産生**である。

ガス交換

酸素，炭酸ガスおよび一酸化炭素のようなガス交換は，単純な拡散によってなされる。臨月では，胎児は母体の血流から毎分20〜30 mLの酸素を得ている。酸素の供給がほんの短時間妨げられても，胎児にとっては致命的である。胎児に到達する酸素の量は，拡散ではなくおもに運搬によっているので，胎盤の血液循環が胎児の酸素供給には重要である。

栄養素と電解質の交換

アミノ酸，遊離脂肪酸，炭水化物およびビタミン類のような栄養素と電解質の交換は迅速で，妊娠が進むと増大する。

母体抗体の伝達

免疫能は妊娠第1三半期の後期に発達し始める。この時期までに胎児は**補体**（complement）の全要素を作っている。免疫グロブリンはほとんどすべてが母体の**免疫グロブリンG**（immunoglobulin G：**IgG**）で，ほぼ14週に母体から胎児に輸送され始める。このようにして胎児は種々の感染症に対する受動免疫を獲得する。新生児は自身のIgGを作り始めるが，3歳になるまでは成人の水準には達しない。

ホルモン産生

胎生第4か月末までに，胎盤は，黄体が除去されたり，または正しく機能しない場合にも，妊娠を維持するに足りるだけの**プロゲステロン**（progesterone）を産生する。おそらくすべてのホルモ

臨床関連事項

胎盤関門

母体のステロイドホルモンは容易に胎盤を通過する。他のホルモン，たとえばチロキシン（thyroxine）などの通過速度は遅い。一部の合成プロゲスチンは速やかに胎盤を通過し，女性胎児の男性化を起こす可能性がある。胎盤を容易に通過する合成エストロゲンである**ジエチルスチルベストロール**（diethylstilbestrol：**DES**）の使用はさらに危険であった。胎生期中にこの合成物にさらされた個体から，女性では明細胞腺癌や子宮頸部もしくは子宮の異常，男性では精巣の異常が発生している（第9章参照）。

胎盤関門は，しばしば危険な因子に対し保護装置として作用すると考えられるが，風疹，サイトメガロウイルス，コクサッキー，痘瘡，水痘，麻疹および灰白髄炎などの多くのウイルスは容易に胎盤を通過する。いったん胎児があるウイルスに感染すると，細胞が死に，先天異常が起こることがある（第9章参照）。

不幸なことに，多くの薬物とその代謝産物は容易に胎盤を通過し，胎児に重大な障害を起こす原因となる（第9章参照）。さらに，母親がヘロインやコカインのような薬物を使用すると，胎児性薬物中毒が生じることがある。

ンは，栄養膜合胞体層で合成される。胎盤はプロゲステロンの他，さらに**卵胞ホルモン**（estrogenic hormone：主として，**エストリオール** estriol）を産生し，しだいにその量を増して，妊娠終了直前に最高値に達する。ホルモンのこのような高水準は子宮の発育と乳腺の発達を刺激する。

また，妊娠の初めの2か月間に栄養膜合胞体層はゴナドトロピン（**ヒト絨毛性ゴナドトロピン** human chorionic gonadotropin：**hCG**）を産生し，これが黄体を維持する。このホルモンは母体の尿中に排泄され，妊娠初期にはこのホルモンの存在が妊娠の指標として用いられる。胎盤から産生されるもう1つのホルモンは**ソマトマンモトロピン**（somatomammotropin：以前は**胎盤性ラクトゲン** placental lactogen）である。これは成長ホルモン様物質で，母体の血糖を胎児に優先的に利用させ，母親に多少の糖尿病誘発性をもたらす。また，母乳産生のため乳腺発育を刺激する。

羊膜と臍帯

羊膜（amnion）と外胚葉との間の折り返し線，すなわち**羊膜-外胚葉連結**（amnio-ectodermal junction）は卵円形で，**原始臍輪**（primitive umbilical ring）とよばれる。胎生第5週に，次のものがこの輪を通過する（図8-16A，C）。すなわち(1)尿膜と2動脈，1静脈で構成される臍血管を入れる**付着茎**（connecting stalk），(2)卵黄血管を伴う**卵黄囊柄**（yolk stalk，卵黄腸管 vitelline duct），および(3)**胚内体腔と胚外体腔を結ぶ管**（図8-16C）である。卵黄囊そのものは**絨毛膜腔**（chorionic cavity）の空間，すなわち羊膜と絨毛膜板との間の空間を占めている（図8-16B）。

その後の発達中に羊膜腔は絨毛膜腔を犠牲にして急速に拡大し，羊膜は付着茎と卵黄囊柄を一緒に寄せ集めるように両者を覆い始め，こうして**原始臍帯**（primitive umbilical cord）が形成される（図8-16B）。このときの臍帯は遠位部では卵黄囊柄と臍血管を含み，近位部では腸ループの一部と尿膜の遺残を含んでいる（図8-16B，D）。卵黄囊は絨毛膜腔内に見いだされ，卵黄囊柄により臍帯と連結している。第3か月末に，羊膜は絨毛膜に接触するまでに拡大するので，絨毛膜腔が閉鎖される（図8-10B）。ついで通常，卵黄囊は収縮し徐々に閉鎖する。

急速に発生する腸ループに対し，腹腔が一時的に狭すぎるため，腸ループの一部は臍帯内の胚外体腔へ脱出する。この押し出された腸ループが**生理的臍帯ヘルニア**（physiological umbilical hernia）をなす（第15章参照）。胎生第3か月の末頃，腸ループは胎児の体内へ引き込まれ，臍帯内の体腔は消失する。さらに尿膜，卵黄腸管および卵黄血管が閉塞すると，臍帯内に残るのは**ワルトンのゼリー**（Wharton jelly）で囲まれた臍血管のみとなる。この組織はプロテオグリカン（proteoglycan）に富み，血管の保護層として機能する。動脈

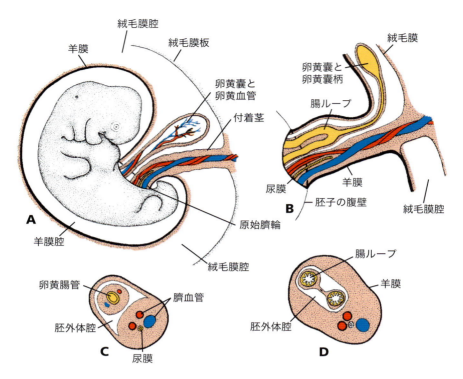

図 8-16　A．胎生 5 週胚子。原始臍輪を通過する器官を示す。B．10 週胚子における原始臍帯。C．原始臍輪の高さにおける内容の横断面。D．原始臍帯の横断面。臍帯内に腸ループが押し出されていることを示す。

壁は筋性で多数の弾性線維を含むが，これは臍帯が結紮されたあと，血管の急速な収縮と短縮の助けとなる。

妊娠末期における胎盤の変化

妊娠の末期に胎盤には多くの変化が生じるが，これは両血液循環間の交換機能が減退した表れであろう。これらの変化は次のとおりである。(1)絨毛の芯における線維性組織の増加，(2)胎児毛細血管の基底膜の厚さの増加，(3)絨毛内の小毛細血管の閉塞的変化，(4)連結帯および絨毛膜板にある絨毛の表面にみられるフィブリノイド(類線維素 fibrinoid)の沈着。過剰フィブリノイド形成は，しばしば絨毛間腔の梗塞，ときには全胎盤分葉の梗塞を起こす。こうなると胎盤分葉の外観は白色を呈する。

羊水(amniotic fluid)

羊膜腔を満たす透明な水様液は，一部は羊膜細胞から産生されるが，主として母体の血液に由来する。妊娠 10 週で約 30 mL であった羊水量は 20 週では 450 mL，37 週では 800〜1,000 mL と増加する。妊娠の初期には胚子は臍帯でつるされ，胚子を保護するクッションの役目を果たすこの液の中に浮かんでいる。この液は，(1)衝撃を吸収し，(2)胚子が羊膜に癒着するのを防ぎ，(3)胎児の運動を可能にする。羊水中の水分は 3 時間ごとに入れ替わる。第 5 か月の初めから，胎児は自己の羊水を嚥下する。概算して，1 日に全羊水量のほぼ半量，約 400 mL を飲み込む。第 5 か月には胎児の尿が毎日羊水に加わるが，胎盤が代謝老廃物の交換器として機能しているので，この尿はほとんど水である。出産中に，羊膜絨毛膜は水力学的な楔となって，頸管の拡張を助ける。

臨床関連事項

臍帯異常

　出生時に臍帯は直径ほぼ1〜2 cm, 長さ50〜60 cmで, 曲がりくねって**偽結節**(false knot)を作っている。臍帯の長さは胎児の運動に反映される。臍帯が短いと胎児運動が障害されたり, 子宮内胎児圧迫が生じたりする。臍帯が極端に長いと胎児の頸に巻きつくことがあるが, 通常リスクはない。ところが短いと, 子宮内で胎盤の臍帯付着部を引っ張って, 分娩中に障害を起こすことがある。

　正常な臍帯には2本の動脈と1本の静脈がある。ところが200人の新生児に1人の割合で**動脈が1本しかない**ことがある。このような児は心臓や血管系に異常のある可能性が約20%ある。欠如した臍動脈は, 無形成であったか, 発生初期に退縮したかである。

羊膜索

　ときに, 羊膜が裂け, **羊膜索**(amniotic band)が形成されて, これが胎児の一部, ことに体肢や指に巻きつくことがある。その結果, 切断, **絞扼輪**(ring constriction), 頭蓋・顔面の変形その他の異常が生じうる(図8-17)。索の原因は不明である。

羊水

　羊水過多症(hydramnios, polyhydramnios)とは羊水の過多(1,500〜2,000 mL)を表すのに用いる用語であり, 一方, **羊水過少症**(oligohydramnios)は羊水の減少(400 mL未満)を表すのに用いられる。どちらの状態も, 先天異常の出現率増加と関連する。羊水過多症のおもな原因については, 原因不明のもの(35%), 母体の糖尿病(25%), および中枢神経系の異常(たとえば無脳児)や胃腸の欠損(たとえば食道閉鎖)を含む先天異常があげられ, このような先天異常では, 新生児は液体を飲み込むという正常の活動が妨げられる。羊水過少症はまれで, 腎無形成に起因することがある。羊膜腔内の液体が少ないと胎児は圧迫されたり, 呼吸のような運動が障害されて肺低形成になることがある。

　胎膜早期破裂(premature rupture of membrane：**PROM**)は子宮の収縮開始前に胎膜が破れることで, 妊娠の10%に起こる。妊娠満37週以前の胎膜早期破裂は妊娠の3%に見られ, 早産の原因としてよくあることである。胎膜早期破裂の原因は不明である。危険因子としては, 以前の妊娠が早産であったこと, 以前に胎膜早期破裂があったこと, アフリカ系であること, 喫煙, 感染, 重症の羊水過多などがあげられる。

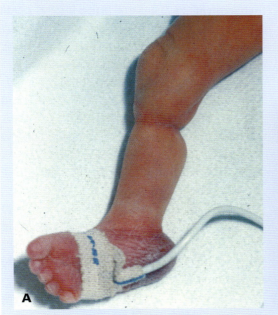
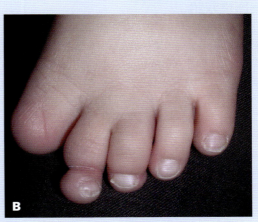

図8-17　羊膜索による体肢異常。**A**. 体肢の絞扼輪。**B**. 趾切断(母趾)と絞扼輪(第2趾)。

双胎の胎膜

多胎（双胎［訳者注：双胎（twins）は双子（ふたご），双生児，双児ともいう］，品胎など）の頻度は近年増加しており，今日，米国では全出産の3%以上を占める。2008年には1,000出生に32.6例という高率まで増加した。この増加の原因は2つある。母体の高齢化と生殖補助技術（ART）などによる不妊治療の増加である。

二卵性双胎

双胎の90%は**二卵性双胎**（dizygotic twins, fraternal twins）で，母体年齢の高齢化に伴って増加（35歳で2倍）し，また生殖補助技術など不妊治療で増える［訳者注：民族的な要素が多いため必ずしも90%とはいえない］。これは2つの卵子が同時に排卵され，それが2つの別々の精子で受精された結果による。2つの接合子は，まったく異なった遺伝的構成をもっているので，2人の似方は普通の兄弟姉妹程度である。性は異なることも同一のこともある。両接合子は個々別々に子宮に着床し，それぞれ独自の胎盤，羊膜および絨毛膜囊を発生する（図8-18A）。しかし，ときには2つの胎盤が接近していて，癒合する場合がある。また，絨毛膜囊の壁が接近して対向しており，癒合することもある（図8-18B）。二卵性双胎のそれぞれが異なった2型の赤血球をもつ場合もある（**赤血球モザイク** erythrocyte mosaicism）。これは，双胎の胎盤の癒合がきわめて緊密なため，赤血球が交換されていることを示している。

一卵性双胎

双胎の第2の型は単一の受精卵から生じ，**一卵性双胎**（monozygotic twins, identical twins）とよばれる。一卵性双胎の頻度は1,000出生に3〜4例である。一卵性双胎は発生の種々の段階で接合子が分離する結果生じる。最も早い分離は2細胞期に起こると考えられ，この場合，分離した2つの接合子が発生する。双方の胚盤胞は別々に着床し，各胚子の胎盤と絨毛膜囊はそれぞれ固有のものである（図8-19A）。このような双胎の胎膜の配列は，二卵性双胎のものと似ているが，両者は血液型，指紋，性，および外見（眼の色や毛髪の色）が非常によく似ているので，一卵性双胎の同胞であることがわかる。

通常，接合子の分離は初期の胚盤胞期に起こる。そこで内細胞塊は，同一胚盤胞腔内で2つの分離した細胞群に分かれる（図8-19B）。2つの胚子は共通の胎盤と共通の絨毛膜腔をもつが，その羊膜腔は別々である（図8-19B）。まれには原始線条の出現する直前の二層性胚盤の時期に分離が起こる（図8-19C）。この型式で分離が起こると，単一の胎盤と共通の絨毛膜囊，および羊膜囊をもった双胎が生じる。双胎は共通の胎盤をもっているが，双胎のそれぞれへの血液の供給は通常よく均衡がとれている。

品胎の発生はまれである（7,600回の妊娠に1回）が，要胎，格胎などはもっとまれである。最近，六胎のような多胎児が出産されているが，これらは排卵不全のため，ゴナドトロピン（排卵誘発剤 fertility drug）を投与された母親に起こることが多い。

分娩（出産）

妊娠34〜38週では子宮筋層は**分娩**（parturition, **出産** birth）のシグナルには反応しないものの，分娩を開始する移行期間には入っている。最終的には，この期間は子宮上部の筋層の肥厚および子宮下部と頸部の軟化と菲薄化で終了する。

分娩自体は3段階に分けられる。(1)**頸管成熟**（effacement：子宮頸部の菲薄化と短縮）および頸管の拡大。この段階は頸管が十分に開大する時点で終わる。(2)**胎児の娩出**（delivery），(3)**胎盤と胎膜の娩出**である。第1段階は子宮の収縮によって起こり，羊水を入れた羊膜囊が子宮頸管に対して楔のように働く力，あるいは羊膜が破裂した場合には，胎児の先進部，通常は頭部により及ぼされる圧力により遂行される。第2段階にも子宮の収縮が補助的に働くが，最も重要な力は腹筋の収縮による腹腔内圧の上昇である。第3段階には子宮の収縮が必要で，腹腔内圧上昇もこれを助ける。

子宮が収縮するにつれて上部はへこみ，子宮腔はどんどん狭くなる。一方下部は拡張し，これによって力が方向づけられる。収縮は通常10分間隔で始まり，分娩の第2段階では1分未満の間隔で30〜90秒続く。この収縮が脈打つように起こることが胎児の生存には不可欠である。それは胎児への子宮胎盤血流を何とか保つのに十分な力となるからである。

8章 発生第3か月から出産まで：胎児と胎盤 | 127

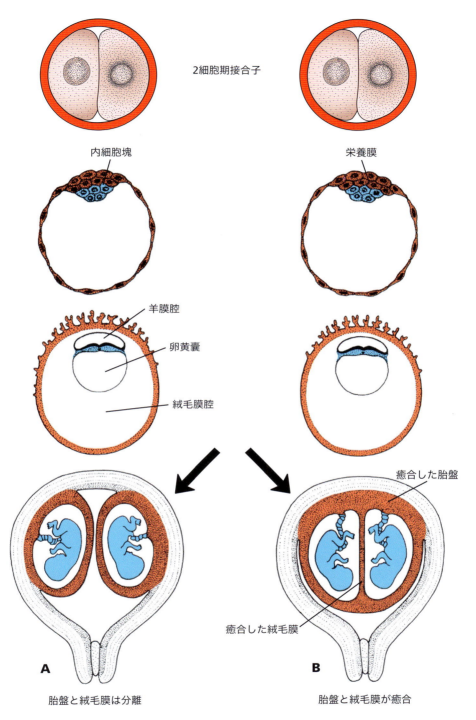

図 8-18　二卵性双胎の発生。正常の場合，各胚子はそれぞれ固有の羊膜，絨毛膜，胎盤をもつ(**A**)が，ときには両胎盤が癒合する(**B**)。このような場合，通常は各胚子は適当量の血液を受けるが，ときには癒合した両胎盤間の大吻合部を介して，双胎の片方に他方より多くの血液が送られることがある。

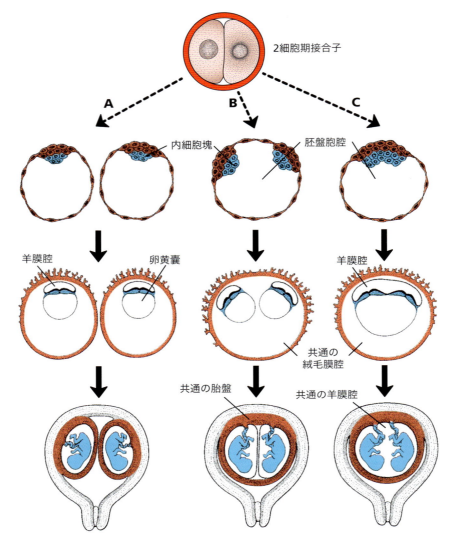

図 8-19 一卵性双胎における起こりうる胎膜の関係。**A**. 分離が 2 細胞期に起き，各胚子は固有の胎盤，羊膜腔および絨毛膜腔をもつ。**B**. 内細胞塊が完全に分離した群に分かれている。胚子は共通の胎盤と絨毛膜嚢をもつが，羊膜腔は分離している。**C**. 発生後期に内細胞塊が分離。胚子は共通の胎盤，共通の羊膜腔および共通の絨毛膜腔をもつ。

■ 臨床関連事項

双胎に伴う異常

　双胎妊娠では周産期死亡率や罹病率が高く，早産のリスクも高まる。双胎のほぼ60％は早産で，出産時低体重が高率にみられる。この両因子は双胎妊娠のリスクを増し，単胎に比べて児死亡率は3倍高い。

　双胎の受胎は出生よりも多く，その発生頻度は出生を認めた数に比べてはるかに高いと思われる。多くの双胎児が出生前に死んでおり，ある調査では双胎妊娠した女性の29％だけが実際に2児を産んだということである。**消失双胎**(vanishing twin)とは，一方の胎児が死亡したことを意味する。この消失は妊娠の第1三半期中か第2三半期の初期に起こり，胎児が吸収されたり，**紙状胎児**(fetus papyraceus，図8-20)になった結果である。

双胎児で死亡率が高くなるもう1つの原因は**双胎間輸血症候群**(twin to twin transfusion syndrome)で，これは単一絨毛膜性一卵性双胎の15%に起こる。多くの単一絨毛膜性胎盤では，胎盤での血管の吻合は両児にバランスよく血液を送るように形成されるが，吻合が一方の児にほとんどの血液を送り，他方には送らないように形成されると，この状態になる。その結果，双胎児の一方が他方よりも大きくなる（図8-21）。その結末は不良で，症例の50〜70%で双胎児の両方が死に至る。

発生がさらに進んだ時期に，原始結節や原始線条の部分的な分離が起こると，**結合体**(conjoined twins)が生じることがある。結合体は，結合の性質や程度により分類される（図8-22，8-23）。ときには一卵性双胎の同胞が，互いに共通の皮膚橋で結合されたり，または共通の肝臓橋で結合される場合がある。形成された双胎の型は原始結節や原始線条の異常の起こる時期と程度によって決まる。*goosecoid*のような遺伝子の発現異常が結合体の原因となることもある。多くの結合体が生存しており，最も有名な結合体であるチャンとエンもそのなかに含まれる。彼らは腹部で結合していて，1800年代中頃に見世物として英国や米国を旅した。最終的には，彼らはノースカロライナ州に住みついて農業を営み，2人の妻との間に21人の子をもうけた。

二卵性双胎で児が男性と女性である場合には，男性胎児からのテストステロンが女性胎児の発生に影響を及ぼすことがある。この場合，女児は顎が張り，歯が大きく，空間認識能力が優れ，多くの女児よりも球技が上手である。このような女性は結婚率が15%低く，生殖能力に問題があり，児数が25%少ない。

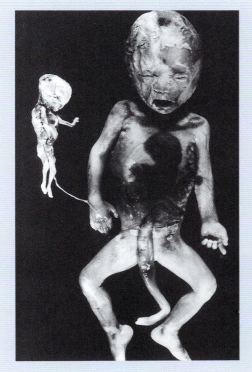

図8-20 紙状胎児。一方は大きいが，他方は圧迫されてミイラ化しているので，これを紙状という。

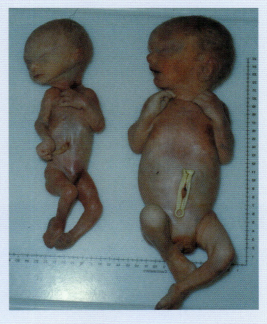

図8-21 双胎児輸血症候群の一卵性双胎。胎盤の吻合が血液を不平等に送った結果である。

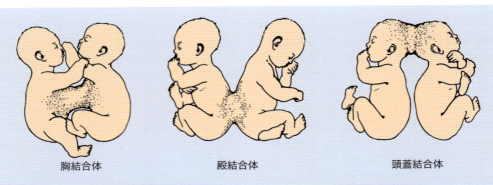

図 8-22 胸結合体，殿結合体および頭蓋結合体。結合体は生命維持に絶対的な器官が連なっていない場合に限り，分離することができる。

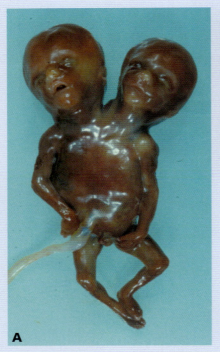

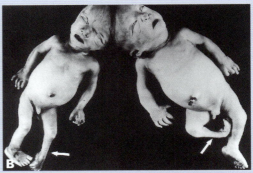

図 8-23 結合体の例。**A**. 二頭体。**B**. 頭蓋結合体（頭部で結合した双胎児）。下肢に多発変形がみられる（矢印）。

臨床関連事項

早産

　分娩を開始させる因子は不明である。そのなかに含まれる可能性のあるものとしては，妊娠維持因子（たとえばホルモンなど）の消失があり，「**妊娠維持からの退却**（retreat from maintenance of pregnancy）」とよばれる。あるいは子宮を標的とする刺激因子による**積極的な分娩誘発**もありうる。おそらく消極，積極両現象の要素が関与しているのであろう。残念ながら，これらの因子についての知識が欠如しているので，**早産**（preterm birth）予防の進歩は限られている。未熟児の早産（満37週以前の分娩）は米国での出産の約12％に生じ，新生児死亡原因の第1位である。また，疾患罹患率にも大きく関わっている。早産は胎膜の早期破裂，分娩の早期開始，あるいは早期娩出を必要とする妊娠合併症による。危険因子としては以前の早産，アフリカ系，多胎妊娠，歯周病や細菌性腟症などの感染症，母体ボディマス指数（BMI）低値などがあげられる。

要約

胎児期は妊娠第9週から出生に至る期間で，体の急速な成長と器官系の成熟が特徴である。第3，4，5か月には特に身長の増加が著しく（1か月に約5 cm），これに対して体重の増加は妊娠最後の2か月間に最も顕著である（1か月に約700 g，表8-1）。ほとんどの新生児は体重2,700～4,000 gである。2,500 g未満は**出産時低体重**と考えられ，1,500 g未満は**出産時超低体重**と考えられる。子宮内胎児発育遅延（IUGR）は児が遺伝的に可能な身長・体重に達していないものを指す術語で，病的に小さい。この群は，健康ではあるが該当する在胎期間に対応する体重が10パーセンタイル未満の児，すなわち妊娠期間のわりには小さい（**SGA**）児とは明確に異なる。

目立った変化は頭部の成長の相対的な低下である。第3か月には頭部は頭殿長の約半分を占める。第5か月までに頭部は頂踵長の約1/3，生下時には約1/4となる（図8-2）。

第5か月中に胎児の動きが母親にはっきりと感じられるようになり，胎児は細く短い毛で覆われる。

第6か月ないし第7か月の初めに生まれた児は生存が困難である。その理由はおもに，呼吸器と中枢神経系が十分に分化していないことである。

一般に満期出産児の**妊娠期間**は，**最終月経の開始日から280日すなわち40週，より正確には受精から266日すなわち38週**と考えられている。

胎盤（placenta）は2つの要素から構成される。すなわち（1）**絨毛膜有毛部**（chorion frondosum）に由来する胎児部，および（2）**基底脱落膜**（decidua basalis）に起源をもつ母体部である。絨毛膜板と脱落膜板の間の腔は，母体の血液で充満した**絨毛間腔**（intervillous space）で占められている。胎児側の組織である**絨毛樹**（villous tree）は母体側の血海へ伸長し，そのなかに浸る。胎児の循環系は母体の循環系から（1）合胞体層の膜（絨毛膜由来），および（2）胎児の毛細血管内皮細胞により，常に隔てられている。したがって，ヒトの胎盤は**血液絨毛型**（hemochorial type）である。

十分発育した胎盤の絨毛間腔は約150 mLの母体の血液を含み，これは毎分3，4回更新される。絨毛表面は広く，母体と胎児間の交換が促進されるが，その表面積には4～14 m²の個体差がある。

胎盤の主要機能は，（1）ガス交換，（2）栄養素と電解質の交換，（3）胎児に受動免疫を与える母体抗体の伝達，（4）プロゲステロン，エストラジオールおよびエストロゲンのようなホルモンの産生〔さらにヒト絨毛性ゴナドトロピン（hCG）とソマトマンモトロピンも産生する〕，および（5）若干の薬物の解毒である。

羊膜（amnion）は羊水を入れた大きな嚢で，胎児は臍帯で羊水中につるされている。羊水は，（1）衝撃を吸収し，（2）胎児の運動を可能にし，（3）周囲の組織と胎児が癒着するのを防止する。胎児は羊水を飲んでいる。羊水は腸で吸収され，胎盤で浄化される。胎児は羊水に尿を出すが，尿の大部分は水である。羊水の過剰（**羊水過多症** hydramnios）は無脳児や食道閉鎖と関連し，羊水の減量（**羊水過少症** oligohydramnios）は腎無形成に関係がある。

成熟胎児の**臍帯**（umbilical cord）は羊膜で覆われ，その内容は，（1）2本の臍動脈，（2）1本の臍静脈，および（3）ワルトンのゼリーで，これは血管を保護するクッションとして役立つ。

双胎の胎膜は，その起源および形成の時期により異なる。双胎の2/3が**二卵性双胎**（dizygotic twins, fraternal twins）で，2つの羊膜，2つの絨毛膜，および2つの胎盤をもつが，これらはときに癒合する。**一卵性双胎**（monozygotic twins）は通常，2つの羊膜，1つの絨毛膜，および1つの胎盤をもつ。胎児が互いに完全には分離していない**結合体**（conjoined twins）の場合には，1つの羊膜，1つの絨毛膜，および1つの胎盤をもつ。

分娩（parturition，**出産** birth）開始のシグナルは明らかでないが，分娩の準備は通常34～38週の間に始まる。分娩そのものは3段階からなる。（1）頸管成熟および頸管の拡大，（2）胎児の娩出（delivery），および（3）胎盤と胎膜の娩出である。

問題

1. 妊娠7か月の超音波検査で羊膜腔が大きすぎる（羊水の貯留）ことがわかった。この状態の病名と原因を述べよ。

2. 妊娠の後期になって，ある女性が妊娠第3週の間に職場でトルエンに曝露された可能性のあることに気づいた。しかし，彼女は同僚に，

胎盤が関門として働いて胎児を有害物質から守るので，心配はないと話している。彼女は

正しいか。

_____

第9章

先天異常と出生前診断

先天異常

先天異常(birth defect, congenital anomaly)と**先天奇形**(congenital malformation)は，出生時に存在する構造，行動，機能，および代謝の異常を表す同義語である［訳者注：通常の用法では，先天奇形は形態的異常を，先天異常は形態的および機能的異常の両方を意味する．奇形という語は，差別的にとられることもあり，なるべく用いないことが望ましい］．このような異常の研究の記述に用いられる語は**先天異常学**(teratology：英語のmonsterに相当するギリシア語の奇形 teratos に由来)および**異常形態学**(dysmorphology)である．異常形態学者は普通，臨床遺伝学教室にいる．大きな構造上の異常は，新生児の約3%に起こっており，また先天異常は，乳児死亡の原因の筆頭にあげられ，全乳児死亡のほぼ25%［訳者注：日本ではほぼ30%］を占める．65歳までの潜在生存年数損失(years of potential life lost)［訳者注：ある原因で65歳未満で死亡した人が，65歳まで生きられるものと仮定した場合に算出される損失年数］の原因では第5位であり，心身障害のおもな原因である．先天異常は誰にでも起こりうるもので，アジア系，アフリカ系，ラテン系，白人，アメリカ先住民の間で頻度は同じである．

先天異常の原因は3つのカテゴリーに分けられる．環境因子によるもの(15%)，遺伝因子によるもの(30%)，環境因子と個人の遺伝的感受性の相互作用によるものである．多くの先天異常(55%)は最後にあげたカテゴリーに入り，その多くで詳しい原因はわからない(図9-1)．

小異常(minor anomaly)は新生児の約15%に起こる．小耳(microtia)，痣，眼瞼裂短小などのような構造的異常は，それだけでその個体の健康を損なうことはないが，大きな異常に伴っている場合がある．たとえば，小異常を1つもつ児が大

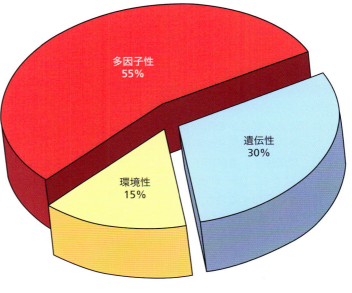

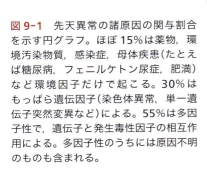

図9-1 先天異常の諸原因の関与割合を示す円グラフ．ほぼ15%は薬物，環境汚染物質，感染症，母体疾患(たとえば糖尿病，フェニルケトン尿症，肥満)など環境因子だけで起こる．30%はもっぱら遺伝因子(染色体異常，単一遺伝子突然変異など)による．55%は多因子性で，遺伝子と発生毒性因子の相互作用による．多因子性のうちには原因不明のものも含まれる．

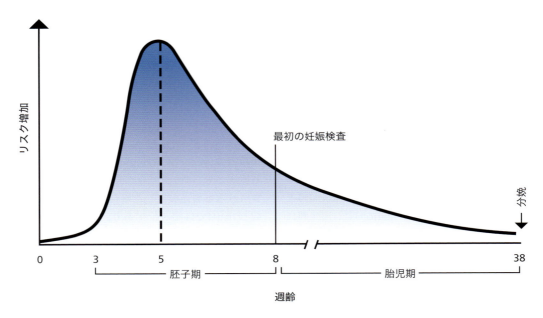

図 9-2　妊娠時期と先天異常誘発リスクの関係を示すグラフ。最も感受性が高いのは受精後第 3～8 週の胚子期である。胎児期は第 8 週の終わりに始まり分娩までにわたっている。この期間には肉眼的形態異常が誘発されるリスクは減少するが，器官系が障害を受けるリスクはまだある。たとえば，脳は胎児期にも分化を続けており，毒物への曝露により学習困難や知的障害を起こす可能性がある。ほとんどの先天異常が発生第 8 週以前に生じている事実から，先天異常予防は受胎前から始めなければならない。発生第 8 週までが多くの先天異常予防に重要な時期であるが，残念なことに，ほとんどの女性はこの時期まで最初の妊娠検査を受けることはない。

異常をもつ確率は 3％，2 つもつ場合は 10％，3 つ以上もつ場合は 20％になる。したがって，小異常は隠された，より重度の異常を診断する指標として役立つ。特に耳介の異常は，他の異常を容易に認識できる指標で，異常症候群の患児のほとんどすべての症例で観察されている。

異常の型

奇形(malformation)は，構造が形成される際，すなわち器官形成の間に起こるものである。そのなかには，ある構造が全部あるいは部分的に欠如したり，その正常の構成が変化する場合がある。奇形は，環境因子，遺伝因子，あるいはその両者によって起こる。因子が独立して作用する場合も，協調して作用する場合もある。大部分の奇形は**発生の第 3～8 週**の間に起こり始める(図 9-2)。しかし，ある種の複雑な合併異常，たとえば**内臓錯位**(heterotaxy)などの症例では，胚子軸が決定されつつある発生第 2 週という早期に起源してい

る可能性がある。

破壊(disruption)は，いったん形成された構造が破壊過程によって形態的な変化をきたしたものである。破壊を起こす因子の例として，血管障害による横断性体肢欠損や羊膜索による欠損があげられる(図 9-3)。

変形(deformation)は，長期にわたって胎児の一部分が機械的な力によって型にはめられたために起こるものである。例としては，羊膜腔内での圧迫による弯曲足(clubfoot)があげられる(図 9-4)。変形は骨筋系に起こることが多く，生後に正常に戻ることもある。

症候群(syndrome)は，ある特異的な，共通した原因によって起こるいくつかの異常の併存したものをいう。この述語は診断がつき，再発リスクがわかっていることを意味する。これに対して**連合**(association)は，2 つ以上の異常が偶然よりも高い確率で併発するが，その原因は不明であるものをいう。例としては VACTERL 連合(脊椎 ver-

9章　先天異常と出生前診断　135

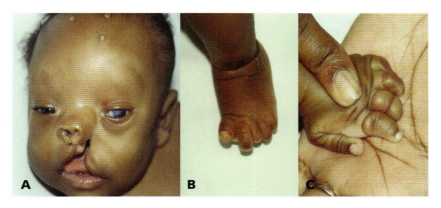

図 9-3　破壊の例としての羊膜索による異常。**A**．唇裂，**B**．足指切断，**C**．手指切断。羊膜索は飲み込まれたり構造のまわりに巻きついたりして，さまざまな型の破壊を起こす。羊膜組織索の起源は不明である。

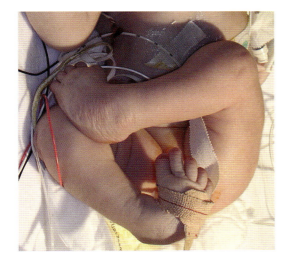

図 9-4　変形の例としての下肢の位置異常と弯曲足。この異常の原因は羊水減少症と思われる。

tebral，肛門 anal，心臓 cardiac，気管食道 tracheoesophageal，腎 renal，体肢 limb 異常）があげられる。連合は，診断となるものではないが，構成異常を1つ以上認めた場合に，その集団中の他の異常を探すことに役立つので重要である。

環境因子

1940年代の初めまでは，先天的な異常はおもに遺伝因子によって起こると考えられていた。妊娠初期に母体が風疹に感染すると，胎児に異常が生じるという N. Gregg の発見により，先天異常は環境因子によっても生じることが突然明らかになった。鎮静薬**サリドマイド**（thalidomide）と体肢異常を関連づけた1961年の W. Lenz の観察により，薬物が胎盤を通過して先天異常を起こしうることが明らかになった（図 9-5）。これ以来，多くの要因が**発生毒性因子**（teratogen：先天異常を起こす因子）として同定されている（表 9-1）。

先天異常学の原則

先天異常を起こす因子の効力を決定する要因が明らかにされ，**先天異常学の原則**（principles of teratology）としてまとめられた。以下にその原則を記す。

1. 発生毒性因子への感受性は，**受胎産物**（conceptus）[訳者注：受胎産物とは胚子・胎児と栄養膜・胎盤とを合わせたものをいう]**の遺伝子型**と，この遺伝子組成と環境との相互作用に左右される。**母体のゲノム**も，薬物代謝，感染への抵抗性，その他受胎産物に影響を与える生化学的・分子的な過程からみて重要である。

2. 発生毒性因子への感受性は，**曝露のときの発生段階**によって左右される。先天異常の誘発に対して最も感受性の高い時期は，受精後**第3〜8週の胚子形成**（embryogenesis）**期**である。各器官系には1つあるいはそれ以上の感受期がある。たとえば，口蓋裂は胚盤胞期（6日），原腸形成期（14日），肢芽形成初期（第5週），あるいは口蓋突起形成期（第7週）に誘発される。さらに，大部分の異常は胚子期に起

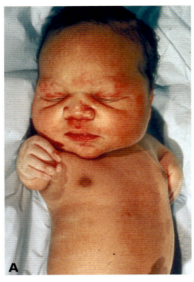
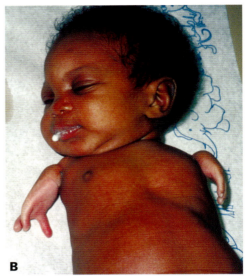

図 9-5 アザラシ肢症の例。この体肢異常の特徴は体肢長骨の欠如である。このような異常はサリドマイドという薬物で多く起こった。

こるものの，この時期以前あるいは以後でも異常を誘発する可能性があり，完全に安全な発生段階はない（図 9-2）。
3. 異常発生の発現型は，**発生毒性因子に曝露された量と期間**に左右される。
4. 発生毒性因子は，発生途上の細胞や組織に特異な方法（**作用機序** mechanism）で作用して，異常な胚子形成（**病的発生過程** pathogenesis）を開始させる。作用機序には特定の生化学的ないし分子的過程の阻害が関係している可能性がある。病的発生過程には細胞死，細胞増殖の減少，あるいはその他の細胞に関係した現象が含まれる。
5. 異常発生の発現型には，死，奇形，発育遅延，および機能的障害がある。

感染因子

先天異常を起こす因子（表 9-1）のうち，感染因子にはいくつかのウイルスが含まれる。妊娠中の**風疹**（rubella，三日はしか）感染による先天異常はかつて大きな問題であったが，ワクチンが開発され，汎用されるようになったので，この原因による先天異常はほとんどなくなった［訳者注：ただし，ワクチン接種が徹底されていない日本では現在でも周期的に風疹の流行があり，それに伴う先天異常の事例が報告されている］。

サイトメガロウイルス（cytomegalovirus）は現在でも重要な危険因子である。母親に症状がなくても，胎児には重大な悪影響を及ぼすことがしばしばある。感染は出生時に重篤な疾患を起こす可能性があり，ときには致命的である。一方，出生時には無症状であった児がのちに難聴，視覚障害，知的障害などの異常を示す場合もある。

単純ヘルペスウイルス（herpes simplex virus）と**水痘**（varicella）は先天異常を起こしうる。ヘルペスによる異常はまれであるが，通常，分娩の際に児に伝播する。ときに重い症状を起こし，死に至ることがある。水痘の子宮内感染は皮膚の瘢痕形成，体肢低形成，眼と中枢神経系の異常を起こす。水痘の胎内感染による先天異常の発生頻度は低く，感染時期による。妊娠 13 週前に感染した母体からの児では先天異常の頻度は 0.4％であるが，妊娠 13〜20 週の間に感染した母体からの児では 2％に増加する。

その他のウイルス性感染と高熱

麻疹，流行性耳下腺炎，肝炎，灰白髄炎，エコーウイルス［訳者注：echo virus（enteric cytopathogenic human orphan virus）：エコーウイルスは，ヒトから分離されたピコルナウイルス群に属する腸内ウイルスで，ヒトに無菌性髄膜炎，乳児下痢症，

表 9-1 ヒトの先天異常に関連する発生毒性因子

発生毒性因子	先天異常
感染因子	
風疹	白内障，緑内障，心臓異常，難聴，歯異常
サイトメガロウイルス	小頭症，視覚障害，知的障害，胎児死亡
単純ヘルペスウイルス	小眼球症，小頭症，網膜異形成
水痘ウイルス	皮膚瘢痕形成，体肢低形成，知的障害，筋萎縮
トキソプラズマ症	水頭症，大脳実質石灰化，小眼球症
梅毒	知的障害，難聴
物理的因子	
X 線	小頭症，脊椎裂，口蓋裂，体肢の異常
高熱	無脳症，脊椎裂，知的障害
化学的因子	
サリドマイド	体肢の異常，心臓異常
アミノプテリン	無脳症，水頭症，唇裂と口蓋裂
ジフェニルヒダントイン（フェニトイン）	胎児性ヒダントイン症候群：顔面異常，知的障害
バルプロ酸	神経管障害，心・頭蓋顔面・体肢異常
トリメタジオン	口蓋裂，心臓異常，尿生殖器と骨格の異常
トピラマート	単独唇裂，唇口蓋裂
リチウム	心臓異常
SSRI	心臓異常，神経管障害，鎖肛，顔面裂，その他多くの障害
オピオイド（コデイン，ヒドロコドン，オキシコドン）	神経管障害，心臓異常，腹壁破裂
アンフェタミン	唇裂と口蓋裂，心臓異常
ワルファリン	骨格異常（鼻骨低形成，点状骨端症）
ACE 阻害薬	発育遅延，胎児死亡
ミコフェノール酸モフェチル	唇口蓋裂，心臓異常，小耳，小頭
アルコール	胎児性アルコール症候群，短眼瞼裂，上顎骨発育不全，心臓異常，知的障害
イソトレチノイン（ビタミン A）	イソトレチノイン胚子障害：小さい異常な形をした耳，下顎骨発育不全，口蓋裂，心臓異常
工業用溶剤	自然流産，早産，出産時低体重，心臓・頭蓋顔面・神経管障害
有機水銀	脳性麻痺類似の神経症状
鉛	発育遅延，神経学的障害
ホルモン	
男性化ホルモン薬	女性生殖器男性化：陰唇の癒着，陰核肥大（エチステロン，ノルエチステロン）
ジエチルスチルベストロール（DES）	子宮・卵管・腟上部の異常，腟癌，精巣異常
母体の糖尿病	さまざまな種類の異常：心臓と神経管の異常が最も一般的
母体の肥満	神経管障害，心臓異常，臍帯ヘルニア

ACE：アンギオテンシン変換酵素，SSRI：選択的セロトニン再取り込み阻害薬

夏季発疹などの病変を起こさせる］，コクサッキーウイルス［訳者注：Coxsackie virus：コクサッキーウイルスは腸管系ウイルスに属し，ニューヨーク州コクサッキーで最初に麻痺患児の糞便から分離されたウイルスで，ヒトにさまざまな症状をもたらすと考えられるが，一般的に不顕性である］，インフルエンザなどの母体感染で胎児の異常が起こることはなさそうであるが，これらのウイルス感染のいくつかは自然流産，胎児死亡，胎児の感染を起こす可能性がある。たとえば，コクサッキーBウイルスは自然流産を増加させ，また麻疹や流行性耳下腺炎は初期ないし後期胎児死亡率を高めたり，新生児麻疹や新生児耳下腺炎を起こす場合がある。B型肝炎ウイルスは高率に胎児に移行し，胎児・新生児肝炎を起こす。一方，A，C，E型肝炎ウイルスは胎盤を介して胎児感染を起こすことはまれである。エコーウイルスが胎児に悪影響を与えることはなさそうである。また，これらのウイルスに対するワクチン接種が胎児を傷害する証拠はない。

上記およびそれ以外の感染因子で起こる随伴要因は，感染が**発熱性**(pyrogenic)であると，**高熱**(hyperthermia)が異常を起こすことである。熱い風呂やサウナのような外からの高熱でも異常の原因になりうる。高熱による特徴的な異常は無脳や二分脊椎などの神経管障害である。

トキソプラズマ症(toxoplasmosis)は先天異常を起こしうる。生焼けの肉やペット（特にネコ）の糞，あるいは他の動物の糞で汚染された土が原虫(*Toxoplasmosis gondii*)の媒体となる。胎児性トキソプラズマ症の特徴は大脳の石灰化である。出生時にみられる可能性のあるその他の異常としては，小頭，大頭あるいは水頭（脳脊髄液の増加）があげられる。サイトメガロウイルスの場合と同様に，出生時に正常に見える児がのちに視覚障害，難聴，けいれん，知的障害を示すこともある。

放射線

電離放射線(ionizing radiation)は増殖の盛んな細胞を殺すので，強力な発生毒性因子である。曝露量と曝露時の受胎産物の発生段階により，事実上あらゆる型の先天異常が生じる。核爆発による放射線も発生毒性がある。広島および長崎上空での原子爆弾爆発時に妊娠中であった生存女性のうち，28％は自然流産し，25％は産児が1年以内に死亡し，25％は中枢神経系を含む重症の先天異常児を産んだ。同様に，原爆の400倍もの放射能が放出されたチェルノブイリ原子炉の爆発でも，被爆地域全体で先天異常が増加した。また，放射線には突然変異誘発作用もある。生殖細胞の遺伝的な変化を起こし，これにより異常が生じることがある。

医薬品および化学的因子

ヒトにおける異常の発現に，化学的因子および薬物(medication，投薬)が果たす役割を評価することは，次の2つの理由で困難である。(1)多くの研究において，曝露歴については母親の記憶による後向き(retrospective)調査によるものであり，また(2)多数の薬物が妊婦に服用されているからである。米国国立衛生研究所(National Institutes of Health)の研究によれば，妊婦は妊娠中，平均4種類の投薬を受けていた。妊娠期間中まったく薬物を服用しなかったのは妊婦のうち20％にすぎなかった。妊娠中に医薬品がこのように広範に使用されていても，服用された薬物の約90％について安全性を判定するには情報が不十分である。

他方，妊娠中に使用される多くの薬物のうち，明らかに発生毒性があると確認されるものは比較的少ない。1つの例は，鎮吐薬および睡眠薬である**サリドマイド**(thalidomide)である。1961年に西ドイツにおいて，普通は遺伝性のまれな異常である**無肢症**(amelia)および**肢部分欠損症**(meromelia：体肢の全または部分欠如)［訳者注：meromeliaは部分欠損奇形と訳されている（『ドーランド図説医学大辞典』，廣川書店）が，ここでは体肢に限定して使用されているので，肢部分欠損症とした］の頻度が突如増加して注目を浴びた（図9-3）。罹患児の胎生歴を調べた結果，母親の多くが妊娠の初期にサリドマイドを服用したことが判明した。サリドマイドと肢部分欠損症との因果関係が発見されたのは，ひとえにこの薬物がこうした特異な異常を生じさせたためである。もし異常が唇裂や心臓異常のようなもっと一般的な型のものであったならば，薬物の副作用は簡単に看過されてしまったであろう。

サリドマイドのような薬物が胎盤を通過して先天異常を起こすという発見は画期的なことで，先天異常学と今日の先天異常学会(Teratology Society)の確立を導いた。今でもサリドマイドはエイズを初めハンセン病，エリテマトーデスなどの免疫関連疾患や，移植の際の拒絶反応の治療に免疫調整薬として使われている。体肢異常はサリドマイド曝露を受けた児に現在でも生じているが，今では他の異常も起こることが明らかにされている。サリドマイドによる異常としては，心臓異常，口腔顔面裂，知的障害，自閉症，泌尿器・消化管異常などがあげられる。

　イソトレチノイン(isotretinoin)という**ビタミンA類似化合物**は**イソトレチノイン胚子障害**(isotretinoin embryopathy)とよばれる独特のパターンをもった異常を引き起こす原因となることが明らかにされている。この薬物は囊胞性痤瘡やその他慢性皮膚疾患治療のために処方されるが，発生毒性も高く，事実上あらゆる型の形態異常を起こしうる。エトレチナートのような局所用のレチノイドでも異常を起こす可能性がある。動物実験の結果，およびイソトレチノインは近縁化合物であることから，ビタミンAそのものも高用量では異常を起こす可能性がある。どれくらいの量で危険があるか(10,000 IU以上か，25,000 IU以上か)については議論があるが，普通の総合ビタミン剤に含まれる量(2,000〜8,000 IU)は危険とされる量より少なく，所定の一日量を超えて服用しなければ問題はない。

　発生毒性のある他の薬物として，けいれん症状を起こす女性に用いられる抗けいれん薬の**ジフェニルヒダントイン**(diphenylhydantoin，フェニトイン)，**バルプロ酸**(valproic acid)および**トリメタジオン**(trimethadione)があげられる。とりわけ，トリメタジオンとジフェニルヒダントインは**トリメタジオン症候群**および**胎児性ヒダントイン症候群**という形態発生異常の独特な型を構成する幅広いスペクトルの障害を発生させる。これらの症候群には顔面部の裂(唇裂，口蓋裂)が特によくみられる。抗けいれん薬バルプロ酸は心房中隔欠損，口蓋裂，尿道下裂，多指，頭蓋骨癒合症など種々の異常発生リスクを上げるが，最もよく起こるのは二分脊椎など神経管障害である。カルバマゼピンも神経管障害その他の異常を増加させる。**トピラマート**(topiramate)のようなより新しく開発された抗けいれん剤でも唇裂，口蓋裂のリスクを増す。けいれん患者で問題なのはけいれん防止のために薬物使用が必須であることである。とはいえ，発

生毒性作用があるので，母体と胎児に最善の結果をもたらすよう，薬物の種類と用量を熟考しなければならない。

　抗精神病薬(antipsychotic agent)と**精神安定薬**(antianxiety agent)(それぞれ強トランキライザと弱トランキライザ)は，先天異常の原因となるのではないかと疑われている。抗精神病薬の**フェノチアジン**(phenothiazine)および**リチウム**(lithium)は発生毒性に関連すると考えられている。フェノチアジンの発生毒性に関する証拠には矛盾するものがあるが，リチウムと先天性心臓異常，特にエプスタイン異常との関連はよく確認されている。しかし，そのリスクは低い。

　選択的セロトニン再取り込み阻害薬(selective serotonin reuptake inhibitor：**SSRI**)であるフルオキセチン，パロキセチン，セルトラリン，シタロプラム，エスシタロプラムなどは疫学調査により多彩な異常と関係があるとされる。おそらく，セロトニンが左右軸(側性)確立に重要であるためであろう(第5章p.67参照)。心臓は左右非対称性が著しいため特に感受性が高く，この種の薬物を摂取した母体からの児に多くの種類の心臓異常が見られている。神経管障害，口蓋裂，鎖肛など正中部関連異常もこの種の薬物曝露と関連づけられている。SSRIは動物実験で胚子の頭尾軸および左右軸の確立に必要な調整のとれたシグナル系を阻害することが示されている(第5章p.64，第13章p.184参照)。

　激しい痛みに対して用いられる**コデイン**(codeine)，**ヒドロコドン**(hydrocodone)，**オキシコドン**(oxycodone)など**オピオイド**(opioid)といわれる薬物は，濫用も含めて近年その使用量が増している。疫学調査によりこの種の薬物使用と神経管障害，心臓異常，腹壁破裂との関連が示されている。

　ミコフェノール酸モフェチル(mycophenolate mofetil：**MMF**)は免疫抑制剤で，臓器移植の際に拒絶反応を予防する目的で用いられる。妊娠中に使用すると自然流産や唇口蓋裂，小耳，小頭，心臓異常などの先天異常を起こす。

　抗凝固薬の**ワルファリン**(warfarin)には発生毒性作用がある。妊娠第1三半期に曝露した母体からの児には，鼻骨低形成，長骨骨端異常，体肢低形成などの骨格異常がみられる。これに対して，**ヘパリン**(heparin)に発生毒性作用はないようで

降圧剤では，アンギオテンシン変換酵素阻害薬〔angiotensin-converting enzyme（ACE）inhibitor〕は妊娠第2ないし第3三半期の曝露で発育遅延，腎機能不全，胎児死亡，羊水過少症を起こす。妊娠第1三半期曝露の影響についてはよくわかっていない。

胚子または胎児に損傷を与える可能性があると考えられるその他多くの化合物に，警告がなされている。これらの薬物のうち最も顕著なものは次のとおりである。プロピルチオウラシルとヨウ化カリウム（甲状腺腫および知的障害），ストレプトマイシン（難聴），スルホンアミド（核黄疸），抗うつ薬イミプラミン（体肢の異常），テトラサイクリン（骨と歯の異常），アンフェタミン（口蓋・唇裂および心臓脈管系の異常），およびキニーネ（難聴）。

薬物濫用，アルコール，喫煙

現代社会で大きな問題となっているものの1つに，いわゆる社会性薬物，たとえば母体のLSD（リセルグ酸ジエチルアミド），PCP（フェンサイクリジン）あるいは"エンジェルダスト"，マリファナ，コカインの使用や，飲酒，喫煙による胚子や胎児への影響がある。LSDの場合，体肢の異常と中枢神経系の異常が報告されている。しかし，公表された100以上の論文について広範な検討をした結果，純粋なLSDを中等量使用した場合，発生毒性はなく，かつ遺伝的障害を起こさないと結論された。マリファナおよびPCPの発生毒性に関しても，同じように決定的証拠に欠けていると報告されている。コカイン（cocaine）使用は早産，子宮内発育遅延，自然流産と関連があるとされてきた。また，心臓，泌尿生殖器系，脳の形態異常がコカイン使用母体の児に認められ，行動への長期的な影響もあるかもしれない。この薬物の影響を評価する際に困難なのは，コカイン使用母体は他の物質，特にアルコールも摂取していることが多い点である。

母親の**アルコール**（alcohol）摂取と先天異常との関連については，十分に立証されている。アルコールは知的障害から脳の形態異常（小頭，全前脳胞症），顔面や心臓の異常まで幅広いスペクトルの障害を起こすので，**胎児性アルコールスペクトル障害**（fetal alcohol spectrum disorder：**FASD**）という語がどのようなアルコール関連障害にも用いられる。**胎児性アルコール症候群**（fetal alcohol syndrome：**FAS**）という語はスペクトルの最も重症な部分を指し，構造異常，成長障害，知的障害を含む（図9-6）。**アルコール関連神経発達障害**（alcohol-related neurodevelopmental disorder：**ARND**）という語はFASの診断基準には当てはまらないが中枢神経系障害の証拠がある症例に用いられる。FASとARNDを合わせた頻度は100出生に1例と推定される。さらに，アルコールは知的障害の原因の第1位を占める。発生障害を起こすのにどれくらいの量のアルコールが必要なのかは不明である。しかし，量と摂取時期の両方とも重要で，おそらく「安全」域はないと思われる。発生の感受期に1度でも大量に飲酒（5杯以上：1杯は純エタノール換算10g程度）すると，口腔顔面裂を含む先天異常の発生リスクが増加するようである。

巻きタバコの喫煙（cigarette smoking）は，口腔顔面裂（唇口蓋裂）の増加と関係がある。また，子宮内発育遅延と未熟児出生の原因となる。

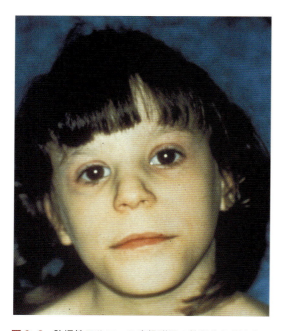

図9-6 胎児性アルコール症候群児の特徴的な顔立ち。不明瞭な人中，薄い上唇，低い鼻梁，短い鼻，扁平な顔面中央部などがみられる。

ホルモン

男性化ホルモン薬（androgenic agent）

以前には，合成プロゲスチン（progestin）は流産防止のため，しばしば妊娠中に使用されていた。エチステロン（ethisterone）やノルエチステロン（norethisterone）のようなプロゲスチンには，生殖器男性化作用がかなりあり，女性胎児における生殖器男性化の多くの症例が報告されている。生じた異常には陰核の肥大や，種々の程度に陰唇・陰嚢ヒダの癒着が起こっている。

内分泌撹乱化学物質

内分泌撹乱化学物質（endocrine disrupter：いわゆる環境ホルモン）は，発生過程を制御しているホルモンの正常な調節作用を乱す外来因子である。通常，これらの因子はエストロゲン受容体を介してエストロゲンの作用を乱し，中枢神経系や生殖管の発生異常を起こす。ある時期には，流産防止に使用された**ジエチルスチルベストロール**（diethylstilbestrol：**DES**）の胎生期曝露を受けた女性に，腟癌や子宮頸癌の発生頻度が増えたことが知られている。さらに，このような女性には子宮，卵管および腟上部の先天異常による生殖障害が高率にみられる。また，子宮内でこの薬物にさらされた男性胚子も影響を受ける。それは，これらの人々の間で精巣異常が増加し，異常精子がみつかることで証明される。しかし，女性とは対照的に，男性では生殖器系癌の発生率の増加は示されていない。

今日，**環境エストロゲン**が関心の的になっており，出生前の児への影響について，多くの研究が行われている。ヒトの精子数の減少や，精巣癌，尿道下裂，その他の生殖系異常の増加は，高度に環境中で曝露された他の種の動物での中枢神経系の異常（雌の脳の雄性化および雄の脳の雌性化）と合わせ，このような因子の悪影響の可能性への懸念を高めている。その多くは，工業用目的で用いられる化学物質や農薬から生じる。

経口避妊薬

避妊用のピル（birth control pill）は，エストロゲンとプロゲステロンを含んでいるが，発生毒性作用は低いと思われる。しかし，ジエチルスチルベストロールのような他のホルモンが異常を起こすので，妊娠が疑われたら，経口避妊薬の服用は中止すべきである。

コルチゾン

実験的研究により，妊娠のある時期にマウスやウサギにコルチゾンを注射すると，その仔に高率に口蓋裂が発生することが繰り返し報じられている。最近の疫学調査では，妊娠中にコルチコステロイドを摂取した母体からの児の，口腔顔面裂の発生リスクが中程度高まるとされている。

体外受精

いくつかの研究で**体外受精**（*in vitro* fertilization：**IVF**）技術は先天異常の増加と関連していることが示され，特に**卵細胞質内精子注入法（ICSI）**は危険性が高いとされる。さらに，化学的排卵促進であれ体外受精であれ，不妊治療は死産，出産時低体重，早産の増加と関連がある。

母体疾患

糖尿病

糖尿病の母親が妊娠中に炭水化物代謝障害を起こすと，死産，新生児死亡，巨大児および先天異常が高率に生じる。妊娠前から糖尿病〔（インスリン依存性）1型，（インスリン非依存性）2型のいずれであれ〕に罹っている母体からの児の先天異常のリスクは，糖尿病に罹っていない母体からの児の3～4倍であり，慢性糖尿病患者から生まれる児では80％もの高率になると報告されている。増える異常の型はさまざまで，神経管障害や先天性心臓異常が含まれる。また，人魚体（sirenomelia，図5-8参照）もリスクの高い異常である。

これらの異常の原因となる因子については，血糖値の変化が役割を演じていること，および**インスリン**（insulin）には発生毒性がないことを示唆する証拠はあるが，明確にされてはいない。この点に関して，母体の疾患の重症度および期間と異常の出現頻度との間には有意な相関がある。また，受胎前から妊娠期間を通じて血糖値を厳格に制限すると，先天異常の頻度は一般集団と同程度まで低下する。

妊娠中に初めて診断される糖尿病（妊娠糖尿病）と先天異常の関連はそれほど明確ではないが，一部の研究ではリスクの軽度上昇が示されている。妊娠糖尿病の発症時期が形態異常を誘発する感受期（受精後3～8週）以後であると考えられること

から，観察されたリスクの上昇は，おそらく妊娠前から発症していた糖尿病が調査対象に含まれたためであろう。

フェニルケトン尿症

　フェニルケトン尿症(phenylketonuria)は，フェニルアラニンヒドロキシラーゼが欠如あるいは低下している疾患で，フェニルアラニンの血漿中濃度が上昇し，これに罹っている妊婦は知的障害，小頭，心臓異常をもつ児を産むリスクがある。フェニルケトン尿症の女性が受胎前からフェニルアラニン含有量の少ない食事を続けていれば，児のリスクは一般集団と同程度に下がる。

栄養欠乏(症)

　多くの栄養欠乏，特にビタミン欠乏は，胎児に発生毒性に作用することが動物実験で証明されているが，ヒトでの特定の因果関係を述べるのは困難である。1つの例は**地方病性クレチン症**(endemic cretinism)で，**ヨード欠乏**(iodine deficiency)で起こり，身体と精神の発達が遅れる。最近の研究ではメチル基に乏しい食事が刷り込み遺伝子の発現を変化させることが示され，先天異常や生後のがん発生を起こす可能性があるとされる。最後に，最近の研究で妊娠前および妊娠中の母体の低栄養が，産児の低体重や先天異常の発生に関与すること，また妊娠中の重度の飢餓が児の統合失調症の頻度を2～3倍高めることが示されている。

肥満(症)

　米国では肥満が疫病といえる割合に達し，過去15年間でほぼ倍増している。**2007～08年にかけて妊娠可能年齢の女性の1/3が，ボディマス指数**(body mass index：**BMI**)［訳者注：肥満度を示す指数で体重(kg)/身長(m)^{2}と定義される］**30以上の肥満であった。**

　妊娠肥満では，神経管障害の児のリスクが2倍になるとの関連性が示されている。因果関係は明らかではないが，母体のグルコース，インスリン，あるいはその他の因子の代謝障害と関係している可能性がある。妊娠肥満も心臓異常，臍帯ヘルニア，多発性先天異常をもつ児を産むリスクを高める。

低酸素(症)

　低酸素は，多くの種類の実験動物で先天異常を誘発する。しかし，ヒトにとって低酸素が発生毒性因子となりうるか否かは不明である。比較的高地で生まれた児は，平地で生まれた児に比べ体重も軽く小柄であるが，先天異常の頻度が高いとは報告されていない。さらに，チアノーゼ性心疾患の女性はしばしば小さな児を産むが，通常，大きな先天性形態異常はない。

重金属

　半世紀以上前，日本の研究者が，魚介類を多量に摂取した多くの母親が，脳性麻痺(cerebral palsy)に似た多くの神経症状をもつ児を産んだことに注目した。その後の調査で，魚類には異常に高い値の**有機水銀**(organic mercury)が含まれており，その水銀は日本の水俣湾およびその他の沿岸水域に大企業が排出したものであることが判明した。母親の多くは，自身は何ら症状を示さなかったので，母親よりも胎児のほうが水銀に対する感受性が強いことが明らかとなった。また米国では，水銀含有の殺菌薬を噴霧されたトウモロコシで豚が飼育され，その肉を妊婦が食べた場合に同じようなことが観察された。イラクでも同様に，水銀含有の殺菌薬で処理された穀物を母親が食べたために，数千の児が障害されたといわれる。

　鉛(lead)は流産，発育遅延，神経学的異常の増加と関連づけられている。

男性由来の異常発生

　多くの研究により，化学物質，たとえばエチルニトロソウレア(ethylnitrosourea)や，その他の因子，たとえば放射線が，男性の生殖細胞に突然変異を起こす可能性のあることが示された。疫学調査によると，父親の職業的，環境的な水銀，鉛，溶媒，アルコール，タバコ，その他の物質への曝露と，自然流産，出産時低体重，および先天異常との関連が示されている。**父親の高齢**は，ある種の形態的先天異常，ダウン症候群や優性突然変異発生のリスクを高める因子である。突然変異に関しては，女性より男性のほうが児に変異を伝える頻度が高いとされ，父親の年齢は児の新たな突然変異の数を決定する重要な因子である。つまり，男性が生殖に関与する年齢が集団内の遺伝子の突然変異率に劇的な影響を与え，父親の年齢が高い

9 章　先天異常と出生前診断　**143**

臨床関連事項

先天異常の予防

多くの先天異常は予防可能である。たとえば，**クレチン症**(cretinism)による知的障害と骨変形は，食塩にヨードを添加することで根絶できる。糖尿病やフェニルケトン尿症の女性に，受胎前に厳格な代謝コントロールを施せば，児の先天異常を減少させることができる。**葉酸補充**(folate supplementation)により，二分脊椎や無脳児のような神経管障害の頻度を下げ，高熱による異常のリスクも減少させることができる。アルコールを**妊娠全期間**を通じて避ければ，先天異常の頻度

は低下する。すべての予防策での必須要件は，**受胎前**に対策を開始することである。

医師にとっては，妊娠可能年齢の女性に医薬品を処方する際に，妊娠の可能性と薬物の発生毒性の可能性に配慮することが重要である。何百人もの児が，囊胞性痤瘡の治療薬(イソトレチノイン)として使われる化合物，**レチノイド**(retinoid)によって起こされた重症の先天異常をもって生まれてきた(イソトレチノイン胚子障害)。通常，痤瘡の患者は若く，生殖の可能性があるので，これらの薬物は注意して用いなければならない。

ほど児の突然変異が多くなる。父親由来の発生毒性には，発生毒性因子の精液への移行や，父親が家庭に持ち帰った化学物質による家庭内汚染による可能性さえあるといわれる。

出生前診断

周産期医は子宮内の胎児の発育と発達を評価するためにいろいろな方法を用いる。それには**超音波断層法，母体血清スクリーニング，羊水穿刺，絨毛生検**などがある。これらの方法を組み合わせ，胎児の形態的異常，染色体異常，胎児の全般的な発育，胎盤や子宮の異常など妊娠の合併症を知る方策が工夫されている。これらの方法を用いることと子宮内治療の発展により，現在では胎児も患者であるとの新しい概念が提唱されている。

超音波断層法

超音波断層法(ultrasonography)は比較的侵襲の少ない方法で，組織から反射する超音波を用いて像を描くものである。これには経腹法と経腟法がある。後者のほうが分解能の高い像が得られる(図 9-7)。1950 年代に初めて開発されたこの技術により，実際，主要な血管の血流，心臓弁の運動，気管や気管支内の液体の流れを検知できるようになった。この方法は安全で広く用いられており，米国では妊婦の約 80％が少なくとも 1 回の走査を受けている。

超音波によるおもな検査指標には，胎児の胎齢

と発育，先天異常の有無，羊水量を含む子宮内環境の状態(図 9-8A)，胎盤の位置，臍帯血流，多胎の有無がある(図 9-8B)。これらの所見のすべてが妊娠管理の適切な方策を決定するために用いられている。

胎齢と発育の決定は，特に低体重胎児の妊娠管理を計画するうえで重要である。実際，超音波スクリーニングを受けた低体重児は受けなかった群に比べて死亡率が 60％減少したことを示す研究がある。胎児の胎齢と発育は妊娠第 5〜10 週の間に**頭殿長**により評価される。その後，頭蓋の**大横径**(biparietal diameter：**BPD**)，**大腿骨長**(femur length)および**腹囲**(abdominal circumference)などを組み合わせて用いられる(図 9-9)。これらのパラメータを経時的に繰り返して計測することにより，胎児の成長度をより正確に決定することができる。

超音波により診断できる先天的形態異常には無脳(症)や二分脊椎などの神経管障害(第 18 章参照)，臍帯ヘルニアや腹壁破裂などの腹壁欠損(第 15 章参照)，心臓異常(第 13 章参照)，唇裂や口蓋裂などの顔面異常がある(第 17 章参照)。

超音波は**NT**(nuchal translucency：**項部透過像**)といわれる徴候をとらえることで，ダウン症その他の染色体関連異常のスクリーニング検査として役立つ。この検査では胎児後頸部の透明な空間を計測する。ダウン症その他の異常で，特に心臓異常があると，この部分に液体が貯留する。妊娠 11〜14 週の間に施行される。母体血清スクリー

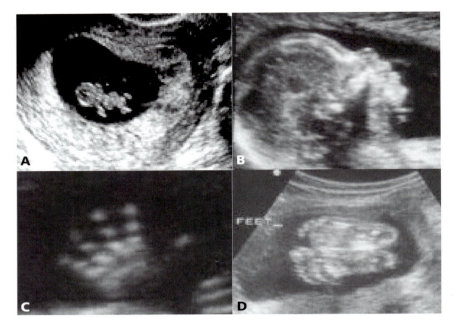

図 9-7 胚子と胎児の造影に超音波が有効であることを示す例。**A.** 6週胚子，**B.** 胎児顔面側面像，**C.** 手，**D.** 足。

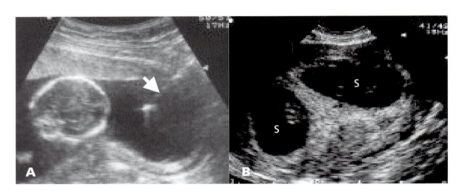

図 9-8 **A.** 胎児の頭部と羊水穿刺中に羊膜腔内に挿入された針（矢印）の位置を示す超音波画像。**B.** 双胎。超音波画像は2個の胎囊（S）の存在を示す。

ニング検査の結果と母体年齢と合わせることで，ダウン症リスクの推定に役立つ。この推定に基づいて，妊婦は確定診断のために羊水穿刺のような侵襲的検査を受けるかどうかを決定できる。

母体血清スクリーニング

　胎児の状態を示す生化学的な指標を探索するうちに**母体血清スクリーニング**（maternal serum screening）検査が発達した。これらの試験の最初のものは血清中の**αフェトプロテイン**（α-fetoprotein：**AFP**）濃度測定であった。AFPは胎児肝臓で正常に産生されるもので，胎生14週頃に最高値に達し，胎盤経由で母体循環中に「漏れ出す」。したがって，母体血清中AFP濃度は妊娠第2三半期には上昇し，30週以降は一定の割合で低下し始める。神経管障害や，臍帯ヘルニア，腹壁破裂，膀胱外反，羊膜索症候群，仙尾部奇形腫，腸管閉塞などのいくつかの他の異常で，羊水中および母体血清中のAFP濃度が上昇する。他の場合，たとえばダウン症候群，18トリソミー，性染色体異常，三倍体などではAFP濃度は低下する。AFPスクリーニング検査と他の第2三半期指標

9章　先天異常と出生前診断　145

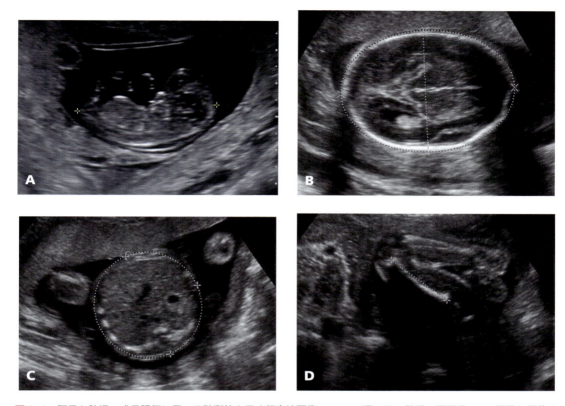

図 9-9　胚子と胎児の成長評価に用いる計測値を示す超音波画像。**A**．10週6日の胎児の頭殿長，**B**．頭囲と頭蓋大横径（20週），**C**．腹囲（20週），**D**．大腿骨長（20週）。

〔ヒト絨毛性ゴナドトロピン（hCG），非結合性エストリオール，インヒビン〕を調べると，母体血清スクリーニング検査による先天異常の発見率を高めることができる［訳者注：近年，母体血清中の胎児 DNA を出生前診断に用いることが可能になっている。染色体異常のみならず，単一遺伝子疾患の診断も可能となりつつある］。

羊水穿刺

羊水穿刺（amniocentesis）は，超音波で探索しながら母体の腹壁と子宮壁を貫通して羊膜腔に針を刺し（図 9-8A），約 20〜30 mL の液体を吸出する。必要な液量との関係で，この方法は通常，妊娠14週以前には行われない。妊娠14週には胎児に危険を及ぼすことなく十分な量を採取できる。最近の研究によると，技術の高い検査施設と術者であれば，この手技による流産は 300〜500 件に1 例以下と推定される。

羊水自体は AFP やアセチルコリンエステラーゼなどの生化学的因子の分析に供される。さらに，羊水中に剥がれ落ちた胎児細胞を回収し，細胞分裂中期の染色体分析や他の遺伝子分析に用いることができる（第 2 章参照）。残念ながら，回収した細胞は分裂速度が速くないので，分析のための十分な分裂中期細胞を得るためには，細胞分裂促進物質を含む培養系を確立する必要がある。したがって，結果が判明するまで 1〜2 週かかる。染色体が得られれば，転座，切断，トリソミーおよびモノソミーのような重大な染色体異常がわかる。ギムザ染色のような特殊な染色や高分解能技術を用いると，染色体の縞模様が明らかになる。さらに，最近の分子生物学の進歩に伴いより洗練されたポリメラーゼ連鎖反応（PCR）や遺伝子型検査を行って，遺伝的異常の診断精度を高めることができよう。

絨毛生検

絨毛生検（chorionic villus sampling：**CVS**）は経腹的あるいは経腟的に胎盤塊に針を挿入して，約 5〜30 mg の絨毛組織を吸引するものである。

細胞は直ちに分析することもあるが，正常胎盤でも染色体異常の頻度が高いため，結果の正確さには問題がある。そこで，絨毛の外表を覆う栄養膜をトリプシンで除去して，芯にある間葉細胞を培養する。多数の細胞が得られるので，遺伝的な解析に必要な培養期間はわずか2〜3日となる。したがって，遺伝的な特徴を決定するための期間は羊水穿刺に比べて短縮される。経験豊富な術者により行われた場合には，CVSの流産リスクは羊水穿刺の場合に近づく。しかし，この方法では体肢減形成異常，特に指欠損の起こるリスクが高いことが示唆されている。

　以前は超音波検査を除いて，これらの出生前診断はルーチンの検査としては用いられていなかった。しかし2007年以降，米国産科婦人科学会は，染色体の数的異常に対する侵襲的検査（羊水穿刺あるいはCVS）を，母体年齢にかかわらず，すべての妊婦に適用することが望ましいと提言している。下記の因子が妊婦のリスクを高める。

- 母体の高年齢（35歳以上）
- 遺伝的な問題のある家族歴，たとえばダウン症候群や神経管障害の児がいること
- 糖尿病のような母体疾患
- 超音波や血清スクリーニングでの異常所見

胎児治療

胎児輸血

　母体の抗体や他の原因による胎児貧血の症例では，胎児への輸血を行うことができる。超音波のガイドのもとに針を臍静脈に挿入し，血液が直接胎児に注入される。

胎児の医療的処置

　感染，胎児心臓の不整脈，甲状腺機能低下やその他の医療上の問題に対する処置は，通常まず母体に適用され，これが胎盤を通過して胎児区画に到達する。しかし，薬物が直接胎児の殿部に筋肉注射されたり，臍帯静脈内に投与される場合もある。

胎児手術

　超音波と外科手技の進歩により，胎児に手術を施すことができるようになった。しかし，母体，児，以後の妊娠へのリスクがあるため，熟練チームをもつ施設だけで，適当な代わりの処置がない場合にのみ行われる。器官や腔から液体を除去するための短絡路（シャント）を作るなど，種々の手術手技を施すことができる。たとえば，尿道閉鎖による泌尿器系障害では，シャントを胎児膀胱内に挿入する場合がある。この際に問題になるのは，腎臓の障害を防ぐことができる早期に診断をつけることである。子宮外手術（ex utero surgery）は子宮を切開して，直接胎児に手術を施すもので，先天性横隔膜ヘルニアの修復，肺の腺様嚢胞病巣の切除，二分脊椎の修復に適用されてきた。近年，胎児手術はある種の先天性心臓異常にも適用されるようになった。しかし現在でも，ほとんどの胎児手術は実験的なものと考えられており，その有効性についてランダム化臨床試験が行われているところである。

幹細胞移植と遺伝子治療

　妊娠18週以前には胎児には免疫能が発達していないので，拒絶反応なしで組織や細胞を移植することができる。この分野での研究は，免疫不全や血液疾患に対する治療のための血液幹細胞の移植に集中している。テイ-サックス病（Tay-Sachs disease）［訳者注：ヘキソサミニダーゼA欠如によるリソソーム蓄積病。常染色体劣性に遺伝し，神経系が傷害される］や嚢胞性線維症（cystic fibrosis）［訳者注：外分泌腺の分泌が異常となる常染色体性劣性遺伝病］に対する遺伝子治療も研究が進められている。

要 約

　種々の環境因子（表9-1）および遺伝因子が先天異常を起こすことが知られ，**全生産児の約3%が先天異常に罹患する**。これらの因子には，風疹およびサイトメガロウイルスのようなウイルス，放射線，サリドマイド・アミノプテリン・抗けいれん薬・抗精神病薬・精神安定薬のような薬物，巻きタバコおよびアルコールのような社会性薬物，ジエチルスチルベストロールのようなホルモン類，母体の糖尿病などが含まれる。発生毒性因子の作用は，**母体と胎児の遺伝子型**，それが作用する**発生段階**，およびその因子に**曝露された量と期**

間に左右される．大多数の大異常は**胚子形成**（embryogenesis）**期**（第**3〜8週**，図9-2）に発生するが，この時期の前後にも胎児には感受性があり，リスクがまったくない時期は妊娠期間を通じてない．多くの先天異常は予防可能であるが，**受胎前**から予防手段をとることと，医師と妊娠可能年齢の女性がリスクに注意を払うことが大切である．

胎児の成長と発達を評価するためにさまざまな方法を用いることができる．**超音波断層法**（ultrasonography）により胎齢と成長パラメータを正確に決定することができ，多くの先天性形態異常を検出することができる．αフェトプロテインに対する**母体血清スクリーニング**（maternal serum screening）は，神経管障害や他の異常の存在を示すことができる．母体血清スクリーニングと**項部透過像**（**NT**）検出のための超音波検査を併用すると，ダウン症やその他いくつかの染色体関連異常を発見できる．**羊水穿刺**（amniocentesis）とは羊膜腔に針を入れ，羊水試料を吸引するものである．羊水は生化学的分析に供され，また遺伝的解析のために培養する細胞をもたらす．**絨毛生検**（**CVS**）では，遺伝的解析のための細胞を得るために，組織を胎盤から直接吸引する．以前は羊水穿刺やCVSのような侵襲的検査はリスクの高い女性のみに適用されてきた．すなわち母体の高年齢（35歳以上），神経管障害の家族歴，以前の妊娠での児染色体異常，両親のいずれかの染色体異常，母体が伴性遺伝病保因者である場合などである．最近では侵襲的検査に関係したリスクが低下してきたので，これらの検査がより広範に用いられている．

現代の医療は，胎児も輸血，疾患に対する投薬，胎児手術，遺伝子治療などを受けることのできる患者にした．

問題

1. 羊水穿刺でAFP濃度が高いことがわかった．鑑別診断のためにはどのようなものを考える必要があるか．診断の確定はどのようにして行うか．

2. 40歳の女性が妊娠約8週になっている．彼女の胎児がダウン症候群であるかどうかを診断するのに，どのような検査があるか．各検査の短所と長所はどのようなものか．

3. 児の状態を出生前に診断することがなぜ重要なのか．胎内にいる児の健康状態について懸念させるのは，どのような母体あるいは家族に関連した因子か．

4. 発生毒性物質の作用に影響を与える要因にはどのようなものがあるか．

5. 妊娠第3週の若い女性が40℃の熱を出したが，薬の胎児への悪影響を心配して，薬の服用を拒んでいる．彼女は正しいか．

6. 児をもうけることを考えている若い女性が葉酸や他のビタミンについて助言を求めている．彼女はこのようなものを補充すべきか．そうだとすると，いつ，どれくらいの量をとればよいか．

7. インスリン治療を受けている糖尿病の若い女性が児をもうけることを考え，自分の病気が胎児に与えうる悪影響について心配している．彼女の心配には根拠があるか．どのような対策が勧められるか．

第2部 各論

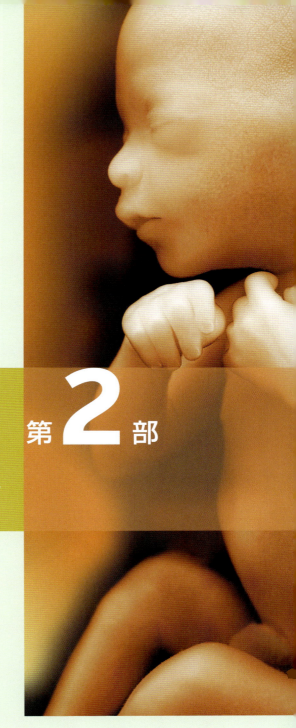

第10章

軸骨格

　軸骨格(axial skeleton)は頭蓋，脊柱，肋骨，胸骨からなる。一般的に，骨格系は**沿軸中胚葉**(paraxial mesoderm)，**側板(壁側板)中胚葉**〔lateral plate(parietal layer)mesoderm〕および**神経堤**(neural crest)から形成される。沿軸中胚葉は神経管の両側に連続して並ぶ分節的組織塊を形成する。頭部ではこれらを**体節分節**(somitomere)といい，後頭域より尾側では**体節**(somite)という。体節は分化して，腹内側の**椎板**(sclerotome)と背外側の**皮筋板**(dermomyotome)となる。第4週末に椎板細胞は多型となり，**間葉**(mesenchyme)または胚性結合組織という疎性の組織を形成する(図10-1)。間葉細胞の特徴は，遊走して，種々の方面に分化することである。これらの細胞は，線維芽細胞，軟骨芽細胞，あるいは**骨芽細胞**(osteoblast)つまり**骨形成細胞**(bone-forming cell)となる。

　間葉の骨形成能は椎板の細胞だけに限られるのではなく，体壁の壁側中胚葉層にもあり，この層から下肢帯と上肢帯，四肢，胸骨が形成される(p.162参照)。また頭部の神経堤細胞も間葉に分化し，顔面と頭蓋の骨の形成に加わる。頭蓋の一部は後頭体節および体節分節に由来する。頭蓋の扁平骨のような骨では，間葉は直接，骨に分化するが，この過程を**膜性骨化**(membranous ossification)とよぶ(図10-2)。しかし，頭蓋底や体肢骨など多くの骨では間葉細胞がまず**硝子軟骨性原型**(hyaline cartilage model)を作り，ついで**軟骨内骨化**(endochondral ossification)により骨化する(図10-3)。以下，最も重要な骨性の構造の発生とその異常について述べる。

頭蓋

　頭蓋(skull)は2部に分けることができる。すなわち，脳を取り囲んで保護する容器となる**神経頭**

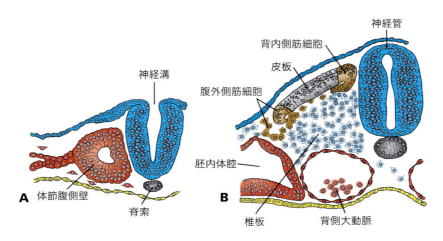

図10-1　体節の発生。**A**．沿軸中胚葉細胞が小腔を囲んで配列する。**B**．その後の分化により，腹内側壁の細胞は上皮様配列を失い，間葉性となる。これらをまとめて椎板とよぶ。体節の腹外側と背内側壁の細胞は筋細胞を形成し，また残る背側上皮(皮板)の深層に遊走して筋板を作る。

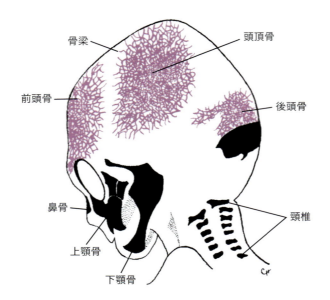

図 10-2 3か月胎児の頭蓋骨。頭蓋の扁平骨の一次骨化中心から骨梁が周囲に広がっている。

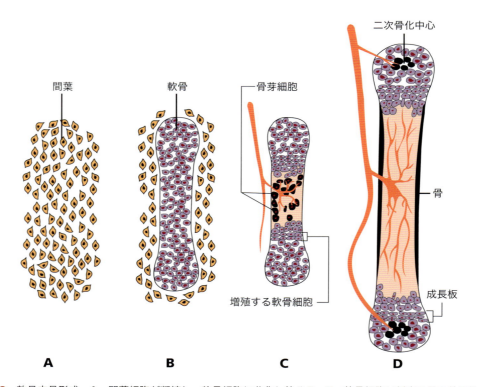

図 10-3 軟骨内骨形成。A. 間葉細胞が凝縮し，軟骨細胞に分化し始める。B. 軟骨細胞は将来の骨の軟骨性原型を形成する。C, D. 血管が軟骨性原型の中央部に侵入し，骨芽細胞（黒で示す細胞）を持ち込み，増殖する軟骨細胞を骨の両端（骨端）に限局する。骨軸方向（骨幹）に向かう細胞は肥大し，細胞死に陥る。この間に周囲の基質は石灰化する。骨芽細胞はこの石灰化した基質に結合し，骨基質を沈着させる。のちに血管は骨端に侵入し，二次骨化中心が形成される。骨の成長は骨端成長板内の軟骨細胞の増殖により維持される。

蓋と，顔面の骨格を形成する**内臓頭蓋**とである。

神経頭蓋

神経頭蓋（neurocranium）は，便宜上，2部に分けられる。(1)頭蓋冠として脳を覆う**扁平骨**（flat bone）を構成する**膜性部**（membranous portion）と，(2)頭蓋底の骨を形成する**軟骨部**（cartilaginous part）つまり**軟骨性頭蓋**（chondrocranium）とである。

膜性神経頭蓋
(membranous neurocranium)

頭蓋の膜性部は図10-4に示すように神経堤細胞と沿軸中胚葉から発生する。この2つの源からの間葉は脳を覆い，**膜性骨化**（membranous ossification）を行う。その結果，多数の扁平な膜性骨が形成され，それに針状の**骨梁**（bone spicule）があることが特徴となる。これらの骨梁はしだいに，一次骨化中心から末梢部へと放射状に配列する（図10-2）。さらに，胎生期および出生後の成長により，膜性骨は新しい層を外表面に付加し，同時に内面部では破骨吸収が起きて拡大する。

新生児頭蓋（newborn skull）

出生時には，頭蓋の扁平骨は結合組織の狭い継ぎ目，すなわち**縫合**（suture）で互いに隔てられている。3つ以上の骨が接する場所では縫合は広く，

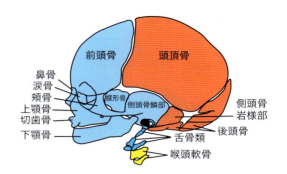

図10-4 頭部と顔面の骨格構造。これらの構造を形成する間葉は神経堤（青），および沿軸中胚葉（体節と体節分節）（赤），側板中胚葉（黄）に由来する。

泉門（fontanelle）とよばれる（図10-5）。これらのうち，最も顕著なのは**大泉門**（anterior fontanelle）で，2個の頭頂骨と2個の前頭骨とが会合する場所にある。縫合と泉門があるので，出産過程中，頭蓋の各骨は互いに重なり合うこと〔この過程を頭蓋の応形機能（**モールディング** molding）という〕ができる。生後まもなく，膜性骨はもとの位置に戻り，頭蓋の外観は大きく丸いものとなる。実際に頭蓋冠の大きさは，小さな顔面域に比べて際立って大きい（図10-5B）。

生後かなりの間，縫合と泉門のいくつかは膜性のままとどまる。これにより，脳の生後成長に合わせて頭蓋冠を構成する骨の成長が生後も続けら

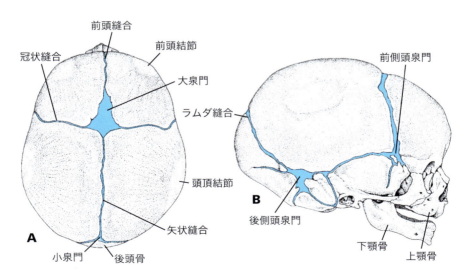

図10-5 新生児の頭蓋。上面（**A**）および右側面（**B**）。大泉門，小泉門および縫合に注意。小泉門は生後約3か月で，大泉門は生後約1年半で閉鎖。縫合の多くは成人期に消失する。

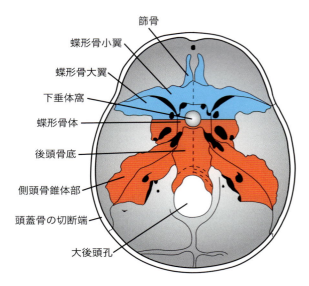

図 10-6 成人における軟骨性頭蓋(頭蓋底)上面。軟骨内骨化により形成された骨を示す。トルコ鞍の吻側半より吻側を作る骨は神経堤に由来し、索前(脊索の前の)軟骨性頭蓋を構成する(青)。この指標から後方を作る骨は沿軸中胚葉由来で、索軟骨性頭蓋を形成する(赤)。

れるのである。5〜7歳で、その頭蓋内容量は成熟時に近くなるが、なお一部の縫合は成人期まで開いたままである。生後数年間は、この泉門の触診により、頭蓋の骨化が正常に進行しているか否か、または脳内圧が正常であるか否かに関する重要な情報が得られる。ほとんどの場合、大泉門は生後18か月までに閉じ、小泉門は1〜2か月までに閉じる。

軟骨性神経頭蓋または軟骨性頭蓋

軟骨性神経頭蓋(cartilaginous neurocranium)または軟骨性頭蓋は最初、多数の分離した軟骨で構成されている。脊索の吻側端はトルコ鞍の中央にある下垂体のところで終わるが、その前にある軟骨は神経堤細胞由来で、**索前軟骨性頭蓋**(pre-chordal chondrocranium)を形成する。脊索の吻側端よりも後方にある軟骨は沿軸中胚葉から作られる後頭体節椎板に由来し、**索軟骨性頭蓋**(chordal chondrocranium)を形成する。これらの軟骨が癒合し、軟骨内骨化を起こすと頭蓋底が形作られる(図10-3、10-6)。

内臓頭蓋

内臓頭蓋(viscerocranium)は顔面の骨で構成され、おもに最初の2つの咽頭弓により形成される(第17章参照)。第一咽頭弓(顎弓)は眼域の下を前方に伸びる背側部の**上顎突起**(maxillary process)[訳者注:顔面の突起(process)と顔面の隆起(swelling)が同義的に使用されることもあるが、原著者は突起(process)を隆起(swelling)内に形成される軟骨性間葉凝縮に限定している]を生じ、

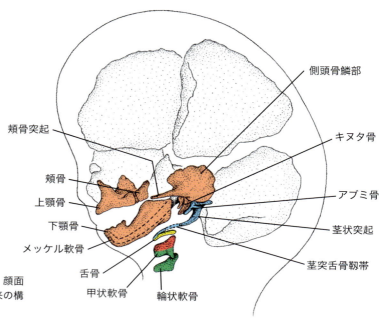

図 10-7 後期胎児の頭頸部側面。顔面骨の形成に関与する咽頭弓軟骨由来の構造を示す。

これから**上顎骨**(maxilla)，**頬骨**(zygomatic bone)，および**側頭骨**(temporal bone)**の一部**が生じる（図10-7）。腹側部は**下顎突起**(mandibular process)とよばれ，その中に**メッケル軟骨**(Meckel cartilage)が入っている［訳者注：メッケル軟骨は下顎軟骨(Mandibularknorpel)ともよばれ，下顎隆起内に生じる棒状の軟骨］。メッケル軟骨を取り囲む間葉は凝縮して膜性骨化により骨化し，**下顎骨**(mandible)を形成する。メッケル軟骨は**蝶下顎靱帯**(sphenomandibular ligament)を除いて消失する。下顎突起の背側端は第二咽頭弓の背側端とともに，のちに**キヌタ骨**(incus)，**ツチ骨**(malleus)，および**アブミ骨**(stapes)を生じる（図10-7）。胎生第4か月に，この3小骨の骨化が開始され，完全に骨化した最初の骨となる。鼻骨と涙骨を含め，顔面の骨を形成する間葉は神経堤細胞に由来する（図10-4）。

最初，顔面は神経頭蓋に比較して小さい。このことは(1)空気を含有する洞である副鼻腔の実質上の欠如と，(2)骨のサイズが小さいこと，特に下顎が小さいことによる。歯の出現と含気洞の発生により，顔面は乳児の特徴を失う。

臨床関連事項

頭蓋顔面異常と骨形成異常
神経堤細胞

神経外胚葉に起源する神経堤細胞が顔面骨や頭蓋の一部を形成する。神経堤細胞が神経外胚葉から離れると，障害を受けやすい集団になり，発生毒性因子の的となることも少なくない。したがって，頭蓋顔面の異常がありふれていることは驚くにあたらない（第17章参照）。

頭蓋裂

ある症例では頭蓋が形成されず（**頭蓋裂** cranioschisis），羊水中に露出した脳は変性し，その結果**無脳**(anencephaly)となる。この異常は前神経孔が閉じないことで起こる（図10-8A）。このような頭蓋と脳に重篤な欠損のある児は生存できない。しかし，頭蓋の欠損が比較的小さく，そこから脳組織と髄膜または髄膜のみが脱出する例（**髄膜脳瘤** meningoencephalocele および**頭蓋髄膜**

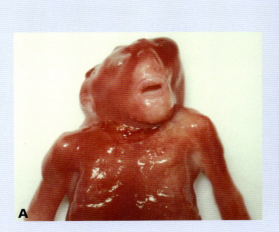
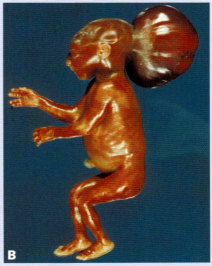

図10-8 **A**．無脳児。頭部神経ヒダが挙上，癒合せず，前神経孔が開いたままになった。頭蓋は形成されることなく，脳組織は変性している。**B**．髄膜瘤の患児。これはよくみられる異常で，うまく修復できることも多い。

瘤 cranial meningocele，図 10-8B）は，治療が成功することもある。こういう症例では，神経学的な障害の程度は脳組織への損傷の量に左右される。

頭蓋骨（早期）癒合症

もう１つの重要な頭蓋の異常は，１個またはそれ以上の縫合が早期に閉鎖することが原因で起こる。これらの異常はまとめて**頭蓋骨（早期）癒合症**（craniosynostosis）とよばれ，2,500 出生に１例の割合で起こり，**100 以上の遺伝症候群の特徴となっている**。縫合の成長と閉鎖の調節機構はよくわかっていないが，神経堤細胞と中胚葉細胞の境界での相互作用が関係しているようである。たとえば，神経堤細胞は前頭骨を形成するのに対して，沿軸中胚葉は頭頂骨と冠状縫合中の疎な間葉組織を形成する。また，神経堤細胞は左右の頭頂骨の間に遊走して，矢状縫合の前方部を作る。これらの境界部で分子シグナル系が細胞の増殖と分化を調整する。一例をあげると，遺伝子 *EFNB1* は EphB 受容体のリガンドとなる蛋白質 EphB1 をコードしている。EphB が活性化すると細胞はお互いに反発するようになる。これは抗細胞接着活性で，早すぎる縫合閉鎖を防ぐ。*EFNB1* の機能喪失変異は冠状縫合癒合と両眼開離を特徴とする**頭蓋前頭鼻骨症候群**（craniofrontonasal syndrome）を起こす。前頭骨中の神経堤細胞の増殖は転写因子である *MSX2* と *TWIST1* により部分的に調節されている。両因子は並行する経路で共同して作用している。*MSX2* の突然変異は多くの縫合を侵す**ボストン型頭蓋骨癒合症**（Boston-type craniosynostosis）を起こす。一方，*TWIST1* の突然変異は冠状縫合癒合と多指を特徴とする**セートレーヒョツェン症候群**（Saethre-Chotzen syndrome）を起こす。

線維芽細胞増殖因子（FGF）と線維芽細胞増殖因子受容体（FGFR）はほとんどの骨の発達に重要である。FGF ファミリーには多数の，FGFR ファミリーには４つのファミリーメンバーがある。これらは協同して細胞増殖，分化，遊走などを調節している。シグナル伝達を仲介する受容体は**膜貫通型チロシンキナーゼ受容体**（transmembrane tyrosine kinase receptor）で，それぞれ３つの細胞外免疫グロブリン領域，１つの膜貫通部分，１つの細胞内チロシンキナーゼ領域をもつ。*FGFR1* と *FGFR2* は頭蓋顔面構造を含む将来，骨・軟骨になる部位にともに発現する。*FGFR3* は長骨の軟骨成長板と後頭部に発現する。一般的に *FGFR2* は増殖を増加させ，*FGFR1* は骨形成分化を促進する。*FGFR3* の役割は不明である。これらの受容体の突然変異は，単一のアミノ酸置換によるものが多いが，特定の型の**頭蓋骨癒合症**（*FGFR1*，*FGFR2*，*FGFR3*）や，いくつかの型の**骨異形成症**（*FGFR3*）に関係がある（表 10-1）。

頭蓋の形態はどの縫合が早期に閉鎖したかによる。矢状縫合が早期閉鎖すると（症例の 57%），前頭方向および後頭方向に拡大し，頭蓋は長狭になる〔**舟状頭**または**舟状頭蓋異常** scaphocephaly（図 10-9）〕。冠状縫合が早期閉鎖すると（症例の 20〜25%），頭蓋は短高となり，**短頭**（brachycephaly）とよばれる（図 10-10A）。冠状縫合とラムダ縫合が一側のみ早期閉鎖すると，非対称性の頭蓋狭窄症すなわち**斜頭**（plagiocephaly）を生じる（図 10-10B，C）。

頭蓋骨癒合症の原因で最も多いのは遺伝である（表 10-1）。遺伝以外の原因としてはビタミン D 欠乏，ジフェニルヒダントイン・レチノイド・バルプロ酸・メトトレキサート・シクロホスファミドなどの発生毒性因子への曝露，羊水減少や多胎妊娠による胎児の圧迫などの子宮内因子があげられる。

骨異形成症

軟骨無形成症（achondroplasia：**ACH**）は**骨異形成症**（skeletal dysplasia）のなかでは最もよくみられるもの（20,000 生産児に１例）で，主として長骨が障害される（図 10-11A）。長骨以外の骨格系異常としては，顔面中央部が小さくて大きな頭蓋（図 10-11B），短い指，著しい脊柱弯曲などがある。軟骨無形成症は常染色体優性に遺伝するが，症例の 90% は新たな突然変異による孤発性のものである。

タナトフォリック骨異形成症（thanatophoric dysplasia）は致死性の骨異形成症のなかで最も多いもの（40,000 生産児に１例）で，２つの型があり，いずれも常染色体優性に遺伝する。I 型は短く曲がった大腿骨が特徴的で，クローバー葉頭蓋を伴うことも，伴わないこともある。II 型では大腿骨はまっすぐで比較的長く，頭蓋骨癒合症による重症のクローバー葉頭蓋（図 10-12）がある。クローバー葉頭蓋の別名は **Kleeblattschädel**（ドイツ語）である。この障害はすべての縫合が早期

表 10-1　骨格異常に関連する遺伝子

遺伝子	染色体	異常	表現型
FGFR1	8p12	プファイファー症候群	頭蓋骨癒合症，幅広い母指，クローバー葉頭蓋，顔面低形成
FGFR2	10q26	プファイファー症候群	同上
		アペール症候群	頭蓋骨癒合症，顔面低形成，手足の対称性合指
		ジャクソン-ワイス症候群	頭蓋骨癒合症，顔面低形成，足異常。手は通常は正常
		クルーゾン症候群	頭蓋骨癒合症，顔面低形成。手足異常はなし
FGFR3	4p16	軟骨無形成症（ACH）	体肢短縮小人症，顔面低形成
		タナトフォリック骨異形成症Ⅰ型	短小弯曲大腿骨。クローバー葉頭蓋はあったりなかったりする
		タナトフォリック骨異形成症Ⅱ型	比較的長い大腿骨，重度のクローバー葉頭蓋
		軟骨低形成症	頭蓋・顔面に異常のない軽度の軟骨無形成症
MSX2	5q35	ボストン型頭蓋骨癒合症	頭蓋骨癒合症
TWIST	7p21	セートレ-ヒョツェン症候群	頭蓋骨癒合症，顔面中央部低形成，口蓋裂，脊柱異常，手足異常
HOXA13	7p15.3	手足生殖器症候群	短小指，双角子宮，尿道下裂
HOXD13	2q31	多合指	癒合した過剰指
TBX5	12q24.1	上肢，心臓異常	指異常，橈骨欠如，肢骨低形成，心房・心室中隔欠損，心臓刺激伝導系異常
COL1A1 COL1A2	17q21 7q21	体肢異常，青色強膜	長骨の短縮，弯曲，石灰化不全，青色強膜
FBN1 （フィブリリン）	15q15-21	マルファン症候群	長い体肢と顔，胸骨異常（漏斗胸，鳩胸），上行大動脈拡大と離解，水晶体脱臼

に癒合し，その結果，脳は大泉門と前側頭泉門を開大して成長する。

軟骨低形成症（hypochondroplasia）は別の型の常染色体優性遺伝性骨異形成症で，軟骨無形成症の軽症型のようにみえる。これらの型の骨形成異常に共通しているのは FGFR3 の突然変異で，軟骨内骨化の異常が起こり，その結果，長骨や頭蓋底の成長が悪影響を受ける。

全身性骨異形成症

鎖骨頭蓋異骨症（cleidocranial dysostosis）は骨および歯牙組織の全身性異形成症の一例である。その特徴は泉門の閉鎖遅延と頭蓋縫合の骨化遅延で，その結果，前頭・側頭・後頭骨の膨隆（拡大）が起こる（図 10-13）。その他の骨も侵され，しばしば鎖骨が低形成ないし欠如する。

末端肥大症

末端肥大症（acromegaly）は，先天性下垂体機能亢進症（hyperpituitarism）による成長ホルモンの過剰産生によって起こる。顔面，手および足の不均衡な肥大が特徴となっている。ときに，全身のバランスのとれた成長によって巨人症（gigantism）となる。

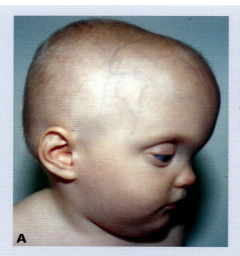
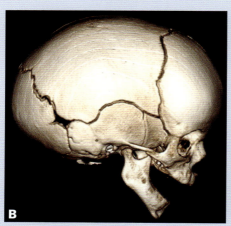
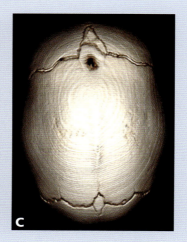

図 10-9　矢状縫合に関係する頭蓋骨（早期）癒合症。**A**．矢状縫合の早期閉鎖により生じる舟状頭の児。前頭および後頭部の顕著な突出を伴う細長い頭蓋の形に注意。**B**, **C**．前頭および後頭部の隆起を伴う細長い頭蓋の CT 側面像（**B**）と，その原因となった矢状縫合の早期閉鎖（**C**）。

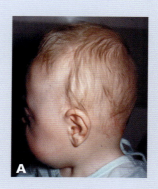
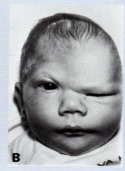
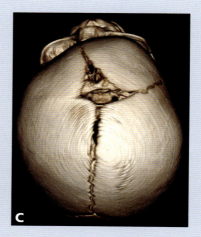

図 10-10　冠状縫合に関係する頭蓋骨（早期）癒合症。**A**．両側の冠状縫合の早期閉鎖に起因する短頭の児。前頭および後頭部が扁平となり，頭蓋が高くなっていることに注意。**B**．一側の冠状縫合の早期閉鎖により生じる斜頭の児。**C**．片側冠状縫合の早期閉鎖による斜頭頭蓋骨の CT 像。

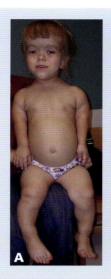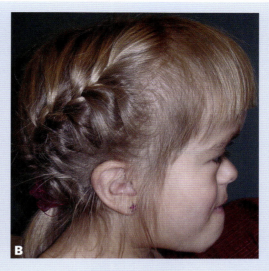

図 10-11 **A**. 9歳の軟骨無形成症児。大きな頭部, 短い体肢, 短い指および突出した腹部を示す。**B**. 突出した額と顔面中央部の低形成を示す患者の頭部側面像。

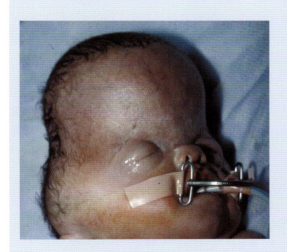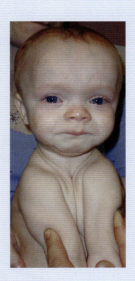

図 10-12 タナトフォリック骨異形成症Ⅱ型に特徴的なクローバー葉頭蓋の患児。頭蓋の形は *FGFR3* 遺伝子の突然変異による頭蓋底の異常な成長と, それに続く頭蓋骨癒合によって異常になる。矢状縫合, 冠状縫合, ラムダ縫合がよく癒合する。

図 10-13 全身性骨異形成症を伴う鎖骨頭蓋異骨症患児。この疾患の特徴の1つは泉門の閉鎖遅延と頭蓋縫合の骨化遅延で, そのために前頭・側頭・後頭骨が膨隆し, 頭部が大きく見える。他の骨も侵され, 本症例のようにしばしば鎖骨が低形成ないし欠如する。

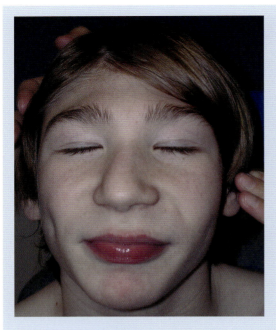

小頭症

小頭症（microcephaly）は，主として脳の発育が悪く，その結果，頭蓋が拡大しないという異常である（図 10-14）。小頭症の児の多くは，重度の知的障害となる。

図 10-14 脳が正常の大きさに発達しないことにより頭が小さく見える小頭症の患児。その原因の 1 つに胎内でのアルコール曝露がある。多くの場合，小頭症は知的障害を伴う。

椎骨と脊柱

椎骨（vertebra）は沿軸中胚葉に由来する体節の椎板部より形成される（図 10-15A）。典型的な椎骨には椎弓（vertebral arch），椎孔（vertebral foramen：脊髄が通る），椎体（vertebral body），横突起（transverse process）があり，多くに棘突起（spinous process）がある（図 10-15B）。発生第 4

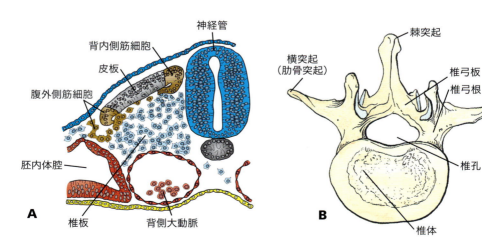

図 10-15 **A**．発生中の体節の横断面。椎板の細胞がばらばらになり，神経管と脊索の周囲に遊走して椎骨を形成する。**B**．典型的な椎骨の例。種々の構成要素を示す。

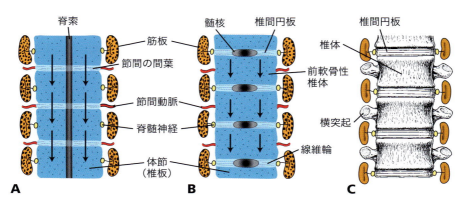

図10-16 種々の発生段階における脊柱形成。**A**．発生第4週．椎板分節はより細胞密度の低い節間部の組織により分けられている．筋板，節間動脈および分節神経の位置に注意．**B**．1つの椎板の尾側半が凝縮し増殖して，節間部の間葉とそれに続く下位の椎板の頭側半に進出する（**A**，**B**の矢印）．椎間円板の出現に注意．**C**．前軟骨性椎体は2個の連続する椎板の上半部と下半部および節間部の組織で形成される．筋板は椎間円板にまたがっており，このため脊柱を動かすことができる．

週中に椎板の細胞が移動し，脊髄と脊索の両方を囲んで，神経管の反対側から来た細胞集団と融合する（図10-15A）．発生が続く間に，各体節の椎板部分は**再分節**（resegmentation）とよばれる過程を経る．再分節は各椎板の尾側半が次の椎板の頭側半の中へと成長し，癒合することで起こる（図10-16A，Bの矢印）．このように，各椎骨は1つの体節の尾側半と隣の体節の頭側半の組み合わせで作られる．その結果，各体節の筋節由来の筋は椎間円板を挟んで2つの隣接する椎骨に付着する．このようにして筋が**脊柱**（vertebral column）を動かせるようになる．異なる椎骨のパターン形成は*HOX*遺伝子により制御されている．

もとの椎板分節の頭側部と尾側部の間に位置した間葉細胞は増殖せず，2個の前軟骨性椎体の間を埋め，**椎間円板**の形成に貢献する（図10-16B）．椎体域では脊索は完全に退化するが，椎間円板域では残存し肥大する．ここで脊索は**髄核**（nucleus pulposus）を形成し，のちに**線維輪**（annulus fibrosus）とよばれる輪状線維により囲まれる．髄核と線維輪の両者により**椎間円板**（intervertebral disc）が形成される（図10-16C）．

完成椎骨となるための椎板の再分節によって，筋板は椎間円板にまたがるようになり，この交互性によって，脊柱が運動可能となる（図10-16C）．これと同じ理由で，初め椎板と椎板の間に位置していた節間動脈は椎体の中央を通過する．しかし，脊髄神経は椎間円板の近くに位置を占めるようになり，椎間孔を通って脊柱を出る．

椎骨形成の間に，脊柱の2つの**一次弯曲**（primary curvature）が明確になる．**胸部弯曲**（thoracic curvature）と**仙骨部弯曲**（sacral curvature）である．のちに2つの二次弯曲が確立される．児が頭を上げることを学ぶ間にできる**頸部弯曲**（cervical curvature）と，歩行を学ぶ間に形成される**腰部弯曲**（lumbar curvature）である．

臨床関連事項

椎骨先天異常

完成椎骨を形成するための分節状の椎板の形成や，それに続く再配列は複雑で，2個の連続する椎骨が非対称に融合したり，あるいは椎骨の半分が失われたりして**脊柱側弯症**（scoliosis, lateral curving of the spine）を起こすことはまれではない．椎骨の数が正常より多かったり，少なかったりすることもしばしばある．**クリッペル-ファイルシークエンス**（Klippel-Feil sequence）［訳者注：シークエンス（sequence）とは何らかの発生過

程の障害から引き続いて起こる一連の複合異常をいう]では頸椎が癒合して可動性が減少し，頸が短くなる。

最も重要な椎骨異常の1つは，椎弓の不完全融合または不結合の結果生じる。**脊椎裂**(cleft vertebra)または**二分脊椎**(spina bifida)とよばれる先天異常は，骨性の椎弓のみに異常があって脊髄は正常である場合がある。このような症例では，骨の異常は皮膚に覆われ，神経学的な障害は起こらない（**潜在性二分脊椎** spina bifida occulta）。**囊胞性二分脊椎**(spina bifida cystica)はより重症の異常で，神経管が閉鎖せず，椎弓が形成されず，神経組織が露出する。神経学的な障害は，損傷した脊髄レベルとその広がりに左右される（図10-17）。この異常は2,500出生に1例の割合で起こるが，妊娠前から母体に葉酸を投与しておくと予防できることが多い（第6章 p.83 参照）。二分脊椎は超音波により出生前診断が可能であり，神経組織が露出している場合には，羊水穿刺で羊水中の α フェトプロテイン（AFP）レベルが上昇していることがわかる（二分脊椎の型については図6-7参照）。

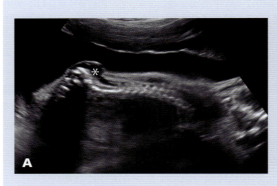 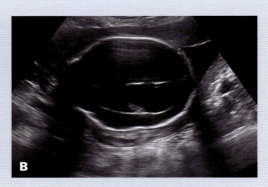

図10-17 **A．** 腰仙部に二分脊椎（＊）のある26週胎児の超音波像。**B．** 二分脊椎のある26週胎児の頭部超音波像。頭蓋骨の形からこの像は「レモンサイン」といわれ，脳が尾方に引かれるために頭が変形するもので，一部の症例で見られる（p.325「アーノルド-キアリ異常」参照）。

肋骨と胸骨

それぞれの**肋骨**(rib)の骨部は沿軸中胚葉中に残る椎板細胞に由来し，胸椎の肋骨突起から伸び出す。肋軟骨は，**外側体節境界**(lateral somitic frontier)を越えて隣接する側板中胚葉内に遊走した細胞から作られる（外側体節境界については第11章参照）。**胸骨**(sternum)は肋骨とは関係なく，体の腹側壁の側板中胚葉壁側板から発生する。正中線の両側に1本ずつ，合計2本の胸骨帯(sternal band)が形成され，のちにこれらは融合して，胸骨柄(manubrium)，胸骨分節(sternebrae)および

臨床関連事項

肋骨先天異常

ときに過剰な肋骨がみられる。普通は頸部か腰部である。**頸肋**(cervical rib)は人口集団のほぼ1％に起こり，通常，第7頸椎につく。その位置のため，腕神経叢や鎖骨下動脈を圧迫して，種々の程度の肢麻痺を起こす。

胸骨先天異常

胸骨裂(cleft sternum)は非常にまれな異常で，左右に完全に分かれていることも，裂が上端または下端に存在することもある。胸部内臓は皮膚と軟組織のみで覆われる。この異常は胸骨帯が正中部で癒合しないために起こる。**骨化中心の低形**

成，**胸骨分節の早期癒合**も起こり，特に先天性心臓異常の児に多い（20〜50％）。全児の6〜20％に胸骨柄の骨化中心が複数生じるが，特にダウン症候群の児に多い。

漏斗胸（pectus excavatum）とは後方にへこんでいる胸骨のことである。**鳩胸**（pectus carina-tum）とは胸郭が両側で扁平となり，胸骨が前方に突出した状態である。突出した胸骨がボートのキール（竜骨）に似る。これら2つの異常は，いずれも腹側体壁の閉鎖異常か肋軟骨と胸骨の形成異常の結果であろう。

剣状突起（xiphoid process）の軟骨性原型を形成する。

要 約

骨格系は中胚葉層および神経堤に由来する間葉から発生する。頭蓋の扁平骨のような骨は，**膜性骨化**（membranous ossification），つまり間葉細胞から直接，骨芽細胞に変わる（図10-2）。体肢の長骨のような大部分の骨では，間葉が凝縮して硝子軟骨性の骨の原型を形成する（図10-3）。これらの軟骨性原型に骨化中心が現れ，**軟骨内骨化**（endochondral ossification）により骨はしだいに骨化する。

頭蓋（skull）は**神経頭蓋**（neurocranium）と**内臓頭蓋**〔viscerocranium（顔面頭蓋）〕からなる。神経頭蓋には，頭蓋冠を作る**膜性部**（membranous portion）と，頭蓋底を作る**軟骨部**〔cartilaginous part（**軟骨性頭蓋** chondrocranium）〕がある。神経堤細胞が顔面，頭蓋冠の一部，軟骨性頭蓋の索前部（下垂体より吻側にある部分）を形成する。頭蓋

の残りの部分は沿軸中胚葉が作る。

脊柱（vertebral column）と**肋骨**（rib）は**体節**（somite）の**椎板**（sclerotome）の区画から発生し，**胸骨は腹側体壁の中胚葉に由来する**。完成椎骨は1つの椎板の尾側半の凝縮と，それと融合する下位の椎板の頭側半とで構築される（図10-16）。

脊椎骨異常（二分脊椎），頭蓋異常（頭蓋裂と頭蓋骨癒合症）および顔面異常（口蓋裂）など，骨格系の多数の異常が発生する。体肢の大きな異常はまれであるが，橈骨と指の異常は他の異常としばしば合併する（症候群）。

問 題

1. 頭蓋縫合はなぜ重要なのか。何か異常と関係があるのか。
2. 脊柱側弯症の起源を椎骨異常として説明せよ。どのような遺伝子がこの異常に関係している可能性があるか。

第11章

筋系

一部の平滑筋(p.168 参照)を除いて，筋系は中胚葉層から発生し，**骨格筋**(skeletal muscle)，**平滑筋**(smooth muscle)および**心筋**(cardiac muscle)からなる。骨格筋は**沿軸中胚葉**(paraxial mesoderm)に由来し，その沿軸中胚葉は後頭域から仙骨域までの体節と頭部の体節分節を形成する。平滑筋には腸管および腸管に由来する構造を取り囲んでいる**臓側中胚葉**(splanchnic mesoderm)から分化するものと，外胚葉から分化するもの(虹彩，乳腺，および汗腺の平滑筋)がある。心筋は心筒を囲む**臓側中胚葉**に由来する。

骨格筋組織〔横紋骨格筋 (striated skeletal musculature)〕

頭部の筋(第17章参照)は7つの**体節分節**(somitomere)に由来する。体節分節は沿軸中胚葉起源の間葉細胞が部分的に分節した渦巻き状のものである(第6章 p.85 参照)。体幹，体壁，体肢の筋は**体節**(somite)に由来する。体節は初期には体節分節で，後頭域から尾芽まで伸びている。分節の直後から体節分節は**上皮化**(epithelization)過程に入り，中央に小さな腔のある球を形成する(図11-1A)。やがて各体節の腹側領域はふたたび間葉となり，**椎板**(sclerotome，図11-1B〜D)を作り，椎骨や肋骨のための骨形成細胞となる。体節の上部(背側)領域の細胞は皮板と，腹外側唇(縁)および背内側唇(縁)に2つの筋形成領域を作る(図11-1B)。2つの領域からの細胞は遊走，増殖し，**皮板**(dermatome)の腹側で筋前駆細胞となり，**皮筋板**(dermomyotome)を作る(図11-1B，C，11-2)。腹外側領域からの細胞の一部も近くの側板中胚葉壁側板内に遊走する(図11-1B)。この細胞集団が**舌骨下筋**(infrahyoid muscle)，**腹壁筋**(abdominal wall muscle：腹直筋，内・外腹斜筋，腹横筋)，**体肢筋**(limb muscle)を作る。筋板中の残りの細胞は背筋，上肢帯筋，肋間筋を形成する(表11-1)。

初期には各体節と側板中胚葉壁側板との間に明瞭な境目があり，これを**外側体節境界**(lateral somitic frontier)という(図11-1B)。この境界は胚子内の中胚葉領域を二分する。

1. **軸近領域**(primaxial domain)。これは神経管周囲の領域で，体節に由来する(沿軸中胚葉)細胞のみを含む。
2. **軸遠領域**(abaxial domain)。これは側板中胚葉の細胞と外側体節境界を渡って遊走してきた体節細胞の両方からなる。

この境界を越えた細胞(筋板の腹外側縁からの細胞)は側板中胚葉に入って**軸遠**筋前駆細胞となり，側板中胚葉から多くの分化シグナルを受ける(図11-3)。沿軸中胚葉内にとどまって境界を越えなかった細胞(残る腹外側部の細胞とすべての背内側部の細胞)は**軸近**筋前駆細胞となり，発生シグナルを神経管と脊索から受ける(図11-3)。その領域にかかわらず，**各筋分節は同じレベルの分節から来る脊髄神経の支配を受ける。**

また，外側体節境界は背部にある皮板由来の真皮と体壁にある側板中胚葉由来の真皮の境を定める。この境界は軸近椎板細胞に由来する肋骨と，境界を越えて側板中胚葉内に遊走してきた椎板細胞(軸遠細胞)に由来し胸骨に付着する肋軟骨の境も定める。

中軸骨格筋の神経支配

軸近および軸遠領域に特徴づけられる筋発生の**新しい記載**(new description)は，上分節(epimere：背筋)と下分節(hypomere：体肢および体

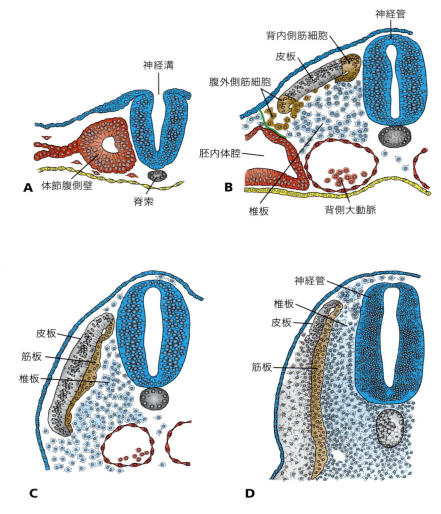

図 11-1　体節の発生段階を示す横断面模式図。**A**. 中胚葉細胞が上皮化し，小腔を取り巻いて配列する。**B**. 体節の腹内側壁の細胞は上皮様配列を失い，神経管と脊索周囲に遊走する。一部の細胞は側板中胚葉壁側板内に移動する。これらの細胞全体が椎板である。体節の背内側部と腹外側部の細胞は筋前駆細胞となる。両部の細胞は皮板の腹側に遊走して皮筋板を作る。腹外側部の細胞の一部は外側体節境界（緑線）を越えて側板中胚葉壁側板内に遊走する。この遊走した体節細胞と側板中胚葉細胞が合わさって軸遠中胚葉領域を構成する。一方，軸近中胚葉領域は体節細胞（沿軸中胚葉）のみを含む。**C**. 皮板細胞とこれに接する筋前駆細胞は合わさって皮筋板を作る。**D**. 皮筋板は分化を始める。筋板細胞は軸近筋群を作り，皮板は背部皮膚の真皮を形成する。

壁筋）という古い概念とは異なる。古い概念は，上分節筋は一次後枝に，下分節筋は一次前枝に支配される神経支配の機能的定義に基づいていた。新しい記載は，神経支配ではなく，筋細胞が軸遠細胞と軸近細胞という2つの異なる筋前駆細胞集団のどちらから生じるかという，実際の**発生学的起源**（embryological origin）に基づくものである。新しい記載は**上分節筋（epaxial muscle（above the axis）：背筋）は一次後枝に支配され，これに**対して**下分節筋（hypaxial muscle（below the axis）：体壁と体肢の筋）は一次前枝に支配される**（図 11-4）という事実を排除するものではない。

骨格筋と腱

　分化の間に筋前駆細胞すなわち**筋芽細胞**（myoblast）は融合して多核の長い筋線維を形成する。まもなく筋原線維が細胞質内に現れ，第3か月末

図 11-2　胎生 7 週胚子頭頸部筋の模式図。筋は体節分節と，後頭部から尾側に作られる筋板に由来する。

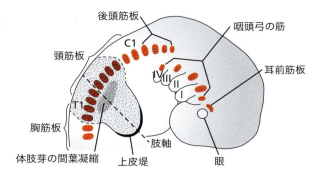

表 11-1　筋の起源：軸遠・軸近筋前駆細胞からの由来

	軸近部	軸遠部
頸部	斜角筋	舌骨下筋
	顎舌骨筋	
	椎前筋	
胸腹部	肋間筋	大・小胸筋
		外腹斜筋
		内腹斜筋
		腹横筋
		胸骨筋
		腹直筋
		骨盤隔膜
上肢	菱形筋	遠位肢筋
	肩甲挙筋	
	広背筋	
下肢[a]		すべての下肢筋

[a] 骨盤部と下肢の筋について正確な起源は明らかにされていないが，全部ではないにしても大部分は軸遠部由来である。

図 11-3　体節の分化を制御する遺伝子の発現パターン。Shh と noggin が脊索と神経管の底板から分泌され，これが体節の腹側部に作用して椎板を作る。椎板では pax1 が発現し，続いてこれが軟骨化と椎骨形成を制御する。神経管背側部からの Wnt と低濃度の Shh 蛋白質は pax3 を活性化し，これが皮板の境界を定める。また Wnt 蛋白質は体節の背内側部に作用し，この部分が筋前駆細胞を作り，筋特異的遺伝子 myf5 を発現するよう指定する。体節の皮板部分は神経管背側部より分泌されるニューロトロフィン 3（NT-3）により真皮になるよう指定を受ける。Wnt 蛋白質の活性化と抑制的な BMP4 蛋白質の影響が合わさって背外側部細胞の myoD 発現が活性化され，ここに筋前駆細胞の第 2 群が作られる。

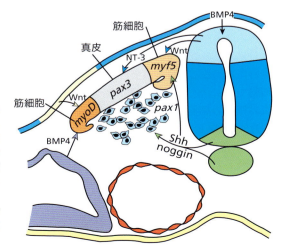

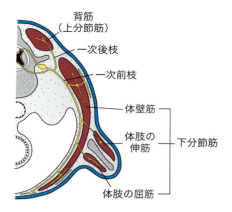

図 11-4 胚子半側の横断像。発生中の筋の神経支配を示す。上分節筋（固有背筋）は一次後枝により支配され，下分節筋（体肢と体壁の筋）は一次前枝により支配される。

までに骨格筋線維に典型的な横紋が出現する。同様の過程が後頭体節の吻側頭部に位置する7つの体節分節に起こる。しかし，体節分節は分化前に椎板と皮筋板へと明確に分節することはない。筋を骨につなぐ**腱**(tendon)は体節の前縁または後縁で筋板の近くにある椎板細胞に由来する。転写因子 **Scleraxis** が腱細胞の分化を制御する。

筋発生の分子的制御

筋発生を制御する遺伝子が最近明らかになっている。側板中胚葉からの骨形成蛋白質4(BMP4)とおそらく線維芽細胞増殖因子(FGF)が近くの外胚葉からの Wnt 蛋白質と共同して皮筋板の腹外側唇の細胞に働きかけ，筋特異的遺伝子 *myoD* を発現させる（図11-3）。表層を覆う外胚葉により分泌された BMP4 は神経管背側部からの Wnt 蛋白質の産生を誘導し，同時に脊索と神経管底板から分泌される低濃度の Shh 蛋白質が皮筋板の背内側唇に達する。これらの蛋白質は共同して筋前駆細胞での *myf5* と *myoD* の発現を誘導する（Shh は腹外側部の細胞を指定する役割はないことに注意）。*myoD* と *myf5* はいずれも**筋形成制御因子**(myogenic regulatory factor：**MRF**)とよばれる転写因子ファミリーのメンバーで，この遺伝子群が筋発生の経路を活性化する。

筋のパターン形成

筋形成のパターンは筋芽細胞が遊走して入る**結合組織**(connective tissue)により支配される。頭部域では，これらの結合組織は**神経堤細胞**(neural crest cell)に由来し，頸部と後頭域では**体節中胚葉**(somitic mesoderm)から，体壁と体肢では**側板中胚葉壁側板**から生じる。

頭部の筋組織

頭部の全随意筋は，舌，眼（眼杯外胚葉に由来する虹彩筋を除く），および咽頭弓（内臓弓）に関連する筋組織（表11-2，図11-2）を含め，沿軸中胚葉（体節分節と体節）に由来する。頭部における筋形成のパターンは神経堤細胞に由来する結合組織に支配される。

体肢の筋組織

体肢筋(limb muscle)は，発生第7週に体肢芽の基部近くの間葉凝縮として形成が始まる（図11-2）。この間葉は体節の背外側部にあった細胞に由来し，体肢芽内に遊走して筋を形成する。他の領域と同様に，結合組織が筋形成のパターンを指令する。結合組織は側板中胚葉壁側板に由来し，また体肢の骨もこれらから生じる（第12章参照）。

心筋

胚子の**心筋**(cardiac muscle)は心筒を囲む臓側中胚葉から発生する。筋芽細胞は，のちに発達して**介在板**(intercalated disc)となる特殊接着装置で互いに接着する。筋原線維は骨格筋と同じ様式で発生するが，筋芽細胞は融合しない。その後の発達中に，不規則に分布する筋原線維をもつ少数の特殊線維束がみられるようになる。この線維束は**プルキンエ線維**(Purkinje fiber)で，心臓の刺激伝導系を形成する。

平滑筋

背側大動脈と太い動脈の**平滑筋**(smooth muscle)は側板中胚葉と神経堤細胞に由来する。冠状

表 11-2　頭蓋顔面筋の起源

中胚葉起源	筋	神経支配
第一・第二体節分節	上直筋，内側直筋，下直筋	動眼神経（III）
第三体節分節	上斜筋	滑車神経（IV）
第四体節分節	閉口筋	三叉神経（V）
第五体節分節	外側直筋	外転神経（VI）
第六体節分節	開口筋およびその他の第二咽頭弓筋	顔面神経（VII）
第七体節分節	茎突咽頭筋	舌咽神経（IX）
第一・第二体節	固有喉頭筋	迷走神経（X）
第二〜五体節[a]	舌筋	舌下神経（XII）

[a]第二〜五体節は後頭体節群を表す（第一体節の多くは退化）。

動脈の平滑筋は前心外膜細胞（第 13 章参照）と神経堤細胞（近位分節）から生じる。腸や腸由来構造の壁にある平滑筋は，これらの構造を囲む側板中胚葉臓側板に由来する。虹彩の括約筋と散大筋，乳腺および汗腺中の筋組織は外胚葉起源である。

血清応答因子（serum response factor：**SRF**）は平滑筋の分化に必要な転写因子である。この因子はキナーゼリン酸化経路を介して増殖因子によりアップレギュレートされる。**ミオカルジン**（myocardin）と**ミオカルジン関連転写因子**（myocardin-related transcription factor：**MRTF**）は血清応答因子活性を高めるコアクチベーター（活性化補助因子）として働き，平滑筋発生の責任遺伝子として遺伝子カスケードを開始する。

臨床関連事項

　1 個の筋が部分的または全体として欠如することはよくみられ，多くは機能障害はない。例としては長掌筋，前鋸筋および大腿方形筋の部分的ないし完全欠如があげられる。より重症の例には**ポーランドシークエンス**（Poland sequence，図 11-5）がある。この異常は 20,000 人に 1 人の割合でみられ，小胸筋と大胸筋の一部（通常は胸骨頭）が欠如する。乳頭と乳輪が欠如するか偏位し，しばしば指の異常（合指症や短指症）が同側にみられる。この異常は外観を損ね，特に女性では乳房の発達が悪くなるので問題となる。

　腹筋の全欠如または部分的欠如で**プルーンベリー症候群**（prune belly syndrome，図 11-6）が起こる。通常，腹壁が非常に薄いため，内臓が透けてみえ，容易に触診できる。この異常は尿道閉鎖など，尿路と膀胱の奇形をときに伴う。このような異常のため液体の貯留が生じ，これが腹壁を伸展し，結果として腹筋を萎縮させる。

　筋ジストロフィー（muscular dystrophy）は進行性の筋萎縮と機能減弱を起こす一群の遺伝性筋病変を指す用語である。多数の型があるが，**デュシェンヌ型筋ジストロフィー**（Duchenne muscular dystrophy：**DMD**）が最もよくみられる（4,000 生産男児に 1 例）。この疾患は**伴性劣性**に遺伝し，男性が女性よりもはるかに多く罹患する。DMD と**ベッカー型筋ジストロフィー**（Becker muscular dystrophy：**BMD**）はいずれも X 染色体上の**ジストロフィン**（dystrophin）遺伝子の突然変異により起こる。しかし，DMD では機能するジストロフィンは作られず，早期に発症するもの（5 歳未満，これに対して BMD では 8〜25 歳）ほど重症である。ジストロフィンは細胞質蛋白質

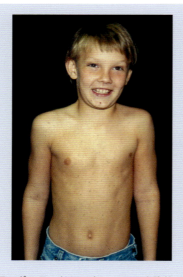

図 11-5　ポーランドシークエンス。小胸筋と一部の大胸筋が患者の左側で欠如している。乳頭と乳輪の偏位に注意。

で，細胞骨格を細胞外基質に結合させるジストロフィン関連蛋白質複合体を作る。

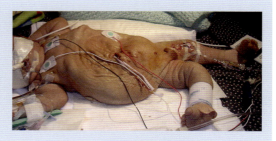

図 11-6　プルーンベリー症候群。腹壁筋の無形成のため腹部が拡張している。

要約

大部分の筋は**中胚葉**(mesoderm)起源である。**骨格筋**(skeletal muscle)は，(1)軸骨格，体壁および体肢の筋を生じる**体節**と(2)頭部の筋を生じる**体節分節**とを含む沿軸中胚葉に由来する。筋組織の前駆細胞は皮筋板予定部の腹外側と背内側の端(唇)から生じる。双方の領域からの細胞が筋板を形成する。背外側部からの細胞の一部は**外側体節境界**(lateral somitic frontier)を越えて側板中胚葉壁側板内に遊走する。この境界は胚内の中胚葉を次の2つの領域に分ける。(1)**軸近領域**(primaxial domain)：神経管を取り巻く領域で，体節(沿軸中胚葉)由来の細胞のみを含む。(2)**軸遠領域**(abaxial domain)：側板中胚葉壁側板と，外側体節境界を越えてこの領域に遊走してきた体節由来の細胞を合わせて含む(図 11-1)。軸遠筋前駆細胞は**舌骨下筋，腹壁筋**(腹直筋，内・外腹斜筋，腹横筋)，**体肢筋**に分化する。軸近筋前駆細胞は**背筋，上肢帯筋の一部，肋間筋**を作る(表 11-1)。背筋(**上分節筋** epaxial muscle)は脊髄神経の**一次後枝**で，体肢筋と体壁筋(**下分節筋** hypaxial muscle)は**一次前枝**で支配される。筋細胞誘導のシグナルは予定筋細胞の近くにある組織から生じる。したがって，側板中胚葉からのシグナル(BMP)と表面外胚葉からのシグナル(Wnt)は腹外側部の細胞を誘導し，神経管と脊索からのシグナル(ShhおよびWnt)は背内側部の細胞を誘導する。体節，壁側中胚葉および神経堤(頭部域)に由来する**結合組織**(connective tissue)が筋のパターンを確立するための鋳型となる。**大部分の平滑筋と心筋線維は臓側中胚葉由来である。**虹彩，乳腺，および汗腺の平滑筋は外胚葉から分化する。

問題

1. 筋細胞は体節のどのような2つの領域から由来するか。どちらが軸遠中胚葉領域に寄与するか。軸遠および軸近領域からどのような筋が作られるか。
2. 女性新生児の検診で右の乳頭が腋窩に向かって偏位しており，右の前腋窩ヒダがほとんど欠如していた。何と診断するか。
3. 筋のパターンはどのような組織によって決められるか。
4. 横隔神経は3, 4, 5頸分節に起源するが，どのようにして胸部にある横隔膜を支配するのか説明せよ。

第12章

体肢

体肢の成長と発達

　肩甲帯および骨盤帯を含めた体肢が付属骨格を構成する．発生第4週の終わりに，体肢芽は体の側腹壁のふくらみとしてみえるようになる（図12-1A）．まず上肢が，ついで1～2日後に下肢が現れる．初め体肢芽は，将来体肢の骨と結合組織を形成する側板中胚葉の壁側葉に由来する間葉性の芯でできており，単層の立方上皮からなる外胚葉で覆われている．体肢芽の頂点でこの外胚葉が肥厚し，**外胚葉性頂堤**（apical ectodermal ridge：**AER**）を形成する（図12-2, 図12-9Aも参照）．外胚葉性頂堤は隣接する間葉に誘導的な影響を及ぼすため，間葉は未分化な，急速に増殖する細胞群，すなわち**未分化域**（undifferentiated zone）として残る．体肢の成長に伴い，外胚葉性頂堤の影響の及びにくい遠く離れた細胞は，軟骨や筋に分化し始める．このように，各体肢の分化は近位から遠位方向へと進行する．体肢は近位から遠位に**柱脚**（stylopodium：上腕骨，大腿骨），**軛脚**（zeugopodium：橈骨・尺骨，脛骨・腓骨），**自脚**（autopodium：手根骨・足根骨，中手骨・中足骨，指骨・趾骨）の3要素から構成される．

　6週の胚子では体肢芽の末端部が扁平となって**手板**（handplate）と**足板**（footplate）を形成し，輪状のくびれによって基部から分けられる（図12-1B）．その後第2のくびれが生じて基部が2つの部分に分けられ，体肢の主要部分が認められるようになる（図12-1C）．外胚葉性頂堤における**細胞死**（cell death）により5つの部域に分離されて，手指と足指が形成される（図12-3A）．その後の指の形成は，5つに分かれた頂堤の外胚葉の影響により指部が継続的に伸長すること，間葉が凝縮して軟骨性指放線を形成すること，および指放線間の組織で細胞死が起こることによる（図12-3B, C）．

　上肢と下肢の発生は，下肢の形態発生が上肢のそれよりも約1～2日遅いことを除いて，よく似ている．また，妊娠第7週中に，上・下肢は反対方向に回転する［訳者注：図12-1からも明らかな

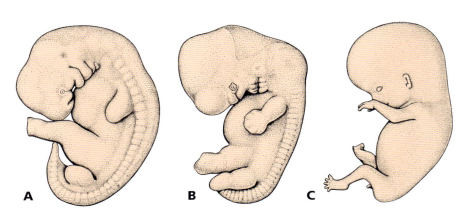

図12-1　ヒト胚子の体肢芽の発生．**A**. 5週，**B**. 6週，**C**. 8週．下肢芽は上肢芽に比較して1～2日発育が遅れている．

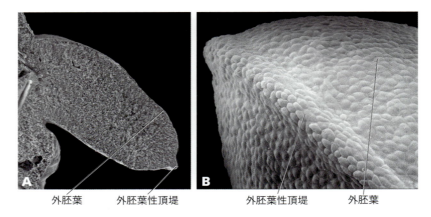

図 12-2 **A**．ニワトリ胚子の体肢芽の縦断像。間葉の芯を覆っている外胚葉層は頂点が肥厚して，外胚葉性頂堤を形成している。ヒトでは発生第5週中に外胚葉性頂堤が発生する。**B**．ニワトリ体肢芽の強拡大表面像。体肢先端に外胚葉性頂堤とよばれる特別な領域がみられる。

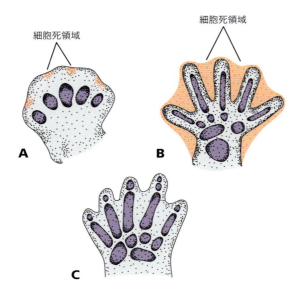

図 12-3 ヒト手の模式図。**A**．48日。外胚葉性頂堤での細胞死により頂堤が各指に分離する。**B**．51日。指間部に細胞死が生じ，指が分離する。**C**．56日。指の分離が完了する。

ように，実際は，この時期に以下に記されているような上・下肢の反対方向の回転は起こらない。胚子の上肢は解剖学的正位（掌面が前方を向く）にはないのである］。上肢は90°外側に回転するので，伸筋は外側と後面に展開し，母指は外側にある。一方，下肢は約90°内側に回転し，伸筋は前面に位置し，足の母指は内側にある。

外形完成中に，体肢芽の間葉は凝縮し始め，これらの細胞は軟骨細胞に分化する（図12-4）。これらの軟骨細胞により，発生第6週までに，体肢

骨の前兆となる最初の**硝子軟骨性原型**（hyaline cartilage model）が認められるようになる（図12-4，12-5）。関節は軟骨形成が停止したときに軟骨凝縮中に形成され，**関節中間帯**（interzone）が誘導される。この領域の細胞は数と密度を増し，その後，細胞死により関節腔が形成される。その周囲の細胞は関節包に分化する。関節の位置を調節する因子は不明であるが，分泌される分子であるWnt14が誘導のシグナルのようである。

体肢骨の骨化，すなわち**軟骨内骨化**（endo-

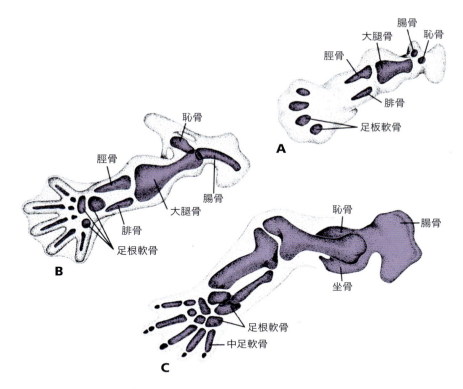

図 12-4 **A．**6週初期胚子の下肢。最初の硝子軟骨性原型を示す。**B，C．**揃った軟骨性原型を示す。**B**：第6週末，**C**：第8週初め。

chondral ossification）は胚子期末までに始まる。**一次骨化中心**（primary ossification center）は発生の第12週までに，体肢骨のすべての長骨に出現する。軟骨内骨化は**骨幹**（shaft, diaphysis）にある一次骨化中心から，しだいに軟骨性原型の末端へ向かって進行する（図12-5）。

出生時，骨幹は通常は完全に骨化しているが，**骨端**（epiphysis）とよばれる両端では，まだ軟骨のままである。しかし，その後まもなく，これらの骨端にも骨化中心が生じる。骨幹と骨端の両骨化中心間に，一過性に軟骨板が残存する。**骨端板**（epiphyseal plate）とよばれるこの軟骨板は，骨の長軸成長に重要な役割を演じる。この板の両側で軟骨内骨化が進行する（図12-5）。骨の長さが十分に伸びると骨端板は消失し，骨端と骨幹が合体する。

長骨では骨端板はその両端にあり，指骨のような小骨では骨端板は一方の端にしかない。椎骨のような不規則な骨では，1個またはそれ以上の一次骨化中心があり，通常，数個の二次骨化中心が見いだされる。

骨の間の**滑膜性関節**（synovial joint）は間葉凝縮が軟骨形成を開始すると同時にでき始める。中間帯といわれる2つの軟骨性骨原基の間（たとえば脛骨と大腿骨の間で膝関節となる部分）では，凝縮した間葉は緻密線維性組織となる。その後，この線維性組織は隣接する2つの骨の端を覆う関節軟骨，滑膜，関節包内の関節円板や靱帯（たとえば膝関節の前後十字靱帯）を形成する。関節包そのものは中間帯を囲む間葉細胞に由来する。線維性関節（たとえば頭蓋の縫合）も中間帯領域から作られるが，この場合，中間帯は緻密線維性構造にとどまる。

体肢の筋組織

体肢の筋は体節の背外側部の細胞に由来する。この部分の細胞は体肢芽内に遊走して筋を作る。初め，この筋要素は由来する体節にしたがって分節している（図12-6）。しかし，体肢芽の伸長に伴って筋組織はまず屈筋要素と伸筋要素に分かれ（図12-7），さらに分離と癒合により，1つの筋

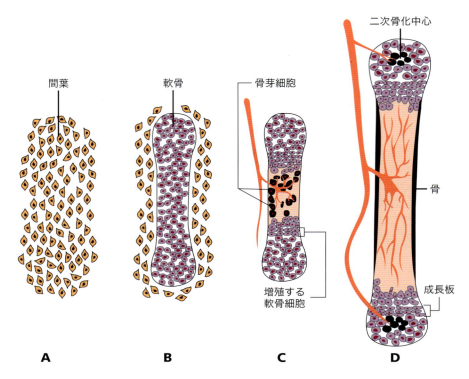

図 12-5 軟骨内骨形成。**A**．間葉細胞が凝縮し，軟骨細胞に分化し始める。**B**．軟骨細胞は将来の骨の軟骨性原型を形成する。**C**，**D**．血管が軟骨性原型の中央部に侵入し，骨芽細胞（黒で示す細胞）を持ち込み，増殖する軟骨細胞を骨の両端（骨端）に限局する。骨軸方向（骨幹）に向かう細胞は肥大し，細胞死に陥る。この間に周囲の基質は石灰化する。骨芽細胞はこの石灰化した基質に結合し，骨基質を沈着させる。のちに血管は骨端に侵入し，二次骨化中心が形成される。骨の成長は骨端成長板内の軟骨細胞の増殖により維持される。

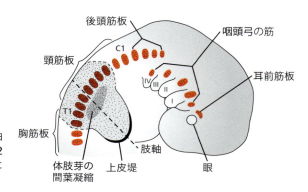

図 12-6 体肢の筋細胞は固有の高さにある体節に由来する。上肢では体節は C5〜T2 で，下肢では L2〜S2 である。最終的には筋は複数の体節に由来することになり，最初の分節パターンはなくなる。

が複数の体節由来となる場合がある。その結果，筋の複雑なパターンができるが，これは側板中胚葉由来の結合組織が決める。

　上肢芽は下位 5 対の頸分節と上位 2 対の胸分節に対向し（図 12-6），下肢芽は下位 4 対の腰分節と上位 2 対の仙骨分節に対向している。体肢芽が形成されるとまもなく，対応する脊髄からの脊髄神経一次前枝が間葉内に侵入する。まずはそれぞれ固有の脊髄分節からの分離した背（後），腹（前）の分枝として侵入するが，まもなくこれら各分枝は合体し始め，大きな背（後），腹（前）の神経となる（図 12-7）。こうして伸筋群を支配する**橈骨神経**（radial nerve）は背分節枝の合体により，一方で屈筋群を支配する**尺骨神経**（ulnar nerve）と正

中神経(median nerve)は腹分節枝の合体により形成される．体肢芽に侵入した直後，これらの神経は分化しつつある中胚葉細胞凝縮と密接な結合を確立する．神経と分化しつつある筋細胞との間に早期に接触があることが，その完全な機能的分化に必須の要件である．

脊髄神経は，体肢筋の分化ならびに運動性神経支配に重要な役割を演じるのみならず，皮板に**知覚性神経支配**(sensory innervation)を与える．体肢の成長と回旋に伴って最初の皮板の神経分布形式は変化するが，神経分布の規則正しい順序は成人でもなお認めることができる(図12-8)．

体肢発生の分子的制御

胚子の体側部で頭尾軸に沿った体肢の位置は，この軸沿いに発現する***HOX*遺伝子群**により制御される．これら**ホメオボックス遺伝子**(homeobox gene)は，ある遺伝子の発現境界が他のものより頭側にある様式で，頭から尾へと重なるパターンで発現する(第6章p.93参照)．たとえば，***HOXB8***の発現の頭側の境界は上肢の頭側端で，この遺伝子の発現が異常になると体肢の位置も変化する．上肢の指定は転写因子***TBX5***により，下

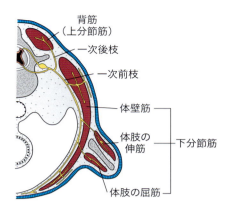

図 12-7 筋細胞は肢芽に移動するにつれて背側(伸筋)と腹側(屈筋)区画に分かれる．筋は一次前枝により支配される．一次前枝はまずこの区画に至る背側および腹側分枝に分かれる．最終的には各背側および腹側分枝は結合して太い背側および腹側神経となる．

肢の指定は***TBX4***により制御されている．

頭尾軸に沿った位置が決まると，体肢の成長は遠近軸，前後軸および背腹軸に沿って制御されることになる(図12-9)．体肢芽が膨出するのは側板中胚葉によって分泌される線維芽細胞増殖因子10(FGF10)の作用によってである(図12-9A)．いったん膨出が始まると，腹側外胚葉に発現する

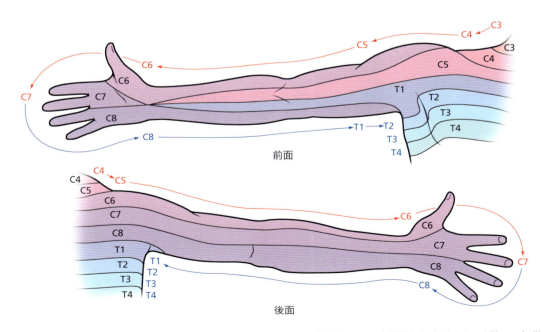

図 12-8 上肢の皮節とそれに至る知覚神経を示す．各皮節とその神経支配の発生学的起源を反映し，上肢への知覚神経が分節パターンを維持していることに注意．

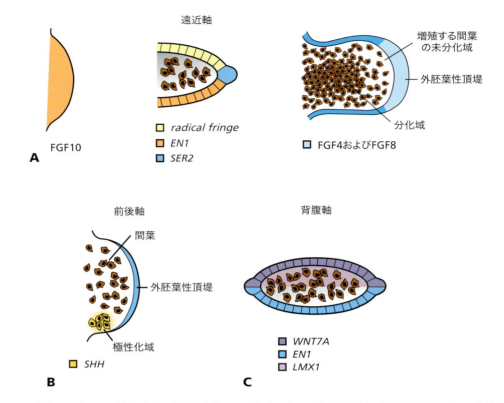

図 12-9 体肢のパターン形成と成長の分子的制御。**A**. 体肢の成長は体肢形成域の壁側中胚葉によって分泌される FGF10 により開始される。成長が始まると，BMP により外胚葉性頂堤が誘導され，その位置が背側外胚葉に発現する *radical fringe* 遺伝子の働きで限局される。この遺伝子は外胚葉性頂堤になるように運命づけられた細胞に *SER2* の発現を誘導する。外胚葉性頂堤が確立されたあと，外胚葉性頂堤は FGF4 と FGF8 を発現し，進行域，すなわち外胚葉性頂堤直下の急速に増殖する間葉細胞集団を維持する。**B**. 体肢の前後軸に沿ってのパターン形成は体肢芽後縁にある極性化域の細胞により制御される。これらの細胞はレチノイン酸（ビタミン A)を産生し，これが *SHH* の発現を開始させ，パターン形成を制御する。**C**. 体肢の背腹軸は背側外胚葉に発現する *WNT7A* により定められる。この遺伝子は背側の間葉に転写因子 *LMX1* を発現させ，これらの細胞を背側のものとして指定する。

骨形成蛋白質(BMP)がホメオボックス遺伝子 *MSX2* を介するシグナルにより外胚葉性頂堤の形成を誘導する。ショウジョウバエの *fringe*（フリンジ）遺伝子の相同遺伝子（ホモログ homologue）である **radical fringe**（ラジカルフリンジ）遺伝子が体肢芽外胚葉の背側半に発現し，体肢芽の遠位部先端に外胚葉性頂堤の位置を限局する。この遺伝子は ***SER2*** 遺伝子の発現を誘導する。*SER2* はショウジョウバエの *serrate*（セレート）遺伝子の相同遺伝子で，*radical fringe* を発現する細胞と発現しない細胞の境界部に発現する。外胚葉性頂堤が形成されるのは，まさにこの境界部である。境界の形成自身は，腹側外胚葉細胞に発現する ***EN1***（engrailed-1）に助けられている。というのは，この遺伝子が *radical fringe* の発現を抑制するからである（図 12-9A）。外胚葉性頂堤は形成されると **FGF4** と **FGF8** を発現し，これらが外胚葉性頂堤直下の盛んに増殖する間葉細胞集団である**未分化域**を維持する（図 12-9A）。FGF の影響下に急速に増殖するこれらの細胞により，体肢の遠位方向への成長が起こる。成長するに伴い，未分化域の近位端にある間葉細胞は FGF シグナルの影響を離れ，他のシグナル分子の制御を受けるようになる（図 12-10C）。たとえば，体側の間葉細胞で作られる**レチノイン酸**（retinoic acid）が柱脚の分化を指定し実行する遺伝子カスケード開始のモルフォゲンとして働く。この領域のマーカー遺伝子は転写因子 *MEIS1* で，これがこの過程に関与している可能性がある。軛脚と自脚の領域の分化には *SHH* など他の遺伝子がかかわる。この

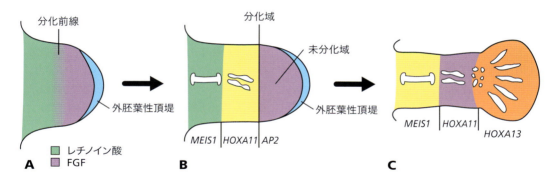

図12-10 体肢遠近軸方向パターン形成の模式図。**A**. 体肢成長初期には外胚葉性頂堤直下の細胞は，外胚葉性頂堤から分泌されるFGFに曝露されることにより，増殖力旺盛な未分化状態に保たれる（未分化域）。一方，外胚葉性頂堤から離れた細胞は，体側の間葉細胞が分泌するレチノイン酸に曝露される。この2種類の細胞集団は分化前線で接する。**B**. 成長が続くにつれ，レチノイン酸と遺伝子カスケードの影響下にある近位細胞は柱脚に分化する。この過程の進行につれて分化前線は遠位に移動し，*SHH*や他の遺伝子の影響下に軛脚が分化する。**C**. 最後に，外胚葉性頂堤からのFGF分泌が終わり，自脚が分化する。外胚葉性頂堤が活動している間，未分化域のマーカー遺伝子は転写因子*AP2*で（B），これが外胚葉性頂堤によるFGF分泌の維持に関与している可能性がある。分化した3区域のマーカー遺伝子は*MEIS1*（柱脚），*HOXA11*（軛脚），*HOXA13*（自脚）である。

領域のマーカー遺伝子は，軛脚では*HOXA11*，自脚では*HOXA13*である（図12-10C）。これらのマーカーが分化過程に関与するかは不明であるが，一般的に*HOX*遺伝子は体肢骨のパターン形成に重要な働きをしている。

体肢の前後軸のパターン形成は**極性化域**（zone of polarizing activity：**ZPA**）によって制御される。これは外胚葉性頂堤近くの肢芽後縁にある間葉細胞集団である（図12-9B）。これらの細胞は分泌因子**Shh**を産生する。Shhは前後軸を指定する役割をもつモルフォゲンである。たとえば，母指は橈側（前）にあるように，指は正しい順序で発現する。体肢芽の成長に伴い極性化域も遠位に移動し，外胚葉性頂堤の後縁近くの位置は保たれる。後縁に極性化域が正常に発現している体肢芽の前縁に*SHH*が異常発現すると，体肢構造の鏡像的重複が生じる（図12-11）。

体肢の背腹軸は腹側外胚葉中のBMPによっても制御される。BMPは転写因子である*EN1*の発現を誘導する。すると*EN1*は*WNT7A*の発現を抑制し，背側外胚葉に限局させる。*WNT7A*は分泌性因子で，背側間葉にありホメオドメインを含む転写因子*LMX1*の発現を誘導する（図12-9C）。*LMX1*は細胞を背側のものに指定し，背腹の構成要素を確立する。さらに，*WNT7A*は極性化域での*SHH*の発現を維持し，これによって前後のパターン形成にも間接的に影響を及ぼす。これら2

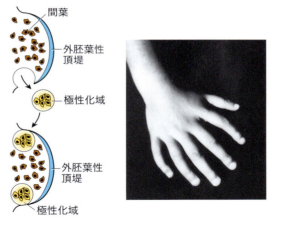

図12-11 ニワトリ胚を用いて体肢芽から極性化域を切り出し，別の体肢芽に移植する実験。その結果，右写真に示すような，指の重複した鏡像の体肢ができる。この結果は，体肢の前後方向のパターン形成制御での極性化域の役割を示している。極性化域から分泌されるShh蛋白質がこの制御を担う分子である。

つの遺伝子はショウジョウバエでのシグナル伝達経路でも密接に関連しており，この相互作用が脊椎動物でも保存されている。実際，体肢の形態形成遺伝子はすべてフィードバックループをもつ。したがって，外胚葉性頂堤中のFGFが極性化域中の*SHH*を活性化し，一方*WNT7A*がShhシグナルを維持する。Shhシグナルは外胚葉性頂堤でのFGF発現をアップレギュレートすることができ

る。

体肢のパターン形成にあずかる遺伝子は決定されてきているが、体肢骨の型と形を制御しているのは HOX 遺伝子群である。この HOX 遺伝子発現は FGF, SHH および WNT7A 遺伝子発現に依存する。これらの遺伝子が近位部（柱脚），中部（輒脚），遠位部（自脚）で 3 相に発現する。HOXA および HOXD クラスターの遺伝子が体肢のおもな形態決定因子であり，骨パターンを形成する。し

たがって、これら 2 つの遺伝子のどちらかが異常発現すると，体肢短縮や前後重複が生じる可能性がある。胚子の頭尾軸の場合とまったく同様に，HOX 遺伝子は発現パターンが重なっており、これがパターン形成を何らかの方法で制御している。上肢と下肢の違いを決めている因子は，転写因子 TBX5（上肢）と，TBX4 および PITX1（下肢）である。

臨床関連事項

骨年齢

放射線専門医は種々の骨化中心の出現に関する知識を，児が妥当な成熟年齢に達しているかどうかの決定に利用する。**骨年齢**（bone age）について役立つ情報は，児の手や手根の骨化の研究から得られる。胎児骨の超音波検査により，胎児の成長と胎齢についての情報が得られる。

体肢異常

体肢の異常は 10,000 生産児に約 6 例の割合で起こる。10,000 生産児の 3.4 例は上肢に，1.1 例は下肢に障害がある。これらの障害はしばしば頭蓋顔面，心臓，泌尿生殖器系など他の先天異常を合併する。体肢異常はきわめて変化に富む。1 本あるいはそれ以上の体肢の一部が欠けたものを**肢部分欠損症**（meromelia），全部が欠けたものを**無肢症**（amelia）という（図 12-12A）。長骨が欠如し，手や足が小さな不整形の骨を介して胴につくものは**アザラシ肢症**（phocomelia：肢部分欠損症の一種，図 12-12B）とよばれる。体肢の各部分があっても異常に短いものは**小肢症**（micromelia）という。

このような異常はまれであり，遺伝性のものが主であるが［訳者注：日本人の体肢異常には遺伝性のものは少ない］，発生毒性因子により誘発された症例も報告されている。たとえば，1957〜62 年にかけて体肢異常児の出生が多かったが，これらの児の母親は**サリドマイド**（thalidomide）を服用していた。サリドマイドは睡眠薬やつわり止めとして広く用いられていた薬物である。その後，この薬物が長骨の欠損または重大な変形，腸管閉塞，心臓異常を主徴とする形態異常症候群の

原因であることが確認された。研究によると受精後第 4〜5 週が体肢異常の誘発に最も感受性の高い時期である。サリドマイドは AIDS やがん患者の治療に現在でも用いられているので，妊婦に使用されないよう流通が注意深く規制されている。

体肢先天異常の別のカテゴリーに指異常がある。ときに，指は短くなることがある（**短指症** brachydactyly，図 12-13A）。2 本以上の手指や足指が癒合すると**合指症**（syndactyly）とよばれる（図 12-13B）。正常の場合，手板および足板の予定指間にある間葉は細胞死（アポトーシス）により消失する。2,000 出生に 1 例の割合でこれがうまく行かず，2 本またはそれ以上の指が癒合する。手足の指の過剰は**多指症**（polydactyly）とよばれる（図 12-13C）。過剰指では筋が正しく接続されていないことが多い。骨数過剰の異常は，通常は両側性であるが［訳者注：日本人に多い母指側多指は片側性が多い］，母指を欠くような異常（**欠指** ectrodactyly）は通常は片側性である。

裂手足症（cleft hand and foot）は第 2 および第 4 中手骨と軟部組織との間の異常な裂隙を示す形態異常である。第 3 中手骨と指骨はほとんど常に欠如し，母指と示指および第 4 指と第 5 指が癒合する（図 12-13D）。手の 2 つの部分はやや対向している。

体肢と，ときには合わせて他の体の構造の異常を起こす遺伝子突然変異が多数同定されている（表 10-1 参照）。体肢発生での HOX 遺伝子群の役割は，この遺伝子群の突然変異による 2 つの異常な表現型から明らかである。**HOXA13** の突然変異により手根骨癒合と小さく短い指を特徴とする**手足生殖器症候群**（hand-foot-genital syn-

12 章 体肢 179

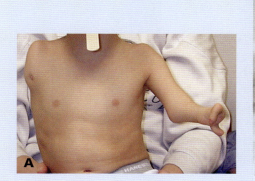
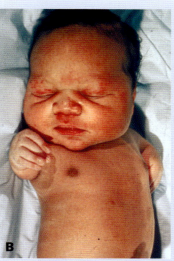

図 12-12　A．片側性無肢症の児。左上肢に多発性異常がみられる。B．アザラシ肢症とよばれる肢部分欠損症患児。手は異常な形の骨で胴体に付着する。

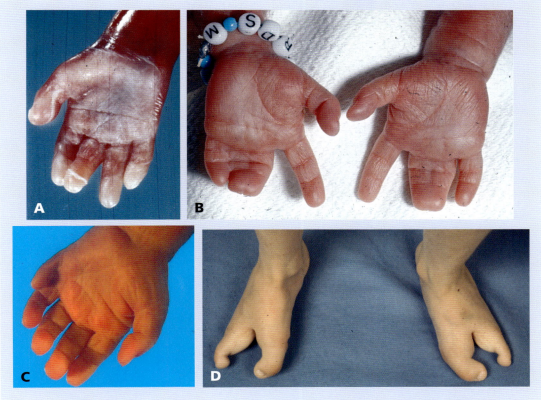

図 12-13　指異常の例。A．短指症。B．合指症。C．多指症，過剰指症。D．裂足症。これらの異常は手，足，その両方に起こることがある。

drome)が生じる。女性ではしばしば子宮が部分的に分かれていたり（双角子宮），完全に分かれていたり（完全重複子宮），尿道開口部の位置異常があったりする。男性では尿道下裂を伴うことがある。生殖器異常は，排泄腔の尿生殖洞と肛門管への分化に *HOXA13* が重要な役割を果たすことによる。*HOXA13* の突然変異は合指と多指の合併（**多合指** synpolydactyly）を生じる。

　TBX5 の突然変異（染色体 12q24.1）は**ホルト−オラム症候群**（Holt-Oram syndrome）を起こす。この症候群の特徴は上肢と心臓の異常で，この遺伝子が上肢と心臓の発生に果たす役割と一致する。実際，欠指，多指，合指，橈骨欠如，体肢骨の低形成など，上肢に生じるすべての型の異常がみられる。心臓異常には心房・心室中隔欠損，心臓刺激伝導系異常などがある。

　先天性骨形成不全症（osteogenesis imperfecta）の特徴は，体肢長骨の短縮，弯曲，石灰化不全（骨折を引き起こす）と青色強膜である（図12-14）。本症には，骨折頻度の軽度上昇から新生児期の死亡までさまざまな型がある。多くの症例で，Ⅰ型コラーゲンの産生に関与する ***COL1A1*** または ***COL1A2*** 遺伝子の優性突然変異が，この異常の原因である。

　マルファン症候群（Marfan syndrome）は染色体 15q21.1 にある**フィブリリン遺伝子**（***FBN1***）の突然変異で起こる。この患者は通常，長身細身で，長細い体肢と顔をもつ。他の異常としては胸骨の異常（漏斗胸，鳩胸），関節の過伸展性，上行大動脈の拡大や離解，眼の水晶体脱臼があげられる。

　先天性関節拘縮症（arthrogryposis, congenital joint contracture, 図12-15）は通常，複数の関節を侵し，神経性障害（脊髄前角細胞減少，脊髄髄膜瘤），筋異常（ミオパシー，筋無形成），関節とこれに連なる組織の異常（骨癒合症，異常発生）などにより起こる可能性がある。**弯曲足**（clubfoot）は先天性関節拘縮症によることもあるが，普通は特発性（原因不明）と考えられる。症例の25％が家族性で，人種により発生頻度が異なることから，多くの症例は遺伝的原因によることが示唆される。この観点から，最近の研究では下肢の発生に重要な転写因子 *PITX1* の突然変異あるいは微小欠失と関連づけられている。他の原因としては骨・軟骨の発生異常があげられる。

　先天性橈骨欠損または減形成は通常は遺伝性の異常で，**頭蓋骨癒合−橈骨欠損症候群**（craniosynostosis-radial aplasia syndrome, Baller-Gerold syndrome）のように他の構造の異常を伴う。患者は頭蓋縫合の癒合，橈骨欠損，その他の異常をもつ。

　羊膜索（amniotic band）が体肢や指の絞扼輪

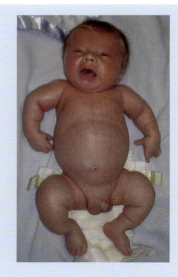

図12-14　先天性骨形成不全症の新生児。体肢の短縮と弯曲に注意。

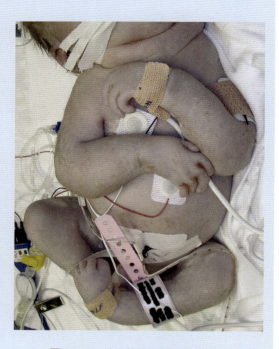

図12-15　先天性関節拘縮症の患児。

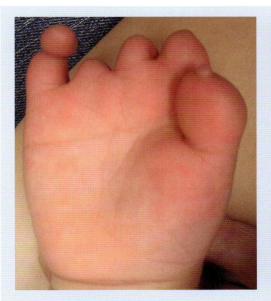
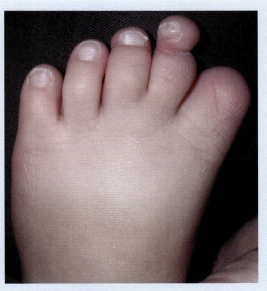

図12-16　羊膜索によって指を切断した患児。

(ring constriction)を起こし，切断に至ることがある（図12-16, 図8-17も参照）。羊膜索の起源は不明であるが，羊膜と胎児の損傷部位との間に癒着が起こったためかもしれない。索は羊膜が裂けて離れ，これが胎児の一部に巻きついたものだという研究者もいる。

横断性体肢欠損(transverse limb defect)は，近位構造は正常であるが，ある横断面で遠位構造が全部あるいは一部欠損するものである（図12-17）。この異常は外胚葉性頂堤の断裂，外胚葉性頂堤シグナル伝達の異常，あるいは血管閉塞ないし狭窄による可能性がある。

先天性股関節脱臼(congenital hip dislocation)は寛骨臼と大腿骨頭の発育不全からなっている。この状態はよくみられ，たいていは女児に起こる。脱臼は通常，生後に起こるが，骨の異常は胎生期に発生する。この異常のある多くの児は逆子として生まれてくるので，殿位の姿勢が股関節の発育に影響している可能性が考えられる。この異常は，しばしば関節包の弛緩を伴う。

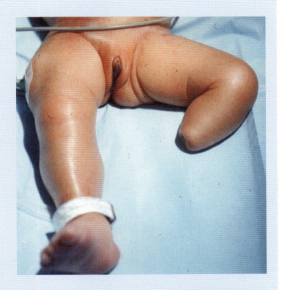

図12-17　横断性体肢欠損。原因は外胚葉性頂堤の断裂あるいは血管異常の可能性がある。

要約

体肢は受精後満4週に **HOX遺伝子**により定められた特定の脊髄分節（上肢C5～T2, 下肢L2～S3）に接する体壁沿いに，肢芽として形成される。肢芽遠位縁にある**外胚葉性頂堤（AER）**が遠近方向の体肢伸長を制御する。外胚葉性頂堤は**FGF**を分泌し，これが外胚葉性頂堤直下の細胞を活発に

分裂させ，**未分化域**（undifferentiated zone）を維持する。体肢の伸長に伴い，体壁に近い細胞は**レチノイン酸**（retinoic acid）に曝露され，**柱脚**（stylopodium：上腕骨，大腿骨）に分化する。その遠位に**軛脚**（zeugopodium：橈骨・尺骨，脛骨・腓骨），さらに遠位に**自脚**（autopodium：手首と指，足首と趾）が分化する。肢芽後縁にある**極性化域**（**ZPA**）は **Shh** を分泌し，前後（母指から小指）のパターン形成を調節する。

　体肢骨は**軟骨内骨化**（endochondral ossification）により形成され，側板中胚葉の壁側板に由来する。筋細胞は体節から分節的に肢芽に遊走し，背側および腹側筋群に分かれる。のちにこれらの群は癒合と分裂により異なる筋群となり，もとの分節的パターンを失う。筋は一次前枝により支配される。一次前枝は背側および腹側分枝に分かれる。背側および腹側分枝は結合して背側およ

び腹側神経となり，背側（伸筋）および腹側（屈筋）区画を支配する。

　外胚葉性頂堤がアポトーシス（プログラム細胞死）により 5 つに分かれると，指が形成される。指の最終的分離は指間部での追加的アポトーシスによる。多くの指異常はこの細胞死の異常に関連しており，多指，合指，裂手・裂足（図 12-13）などが生じる。

問題

1. 橈骨欠損，あるいは母指欠損または多指のような指異常をみた場合，患児に他の異常がないか調べる必要があるか。あるとすればなぜか。

第 13 章

心臓脈管系

一次心臓域の確立とパターン形成

　脈管系は，発生第3週の中頃に出現する。この頃には，胚子は母体血からの拡散だけではもう栄養が十分に行きわたらない状態である。**心臓前駆細胞**(progenitor heart cell)は胚盤葉上層の，原始線条の頭端の直近に存在する。ここから細胞は原始線条を通って遊走して側板中胚葉臓側板に至り，その一部は神経ヒダ頭方で**一次心臓域**(primary heart field)とよばれる馬蹄形の細胞集団を形成する(図13-1)。この細胞が心房，左心室および右心室の一部を作る。右心室のそれ以外の部分と流出路(心円錐と動脈幹)は**二次心臓域**(secondary heart field)に由来する。二次心臓域は心臓の尾側端で心房の形成に寄与する(図13-2)。二次心臓域の細胞は咽頭腹側の臓側中胚葉に存在する(図13-2)。

　心臓前駆細胞は受精後約16日に原始線条を通って遊走し，両側で外側から内側に心臓の異なる部分になるよう指定される(図13-1A)。胚子全体の左右側性が確立されるのと時を同じくして，これらの細胞のパターン形成が起こる。この過程とそれが依存するシグナル経路(図13-3)は，心臓の正常発生に必須である。

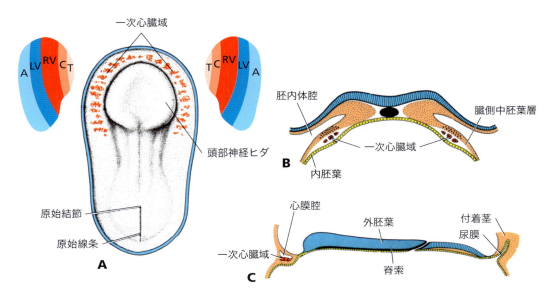

図13-1　**A**. 前体節期末の胚子(約18日)の背側(羊膜は省略)。心臓前駆細胞は遊走して側板中胚葉の臓側板に馬蹄形の一次心臓域を形成する。遊走中に一次心臓域細胞は心臓の左および右側を作り，また心房(A)，左心室(LV)，および右心室(RV)の一部を作るように指定を受ける。右心室のそれ以外の部分と，心円錐(C)と動脈幹(T)からなる流出路は二次心臓域に由来する。**B**. ほぼ同じ発生段階の胚子の横断面。臓側中胚葉層内の一次心臓域細胞の位置を示す。**C**. ほぼ同じ発生段階の胚子の頭尾断面。脊索前板の前方における心膜腔と一次心臓域の位置を示す。

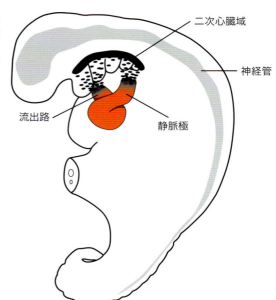

図13-2 咽頭の後部にある臓側中胚葉の二次心臓域を示す模式図。二次心臓域は心臓の動脈極と静脈極を延ばす細胞を供給し，動脈極では右心室の一部と流出路（心円錐と動脈幹），静脈極では左右の心房と静脈洞が作られる。二次心臓域が傷害されると流出路が短縮し，流出路異常となる。

また，二次心臓域の細胞は，右側のものが流出路の左側領域に，左側のものが流出路の右側領域に寄与するような側性を示す。この側性は胚子全体の側性確立シグナルと同じ経路で決定され（図13-3），右心室から出る肺動脈と左心室から出る大動脈がらせん状に交叉することの説明となる。

細胞が一次心臓域を確立すると，これらの細胞はその下層にある咽頭内胚葉の誘導作用を受けて心筋芽細胞と血島となる。血島からは脈管形成過程により血球と血管が作られる（第6章 p.88参照）。しだいに血島は結合し，内皮で内張りされ筋芽細胞で囲まれた**馬蹄形**（horseshoe-shaped）の管を形成する。この領域は**心臓形成域**（cardiogenic region）とよばれ，その上にある胚内体腔（primitive body cavity）はのちに**心膜腔**（pericardial cavity）となる（図13-1B，C）。

心臓形生域以外に，両側性に胚盾（embryonic shield）の正中線に平行かつ近接して，別の血島が出現する。これらの島は1対の縦走血管，**背側大動脈**（dorsal aorta）を形成する。

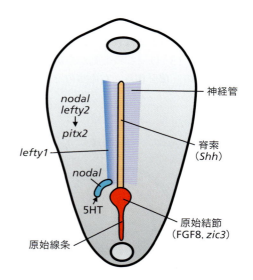

図13-3 側性シグナル経路を示す16日胚子の背面模式図。この経路は左側の側板中胚葉に発現し，セロトニン（5HT）を含む数種のシグナル分子が関与する。セロトニンは左側性の確立を司る遺伝子である転写因子 *pitx2* を発現させる。この経路は体の左側を指定し，一次および二次心臓域の心臓細胞をプログラムする。右側も同様に指定されるが，そのパターン形成を司る遺伝子は十分にはわかっていない。左側シグナル経路が分断されると，多くの心臓異常を含む側性異常が生じる（第5章 p.68参照）。

13章 心臓脈管系 | 185

臨床関連事項

側性と心臓異常

原腸形成期の側性確立（第 5 章 p.64 参照）は心臓の正常発生に必須である。というのも，この確立が心臓の左右パターン形成とこれに関与する細胞を指定するからである。この過程は開始における主要な分子であるセロトニン（5HT）を含むシグナルカスケードを必要とする（図 13-3）。セロトニンは胚子の左側で濃度を増し，転写因子 Mad3 を介するシグナルにより *NODAL* の発現を左側に限局させる。左側では，*NODAL* は左側決定を司る遺伝子である *PITX2* の発現に至るシグナルカスケードを開始する（第 5 章 p.68，図 13-3 参照）。右側も同様に指定されるが，これに関与するシグナルはそれほどわかっていない。

心臓前駆細胞はこの時期に左右側性シグナル経路により心臓の各部と左右側性の指定を受ける。したがってこの時期（受精後 16〜18 日）は心臓の発生に非常に重要であり，側性異常の患者には右胸心（心臓が右側にある），心室中隔欠損（VSD），心房中隔欠損（ASD），両大血管右室起始症（DORV：大動脈と肺動脈の両方が右心室から出る），大血管転換や肺動脈狭窄などの心臓流出路異常がみられる。心房および心室の等表現型（isomerism：左右の心房あるいは心室は正常では形態が異なるのに反して左右が同じ特徴を示す）や逆転（inversion：左右の心室・心房の特徴が逆転する）も起こるが，これは心臓前駆細胞での左右側性指定が乱れたためである。心臓異常のみの患者でも原因が左右側性確立の異常である可能性がある。これらの異常には遺伝因子も強く働いている。これは内臓錯位が家族性の場合があり，このような家系では，他の側性異常があろうとなかろうと，心臓異常が多いことで示される。同様に，心臓異常の頻度は，内臓逆位（全器官の左右非対称性が完全に逆転する）の患者で軽度に高まるのに対して，その児では大幅に高くなる。

疫学調査で抗うつ剤である選択的セロトニン再取り込み阻害薬（SSRI）の服用と児の心臓異常の増加との関連，すなわち発生毒性作用が示されているが，これは心臓の正常発生での側性の重要性により説明できる。この毒性機序は側性シグナル経路で重要なセロトニンシグナルの分断によると考えられる（第 5 章 p.68 参照）。

心筒（heart tube）の形成と位置

心臓形成域の中央部は，初め**口咽頭膜**（oropharyngeal membrane）と神経板の前方に位置する（図 13-4A）。しかし，神経管の閉鎖と脳胞の形成に伴って，中枢神経系が頭側にあまりにも急速に成長するので，中枢神経系は中央の心臓形成域と将来の心膜腔を越えて広がる（図 13-4）。脳の発達と胚子の頭側での折り畳みの結果，口咽頭膜が前方に引っ張られ，その間に心臓と心膜腔は初めは頸部に，最終的には胸部に位置するようになる（図 13-4）。

胚子は頭尾方向に伸長・屈曲される際に，外側方でも折り畳まれる（図 13-5）。その結果，2 本の心筒の尾側部が，最尾側部を除き癒合する（図 13-6）。同時に，馬蹄形をした筒の中央部分が拡張して，将来の流出路と心室域を形成する。このようにして，心臓は内側の内膜壁と外側の心筋層からなるひとつながりの拡張した筒となり（図 13-5C），その尾側端から静脈血を受け入れ，頭側端で動脈血を第一大動脈弓から背側大動脈へと送り出し始める（図 13-6，13-7）。

発生中の心筒はしだいに心膜腔内に突出する。しかし，最初は心筒は中胚葉組織のヒダ，すなわち二次心臓域由来の**背側心間膜**（dorsal mesocardium）で心膜腔の背側に付着したままの状態である（図 13-5C，図 13-16A も参照）。腹側心間膜は形成されることはない。発達がさらに進むと，背側心間膜の中部も消失する。その結果，心膜腔の両側を連絡する**心膜横洞**（transverse pericardial sinus）ができる。こうなると，心臓は頭側端と尾側端で血管によって心膜腔内につり下げられることになる（図 13-7D）。

こうした変化が起きている間に，心筋は肥厚し，心ゼリー（cardiac jelly）といわれるヒアルロン酸に富んだ細胞外基質を分泌し，これが心筋を内膜より分離する（図 13-5C，図 13-18 も参照）。さらに，背側心間膜の尾側縁にある間葉細胞に**前**

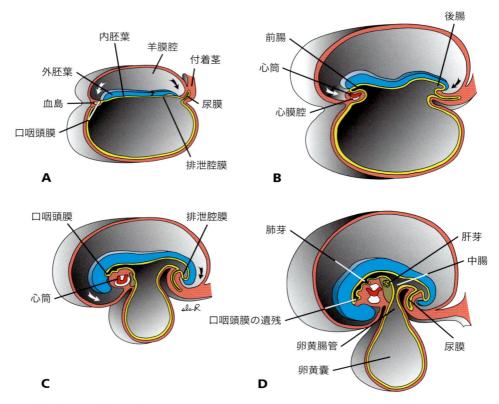

図 13-4 脳胞の急速な発育が心臓の位置に及ぼす影響を示す図。最初，心臓形生域と心膜腔は口咽頭膜の前方に位置する。**A**．18日，**B**．20日，**C**．21日，**D**．22日。

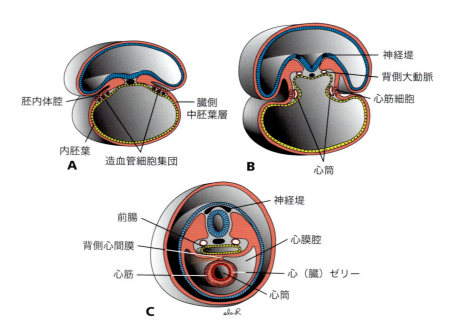

図 13-5 種々の発生段階における胚子の横断面。有対の原基から単一の心筒が形成される様子を示す。**A**．初期（17日）の前体節期胚子。**B**．後期（18日）の前体節期胚子。**C**．8体節期（22日）。癒合は馬蹄形の筒の尾側部のみで起こる。流出路と心室域の大部分は馬蹄形の頂点付近の拡張と成長により作られる。

13章 心臓脈管系 | **187**

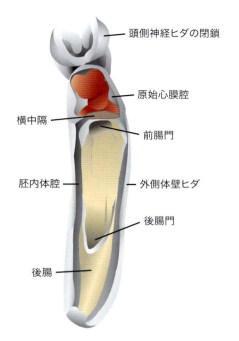

図13-6 胚子腹側の模式図。心臓は心膜腔内にある。腸管が発生中で、前・後腸門がみられる。初め対をなす管であった心臓原基は、分かれたまま残る尾側端を除き、単一の筒に癒合している。心筒の尾側端は横中隔の中に埋まっており、一方流出路は大動脈嚢と大動脈弓へと導かれる。

心外膜器官(proepicardial organ)が形成される。この構造に由来する細胞は増殖し、心筋表面を覆うように遊走して心外膜(epicardium)を作る。このように、心筒壁は次の3層からなる。すなわち、(1)心臓内面の内皮性被覆を形成する心内膜(endocardium)、(2)筋性の壁を形成する心筋層(myocardium)、および(3)心筒を外面から覆う心外膜、すなわち臓側心膜(visceral pericardium)である。この外層から、内皮と平滑筋も含め、冠状動脈が作られる。

心臓ループの形成

　二次心臓域の頭端で細胞が追加されるにつれて、心筒は伸び続ける(図13-2)。この伸長過程は右心室と流出路領域(心円錐、および肺動脈と大動脈を作る動脈管)の正常形成と、ループ形成に必須である。この伸長が阻害されると、DORV (double outlet right ventricle：大動脈と肺動脈の両方が右心室から出る)、心室中隔欠損、ファロー四徴症(図13-34参照)、肺動脈閉鎖(図13-36B参照)、肺動脈狭窄など、種々の流出路異常が生じる。

　流出路が伸びるにつれ、心筒は23日には弯曲し始める。心筒の頭側部は腹側、尾側、および右方に弯曲し(図13-7)、一方、尾側の心房部は背頭側かつ左方に移動する(図13-7、13-8A)。この弯曲は細胞の形の変化によると思われるが、これにより**心臓ループ**(cardiac loop)が形成され、28日までに完了する。心臓ループ形成中に、筒の全長にわたって局所的な拡張がみられるようになる。心膜腔の外にあって、初め対の構造をなしていた**心房部**(atrial portion)は共通心房を形成し、心房は心膜腔内に取り込まれる(図13-7)。**房室連結部**(atrioventricular junction)は狭いままにとどまり、**房室管**(atrioventricular canal)を形成し、共通心房と胎生初期の心室とを連結する(図13-9)。**心球**(bulbus cordis)は近位の1/3を除いて狭小である。この部分は**右心室肉柱部**(trabeculated part of the right ventricle)を形成する(図13-8)。**心円錐**(conus cordis)とよばれる中央部は、両心室の流出路(動脈路)を形成する。心球の遠位部、すなわち**動脈幹**(truncus arteriosus)は、大動脈根および大動脈と肺動脈の近位部を形成する(図13-9)。外からは**球室溝**(bulboventricular sulcus、図13-7C)によって境界が示される心室と心球間の連結部も狭いままにとどまり、**一次心室間孔**(primary interventricular foramen、図13-9)とよばれる。このようにして、心筒は頭尾軸に沿って円錐動脈幹、右心室、左心室、心房部と、それぞれ区分される(図13-7A〜C)。心臓ループ形成(cardiac looping)が完了すると、一次心室間孔のすぐ近位と遠位の境界のはっきりした2か所で、平滑な心筒の壁に原始肉柱の形成が始まる(図13-9)。心球は、一時的に平滑壁のままとどまる。肉柱形成のみられる原始心室は、**原始左心室**(primitive left ventricle)とよばれる。同様に肉柱の形成された心球の近位1/3は、**原始右心室**(primitive right ventricle)とよぶことができる(図13-9)。

　初め心膜腔の右側に位置していた心筒の円錐動脈幹部は、しだいにより内側へと移動する。この位置の変化は、心球の両側に突出する左右の原始心房が横へ拡張する結果である(図13-8B、13-9)。

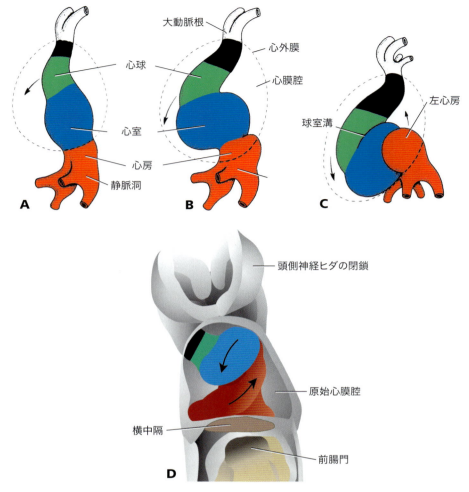

図 13-7　心臓ループの形成。**A**．22 日，**B**．23 日，**C**．24 日。破線は心外膜を示す。**D**．心膜腔内でループ形成中の心筒の前頭面。原始心室は腹側右方に，心房領域は背側左方に動く（矢印）。

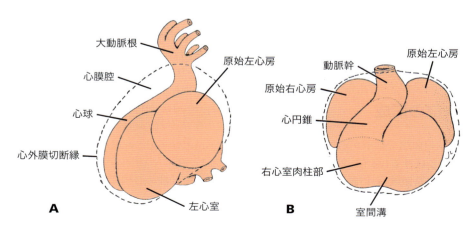

図 13-8　5 mm 胚子（28 日）の心臓。**A**．左側，**B**．正面。心球が分割されて，動脈幹，心円錐，および右心室肉柱部になる。破線は心外膜を示す。

13章 心臓脈管系 | **189**

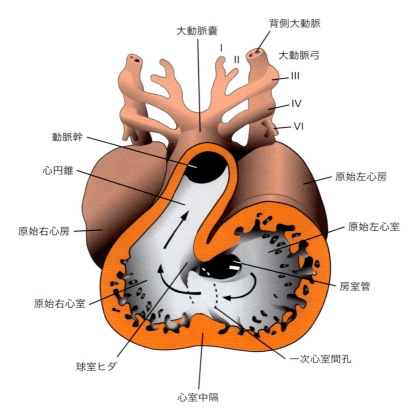

図 13-9 30日胚子の心臓の前頭断面。一次心室間孔と原始左心室への開口部を示す。球室ヒダに注意。矢印は血流の方向を示す。

臨床関連事項

心臓ループの異常

右胸心(dextrocardia)は、心臓が胸郭の左側ではなく右側にある状態で、心臓ループが右ではなく左向きに形成されることにより生じる。この異常は左右側性の確立される原腸形成期、あるいはやや遅れて心臓ループ形成期に起こる可能性がある。右胸心は全器官の左右非対称が逆転する**内臓逆位**(situs inversus)、あるいは一部の器官の位置が逆転する**側性シークエンス**(laterality sequence, **内臓錯位** heterotaxy)に伴う場合がある(第5章 p.70 参照)。

心臓発生の分子的制御

前方(頭側)内胚葉からのシグナルが転写因子 *NKX2.5* のスイッチを入れることにより、その上を覆う臓側中胚葉を心臓形生域へと誘導する。このシグナルは内胚葉と側板中胚葉から分泌される**骨形成蛋白質**(**BMP**)**2** および **4** を必要とする。同時に神経管から分泌される **Wnt 蛋白質**(3a と 8)の活性を阻害しなければならない。というのは、これらの因子は正常には心臓発生を阻害するからである。Wnt 蛋白質抑制因子 crescent(クレッセント)と cerberus(セルベルス)は、胚子の前半部にある心臓形成中胚葉に隣接する内胚葉細胞により作られる。BMP 活性と、crescent と cerberus による Wnt 抑制の組み合わせにより、心臓形成を司る遺伝子である *NKX2.5* が発現する(図 13-1,

13-10)．また，BMP発現は心臓特異的蛋白質の発現に重要な線維芽細胞増殖因子8(**FGF8**)の発現を増強する．

いったん心筒が形成されると，静脈洞と心房の予定領域付近の中胚葉により作られる**レチノイン酸**(retinoic acid)により静脈部が指定される．この初期のレチノイン酸曝露に続いて静脈部の構造はレチナールアルデヒドデヒドロゲナーゼを発現し，これが静脈部でそれ自身のレチノイン酸を作らせ，静脈部が尾側の心臓構造となるよう拘束する．より前方の心臓領域(心室と流出路)では，レチノイン酸が比較的低濃度であることがこれらの構造の指定に寄与する．心臓形成シグナルとしてレチノイン酸が重要であることから，レチノイン酸がさまざまな心臓異常を誘発する理由がわかる．

NKX2.5遺伝子はホメオドメインを含み，ショウジョウバエの心臓発生を制御する**tinman**(ティンマン)**遺伝子**の相同遺伝子である．**TBX5**はTボックスとよばれるDNA結合モチーフを含むもう1つの転写因子である．NKX2.5の後に発現し，中隔形成に重要な働きをする．

心臓ループ形成は左右側性シグナル経路や左側側板中胚葉での転写因子PITX2の発現など，いくつかの因子に左右される．PITX2は細胞外基質の蓄積と機能に役割を果たしている可能性がある．さらにNKX2.5は**HAND1**と**HAND2**の発現を増強する．HANDは原始心筒に発現し，のちに1は左，2は右心室に限局される転写因子である．したがって，これらの遺伝子の下流にある効果因子も心臓ループ形成に関与している．NKX2.5の制御下で，HAND1とHAND2は心室の拡張と分化にも寄与している．

二次心臓域による流出路の伸長は，一部SHHにより調節されている．SHHは咽頭弓の外胚葉で発現し(第17章p.296参照)，二次心臓域細胞が発現する受容体Patched(第1章p.11参照)に結合して二次心臓域細胞の増殖を刺激する．この間にNotchシグナルはそのリガンドであるJAG1(第1章p.14参照)を介して二次心臓域中のFGFのアップレギュレーションを起こす．代わってFGFは流出路の中隔形成(p.202参照)と動脈弓のパターン形成(p.209参照)に必須の神経堤細胞の遊走と分化を促す．SHH，NOTCH，JAG1の突然変異は流出路異常，大動脈弓異常，心臓異常の原因の一部である．

静脈洞の発達

第4週の中頃では，**静脈洞**(sinus venosus)は左右の**静脈洞角**(sinus horn)から静脈血を受け入れる(図13-11A)．両静脈洞角は，それぞれ3つの重要な静脈から血液を受け入れる．すなわち，(1)**卵黄嚢静脈**(vitelline vein)または**臍腸間膜静脈**(omphalomesenteric vein)，(2)**臍静脈**(umbil-

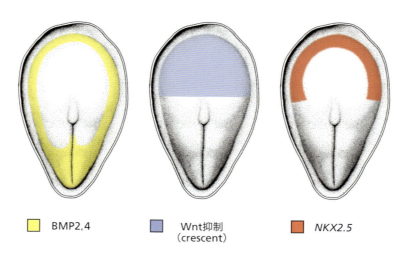

図 13-10　心臓の誘導．内胚葉と側板中胚葉により分泌された骨形成蛋白質(BMP)は，胚子の前半部でのcrescentによるWnt抑制と共同して，側板中胚葉(臓側板)の心臓形成域でNKX2.5の発現を誘導する．するとNKX2.5は心臓誘導の責務を果たす．

ical vein），および(3) **総主静脈**（common cardinal vein）［訳者注：キュビエ管（ductus Cuvieri）ともよばれる］である。最初，静脈洞と心房との交通は広い。しかし，まもなく静脈洞の入口は右方へ移動する（図13-11B）。この移動は，発生第4〜5週にかけて静脈系に起こる血流の左から右への切り替え（短絡）に主として原因がある。

第5週の間に右臍静脈と左卵黄嚢静脈が閉塞すると，左静脈洞角は急速にその重要性を失う（図13-11B）。10週で左総主静脈が閉塞すると，左静脈洞角の残りの部分はすべて**左心房斜静脈**（oblique vein of the left atrium）と**冠状静脈洞**（coronary sinus）とになる（図13-12）。

左から右への短絡の結果として，右静脈洞角と

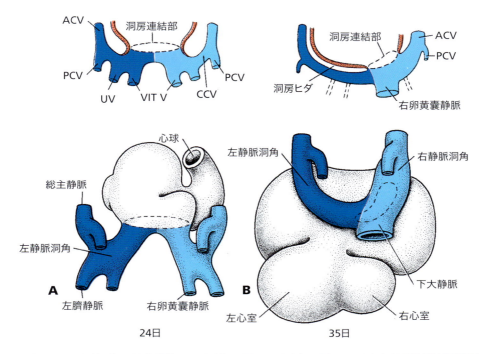

図 13-11 背側よりみた静脈洞の発生段階。**A**．ほぼ24日．**B**．ほぼ35日。**A**，**B**における破線は静脈洞から心房腔への入口を示す。各図ごとに，大きな静脈と，これらの静脈と心房腔との関係を示す横断面模式図（上段）が添えてある。ACV：前主静脈，PCV：後主静脈，UV：臍静脈，VIT V：卵黄嚢静脈，CCV：総主静脈

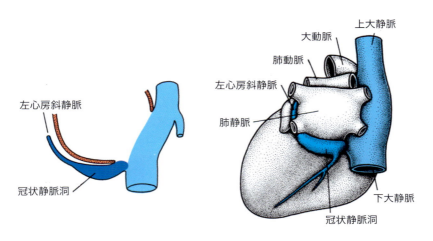

図 13-12 静脈洞と大静脈の発生における最終ステージ。

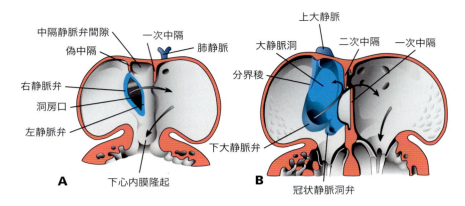

図 13-13　静脈弁の発生を示すため，腹側からみた房室管の高さにおける前頭断面。A．5週，B．胎児期。青色で示した大静脈洞は壁が平滑で，右静脈洞角に由来する。矢印は血流の方向を示す。

右側の静脈が著しく大きさを増す。この時点で，本来の静脈洞と心房間の唯一の交通路となった右静脈洞角は，しだいに右心房内に取り込まれ，右心房の平滑壁部を形成する（図13-13）。その入口である**洞房口**（sinuatrial orifice）は，弁状のヒダ，すなわち左右の**静脈弁**（venous valve）で両側を境される（図13-13A）。背頭側で両静脈弁は癒合し，これによって**偽中隔**（septum spurium）とよばれる稜を形成する（図13-13A）。初め静脈弁は大きいが，右の静脈洞角が心房に完全に合体してしまうと，左静脈弁と偽中隔は発生中の心房中隔と癒合する（図13-13B）。右静脈弁の上部は完全に消失する。下部は次の2つへと発達する。すなわち，(1)**下大静脈弁**（valve of the inferior vena cava）と，(2)**冠状静脈洞弁**（valve of the coronary sinus）とである（図13-13B）。**分界稜**（crista terminalis）はもとの右心房の肉柱部と右静脈洞角に由来する平滑壁部（**大静脈洞** sinus venarum）の間の分割線を形成する（図13-13B）。

心臓中隔（cardiac septa）の形成

心臓の主要中隔が形成されるのは発生第27〜37日の間で，その際，胚子は5 mmから16〜17 mmに成長している。中隔形成の1つの可能性としては，2つの活発に成長する組織塊が融合するまで互いに接近し，これによって1つの腔を2つの管に分割する方法がある（図13-14A, B）。このような中隔は1つの細胞塊が活発に成長して，腔の反対側に達するまで伸長し続けることで形成される場合もある（図13-14C）。このような**心内膜隆起**（endocardial cushion）とよばれる組織塊の形成は，細胞外基質の合成とその沈着，細胞遊走および細胞増殖による。このように心内膜隆起形成領域では細胞外基質の合成が増加し，心内膜に覆われた塊が腔内に突出する（図13-15A, B）。このような心内膜隆起は，**房室**（atrioventricular）域および**円錐動脈幹**（conotruncal）域に発生する。これらの場所では，心内膜隆起は**心房中隔**（atrial septa）と**心室中隔**（ventricular septa，**膜性部** membranous portion），**房室管**（atrioventricular canal）と**房室弁**（atrioventricular valve）（図13-16），および**大動脈路**（aortic channel）と**肺動脈路**（pulmonary channel）の形成を助ける（図13-20参照）。つまり，これらの隆起は基質内に遊走し増殖した細胞で満たされることになる。房室中隔の細胞はこれを覆う心内膜細胞が近隣の細胞から離れて基質内に遊走したものに由来する（図13-15C）。円錐動脈幹中隔の細胞は，頭部神経ヒダから流出路領域に遊走してきた神経堤細胞からなる（p.203と，図13-30参照）。心内膜隆起は重要な位置にあるので，その形成異常は**心房中隔欠損，心室中隔欠損，大血管異常〔大血管転換，動脈幹残存，ファロー四徴症〕**などの心臓異常を起こす。

中隔形成のもう1つの様式は，心内膜隆起と関係しない。たとえば，心房壁あるいは心室壁にある細長い帯状の組織が成長できず，その両側が急速に拡張すると，2つの拡張部の間に細い稜が形成される（図13-14D, E）。この細い稜の両側で拡張部の成長が続くと，両方の壁は互いに接近し

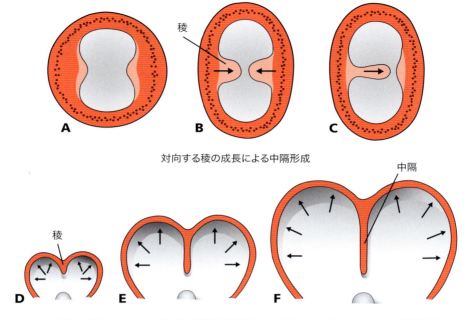

図 13-14　A，B．活発に成長する 2 つの稜（心内膜隆起）が互いに接近，癒合することによる中隔形成．C．1 つの細胞塊の活発な成長による中隔形成．一次中隔や二次中隔の形成はその例である．D〜F．心臓壁の 2 つの拡張部の間での中隔形成．このような中隔は 2 つの腔を完全に分離することはない．

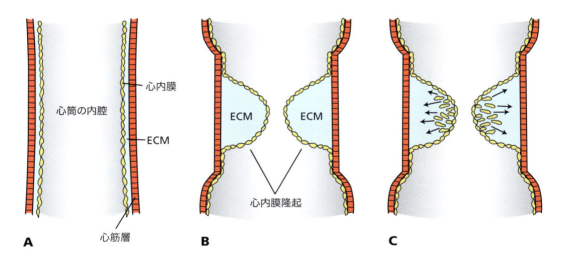

図 13-15　心内膜隆起形成を示す模式図．A．初め，心筒は 1 層の細胞外基質（ECM）に隔てられた心筋層と心内膜からなる．B．房室管と流出路の細胞外基質の拡大につれて心内膜隆起ができる．C．細胞が隆起内に遊走し，増殖する．その細胞の由来は房室管では心内膜，流出路では神経堤である（p.199 参照）．

て癒合し，中隔が形成される（図 13-14F）．このような中隔は決してもとの腔を完全に分割することはなく，2 つの拡張部の間に狭い通路が残される．この通路は通常，隣接する増殖中の組織の助けによって二次的に閉鎖される．このような中隔は，心房と心室を部分的に二分する．

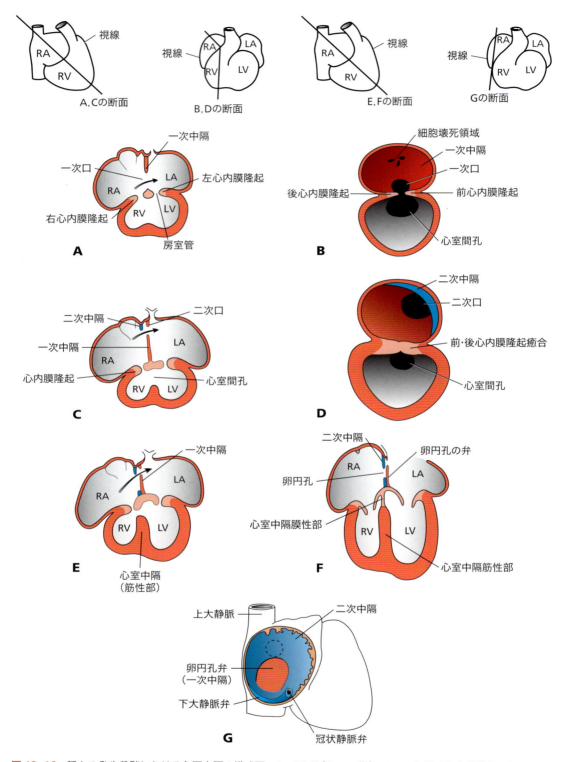

図 13-16 種々の発生段階における心房中隔の模式図。A．30日（6 mm期）。B．Aと同じ発生段階（ただし右からみた）。C．33日（9 mm期）。D．Cと同じ発生段階（ただし右からみた）。E．37日（14 mm期）。F．新生児。G．右からみた心房中隔。Fと同じ発生段階。RA：右心房，RV：右心室，LA：左心房，LV：左心室

共通心房における中隔形成

　胎生第4週末に、鎌形の稜が**共通心房**（common atrium）の天井から腔内に向かって伸びる。この稜は**一次中隔**（septum primum）の最初の部分である（図13-13A, 13-16A, B）。この中隔の2つの脚は、房室管内に形成される心内膜隆起方向に伸びる。一次中隔の下縁と心内膜隆起との間の開口部が**一次口**（ostium primum）［訳者注：発生学用語では foramen（interatriale）primum, 一次（心房間）孔を採用。原書では従来通りの ostium primum, 一次口を使用］である（図13-16A, B）。さらに発育が進むと、心内膜隆起の上および下の延長部が一次中隔の縁に沿って伸び、それによってしだいに一次口が閉鎖される（図13-16C, D）。しかし、閉鎖が完了しないうちに**細胞死**（cell death）によって、一次中隔の上部に孔があく。これらの孔が合体して、**二次口**（ostium secundum）［訳者注：発生学用語では foramen（interatriale）secundum, 二次（心房間）孔を採用。原書では ostium secundum, 二次口を使用］が形成され、原始右心房から原始左心房へ自由な血流が確保される（図13-16B, D）。

　静脈洞角が吸収される結果、右心房腔が拡張すると、新しい三日月形のヒダが現れる。この新しいヒダ、すなわち**二次中隔**（septum secundum, 図13-16C, D）は、決して心房腔を完全に分割することはない（図13-16F, G）。その前方脚が房室管内の中隔に向かって下方に伸びる。左静脈弁および偽中隔が二次中隔の右側と癒合すると、二次中隔の凹状の自由縁が二次口に重なり始める（図13-16E, F）。二次中隔に残された孔は**卵円孔**（oval foramen）とよばれる。一次中隔の上部がしだいに消失すると、一次中隔の残りの部分は**卵円孔弁**（valve of the oval foramen）となる。2つの心房間の通路は斜めの細長い裂隙をなし（図13-16E〜G）、血液はこの隙を通って右心房から左心房へと流れる（図13-13B の矢印, 13-16E）。

　生後、肺循環が始まり左心房の圧が増すと、卵円孔弁が二次中隔に押しつけられ、卵円孔が閉塞されて左右の心房に分離される。一次中隔と二次中隔の癒合が完全でない場合が約20％あり、両心房間に狭小な斜めの裂隙が残存する。この状態を卵円孔の**探針的開存**（probe patency）とよぶが、この心臓内短絡路を通って血液が流れることはない。

左心房と肺静脈の形成

　原始右心房が右静脈洞角と合体し拡張している一方で、原始左心房も同じように著しく拡張する。この間に、心筒を心膜腔につり下げている背側心間膜（図13-17A）の尾側端にある間葉細胞が増殖し始める。次に、共通心房の天井から一次中隔が下方に伸びるにつれて、増殖する間葉細胞は**背側間葉隆起**（dorsal mesenchymal protrusion）を形成する。この組織は一次中隔とともに房室管へと成長する（図13-17B, C）。背側間葉隆起内で発生中の**肺静脈**（pulmonary vein）は背側間葉隆起の増殖と移動により左心房内に注ぐようになる（図13-17C）。最終的に、一次中隔先端の背側間葉隆起残存部が房室管での心内膜隆起形成に寄与する（図13-17D）。左心房に開口している肺静脈の本幹から左右の肺にそれぞれ2本の枝を出す。左心房の拡張につれて本幹は分枝部まで左心房後壁に取り込まれ、心房には4つに分かれた肺静脈開口がみられることになる（図13-17D, 13-18）。

　このように、各心房は拡張（図13-14D〜F）と周囲の血管、すなわち右心房では静脈洞、左心房では肺静脈幹を取り込むことで発達する（図13-18）。十分に発達した心臓では、もとの右心房は櫛状筋のある**肉柱性右心房付属物**（trabeculated right atrial appendage, 右心耳）となり、一方、平滑壁の部分（**静脈洞** sinus venosus）は右静脈洞角より由来する（図13-18A）。もとの胎生期の左心房は**肉柱性左心房付属物**（trabeculated left atrial appendage, 左心耳）として認められるにすぎず、一方、平滑壁の部分は肺静脈より由来する（図13-18B）。

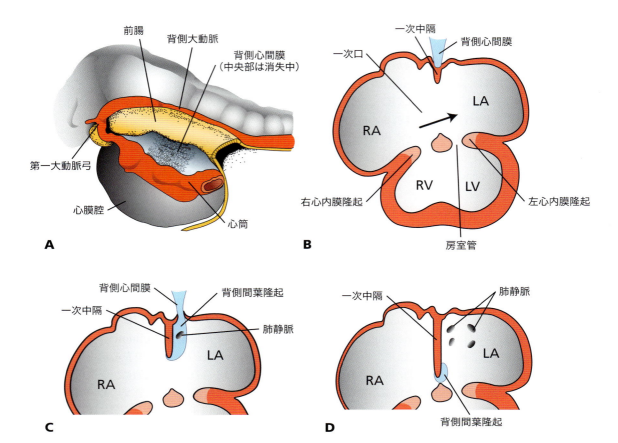

図 13-17　A．背側心間膜で心膜腔内につり下げられた心筒を示す模式図。背側心間膜は二次心臓域に由来し，腸管を取り巻く中胚葉に付着する（図 13-5C 参照）。この発生段階で心間膜の中央部が消失し，心筒の両端だけが付着し続ける。B，C．心房極では背側心間膜の一部が増殖し背側間葉隆起を形成する。背側間葉隆起は一次中隔の左側の心房壁に侵入する。肺静脈は背側間葉隆起の間葉内に形成され，背側間葉隆起が一次中隔とともに下方に成長するにつれて左心房の後壁に位置するようになる。D．初め，肺静脈の本幹だけが左心房に入るが，心房壁が拡張するにつれて左右の肺に至る 4 本の枝が分枝する部分まで心房内に取り込まれる。その結果，心房拡張が完了した時点で 4 本の肺静脈が左心房に開口する。背側間葉隆起の残部は一次中隔の先端に残り，房室管周囲の心内膜隆起形成に寄与する。RA：右心房，RV：右心室，LA：左心房，LV：左心室

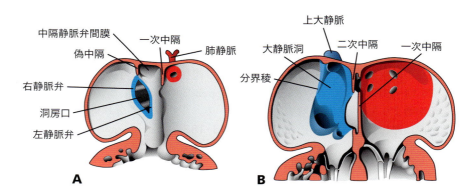

図 13-18　心臓の前頭断面。左右心房の平滑壁部の発生を示す。右静脈洞角（青）と肺静脈（赤）の両方の壁は心臓内に取り込まれて，両心房の平滑壁部を形成する。

臨床関連事項

最近まで肺静脈は左心房の膨出に由来すると考えられてきたが，これでは**全肺静脈還流異常**（total anomalous pulmonary venous return：**TAPVR**）とよばれる，肺静脈が他の血管や直接右心房に注ぐまれな先天異常の形成過程を説明することが困難である．しかし，肺静脈が背側心間膜内の背側間葉隆起の一部として形成されると考えると，この異常は背側間葉隆起の位置が異常になった結果であると，簡単に説明できる．たとえば，背側間葉隆起が右に偏位すると肺静脈は左心房ではなく右心房に入る（症例の20％）．右への偏位がさらに進むと，肺静脈は上大静脈あるいは腕頭静脈に入る可能性がある（症例の50％）．正常では背側心間膜は正中線上にある構造で，内臓錯位の患者でTAPVRがしばしばみられるのは驚くにあたらない．

房室管における中隔形成

胎生第4週末に，**房室心内膜隆起**（atrioventricular endocardial cushion）が出現する．房室管の左右両側と背側（上）および腹側（下）縁の，計4か所である（図13-19，13-20）．初め房室管は原始左心室とのみ交通し，**球(円錐)室ヒダ**〔bulbo(cono)ventricular flange〕により心球から分離されている（図13-9）．しかし，第5週末近くに，このヒダの後端は上心内膜隆起の基部に沿ってその中央部で終わり，以前よりはずっと目立たなくなる（図13-20）．房室管は右方に拡大するので，房室口を通過する血液は原始左心室と同様に原始右心室と直接の通路をもつようになる．

背側および腹側の心内膜隆起の他に，もう2つ別の心内膜隆起，すなわち**外側房室隆起**（lateral atrioventricular cushion）が房室管の左右の縁に出現する（図13-19，13-20）．その間に，この背側および腹側の隆起はさらに腔内に突出し，第5週末までに互いに融合して，房室管を完全に分割し，左右の房室口を作る（図13-16B，D，13-19）．

房室弁

房室心内膜隆起が癒合したあと，各房室口を取り巻いて，心内膜隆起由来の間葉組織の局所的増殖が起こる（図13-21A）．これらの増殖部の心室面の組織が血液によってえぐられて，薄くなり，間葉組織は線維性になって房室弁を形成する．これらの弁は心室壁に筋性の索だけで付着する（図13-21B，C）．最終的に弁の心室面では索内の筋組織が退化し，密な結合組織で置換される．弁は心内膜で覆われた結合組織で構成され，心室壁の肥厚した肉柱，すなわち**乳頭筋**（papillary muscle）と**腱索**（chorda tendinea）で結ばれる（図13-21C）．このようにして左房室口に2個の弁葉，すなわち**二尖弁**（bicuspid valve）つまり**僧帽弁**（mitral valve）が，右側に3個の弁葉，すなわち**三尖弁**（tricuspid valve）が形成される．

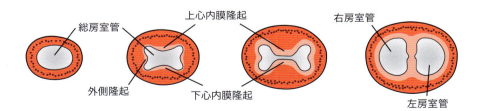

図13-19 房室管における中隔形成．左から右へ，それぞれ23，26，31および35日．当初は円形の開口部が，しだいに横に広がる．

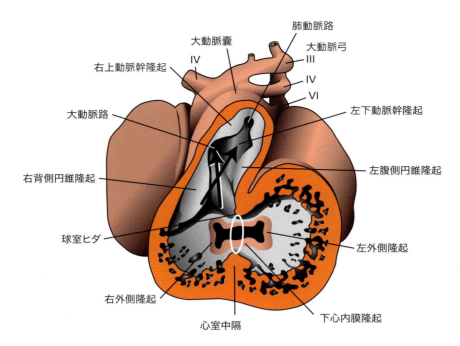

図 13-20 35日胚子の心臓の前頭断面。この発生段階では，心房からの血液は原始右心室ならびに原始左心室に入る。房室管における心内膜隆起の発生に注意。動脈幹と心球における隆起が明瞭に認められる。白ヌキの円は一次心室間孔を示し，矢印は血流方向を示す。

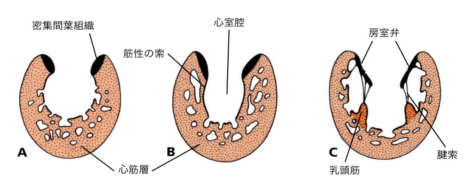

図 13-21 房室弁と腱索の形成。弁は心室側からえぐられるが，腱索により心室壁に付着したまま残る。

臨床関連事項

心臓異常

心血管異常はヒトの先天異常のなかでも最も多いもので，生産児の **1%** にみられる。死産児では10倍の発現率である。心臓異常をもつ児の12%に染色体異常があり，逆にいうと染色体異常児の33%に心臓異常がある。さらに，心臓異常の30%は他の大異常をもつ児に生じる。心臓異常の2%ほどは環境因子によるが，大部分は遺伝因子と環境因子の複雑な相互作用による（**多因子性** multifactorial）。心血管系の発生毒性因子の古典的な例には**風疹**と**サリドマイド**がある。他に**レチノイン酸**, **アルコール**, 多くの化合物などがある。

インスリン依存性**糖尿病**のような母体の疾患も心臓異常と関係がある。

　心臓異常を誘発する遺伝因子あるいは発生毒性因子の標的には一次心臓域や二次心臓域由来の心臓前駆細胞，神経堤細胞，心内膜隆起細胞，その他の心臓発生に重要な細胞が含まれる（表13-1参照）。異なる標的細胞の傷害の結果，同じ型の異常が生じる可能性があるので（たとえば大血管転換は二次心臓域傷害でも神経堤細胞傷害でも起こりうる），心臓異常は起源が多様であり，疫学的分類が困難である。

　心臓発生を調節する遺伝子が同定されて染色体上の位置が明らかにされ，心臓異常を起こす突然変異がみつかりつつある。たとえば，心臓を指定する遺伝子で染色体5q35上にある*NKX2.5*の突然変異は，心房中隔欠損（二次中隔型），ファロー四徴症，房室間伝導遅延を常染色体優性形式で起こす。***TBX5*遺伝子**の突然変異は，軸前性（橈側）肢異常と心房中隔欠損を特徴とする**ホルト-オラム症候群**（Holt-Oram syndrome）を生じる。心室中隔筋性部の欠損が起こることもある。ホルト-オラム症候群は**心臓-手症候群**（heart-hand syndrome）の1つで，同じ遺伝子が複数の発生過程に関与することを示している。たとえば，*TBX5*は上肢の発生を制御し，心臓の中隔形成に役割を果たす。ホルト-オラム症候群は常染色体優性形質として遺伝し，10万出生に1例の割合で起こる。

　筋節（sarcomere）蛋白質形成を制御している遺伝子の突然変異は**肥大性心筋症**（hypertrophic cardiomyopathy）を起こす。この疾患は運動選手や一般集団での突然死の原因となることがある。常染色体優性に遺伝し，多くの（45%）突然変異の標的は*β*ミオシン重鎖遺伝子（14q11.2）である。結果として心筋細胞の構成が破壊されて（**心筋配列異常** myocardial disarray）心筋肥大を生じ，これが心臓の駆出力や伝導に悪影響を与える可能性がある。

　心室逆位（ventricular inversion）は形態的左心室が右側にあり，僧帽弁を介して右心房に連なる異常である。形態的右心室は左側にあり，三尖弁を介して左心房に連なる。この異常はときに**L型大血管転換**（L-transposition of the great artery）とよばれることがある。その理由は肺動脈が形態的左心室から，大動脈が形態的右心室から出るからである。しかし，動脈は正常位置にある。心室は逆になっている。この異常は心臓の左右が側性確立期に側性シグナル経路により指定される際に生じる。

　右心室発育不全症候群（hypoplastic right heart syndrome：**HRHS**）と**左心室発育不全症候群**（hypoplastic left heart syndrome：**HLHS**）（図13-22）は心臓の右あるいは左側が発育不全となるまれな異常である。右側の場合，心室が非常に小さく，肺動脈が障害されて閉塞ないし狭窄し，心房も小さいことがある。左側の場合，心室が非常に小さく，大動脈が閉塞ないし狭窄し，心房も小さい。これらの異常に伴う側性をみると，心臓形態形成の初期に左右の心臓前駆細胞に対する指定が誤っていたことが示唆される。

　心房中隔欠損（atrial septal defect：**ASD**）は先天性心臓異常であり，10,000出生に6.4例の割合で出現し，罹患率の男女比は1：2である。最も重大な欠損の1つは**二次口欠損**（ostium secundum defect）である。この異常は左右の心房間に大きな開口部のあることが特徴であり，一次中隔の過剰細胞死と吸収（図13-23B，C）か，あるいは二次中隔の発生不全（図13-23D，E）に起因している可能性がある。開口部の大きさにより，かなりの心臓内血流短絡が左から右へ起こることがある。

　この群の異常のうちで最も重大なのは，まったく心房中隔の形成が起こらない場合である（図13-23F）。共通心房または**二室三腔心**（cor triloculare biventriculare）とよばれるこの状態は，常に心臓内のどこか他の場所に重大な異常を伴っている。

　ときには，卵円孔が胎生期に閉鎖することがある。この異常は卵円孔早期閉鎖（premature closure of the oval foramen）とよばれ，右の心房と心室が著しく肥大し，左側の発育が低下する。通常，生後まもなく死亡する。

　房室管にある**心内膜隆起**はこの管を左右に二分するだけでなく，心室中隔膜性部の形成と一次口の閉鎖にも関与する（図13-16）。この領域は十字型にみえ，心房と心室中隔が縦棒，房室隆起が横棒をなす（図13-16E）。この十字が完全であることが心臓の超音波走査では大切な所見である。これらの隆起が癒合しない場合，**房室管開存**（persistent atrioventricular canal）に合併して心臓中隔の欠損が起こる（図13-24A）。この中隔欠損では心房中隔と心室中隔の両方が障害され，両中隔

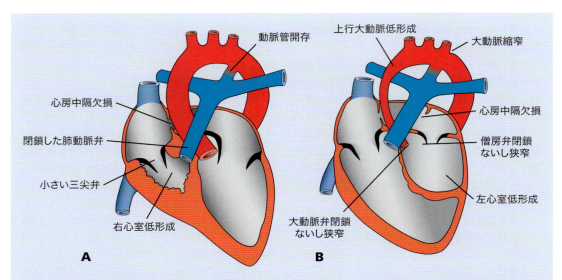

図 13-22　A．右心室発育不全症候群。B．左心室発育不全症候群。これらは心臓の右あるいは左側が低形成になるまれな異常である。右側では心室が非常に小さく，肺動脈が障害され，閉鎖ないし狭窄する。心房も小さい可能性がある。左側では心室が非常に小さく，大動脈が閉鎖ないし狭窄し，心房も小さい。これらの異常に伴う側性をみると，心臓形態形成の初期に左右の心臓前駆細胞に対する指定が誤っていたことが示唆される。

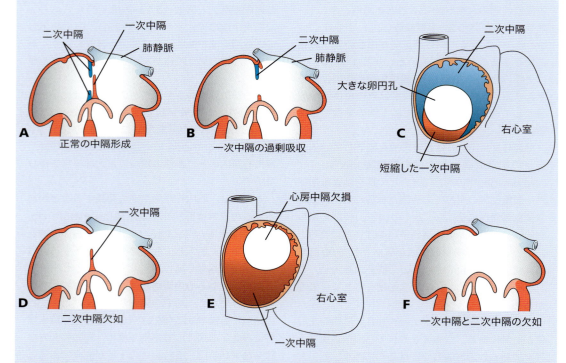

図 13-23　A．正常の心房中隔形成。B，C．一次中隔の過剰吸収による二次口欠損。D，E．二次中隔発生障害による類似の欠損。F．共通心房，すなわち二室三腔心（一次中隔と二次中隔の完全な不形成）。

欠損部は単一房室口にある異常な弁葉によって分割されている（図13-24B，C）。

ときには，房室管の心内膜隆起が部分的にしか癒合しない場合がある。その結果，心房中隔には欠損を生じるが，心室中隔は閉鎖している（図13-24D，E）。この欠損は**一次口欠損**(ostium primum defect)とよばれ，通常，三尖弁の前尖における裂隙を合併する（図13-24C）。

三尖弁閉鎖症(tricuspid atresia)は右房室口の閉鎖を起こすもので（図13-25），三尖弁の欠如または癒合をその特徴とする。この異常は通常，次のものを伴う。すなわち，(1)卵円孔の開存，(2)心室中隔の欠損，(3)右心室の発育不全，および(4)左心室の肥大である。

エプスタイン異常(Ebstein anomaly)は三尖弁が右心室の尖端方向に変位した状態である。その結果，右心房は肥大し，右心室は萎縮する（図13-26）。弁葉は位置が異常で，前尖は通常大きくなっている。

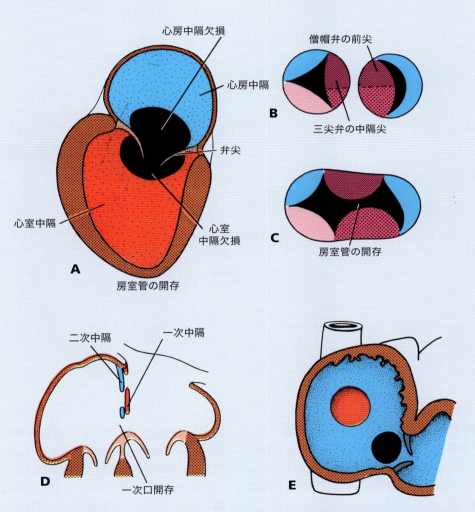

図13-24 A．房室管の開存。この異常は常に心臓区分の心室部にも心房部にも同様に中隔欠損を伴う。B．正常状態の房室口における弁。C．房室管開存例における分離した弁。D，E．房室心内膜隆起の癒合不全に基づく一次口欠損。

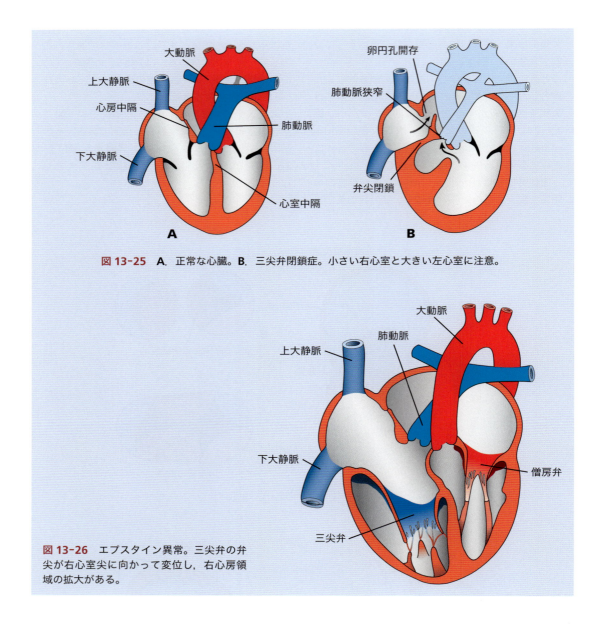

図 13-25　A．正常な心臓。B．三尖弁閉鎖症。小さい右心室と大きい左心室に注意。

図 13-26　エプスタイン異常。三尖弁の弁尖が右心室尖に向かって変位し，右心房領域の拡大がある。

動脈幹と心円錐における中隔形成

　第5週中に1対の対向する稜が動脈幹に現れる。これらの稜，すなわち**動脈幹隆起**(truncus swelling, truncus cushion)は，右上壁(**右上動脈幹隆起** right superior truncus swelling)と左下壁(**左下動脈幹隆起** left inferior truncus swelling)に位置する(図13-20)。右上動脈幹隆起は遠位方向で左方に成長し，一方，左下動脈幹隆起は遠位方向で右方に成長する。これらの隆起は大動脈嚢方向に成長している間に互いによじれ，将来の中隔のラセン状走向の前兆を示す(図13-27)。完全に癒合したのち，これらの稜は**大動脈肺動脈中隔**(aorticopulmonary septum)とよばれる中隔を形成し，動脈幹を**大動脈路**と**肺動脈路**に分割する。

　動脈幹隆起が出現する頃に，類似の隆起が**心円錐**(conus cordis)の右背側壁と左腹側壁に沿って発生する(図13-20, 13-27)。円錐隆起は互いに向かい合って成長し，また遠位方向にも成長して動脈幹中隔と合一する。2つの円錐隆起が癒合すると心円錐は中隔で分割され，前外側部(右心室の流出路，図13-28)と後内側部(左心室の流出路，図13-29)とになる。

13章 心臓脈管系 | 203

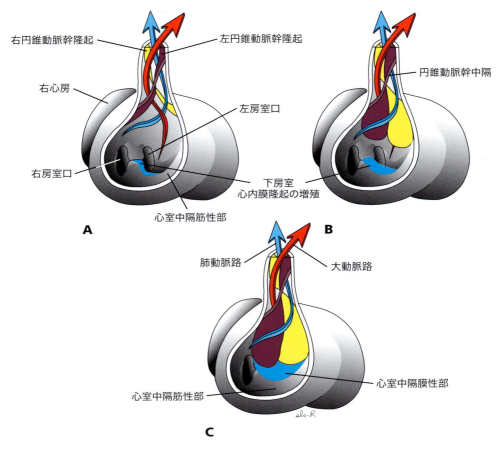

図 13-27 円錐動脈幹稜（隆起）の発達と心室間孔の閉鎖を示す模式図。左右の円錐隆起の増殖と下房室心内膜隆起の増殖とで心室間孔は閉鎖され，心室中隔の膜性部が形成される。**A.** 6週（12 mm）。**B.** 第7週の初め（14.5 mm）。**C.** 第7週末（20 mm）。

菱脳域の神経ヒダの縁から遊走してきた**心臓形成神経堤細胞**（cardiac neural crest cell）が第三，第四，第六咽頭弓を通って心臓の流出領域に遊走し，ここに侵入する（図13-30）。この場所で神経堤細胞は心円錐と動脈幹の両方での心内膜隆起形成に寄与する。心臓形成神経堤細胞の遊走と増殖はNotchシグナル経路を介して二次心臓域により制御される（p.14参照）。したがって流出路異常は二次心臓域あるいは心臓形成神経堤細胞に対する侵襲で起こりうる。後者により円錐動脈幹中隔形成が障害される。このような機序で起こる心臓異常には，ファロー四徴症（図13-34），肺動脈狭窄，動脈幹残存（図13-35）および大血管転換（図13-36）が含まれる。**神経堤細胞は頭部顔面の発生にも寄与するので，顔面と心臓異常が同一個体にみられることはまれではない**（第17章p.297参照）。

心室における中隔形成

胎生第4週末までに，左右の原始心室は拡張し始める。この拡張は，外面では心筋層がたえず成長すること，内面では絶え間ない憩室形成と肉柱形成により達成される（図13-20，13-29）。

拡張しつつある心室の内側壁は互いに近接して接触するようになり，しだいに一体化して**心室中隔筋性部**（muscular interventricular septum）を形成する（図13-29）。ときに両壁の一体化が完全でないことがあり，両心室間の頂端にいろいろな深さの割れ目が現れる。心室中隔筋性部の遊離縁と癒合した心内膜隆起との間の間隙が，2つの心室間の交通を可能にしている。

心室中隔筋性部の上方にある**心室間孔**（interventricular foramen）は，**円錐中隔**（conus septum）の完成とともに小さくなる（図13-27）。そ

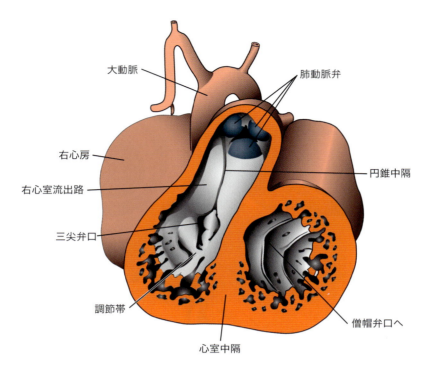

図 13-28 第7週胚子の心臓の前頭断面。円錐中隔と肺動脈弁の位置に注意。［訳者注：調節帯（moderator band）は中隔縁柱（trabecula septomarginalis）ともいい，心室中隔と右心室の前乳頭筋との間にある筋条で，ヒス束（房室束）の右脚を心室中隔から右心室壁へ導く］

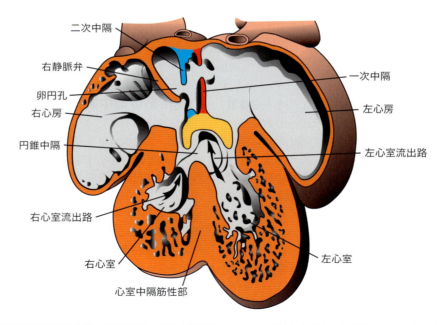

図 13-29 第7週末胚子の心臓の前頭断面。円錐中隔が完成して，血液は左心室から大動脈へ入る。心房域における中隔に注意。

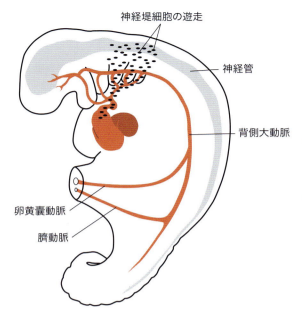

図 13-30 菱脳部での神経堤細胞の起源と，第三，第四，第六咽頭弓を通って心臓の流出路への遊走を示す模式図．流出路で神経堤細胞は心円錐と動脈幹の中隔形成に寄与する．

の後の発達中に，心室中隔筋性部の頂きに沿う前（下）心内膜隆起からの組織の成長によって心室間孔は閉じられる（図 13-16E, F）．この組織は円錐中隔の隣接部と癒合する．完全閉鎖後，心室間孔は**心室中隔膜性部**（membranous part of the interventricular septum）となる（図 13-16F）．

半月弁

動脈幹の分割がほぼ完了する頃，半月弁の原基が小結節としてみられるようになる．これらの結節は主要動脈幹隆起にみられ，各対の 1 つは，それぞれ肺動脈路と大動脈路に割り当てられている（図 13-31）．癒合した動脈幹隆起に対向して，第 3 の結節が両路に現れる．しだいに結節の上面が陥没して，**半月弁**（semilunar valve）が形成される（図 13-32）．最近，これらの弁の形成に神経堤細胞が寄与するとの証拠が示されている．

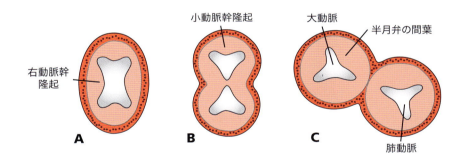

図 13-31 発生 5 週（**A**），6 週（**B**）および 7 週（**C**）における動脈幹の半月弁部分の横断面．

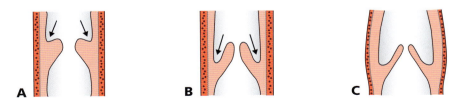

図 13-32 半月弁部分の縦断面．それぞれ発生 6 週（**A**），7 週（**B**）および 9 週（**C**）．上面が陥没（矢印）して，半月弁が形成される．

臨床関連事項

心臓異常

中隔膜性部あるいは筋性部にかかわる**心室中隔欠損**(ventricular septal defect：**VSD**，図13-33)は最もよくみられる先天性心臓異常であり，単独疾患としては 10,000 出生に 12 例の割合で生じる．大部分(80％)は中隔筋性部に生じ，児の成長とともに自然閉鎖する．膜性部の心室中隔欠損はより重症で，しばしば円錐動脈幹部の分割異常を合併する．開口部の大きさにより，肺動脈を通過する血量が大動脈を通過する血量の 1.2〜1.7 倍に達することがある．

ファロー四徴症(tetralogy of Fallot)は**円錐動脈幹**領域で最もよくみられる異常である(図13-34)．この異常の成因は円錐動脈幹中隔の前方変位のため起こる心円錐の不等分割である．中隔の変位は次の4つの心臓血管系の変化を起こす．(1)右心室の出口が狭くなる，すなわち**肺動脈漏斗部狭窄**(pulmonary infundibular stenosis)，(2)心室中隔の大きな欠損，(3)中隔欠損の直上から出る騎乗大動脈，(4)右側に高圧がかかるために起こる右心室壁の肥大．この異常は 10,000 出生に 9.6 例の割合で生じるが，**アラジル症候群**

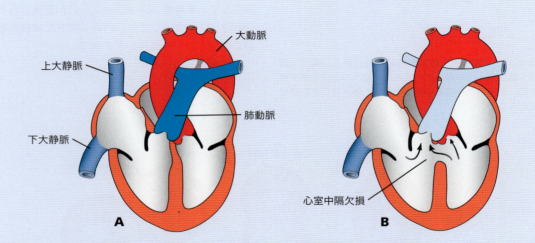

図 13-33 **A．**正常な心臓．**B．**心室中隔膜性部のみの欠損．心室間孔を通って血液が左心室から右心室へと流れる(矢印)．

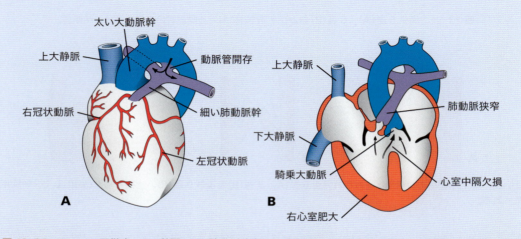

図 13-34 ファロー四徴症．**A．**外面．**B．**肺動脈狭窄，騎乗大動脈，心室中隔欠損，および右心室の肥大が構成要素である．

（Alagille syndrome）の患者にはよくみられる特徴である。この症候群では心臓異常に加えて肝臓など他の器官にも異常があり，幅広く突出する額，深く凹んだ眼，小さくとがったオトガイなどの特徴がある。症例の90％で，円錐動脈幹（流出路）中隔を形成する神経堤細胞を制御する *JAG1*（Notchシグナル経路のリガンド）に突然変異がある（第1章 p.14参照）。

　動脈幹残存（persistent(common)truncus arteriosus）は円錐動脈幹稜の形成不全により流出路の分割が起こらなかった結果である（図13-35）。こうした症例は10,000出生に0.8例の割合で起こり，肺動脈は分割されない動脈幹の起始部よりもやや上方から出ている。これらの稜は心室中隔の形成にも関与するため，動脈幹の残存は，常に心室中隔欠損を伴っている。このようにして分割されない動脈幹は両方の心室にまたがり，双方からの血液を受け入れる。

　大血管転換（transposition of the great vessels）は円錐動脈幹中隔が正常のラセン状走向をとりそこね，まっすぐに下降するために起こる（図13-36A）。その結果，大動脈が右心室から，肺動脈が左心室から出る。この状態は10,000出生に4.8例の割合で起こる。ときとして，この異

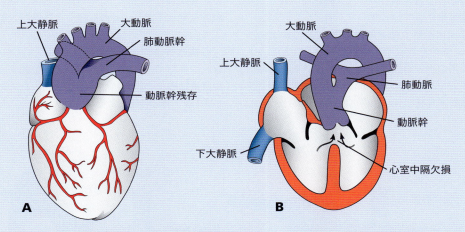

図13-35 動脈幹残存。肺動脈は共通の動脈幹より起始する（**A**）。動脈幹と心円錐における中隔は形成されない（**B**）。この異常は必ず心室中隔欠損を合併する。

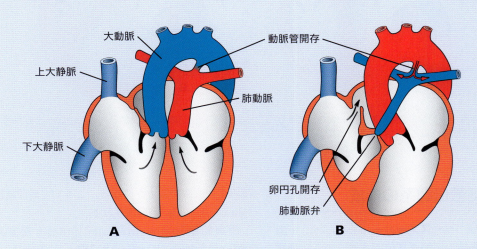

図13-36 **A**．大血管転換。**B**．肺動脈弁閉鎖と正常大動脈根を伴う左心室発育不全症候群。肺への唯一の通路は開存する動脈管を通って逆行する血流である。

常は心室中隔膜性部の欠損を伴う。通常，この異常は動脈管の開存を合併する。二次心臓域は流出路の形成に，神経堤細胞は流出路の分割に寄与するので，これらの細胞が傷害されると，流出路を含む心臓異常が生じる。

ディジョージシークエンス(DiGeorge sequence)は22q11欠失症候群(第17章 p.298参照)でみられる異常の例で，神経堤の異常発生に起因する異常の組み合わせパターンを特徴とする。患児は顔面異常，胸腺低形成，上皮小体機能不全，心臓流出路を含む心臓異常すなわち動脈幹残存，ファロー四徴症などを示す。頭蓋・顔面の異常はしばしば心臓の異常を併発するが，その理由は顔面と心臓の両方の形成に神経堤細胞が重要な役割を果たしているからである。

肺動脈または大動脈の**弁狭窄**(valvular stenosis)は，半月弁が種々の間隔で癒合して起こる。この異常の出現頻度は肺動脈弁域，大動脈弁域とも似ており，10,000出生に約3～4例の割合である。**肺動脈弁狭窄**(pulmonary valvular stenosis)の場合は，肺動脈幹は狭小であるか，または閉鎖していることさえある(図13-36B)。その場合，開存している卵円孔が心臓右側からの血液の唯一の出口である。動脈管も常に開存し，肺循環への唯一の導入口となる。

大動脈弁狭窄(aortic valvular stenosis)の場合(図13-37A)は，肥厚した大動脈弁の癒合がひどく，わずかにピンであけたぐらいの孔を残すだけのこともある。大動脈自体の大きさは通常，正常である。

大動脈の半月弁が完全に癒合した場合〔**大動脈弁閉鎖**(aortic valvular atresia)とよばれる状態(図13-37B)〕は，大動脈，左心室，および左心房の発育が著しく悪い。この異常は通常，開いた動脈管を伴っており，それを通って血液が大動脈へ入る。

心臓逸所(ectopia cordis：心臓脱，逸脱心)はまれな異常で，心臓は胸部の表面に位置する。この異常は胚子の腹側体壁が閉じなかったために生じる(第7章 p.103参照)。

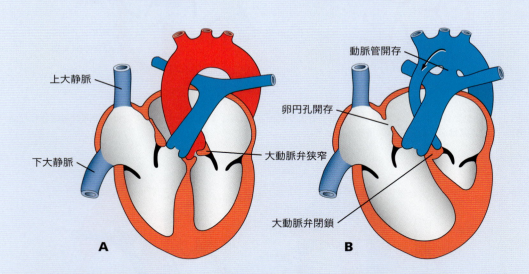

図13-37 A．大動脈弁狭窄．B．大動脈弁閉鎖を伴う左心室発育不全症候群．大動脈弓内の矢印は血流の方向を示す．冠状動脈へはこの逆行する血流により血液が供給される．小さい左心室と大きい右心室に注意．

心臓の刺激伝導系の形成

最初，心臓の**ペースメーカー**(pacemaker，歩調とり)は左心筒の尾側部に位置する。のちに静脈洞がこの機能を引き継ぎ，静脈洞が右心房に合体すると，ペースメーカーの組織は上大静脈の開口部近くに位置するようになる。こうして**洞房結節**(sinuatrial node)が形成される。

房室結節(atrioventricular node)と**房室束**(atrioventricular bundle，**ヒス束** bundle of His)は2つの由来をもつ。すなわち(1)静脈洞の左壁の心筋細胞と，(2)房室管の心筋細胞とである。

ひとたび静脈洞が右心房に合体すると，これらの細胞は心房中隔の底部でその最終的な位置を占める。

脈管の発生

血管は2つの機序で作られる。(1)**脈管形成**（vasculogenesis）は**脈管芽細胞**（angioblast）が癒合して血管が生じるもので，(2)**血管新生**（angiogenesis）は既存の血管から芽のように新たな血管が出るものである。背側大動脈や主静脈など主要な血管は脈管形成で作られる。その後，残りの血管系が血管新生で作られる。全血管系のパターン形成は，**血管内皮細胞増殖因子**（vascular endothelial growth factor：**VEGF**）やその他の増殖因子を含む案内指標（guidance que）により行われる（第6章 p.88 参照）。

動脈系
大動脈弓

発生第4週と第5週中に咽頭弓が形成され，各咽頭弓はそれぞれ独自の脳神経および動脈を受け入れる（第17章参照）。これらの動脈は**大動脈弓**（aortic arch）とよばれ，動脈幹の最末端部の**大動脈嚢**（aortic sac）から起始する（図13-9, 13-38）。これらの大動脈弓は各咽頭弓の間葉に埋め込まれ，左右の背側大動脈に終わる（大動脈弓の領域では背側大動脈は対をなしているが，この領域より尾側では癒合して1本の血管になっている）。咽頭弓とその血管は頭側から尾側へと順に発現

■ 臨床関連事項

前述のように，心臓異常は先天異常の中で最も多い。その理由として，心臓発生が複雑で，正常発生過程を乱す遺伝子突然変異や環境因子の標的が多いことがあげられる。表13-1に様々な心臓異常の標的組織，その発生段階，細胞分化過程，種々の発生段階で分化過程が障害された場合に生じうる異常を要約する。この表で重要な点の1つは，心臓発生が妊娠のごく初期に影響を受ける可能性があり，異なる発生段階での障害が同じ型の異常を生じうることである。

表 13-1　心臓発生：心臓異常誘発感受期

標的組織	細胞分化過程	正常効果	先天異常
一次心臓域 （16〜18日）	側性とパターン形成の確立	4室ある心臓の形成	DORV，TGA，l-TGA，ASD，VSD，左右心房同形，心室逆位，右胸心
心筒 （22〜28日）	正常ループ形成の遺伝的シグナルカスケード	ループ形成	右胸心
房室心内膜隆起 （26〜35日）	心内膜隆起形成：細胞増殖と遊走	房室の左右路分離：僧帽弁，三尖弁，心室中隔の形成	VSD，僧房弁・三尖弁異常（僧房弁不全，三尖弁閉鎖）：弁位置と弁尖の異常
二次心臓域 （22〜28日）	咽頭腹側の臓側中胚葉と神経堤細胞からのシグナル	流出路の伸長と大動脈・肺動脈路への分割	ファロー四徴症，TGA，肺動脈閉鎖・狭窄
流出路（円錐動脈幹） （36〜49日）	神経堤細胞の遊走，増殖，生存	流出路分割のための円錐動脈心内膜隆起形成	動脈幹残存，その他の流出路異常
動脈弓 （22〜42日）	神経堤細胞の遊走，増殖，生存	動脈弓の大動脈へのパターン形成	右肺動脈異常：B型大動脈弓遮断

日数はおよその感受期の推定受精後胎齢
DORV：両大血管右室起始，TGA：大血管転換，l-TGA：大血管左方転換，ASD：心房中隔欠損，VSD：心室中隔欠損

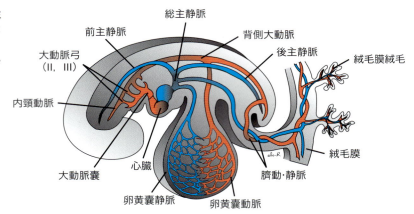

図 13-38　4 mm 胚子（発生第 4 週末）での主要胚内および胚外動脈（赤）と静脈（青）。胚子の左側の血管のみを示す。

し，全部が同時に存在することはない．大動脈嚢は新しく咽頭弓ができるとそこに枝を出し，合計 5 対の動脈を生じる〔第五号はまったく形成されないか，不完全にしか形成されずにやがて退縮する．したがって 5 対の咽頭弓は，I，II，III，IV，および VI と番号がつけられる（図 13-39，13-40A）〕．その後の発達中に，この動脈分布の型は変化し，血管によってはまったく退化してしまうものもある．

各咽頭弓の**神経堤細胞**は大動脈血管の被覆（平滑筋と結合組織）に寄与する．また，これらの血管のパターン形成を調節する．咽頭弓を覆う内胚葉と外胚葉が，神経堤細胞にパターン形成過程を調節する相互作用シグナルを送る．たとえば咽頭弓外胚葉の FGF8 シグナルは第四大動脈弓の発生に重要である．またパターン形成には左右側性の決定も重要であるため，大動脈嚢，二次心臓域，大動脈弓中の中胚葉に発現する左側性の確立を司る遺伝子 PITX2 が，もとの大動脈弓パターンを再構成する際に側性を制御する．

大動脈肺動脈中隔による動脈幹の分割で，心臓の流出路は**腹側大動脈**（ventral aorta）と**肺動脈幹**（pulmonary trunk）に分割される．そこで大動脈嚢は左右の角を形成し，引き続きそれぞれ**腕頭動脈**（brachiocephalic artery）と**大動脈弓**の近位部を生じる（図 13-40B，C）．

27 日までに，**第一大動脈弓**（first aortic arch）の大部分が消失する（図 13-39）が，ごく一部は残って**顎動脈**（maxillary artery）となる．**第二大動脈弓**（second aortic arch）も同様にまもなく消失する．この動脈弓の残存部が，**舌骨動脈**（hyoid artery）と**アブミ骨動脈**（stapedial artery）である．第三大動脈弓は大きく，第四および第六大動脈弓は形成中である．第六大動脈弓はまだ完成していないが，**原始肺動脈**（primitive pulmonary artery）はその主要な分枝として，すでに存在している（図 13-39A）．

29 日胚子では，第一および第二大動脈弓が消失している（図 13-39B）．第三，第四および第六大動脈弓は大きくなっている．動脈幹の大動脈嚢は分割されて，この時期には第六大動脈弓が肺動脈幹と連続するようになっている．

その後の発達中に，大動脈弓系は図 13-40A に示されるような最初の対称的な形状をしだいに失い，図 13-40B，C に示す血管の完成型が確立される．この図は胚子から成人への動脈系への変形を理解する助けとなるであろう．次の変化が起こっている．

- **第三大動脈弓**（third aortic arch）は**総頸動脈**（common carotid artery）と**内頸動脈**（internal carotid artery）の起始部を形成する．内頸動脈の残りの部分は背側大動脈の頭側部で形成される．**外頸動脈**（external carotid artery）は第三大動脈弓から芽出する．

- **第四大動脈弓**（fourth aortic arch）は両側とも残存するが，その最終の運命は左右で異なる．左側は左総頸動脈と左鎖骨下動脈の間の大動脈弓の一部を形成する．右側では右鎖骨下動脈の最も近位の部分を形成し，その遠位部は右背側大動脈と第七節間動脈により形成される（図 13-40B）．

13章 心臓脈管系 | 211

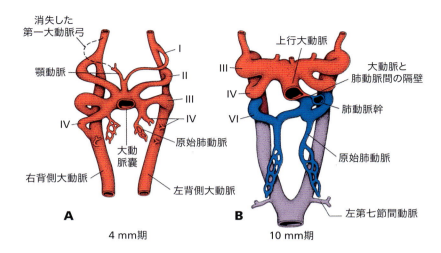

図 13-39　A．第4週末の大動脈弓（咽頭弓動脈）。第六大動脈弓が完全に形成されないうちに，第一大動脈弓は消失する。B．第6週初めの大動脈弓系（咽頭弓動脈系）。大動脈肺動脈中隔と大きな原始肺動脈に注意。

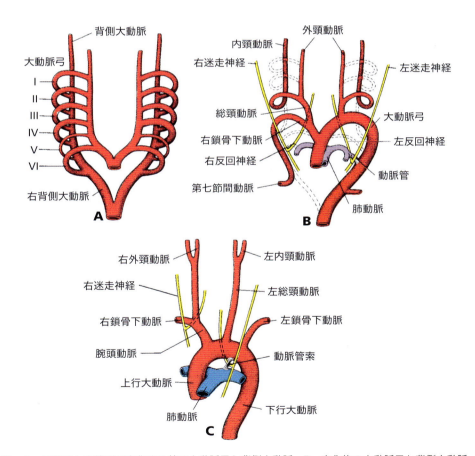

図 13-40　A．最終的な血管型に変化する前の大動脈弓と背側大動脈。B．変化後の大動脈弓と背側大動脈。閉塞した血管は破線で示してある。動脈管の開存と左側の第七節間動脈の位置に注意。C．成人における大きな動脈。左総頸動脈と左鎖骨下動脈の起始部間の距離を B と C とで比較せよ。右側で，第六大動脈弓の遠位部と第五大動脈弓が消失したあと，右反回神経は右鎖骨下動脈をかぎ形にぐるりと回る。左側では反回神経はもとの位置にとどまったまま，動脈管索をかぎ形に回る。

表 13-2 動脈弓に由来する動脈

咽頭弓	由来する動脈
第一	顎動脈
第二	舌骨動脈，アブミ骨動脈
第三	総頸動脈，内頸動脈起始部[a]
第四（左側）	大動脈弓（左総頸動脈分岐部から左鎖骨下動脈分岐部まで）[b]
第四（右側）	右鎖骨下動脈（近位部）[c]
第六（左側）	左肺動脈，動脈管
第六（右側）	右肺動脈

[a]内頸動脈の残りの部分は背側大動脈に由来。外頸動脈は第三咽頭弓動脈から芽出。
[b]大動脈弓近位部は大動脈囊左角に由来。右角は腕頭動脈を形成。
[c]右鎖骨下動脈遠位部と左鎖骨下動脈は各側の第七節間動脈より形成。

- **第五大動脈弓**(fifth aortic arch)はまったく形成しないか，形成しても不完全で，やがて消失する。
- **第六大動脈弓**(sixth aortic arch)は**肺動脈弓**(pulmonary arch)ともよばれ，発達中の肺芽に対し重要な枝を出す（図13-40B）。右側では近位部が右肺動脈の起始部となる。この動脈弓の遠位部は背側大動脈と連絡を失い消失する。左側では遠位部が胎生期間中，**動脈管**(ductus arteriosus)として存続する。表13-2は大動脈弓の変化と由来する構造をまとめたものである。

大動脈弓系のこれらの変化と時を同じくして，その他の多くの変化が起こる。(1)第三大動脈弓の入口と第四大動脈弓の入口との間に位置する背側大動脈，すなわち**頸動脈管**(carotid duct)とよばれる部分は閉塞する（図13-41）。(2)右の背側大動脈では，右第七節間動脈の起始部から左の背側大動脈へ連絡する部分が消失する（図13-41）。(3)頭部の折り畳み，前脳の発達，および頸の延長の結果，心臓は最初の頸位より下降して胸腔内へ入る。そのため，総頸動脈と腕頭動脈はかなり

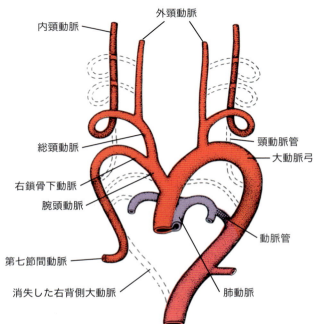

図 13-41 最初の大動脈弓（咽頭弓動脈）からの変化。

13章 心臓脈管系 **213**

伸長する（図 13-40C）。この尾側移動のその後の結果として，末端が上肢芽に固定されている左鎖骨下動脈は，初め第七節間動脈（図 13-40B）の高さにあった大動脈からの起始部がしだいに上昇し，左総頸動脈の起始部の高さに近づく（図 13-40C）。(4)心臓の尾側移動と，各大動脈弓でそれぞれ異なる部位が消失する結果，**反回神経**（recurrent laryngeal nerve）の経路が左右で異なるようになる。迷走神経の枝であるこれらの神経は，初め第六咽頭弓に分布する。心臓が下降すると，これらの神経は第六大動脈弓をかぎ形にぐるりと回って，ふたたび喉頭方向へ上昇する。そのため反回する経路となる。右側で第六大動脈弓の遠位部と第五大動脈弓が消失すると，反回神経は上方に移動し右鎖骨下動脈に引っかかる。左側ではこの神経は上方に移動しない。というのは第六大動脈弓の遠位部が**動脈管**として存続するからである。動脈管はのちに**動脈管索**（ligamentum arteriosum）となる（図 13-40）。

卵黄嚢動脈と臍動脈

初め卵黄嚢に分布する多数の対の動脈（図 13-38）である**卵黄嚢動脈**（vitelline artery）は，しだいに融合して消化管の背側腸間膜に分布する動脈を形成する。成人では，これらの動脈は**腹腔動脈**（celiac artery），**上腸間膜動脈**（superior mesenteric artery）となる。**下腸間膜動脈**（inferior mesenteric artery）は臍動脈に由来する。これら 3 本の血管はそれぞれ**前腸**（foregut），**中腸**（midgut）および**後腸**（hindgut）由来の構造に分布する。

初め背側大動脈の有対の前枝（腹側枝）であった**臍動脈**（umbilical artery）は，尿膜と密接な関係を保って胎盤に分布する（図 13-38）。しかし，第 4 週中に，大動脈の後枝（背側枝）すなわち**総腸骨動脈**（common iliac artery）と二次的に結合し，そのもとの起始部を失う。生後，臍動脈の起始部は**内腸骨動脈**（internal iliac artery）および**上膀胱動脈**（superior vesical artery）として残るが，遠位部は閉塞して**臍動脈索**（medial umbilical ligament）となる。

冠状動脈

冠状動脈（coronary artery）は**心外膜**（epicardium）に由来する。心外膜は二次心臓域由来で背側心間膜の尾側部に存在する**前心外膜器官**（proepicardial organ）から分化する。心外膜細胞の一部は下層にある心筋の誘導により上皮から間葉へ転換する。新たに作られた間葉細胞は，やがて冠状動脈の内皮と平滑筋細胞の形成に寄与する。また，神経堤細胞は冠状動脈近位部の平滑筋細胞に寄与し，冠状動脈から大動脈への連結を定めている可能性がある。冠状動脈から大動脈への動脈内皮細胞の増殖により，冠状動脈は大動脈を「侵略」し，両者を連結する。

臨床関連事項

動脈系異常

正常状態では，**動脈管**は生後まもなくその壁の筋の収縮によって機能的に閉鎖され，**動脈管索**となる。解剖学的閉鎖は血管内皮の増殖により，生後 1〜3 か月の間に起こる。**動脈管開存**（patent ductus arteriosus：**PDA**）は大血管の異常のうち最もよくみられる異常の 1 つであり（10,000 出生に 8 例），特に早産児にみられ，単独の異常として起こることもあれば他の心臓異常と合併して起こることもある（図 13-34A，13-36）。特に大動脈圧と肺動脈圧との差を大きくする異常は，動脈管を通る血液を増加させ，その自然閉鎖を妨げる。

大動脈縮窄症（coarctation of the aorta，図 13-42A，B）は 10,000 出生に 3.2 例の割合で起き，大動脈の管径が左鎖骨下動脈の起始部以下で著しく狭められている状態である。縮窄が動脈管の開口部の上または下にみられるので，2 つの型の縮窄，すなわち**管前型**（preductal type）と**管後型**（postductal type）とに分類される。大動脈縮窄の原因は，中膜の異常とこれに続く内膜の増殖である。管前型では動脈管は残存するが，より頻度の高い管後型では動脈管は通常，閉塞する。後者では大動脈の近位部と遠位部との間の側副血行は，太い肋間動脈および内胸動脈を介して行われ

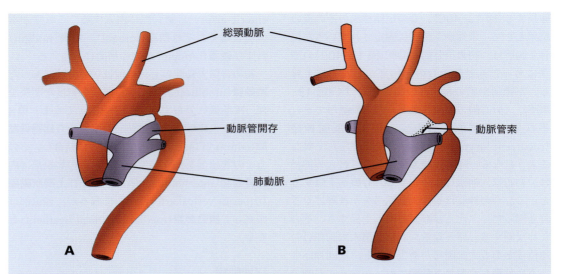

図 13-42 大動脈縮窄。**A**. 管前型。**B**. 管後型。体の尾側部は大きな肥大した肋間動脈および内胸動脈で養われている。

る。こうして体の下部は血液の供給を受ける。この状態に伴う典型的な臨床症状は，右腕の高血圧と下肢の低血圧が併発することである。

右鎖骨下動脈起始異常（abnormal origin of the right subclavian artery, 図 13-43A, B）は，右鎖骨下動脈が右の背側大動脈の遠位部と第七節間動脈とからなる場合に起こる。右の第四大動脈弓と右の背側大動脈の近位部は閉塞している。左総頸動脈と左鎖骨下動脈間では大動脈の短縮が起きて，ついには異常な右鎖骨下動脈の起始部が，左の鎖骨下動脈の起始部直下にくる。異常な右鎖骨下動脈の幹は右の背側大動脈に由来しているので，右上腕に達するためには食道の背後で正中線を横切らなければならない。この位置では食道も気管も強く圧迫されることはないので，普通は嚥下や呼吸に問題はない。

重複大動脈弓（double aortic arch，二重大動脈弓）では，右の背側大動脈が右第七節間動脈の分岐部と，左の背側大動脈との結合部の間で残存する（図 13-44）。これにより食道と気管を取り囲む**血管輪**（vascular ring）が生じ，しばしばこれらの器官を圧迫し，呼吸困難や嚥下困難を引き起こす。

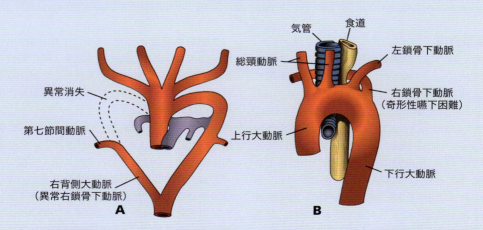

図 13-43 右鎖骨下動脈起始異常。**A**. 右第四大動脈弓と右背側大動脈の近位部の閉塞，および右背側大動脈の遠位部の残存。**B**. 異常な右鎖骨下動脈は食道の後面で正中線を横切り，食道を圧迫する可能性がある。

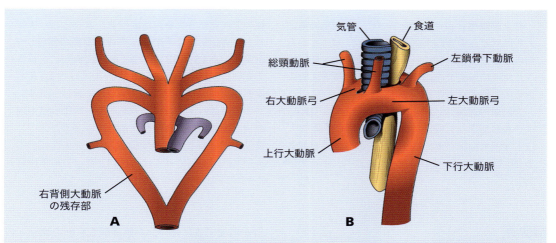

図 13-44　重複大動脈弓。A．右背側大動脈の遠位部の残存。B．気管と食道を囲んで血管輪を形成する重複大動脈弓。

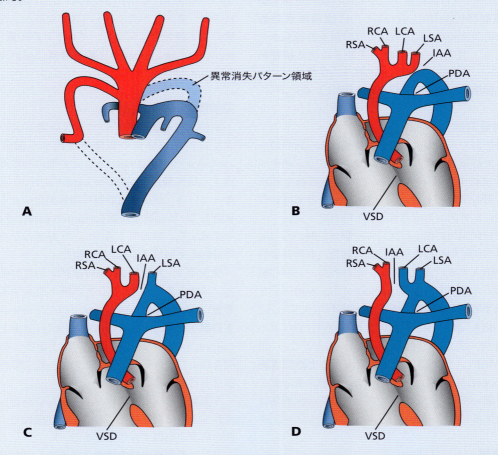

図 13-45　A．左側第四大動脈弓異常消失パターンにより起こる大動脈弓遮断（IAA）の 3 型。B．A 型大動脈弓遮断（症例の 30〜40％）。C．B 型大動脈弓遮断（症例の 50〜60％）。D．C 型大動脈弓遮断（症例の 4％）。下半身に至る下行大動脈に血液を供給するため，動脈管開存（PDA）があることに注意。心室中隔欠損（VSD）も存在する。その理由は，流出路を二分する円錐動脈幹中隔がうまく伸びず，房室管中の腹側心内膜隆起に癒合できなかったためである（図 13-27 参照）。B 型大動脈弓遮断はディジョージ症候群（22q11 欠失症候群の一部）に多くみられる。RSA：右鎖骨下動脈，RCA：右総頸動脈，LCA：左総頸動脈，LSA：左鎖骨下動脈

右大動脈弓（right aortic arch）では，左の第四大動脈弓と左の背側大動脈が閉塞し，対応する右側の血管で置換されている。動脈管索が左側にあり，食道の後面を通過する場合には，嚥下困難の訴えの原因となることがある。

　大動脈弓遮断（interrupted aortic arch：**IAA**）はきわめてまれな異常（100万生産児に3例）で，左右第四大動脈弓消失パターンの異常により起こる（図13-45A）。その結果，大動脈弓と下行大動脈の間が遮断される。遮断部位により3型，すなわちA型〔左鎖骨下動脈と下行大動脈の間（30〜40％），図13-45B〕，B型〔左総頸動脈と左鎖骨下動脈の間（50〜60％），図13-45C〕，C型〔左右総頸動脈の間（4％），図13-45D〕に分けられる。この異常は，下半身に血液を送るために心室中隔欠損と動脈管開存を伴う。まれではあるが，この異常はディジョージ症候群（22q11欠失症候群の一部）児の50％にみられる（第17章p.298参照）。

静脈系

　発生第5週には3対の主要静脈が識別できる。すなわち，（1）卵黄囊から静脈洞へ血液を運ぶ**卵黄囊静脈**（vitelline vein）または**臍腸間膜静脈**（omphalomesenteric vein），（2）絨毛膜絨毛から起こり，酸素に富んだ血液を胚子に送る**臍静脈**（umbilical vein），および（3）胚子内を灌流している**主静脈**（cardinal vein）である（図13-46）。

卵黄囊静脈

　静脈洞に入る前に，卵黄囊静脈は十二指腸のまわりで静脈叢を作り，横中隔を貫通する。横中隔内に成長中の肝細胞索がこの血管の進路を遮断し，**肝シヌソイド**（hepatic sinusoid）とよばれる豊富な血管網が形成される（図13-47）。

　左静脈洞角の縮小に伴って肝臓の左側からの血液は右側に切り替えられ，その結果，右卵黄囊静脈が肥大する（右肝心臓路）。最終的に，右肝心臓路は下大静脈の**肝心部**（hepatocardiac portion）を形成する。左卵黄囊静脈の近位部は消失する（図13-48A，B）。十二指腸のまわりの吻合網は単一の血管，すなわち**門脈**（portal vein）となる（図13-48B）。一次腸ループを灌流する**上腸間膜静脈**（superior mesenteric vein）は，右卵黄囊静脈を受け継いだものである。左卵黄囊静脈の末梢部は消失する（図13-48A，B）。

臍静脈

　臍静脈は最初，肝臓の両側を通るが，一部は肝シヌソイドと結合するようになる（図13-47A，B）。両側の臍静脈の近位部と右臍静脈の残りの部分は消失するので，左臍静脈が胎盤から肝臓へ血液を送る唯一の血管となる（図13-48）。胎盤の血行が増加するに伴い，左臍静脈と右肝心臓路との間に直接の通路，すなわち**静脈管**（ductus venosus）が形成される（図13-48A，B）。この血管は肝臓のシヌソイド叢のバイパスとなる。生後，左臍静脈と静脈管は閉塞し，それぞれ**肝円索**（ligamentum teres hepatis）と**静脈管索**（ligamentum venosum）を形成する。

主静脈

　最初，主静脈は胚子のおもな静脈還流系をなす。この系は胚子の頭部を還流する**前主静脈**（anterior cardinal vein）と，その他の胚体部を還流する**後主静脈**（posterior cardinal vein）とからなっている。前後の主静脈は静脈洞角に入る前に癒合して，短い**総主静脈**（common cardinal vein）を形成する。発生第4週中に，主静脈は左右対称の静脈系を形成する（図13-47）。

　発生第5〜7週中に多数の静脈が追加形成される。すなわち，（1）主として腎臓を還流する**主下静脈**（subcardinal vein），（2）下肢を還流する**仙骨主静脈**（sacrocardinal vein），および（3）**主上静脈**（supracardinal vein）であり，主上静脈は肋間静脈を経由して体壁を還流するので，後主静脈の機能を受け継ぐ（図13-49）。

　大静脈系形成の特徴は，血液が左側から右側へ流れるように切り替えられるという様式で，左右間の吻合が出現することにある。

　左右の**前主静脈間の吻合**は，発育して**左腕頭静脈**（left brachiocephalic vein）を形成する（図13-49A，B）。頭部の左側および左上肢からの血液の大部分は，右側に送られる。左腕頭静脈に注ぐ左後主静脈の末端部は小血管，すなわち**左上肋間静脈**（left superior intercostal vein）のまま残る（図

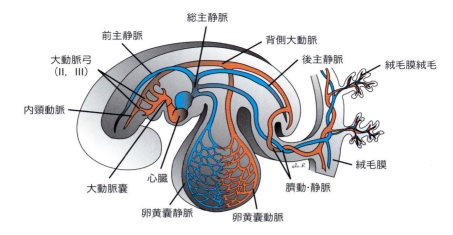

図 13-46　4 mm 期胚子（発生第 4 週末）における主要動静脈系。

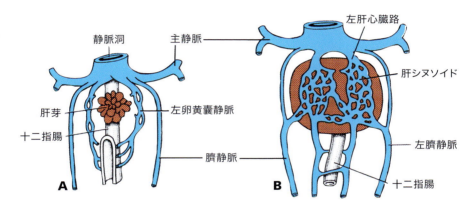

図 13-47　第 4 週（**A**）と第 5 週（**B**）における卵黄嚢静脈と臍静脈の発生。十二指腸のまわりの静脈叢，肝シヌソイドの形成，両側卵黄嚢静脈間で血液の左から右への切り替えが開始されることに注意。

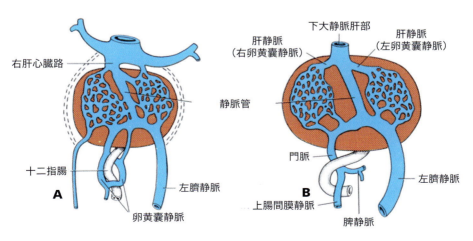

図 13-48　第 2 か月（**A**）と第 3 か月（**B**）における卵黄嚢静脈と臍静脈の発生。静脈管，門脈および下大静脈の肝部（肝分節）の形成に注意。脾静脈と上腸間膜静脈は門脈に注ぐ。

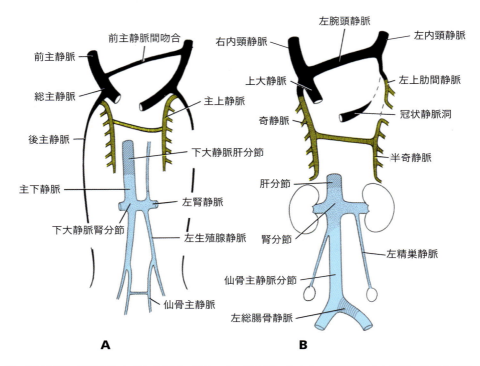

図 13-49　下大静脈，奇静脈および上大静脈の発生。A．第 7 週。左右の主下静脈，主上静脈，仙骨主静脈，前主静脈の間に吻合が形成される。B．出生時の静脈系。下大静脈の 3 要素を示す。［訳者注：図には主上静脈の尾方への連絡が描かれていないが，これは仙骨主静脈と吻合している］

13-49B）。この血管は，第二および第三肋間隙の血液を受ける。**上大静脈**（superior vena cava）は，右総主静脈と右前主静脈の近位部で形成される。発生 4 週中に前主静脈が頭部の主要な静脈還流路となり，最終的に**内頸静脈**（internal jugular vein）を作る（図 13-49）。**外頸静脈**（external jugular vein）は顔面部の静脈叢に由来し，顔面と頭部側方の静脈を鎖骨下静脈に還流する。

主下静脈間の吻合は**左腎静脈**（left renal vein）を形成する。この交通が確立すると，左主下静脈が消失し，その末梢部のみが残って**左生殖腺静脈**（left gonadal vein）となる。そこで，右主下静脈が主要還流路となり，下大静脈の腎分節（renal segment）に発達する（図 13-49B）。

仙骨主静脈間の吻合は**左総腸骨静脈**（left common iliac vein）を形成する（図 13-49B）。右仙骨主静脈は下大静脈の仙骨主静脈分節（sacrocardinal segment）となる。下大静脈の腎分節が右卵黄嚢静脈に由来する肝分節（hepatic segment）と結合すると，下大静脈が完成する。それは肝分節，腎分節，および仙骨主静脈分節からなる。

後主静脈の主要部の閉塞に伴って，主上静脈は体壁の還流に重要性を増す。第四～十一右肋間静脈は右主上静脈に注ぎ，後主静脈の末梢部とともに**奇静脈**（azygos vein）を形成する（図 13-49）。左側では第四～七肋間静脈が左主上静脈に注ぐ。すると，左主上静脈は**半奇静脈**（hemiazygos vein）とよばれるようになり，奇静脈に注ぐ（図 13-49B）。

出生前と出生後の循環

胎児血液循環（fetal circulation）

出生前には，胎盤からの約 80％の酸素飽和度の血液は臍静脈を通って胎児に戻る。肝臓に近づくと，血液の大部分は静脈管を通って直接下大静脈に入り，肝臓を回避する。少量の血液は肝シヌソイドに入り，そこで門脈循環の血液と混合する（図 13-52）。臍静脈の静脈管への入口近くにある**静脈管**の**括約筋の機構**により，肝シヌソイドを通る臍帯血流量が調整される。子宮の収縮により還流する静脈血量が過剰な場合には，この括約筋が

臨床関連事項

静脈系異常

　大静脈の発生は複雑なので，正常型からの逸脱がしばしばみられるのも，もっともである．また，静脈還流の本来のパターンは両側に確立され，その後，右側へと変化する．このことが側性異常患者で大静脈異常がしばしばみられることに関係しているのであろう．

　重複下大静脈（double inferior vena cava）は，左仙骨主静脈と左主下静脈との連絡が消失しなかった場合（図13-50A）に生じる．左総腸骨静脈が存在したり，しなかったりする．しかし，左生殖腺静脈は正常に存在する．

　下大静脈（inferior vena cava）の欠如は，右主下静脈が肝臓との連結に失敗し，血液の通路を直接，右主上静脈へ切り替えたものである（図13-49, 13-50B）．そのため，体の尾側部からの血流

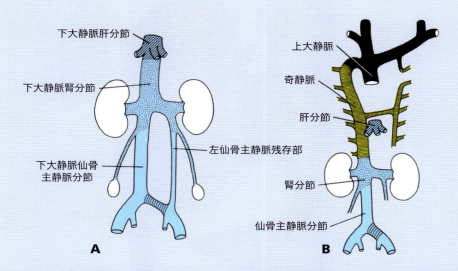

図13-50　**A**．左仙骨主静脈が残存したために生じた腰部の高さにおける重複下大静脈．**B**．下大静脈の欠如．下半身の静脈血は奇静脈へ注ぎ，奇静脈は上大静脈へ入る．肝静脈は下大静脈の位置で心臓に入る．［訳者注：**図A**の左仙骨主静脈残存部は左主上静脈尾側部の残存部ともいえる］

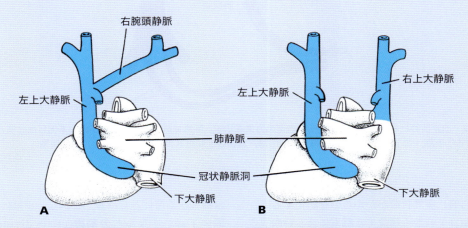

図13-51　**A**．冠状静脈洞を経由して，右心房に入る左上大静脈（背側）．**B**．重複上大静脈．左右の前主静脈間を結ぶ交通枝（腕頭静脈）が生じなかった場合（背側）．

は，奇静脈と上大静脈を通って心臓に達する。肝静脈は下大静脈の位置で右心房に注ぐ。通常，この異常には他の心臓異常が合併する。

左上大静脈(left superior vena cava)は，左前主静脈の残存と，右の総主静脈と前主静脈の近位部の閉塞が原因となっている(図13-51A)。このような場合，右側からの血液は腕頭静脈を経由して左側へ送られる。左上大静脈は左静脈洞角，すなわち冠状静脈洞を経由して右心房に入る。

重複上大静脈(double superior vena cava)は，左前主静脈が残存し，左腕頭静脈が形成されないことがその特徴となっている(図13-51B)。左上大静脈とよばれるこの残存左前主静脈は，冠状静脈洞を経由して右心房に入る。

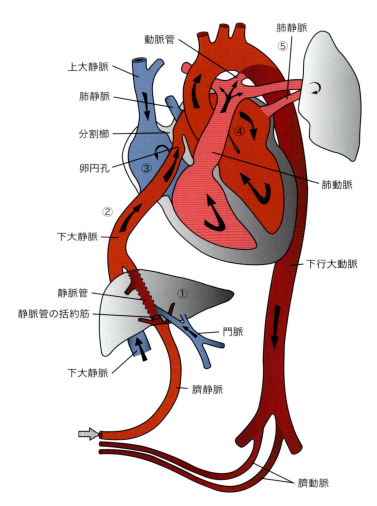

図13-52 出生前のヒトの血液循環。矢印は血流の方向を示す。酸素で飽和された血液が脱酸素化した血液と混じる場所である①肝臓，②下大静脈，③右心房，④左心房，および⑤動脈管の下行大動脈への入口に注意。

閉じて心臓に突然負荷がかかるのを防止する。

胎盤血は下肢から還流する酸素に乏しい血液と混合し，下大静脈から右心房に入る。ここで下大静脈弁に導かれて卵円孔に向かい，血流の大部分は直接左心房に送られる。しかし，少量は二次中隔の下縁，すなわち**分割櫛**(crista dividens)によって左心房に入ることを妨げられ，右心房に残る。ここで上大静脈を経由して，頭部や上肢から

戻ってきた不飽和の血液と混合する。

左心房からの血液は，そこで肺から還流する少量の不飽和血液と混ざり，左心室および上行大動脈へ入る。冠状動脈および頸動脈は上行大動脈の最初の枝なので，心筋と脳は酸素に富んだ血液の供給を受ける。上大静脈からの不飽和の血液は，右心室を経由して肺動脈幹に注ぐ。胎生期には肺血管内の抵抗が大きいので，血液の大部分は直接**動脈管**を通って下行大動脈に入り，そこで近位大動脈からの血液と混合する。ここから2本の臍動脈を経由して，血液は胎盤に向かって流れる。臍動脈における酸素飽和度は約58％である。

胎盤から胎児の器官への経路で，臍静脈内の酸素を高濃度に含有する血液が不飽和血液と混合して，しだいに酸素の含有量を減少していく。理論的には次の場所で酸素含有量の減少が起こる（図13-52①～⑤）。

①門脈系から還流する少量の血液が混ざる肝臓
②下肢，骨盤および腎臓から還流する酸素に乏しい血液を運ぶ下大静脈
③頭部と上肢から還流する血液と混合する右心房
④肺から還流する血液と混合する左心房
⑤下行大動脈に注ぐ動脈管の入口

出生時における循環の変化

出生時，脈管系に突然起こる変化は，胎盤血液循環の停止と肺呼吸の開始による。同時に動脈管がその壁の筋の収縮により閉鎖されるので，肺の血管を通過する血量が急速に増加する。このために，今度は左心房の圧が上昇する。同時に，右心房の圧は胎盤血行の遮断の結果低下する。このため，一次中隔は二次中隔に押しつけられ，卵円孔は機能的に閉鎖する。

生後に起こる脈管系の変化を次に要約する（図13-53）。

• **臍動脈の閉鎖**：これは血管壁の平滑筋の収縮により行われるが，おそらく温度および機械的刺激，ならびに酸素分圧の変化に起因しているのであろう。機能的には，この動脈は生後数分間で閉鎖する。しかし，線維が増殖して管腔が実際に閉塞するのには2～3か月を要する。臍動脈の末梢部は**臍動脈索**を形成するが，その近位部は**上膀胱動脈**として開いたままで残る（図

13-53）。

• **臍静脈と静脈管の閉鎖**：これは臍動脈の閉鎖後少し時間をおいて起こる。したがって，出生後しばらくの間，胎盤からの血液が新生児へ入る。閉塞後，臍静脈は肝鎌状間膜の下縁で**肝円索**を形成する。また肝円索から下大静脈へ走る静脈管も閉鎖し，**静脈管索**となる。

• **動脈管の閉鎖**：これは出生直後に動脈管壁の筋の収縮によって起こり，最初の拡張中に肺から放出される物質である**ブラジキニン**（bradykinin）により仲介される。血管内皮の増殖によって完全な解剖学的閉塞が起こるには1～3か月かかると考えられている。成人では閉鎖した動脈管は**動脈管索**となる。

• **卵円孔の閉鎖**：これは右側の圧が低下するとともに，左側の圧が上昇するために起こる。最初の一息で，一次中隔は二次中隔に押しつけられる。しかし，生後2～3日はこの閉鎖は可逆的である。児が泣くたびに右から左への短絡が生じ，新生児にチアノーゼを起こす期間があるのも，このことで説明がつく。たえず接着していると，この中隔は約1年間で癒合する。しかし，完全な解剖学的閉鎖が起こらないもの（**卵円孔の探針的開存**）が全体の20％にみられる。

リンパ系

リンパ系（lymphatic system）は心臓脈管系よりも遅れて発生を開始し，胎生第5週までは出現しない。リンパ管は静脈内皮の袋状の突出として形成される。6個の一次リンパ嚢が形成される。すなわち，鎖骨下静脈と前主静脈の合流点に2つの**頸リンパ嚢**（jugular sac），腸骨静脈と後主静脈の合流点に2つの**腸骨リンパ嚢**（iliac sac），腸間膜根の近くに1つの**腹膜後リンパ嚢**（retroperitoneal sac），および腹膜後リンパ嚢の背側に**乳び槽**（cisterna chyli）が生じる。リンパ嚢は無数のリンパ管で互いに連結され，体肢，体壁および頭頸部のリンパが流入する。2つの主要リンパ路である左右の胸管が頸リンパ嚢を乳び槽と連結させ，まもなく左右胸管の間に吻合を生じる。ついで（完成）**胸管**（thoracic duct）が右胸管の遠位部と左右胸管の吻合部，および左胸管の頭側部から発達する。**右リンパ本幹**（right lymphatic duct）は右胸管

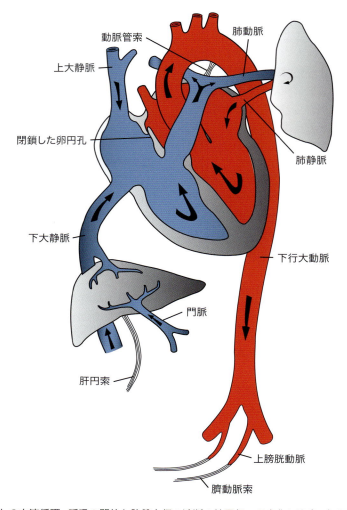

図 13-53 生後のヒトの血液循環。呼吸の開始と胎盤血行の遮断の結果起こる変化に注意。矢印は血流の方向を示す。

の頭側部に由来する。胸管と右リンパ本幹のリンパ管は静脈系ともとの結合を保ち，内頸静脈と鎖骨下静脈の合流点に流入する。無数の吻合のため，胸管の最終型には多くの変異がある。

リンパ系の指定は転写因子 **PROX1** により制御されている。この因子はリンパ管遺伝子の転写をアップレギュレートし，血管遺伝子の転写をダウンレギュレートする。アップレギュレートされる遺伝子の1つは **VEGFR3** で，これはパラクリン因子 **VEGFC** の受容体である。この蛋白質は *PROX1* を発現している内皮細胞を既存の静脈から芽出させ，リンパ管の成長を開始させる。

要約

受精後16日頃に**心臓前駆細胞**(progenitor heart cell)が原始線条を通って神経ヒダの前方へと遊走し，そこで側板中胚葉臓側板に**一次心臓域**（primary heart field）といわれる馬蹄形の領域を確立する（図13-1）。遊走するにつれて，これらの細胞は心臓の左右側を作るよう側性シグナル経路により指定を受け（図13-3），また左右心房の一部，左心室，右心室の一部を含む特異的な心臓の区域に関与するよう指示される（図13-1A）。心房の一部，右心室の一部，心円錐，動脈幹（流出路）などを含む心臓の残りの部分は**二次心臓域**（secondary heart field，図13-2）の細胞に由来す

る。二次心臓域は原始線条を通って遊走し，咽頭後部の底近くにある臓側中胚葉に行き着いた細胞からできる。これらの細胞も側性シグナル経路によりパターン形成され，円錐動脈幹中隔のらせん状のねじれも含めて流出路の分割に関わる神経堤細胞を制御する（図13-2，13-30）。側性シグナル経路が障害されると多くの異なる型の心臓異常が起こる。一方で二次心臓域が傷害されると大血管転換，肺動脈狭窄，両大血管右室起始（DORV），その他の流出路障害が生じる（表13-1）。

心臓領域の誘導は心臓前駆細胞下層の前方内胚葉による。またこの誘導により細胞は筋芽細胞と血管になる。この内胚葉から分泌された**BMP**は**Wnt蛋白質**抑制因子と共同して，心臓発生を司る遺伝子**NKX2.5**の発現を誘導する。一次心臓域中の細胞の一部は内皮細胞となり，馬蹄形の管を作る。一方，他の一部はこの管を取り巻く筋芽細胞となる。発生第22日までに，胚子体側壁の折り畳みにより馬蹄形の両側が正中線に近づき癒合する（図13-5）。ただし管の尾側（心房）端は癒合しない。癒合した部分は内方の心筒とそれを取り囲む心筋外膜層からなる単一の，やや弯曲した管状の心臓（図13-7）を形成する（図13-5C，13-15）。発生第4週中に心臓はループ状になる。この過程で心臓は折り畳まれて胸腔内左側の正常な位置を占める。心房は後方に，心室は比較的前方に位置する。このループ形成がうまく進まないと**右胸心**（dextrocardia）となり，心臓は右側に位置する。右胸心はより早い側性確立期に誘発される可能性がある。

心臓中隔形成の一部は房室管（**房室管隆起** atrioventricular cushion）と円錐動脈幹（**円錐動脈幹隆起** conotruncal swelling）で，**心内膜隆起**（endocardial cushion）の組織が発達することによる。隆起組織は重要な位置に生じるので，多くの心臓異常は隆起の形態形成異常と関連している。

心房の発生は本来の心房域の拡張と付加的構造の取り込みによる。右側では**静脈洞**（sinus venosus）が取り込まれ，右心房の壁が平滑な部分を作る（図13-11，13-13）。この部位は壁が肉柱状である部分と**分界稜**により境される（図13-13）。左側では**背側心間膜**に形成される**肺静脈**が左心房の後壁に注ぐ位置を占める。**背側間葉隆起**（dorsal mesenchymal protrusion）の細胞が増殖し，それに一次中隔形成とその先が心房底部に向かうこと

が伴って，位置変化を起こす（図13-17）。のちに肺静脈本幹は心房の拡張により左心房に取り込まれ，4本の枝が左心房後壁に開口することになる。この部分は左心房の平滑壁領域を構成する（図13-18）。肺静脈の発生は正中線で始まり，側性シグナルにより左に移動する。肺静脈が右に移動し右心房に流入する**全肺静脈還流異常**（**TAPVR**）は左右パターン形成が乱れた内臓錯位症例で生じる。肺静脈が上大静脈や腕頭静脈に流入することもある。

- **心房における中隔形成**：一次中隔（septum primum）は心房の天井から下降する鎌状の稜で，心房を二分し始めるが，左右間の交通路として**一次口**（ostium primum）という通路を残す（図13-16）。一次中隔が心内膜隆起と癒合して一次口が閉鎖されると**二次口**（ostium secundum）が細胞死により作られ，一次中隔に開口が形成される。最後に**二次中隔**（septum secundum）が形成されるが，心房間の通路である**卵円孔**（oval foramen）は維持される。**出生時**に左心房の圧が増大すると，両中隔が互いに押しつけられ，両者間の通路は閉ざされる。心房中隔の異常は全欠如（図13-23）から卵円孔の**探針的開存**（probe patency）とよばれる小孔まで，さまざまである。

- **房室管における中隔形成**：4つの**心内膜隆起**（endocardial cushion）が房室管を取り囲む。対向する上下の心内膜隆起の癒合により房室管は左右に分離される（図13-16B〜D）。心内膜隆起の組織は線維化し，左側では僧帽弁（二尖弁），右側では三尖弁を形成する（図13-16F）。共通房室管の残存（図13-24）および弁の形成異常は，この心内膜隆起組織の異常により起こる。

- **心室における中隔形成**：心室間の中隔は厚い**筋性**（muscular）部と薄い**膜性**（membranous）部（図13-16F，13-29）からなり，中隔は（1）下房室心内膜隆起，（2）右円錐隆起，および（3）左円錐隆起により形成される（図13-27）。これら3つの要素が癒合に失敗した多くの例で，開放性の心室間孔を生じる。この異常は単独のこともあるが，しばしば他の代償性異常を合併する（図13-33，13-34）。

- **心球における中隔形成**：心球は分割されて右心室の壁が平滑な部分と，円錐動脈幹に分かれる。動脈幹域はらせん状の**大動脈肺動脈中隔**（aorticopulmonary septum）により大動脈と肺動脈の起始部に分割される（図 13-27）。円錐心内膜隆起は左心室からの大動脈路と右心室からの肺動脈路を分け，下心内膜隆起からの組織とともに心室間孔を閉鎖する（図 13-27）。**大血管転換**（transposition of the great vessels）および**肺動脈弁閉鎖**（pulmonary valvular atresia）のような多くの脈管の異常は，円錐動脈幹領域の異常分割により生じる。この場合，円錐動脈幹領域の中隔形成に寄与する**神経堤細胞**の異常が含まれる可能性がある（図 13-30）。

- **動脈系**：5 対の咽頭弓にはそれぞれ独自の**大動脈弓**（aortic arch）がある（図 13-38, 13-40）。もとの系に由来する 4 つの重要な要素は，（1）頸動脈（第三動脈弓），（2）大動脈弓（左第四大動脈弓），（3）胎生期間中，動脈管を通じて大動脈と連結している肺動脈（第六大動脈弓），および（4）右第四大動脈弓，右背側大動脈の遠位部，第七節間動脈で形成される右鎖骨下動脈（図 13-40B）である。最もよくある大動脈弓異常は，（1）動脈管開存と大動脈縮窄症（図 13-42），および（2）右大動脈弓残存と異常右鎖骨下動脈（図 13-43, 13-44）であり，呼吸障害および嚥下障害の原因となることがある。

　　卵黄囊動脈（vitelline artery）は最初，卵黄囊に分布しているが，のちに**腹腔動脈**および**上腸間膜動脈**を形成する。**下腸間膜動脈**は臍動脈に由来する。これら 3 本の動脈は，それぞれ**前腸**，**中腸**および**後腸**域に分布する。

　　臍動脈（umbilical artery）は対をなし，総腸骨動脈から生じる。出生後は，その遠位部は閉塞し，**臍動脈索**となる。一方，近位部は**内腸骨動脈**および**上膀胱動脈**として残存する。

- **静脈系**：3 系が認められる。（1）**門脈**系に発達する卵黄囊静脈系，（2）**大静脈系**を形成する**主静脈系**，（3）出生後消失する**臍静脈**系である。複雑な大静脈系には重複下大静脈，重複上大静脈および左上大静脈のような多くの異常がみられるのが特徴である（図 13-51）。また，静脈系の異常は側性異常に合併する。

- **出生時の変化**：胎生期間中は胎盤循環で胎児に酸素が供給されているが，生後は肺がガス交換を引き継ぐ。循環系では出生時と生後の第 1 か月に次の変化が起こる。すなわち，（1）動脈管の閉鎖，（2）卵円孔の閉鎖，（3）臍静脈と静脈管が閉鎖し，**肝円索**および**静脈管索**として残り，（4）臍動脈が閉鎖して**臍動脈索**を形成する。

- **リンパ系**：心臓脈管系より遅れて発生し，静脈の内皮から 6 個のリンパ囊，すなわち 2 個の頸リンパ囊，2 つの腸骨リンパ囊，1 つの腹膜後リンパ囊，および乳び槽が生じる。無数のリンパ管がリンパ囊と結合し，他の構造物からの流路を提供する。最終的には，（完成）**胸管**は左右の胸管の吻合部，右の胸管の遠位部と左の胸管の頭側部で形成される。右リンパ本幹は右の胸管の頭側部から発達する。

問題

1. 35 歳の女性を妊娠第 12 週に超音波検査したところ，胎児心臓の異常がみつかった。典型的な十字型で 4 つの部屋がみられる代わりに，横棒のすぐ下の部分に欠損がみられた。どのような構造が十字型を作るのか，またこの胎児ではどのような異常の可能性があるか。

2. 重篤な頭部顔面異常に大血管転換を合併した児が生まれた。どのような細胞集団がこの異常発生に関与している可能性があるか。また，どのような傷害がこのような効果を示すか。

3. どのような型の組織が心臓を 4 部屋に，また流出路を肺動脈路と大動脈路に分割するのに重要か。

4. 嚥下困難を訴える患者がいる。どのような血管異常が原因になっている可能性があるか。また，どのような発生学的由来によるのか。

第 14 章

呼吸器系

肺芽の形成

胚子がほぼ4週に達すると，**呼吸器憩室**（respiratory diverticulum，**肺芽** lung bud）が前腸の腹側壁から膨出する（図 14-1A）。肺芽の出現とその出現部位は，付近の中胚葉で作られた**レチノイン酸**の増加による。この増加が転写因子 **Tbx4** のアップレギュレーションをもたらす。TBX4 は腸管の呼吸器憩室部内胚葉に発現する。TBX4 は肺芽の形成を誘導し，その後の肺の成長と分化を促す。したがって肺の上皮と，喉頭，気管および気管支の内面を覆う**上皮**は，すべて**内胚葉**起源である。気管および肺の**軟骨性要素**と**筋要素**，結合組織は，前腸を取り巻く臓側中胚葉に由来する。

最初，肺芽は前腸と広く交通している（図 14-1B）。憩室が尾側に拡張すると，2つの縦走する稜，すなわち**気管食道稜**（tracheoesophageal ridge）の発生により，前腸から分離される（図 14-2A）。その後，これらの稜が癒合して，**気管食道中隔**（tracheoesophageal septum）とよばれる中隔を形成すると，前腸は背側の**食道**（esophagus）と腹側の**気管**（trachea），および**肺芽**に分割される（図 14-2B，C）。呼吸器原基は**喉頭口**（laryngeal orifice）を通って咽頭との交通を維持する（図 14-2D）。

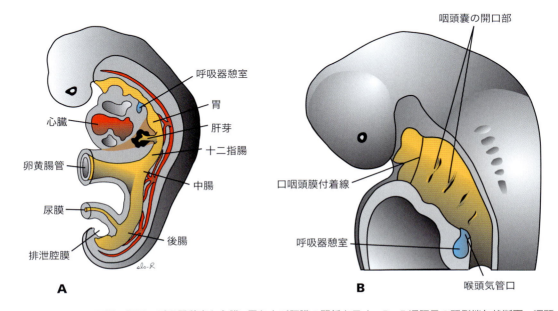

図 14-1 A．25日頃の胚子。呼吸器憩室と心臓，胃および肝臓の関係を示す。B．5週胚子の頭側端矢状断面。咽頭嚢の開口部および喉頭気管口を示す。

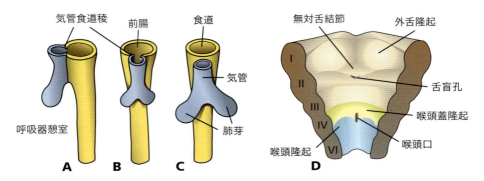

図 14-2　A〜C．呼吸器憩室の連続した発達段階。前腸を食道と肺芽のある気管とに分離する気管食道稜および中隔形成を示す。D．上面からみた咽頭腹側部。喉頭口とその周辺の隆起を示す。

臨床関連事項

気管食道中隔による食道と気管の分割に異常があると，**食道閉鎖**（esophageal atresia）と**気管食道瘻**（tracheoesophageal fistula：**TEF**）が起こる。両者は合併することも，しないこともある。これらの異常は約3,000出生に1例の割合で発生し，その90％では食道の上部が盲囊で終わり，下部が気管と瘻でつながっている（図 14-3A）。単独の食道閉鎖（図 14-3B）や食道閉鎖を伴わないH型の気管食道瘻（図 14-3C）は，それぞれこれらの異常の4％を占める。他の変異（図 14-3D，E）はそれぞれ1％を占める。これらの異常は他の先天異常と合併することがあり，なかでも心臓異常

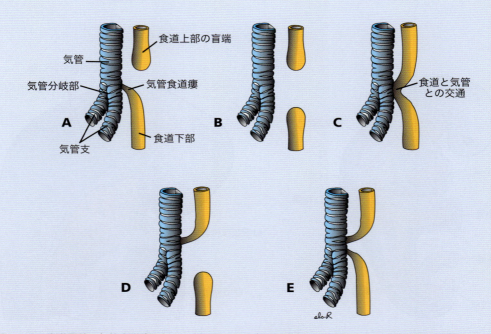

図 14-3　食道閉鎖，気管食道瘻の種々の型。A．最も多い異常（症例の90％）は食道の上部が盲囊に終わり，下部が気管と瘻をなすものである。B．単独の食道閉鎖（症例の4％）。C．H型気管食道瘻（症例の4％）。D，E．他の変異（それぞれ症例の1％）。

はその33％に起こる．この点で，気管食道瘻は **VACTERL連合**（VACTERL association：脊椎異常 **v**ertebral anomaly，肛門閉鎖 **a**nal atresia，心臓異常 **c**ardiac defect，気管食道瘻 **t**racheoesophageal fistula，食道閉鎖 **e**sophageal atresia，腎臓異常 **r**enal anomaly，および体肢異常 **l**imb defect）の1つの構成要素である．これらの合併異常の原因は不明であるが，偶然から予測されるよりはるかに高い頻度で合併する．

気管食道瘻には羊水過多症が合併するものがある．これは，飲み込まれた羊水が胃や腸まで到達しないためである．また，胃の内容物や羊水が瘻を通って気管に入り，肺炎（pneumonitis, pneumonia）を起こすこともある．

喉頭（larynx）

喉頭内面を覆う上皮は内胚葉起源であるが，軟骨と筋は**第四**および**第六咽頭弓**の間葉に由来する．この間葉が急速に増殖する結果，喉頭口の外観は矢状方向の細隙から，T字形の隙に変化する（図14-4A）．その後，2つの咽頭弓の間葉が，**甲状軟骨**（thyroid cartilage），**輪状軟骨**（cricoid cartilage），および**披裂軟骨**（arytenoid cartilage）に形を変えると，特徴ある成人型の喉頭口がみられるようになる（図14-4B）．

軟骨が形成されるほぼ同時期に，喉頭上皮も急速に増殖する．その結果，一過性に喉頭腔が閉塞される．その後，空胞化と管腔再形成が起こり，1対の側方窩すなわち**喉頭室**（laryngeal ventricle）が形成される．これらの窩はヒダで囲まれ，このヒダが**偽声帯**（false vocal cord）および**真性声帯**（true vocal cord）に分化する．

喉頭の筋組織は第四，第六咽頭弓の間葉に由来するので，すべての喉頭筋は脳神経Xすなわち**迷走神経**（vagus nerve）の枝により支配される．上喉頭神経（superior laryngeal nerve）は第四咽頭弓に由来する構造を，**反回神経**（recurrent laryngeal nerve）は第六咽頭弓に由来する構造を支配している（喉頭軟骨に関する詳細は，第17章 p.290 参照）．

気管，気管支（bronchus），肺（lung）

前腸からの分離中に，肺芽は気管と2個の外側方に突出する**気管支芽**（bronchial bud）とを形成する（図14-2B，C）．第5週の初めに，これらの芽はそれぞれ大きくなり，左右の主気管支（main bronchus）となる．やがて右側からは3本，左側からは2本の二次気管支（secondary bronchus）が形成され（図14-5A），肺の右側3葉，左側2葉が形成される前兆となる（図14-5B，C）．

引き続き尾側および外側方向へ発育するのに伴って，肺芽は体腔内に侵入する（図14-6）．**この腔はかなり細狭で，心腹膜管**（pericardioperitoneal canal）とよばれる．これは前腸の両側に見いだされ，しだいに膨張中の肺芽でいっぱいに満た

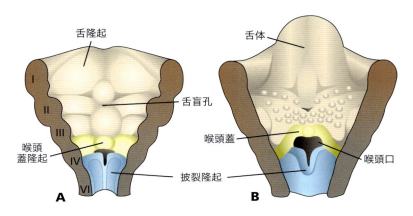

図14-4 喉頭口とそれを取り巻く隆起の連続した発達段階．A．6週，B．12週．

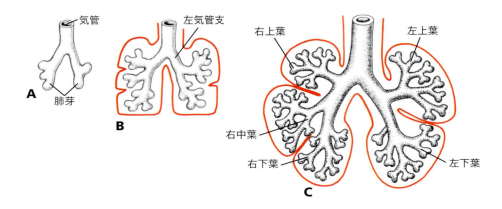

図 14-5 気管および肺の連続した発達段階。**A**. 5週，**B**. 6週，**C**. 8週。

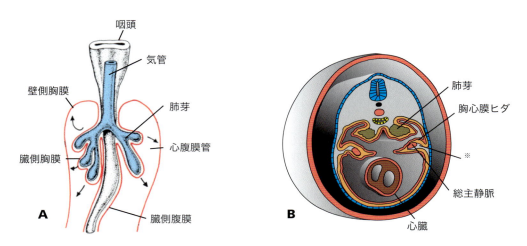

図 14-6 心腹膜管内における肺芽の膨張。この発生段階では，心腹膜管は腹膜腔および心膜腔と広く交通している。**A**. 肺芽（腹側からみた）。**B**. 肺芽を通る胚子の横断面。胸部体腔を胸膜腔と心膜腔に分ける胸心膜ヒダを示す。［訳者注：※部分には将来，横隔神経が通る］

される。最終的に，心腹膜管がそれぞれ胸腹膜ヒダと胸心膜ヒダとにより腹膜腔と心膜腔から分離されると，残りの腔が**原始胸膜腔**（primitive pleural cavity, 第7章参照）となる。肺の外面を覆っている中胚葉は**臓側胸膜**（visceral pleura）となり，体壁の内面を覆っている壁側中胚葉は**壁側胸膜**（parietal pleura）となる（図14-6A）。壁側胸膜と臓側胸膜の間の腔が**胸膜腔**（pleural cavity, 図14-7）である。

その後の発達経過中に，二次気管支は二分割を繰り返し，右肺では10本，左肺では8本の**三次気管支**（tertiary bronchus，**区域気管支** segmental bronchus）が形成され，成人肺の**気管支肺区域**（bronchopulmonary segment）が作られる。第6か月末までに分裂回数はほぼ17回に及ぶ。気管支樹が最終型に達するまでにはさらに**6回分裂するが，これらの分裂は生後に起こる**。分枝は肺芽の内胚葉とその周囲の臓側中胚葉との間の上皮-間葉相互作用によって制御される。中胚葉から出されるシグナルには，**線維芽細胞増殖因子**（**FGF**）の構成要素が関係している可能性がある。これらの新たな細分裂がすべて進行し，気管支樹が発達する間に，肺は尾側に移動し，出生時までに気管分岐部は第4胸椎に対向する。

肺の成熟

第7か月まで細気管支はたえず分裂してさらに

14 章　呼吸器系　229

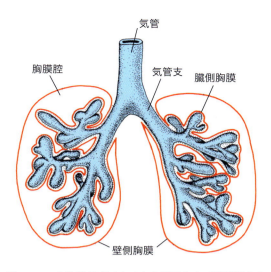

図 14-7　心腹膜管がそれぞれ心膜腔および腹膜腔から遮断されると，肺は胸膜腔内で膨張する。臓側および壁側胸膜と完成した胸膜腔に注意。臓側胸膜は肺葉間に伸びる。

小さな管となり（管状期 canalicular phase，図 14-8A），血管の供給が着実に増加する。**終末細気管支**（terminal bronchiole）は分枝して**呼吸細気管支**（respiratory bronchiole）を作り，各呼吸細気管支は 3～6 本の肺胞管に分岐する（図 14-8B）。肺胞管の端は**終末嚢**（terminal sac，**原始肺胞** primitive alveolus）となる。終末嚢を近くの毛細血管と密接する扁平な肺胞細胞が囲む（図 14-

8B）。第 7 か月末までに十分な成熟肺胞と毛細血管が調い，適正な酸素供給が保証され，早産児が生存できるようになる（図 14-9，表 14-1）。

胎生期の最後の 2 か月と生後の数年間に，終末嚢の数が着実に増加する。そのうえ，**Ⅰ型肺胞上皮細胞**とよばれる肺胞壁をなす細胞がしだいに薄くなるので，周辺の毛細管が肺胞内へ突出する（図 14-9）。こうして生じた肺胞上皮細胞と毛細血管内皮細胞の密な接触により，**血液-空気関門**（blood-air barrier）が構成される。**成熟肺胞**（mature alveolus）は出生前には存在しない。内皮細胞と扁平上皮細胞の他に，胎生第 6 か月末に別の型の細胞が発生する。これらの細胞，すなわち**Ⅱ型肺胞上皮細胞**は空気-肺胞（血液）境界面の表面張力を低下させることのできるリン脂質に富む液体，**界面活性物質**（**サーファクタント** surfactant）を産生する。

出生前，肺は高濃度の塩化物，わずかの蛋白質，気管支腺からの若干の粘液，およびⅡ型肺胞上皮細胞からのサーファクタントを含む液で満たされる。この液中のサーファクタントの量は，出生前の最後の 2 週間に特に増加する。

第 34 週中にサーファクタントの濃度が増すにつれて，この物質の一部が羊水中に入り，羊膜腔内の大食細胞に作用する。ひとたび「活性化」されると，大食細胞は絨毛膜を越えて子宮内に入り，そこで**インターロイキン1β**（interleukin-1β：**IL-1β**）を含む免疫系蛋白質の産生を始めるよう

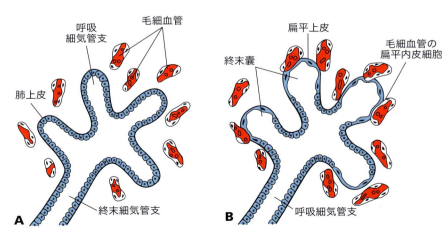

図 14-8　肺の組織学的および機能的発達。**A**．管状期は胎生第 16～26 週まで続く。呼吸細気管支を覆う立方細胞に注意。**B**．終末嚢期は胎生第 6 か月末から胎生第 7 か月初期に始まる。立方細胞が非常に薄くなり，毛細血管および毛細リンパ管の内皮と密に結合して終末嚢（原始肺胞）を形成する。

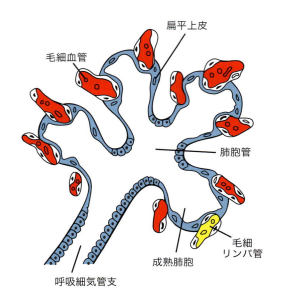

図 14-9　新生児における肺組織。扁平上皮細胞（I型肺胞上皮細胞ともよばれる）およびこれを取り囲む毛細血管が肺胞嚢内に突出することに注意。

である。この蛋白質のアップレギュレーションの結果，子宮の収縮を起こすプロスタグランジンの産生が増加する。このように，陣痛と分娩の開始には胎児からのシグナルが働いていると考えられる。

胎児の**呼吸運動**(breathing movement)は出生前に始まり，羊水の吸引を起こす。この運動は肺の発育を刺激し，呼吸筋を準備するのに重要である。出生時に呼吸が始まると，肺内の液の大部分は急速に毛細血管および毛細リンパ管により吸収されるが，おそらく少量は分娩経過中に気管および気管支を経由して排出される。液は肺胞から吸収されるが，サーファクタントは残って肺胞細胞膜にリン脂質を含んだ薄い被膜として沈着する。最初の呼吸中に，肺胞に空気が入ると，サーファクタントの被膜は空気-溶液（血液）境界面の高い表面張力の発生を防止する。脂質からなるサーファクタントの層がないと，肺胞は呼息中に虚脱してしまう（無気肺 atelectasis）であろう。

生後の呼吸運動で空気が肺の中に入り，その結果，肺は拡張して胸膜腔を満たす。肺胞はいくぶんその大きさを増すが，生後の肺の成長は呼吸細気管支および肺胞の数の増加がおもな原因である。概算したところ，出生時には肺胞数は成人の1/6しかない。残りの肺胞は，新しい原始肺胞がたえず生じることにより，生後10年間で形成される。

要 約

呼吸器系は前腸腹側壁が膨出したもので，喉頭，気管，気管支および肺胞の上皮は内胚葉起源である。軟骨，筋要素および結合組織は中胚葉起源である。発生第4週に，気管が前腸から**気管食道中隔**(tracheoesophageal septum)によって分離され，前腸を前方の**肺芽**(lung bud)と後方の食道に分割する。両者の間の連絡は，**第四および第六咽頭弓**の組織で形成されている**喉頭**(larynx)によって保たれている。肺芽は2本の主気管支を作る。右側では3本の二次気管支と3肺葉に発達し，左側では2本の二次気管支と2肺葉に発達する。気管食道中隔による前腸の分割が不完全であると，**食道閉鎖**と**気管食道瘻**(TEF)が生じる（図14-3）。

腺様期(pseudoglandular phase，5〜16週)と管状期(canalicular phase，16〜26週)のあと，立方上皮で囲まれた呼吸細気管支の細胞は薄い扁平細胞，すなわち**I型肺胞上皮細胞**に変化して，毛細血管および毛細リンパ管と密に結合する。胎生第

表 14-1　肺の成熟

腺様期	5〜16週	分枝が続き，終末細気管支まで作られる。呼吸細気管支や肺胞は存在しない
管状期	16〜26週	各終末細気管支が2本またはそれ以上の呼吸細気管支に分かれ，次に呼吸細気管支が3〜6肺胞管に分かれる
終末嚢期	26週〜出生	終末嚢（原始肺胞）が形成され，毛細血管が密接する
肺胞期	生後8か月〜小児期	肺胞が成熟し，肺胞上皮と毛細血管内皮との接触が発達する

臨床関連事項

サーファクタントは**早産児**（premature infant）の生存に特に重要である。サーファクタントが不十分な量しかないと，空気−溶液（血液）境界面の表面膜張力は高くなり，呼息中に肺胞の一部が虚脱するリスクが高い。そのため**呼吸窮迫症候群**（respiratory distress syndrome：**RDS**）が起こり，これが早産児によくある死因となる。これらの症例では，部分的に虚脱した肺胞内には，高濃度の蛋白質と多数の硝子膜，およびおそらくサーファクタント層から由来したと考えられる層板小体を含んだ液が入っている。そのため，この疾患は以前は**肺硝子膜症**（hyaline membrane disease）〔訳者注：特発性呼吸窮迫症候群（idiopathic respiratory distress syndrome：IRDS）を指す〕といわれ，新生児期の全死亡の約20％を占める。早産児への人工サーファクタント投与，および切迫早産となった母体へのグルココルチコイド投与によりサーファクタントの産生を刺激する治療法も進歩したので，呼吸窮迫症候群による死亡は減少した。

肺や気管支樹の多くの異常（たとえば，肺の欠如を伴った盲端に終わる気管支や片肺の無形成）がこれまでに報告されているが，これら著しい異常の大部分はまれなものである。気管支樹の分岐異常はより多くみられ，そのため過剰葉が生じることもある。これら気管支樹の変異にはほとんど機能的意義はないが，気管支鏡検査の際に思わぬ困難が起こることがある。

さらに興味深いのは，気管または食道から生じている**異所性肺葉**（ectopic lung lobe）である。これらの肺葉はおもな呼吸器系とは無関係に，前腸に発生した余分な呼吸器芽から形成されると考えられている。

臨床的に最も重要なのは**先天性肺嚢胞**（congenital cyst of the lung）で，終末細気管支またはより大きな細気管支の拡張により生じる。嚢胞は小さなものが多数あり，X線像では蜂巣状を呈する場合もあるが，1個または2，3個の大きな嚢胞に限られる場合もある。肺の嚢胞状構造は，通常，排出能が不十分であり，しばしば慢性感染の原因となる。

7か月には血液と**原始肺胞**（primitive alveolus）内の空気との間でガス交換が可能となる。出産前に肺は，わずかの蛋白質，若干の粘液と**界面活性物質**（**サーファクタント** surfactant）を含んだ液で満たされる。この物質は**Ⅱ型肺胞上皮細胞**から産生され，肺胞細胞膜にリン脂質の被膜を形成する。呼吸の開始にあたり，サーファクタント以外の肺液は吸収されるが，サーファクタントは残って空気−毛細血管境界面での表面張力を低下させ，呼息中の肺胞の虚脱を防ぐ。早産児では，サーファクタントが欠如しているか，または不足しているために，原始肺胞の虚脱（**肺硝子膜症** hyaline membrane disease）による**呼吸窮迫症候群**（**RDS**）を引き起こす。

生後の肺の発育は，主として呼吸細気管支と肺胞の**数**の増加に基づき，肺胞の**大きさ**の増大によるものではない。新しい肺胞の形成は生後10年間続く。

問　題

1. 出生前超音波検査で羊水過多が明らかとなり，出生時に児は口の中に多量の液体を含んでいた。どのような型の先天異常があった可能性があるか，またその発生学的起源は何か。他の先天異常についても精査すべきか。すべきだとすればなぜか。

2. 妊娠6か月で生まれた児が呼吸困難を起こしている。なぜか。

第15章

消化器系

腸管の区分

　胚子の頭尾方向と側方への折り畳みの結果，原腸陥入で形成された内胚葉の一部が胚体内に組み入れられて，**原始腸管**（primitive gut）を形成する。**卵黄嚢**（yolk sac）と**尿膜**（allantois）は胚体外にとどまる（図 15-1A〜D）。

　胚子の頭側部と尾側部においても，原始腸管はそれぞれ盲端に終わる管，**前腸**（foregut）と**後腸**（hindgut）を形成する。中間の**中腸**（midgut）はしばらくの間，**卵黄腸管**（vitelline duct）すなわち**卵黄嚢柄**（yolk stalk）によって卵黄嚢と連結したままである（図 15-1D）。

　原始腸管とそれに由来する構造の発生は，次の

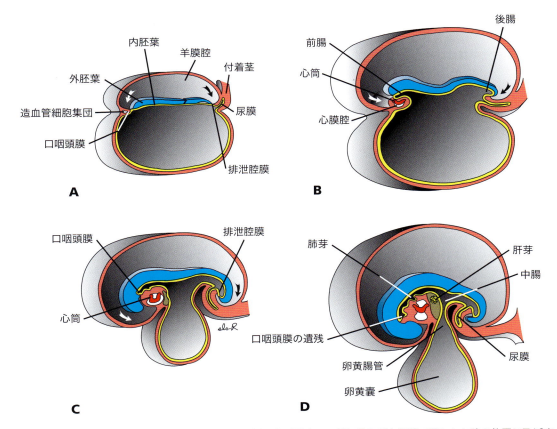

図 15-1　種々の発達段階の胚子の矢状断面。頭・尾側および側方での折り畳みが内胚葉で覆われた腔の位置に及ぼす影響を示す。前腸，中腸および後腸の形成に注意。**A**．前体節期胚子，**B**．7 体節胚子，**C**．14 体節胚子，**D**．受精後 4 週。

4区画に分けて述べるのが通例である．すなわち，(1)前腸の一部で，口咽頭膜から呼吸器憩室に至る**咽頭腸**(pharyngeal gut)あるいは**咽頭**(pharynx)．この部位は頭頸部の発生に特に重要なので，第17章で述べる．(2)咽頭腸の尾側部から，さらに尾側の肝臓の芽出部にわたる**前腸**の残り，(3)肝芽の尾側に始まり，成人では横行結腸の右2/3と左1/3の境界に相当する部位までの**中腸**，および(4)横行結腸の左1/3から排泄腔膜までの**後腸**である（図15-1）．**内胚葉**は消化管の上皮性被覆となり，また肝細胞や膵臓の内・外分泌細胞のような腺の**実質**(parenchyma)を形成する．腺の**支質**(stroma，結合組織)は臓側中胚葉に由来する．腸管壁の筋，結合組織および腹膜要素も臓側中胚葉に由来する．

腸管形成の分子的制御

腸管のいろいろな部域とそれに由来する構造の指定は，体壁の側方折り畳みにより管の両側壁が会合する時期に起こる（図15-2，15-3）．指定は咽頭から結腸に至るレチノイン酸の濃度勾配により開始される．咽頭はレチノイン酸にほとんど曝露されないが，結腸ではレチノイン酸濃度が最高になる．このレチノイン酸濃度勾配が腸管の異なる部位で転写因子を発現させる．すなわち，*SOX2*が食道と胃を，*PDX1*が十二指腸を，*CDXC*が小腸を，*CDXA*が大腸を「指定」する（図15-

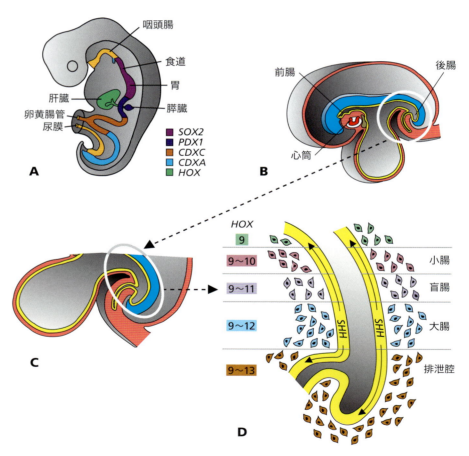

図15-2 腸発生の分子的制御を示す模式図．**A**．腸管の食道，胃，十二指腸などへの区分指定を開始する責任遺伝子を色分けして示す．**B〜D**．中腸および後腸域での初期腸管の指定の安定化を示す模式図．安定化は腸管内胚葉と周囲の臓側中胚葉との間の上皮-間葉相互作用により行われる．内胚葉細胞は*SHH*を分泌することで安定化を開始する．*SHH*は中胚葉での*HOX*遺伝子の重なり合う発現を確立する．この相互作用が腸各部の指定を制御する遺伝子カスケードを起こす．模式図は小腸と大腸領域での様子を示す．

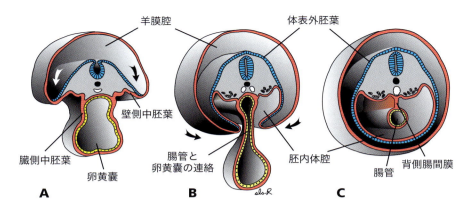

図 15-3 種々の発生段階にある胚子の横断面．**A**. 側板中胚葉の臓側層と壁側層とで囲まれた胚内体腔は，胚外体腔と広く交通している．**B**. 胚内体腔と胚外体腔との広い交通が消失しつつある．**C**. 第 4 週の終わりには，臓側中胚葉層は正中部で癒合し，体幹の右半分と左半分の間にある二重層の膜（背側腸間膜）を形成する．腹側腸間膜は横中隔の部分（ここではみえない）だけに存在する．

2A）．この初期のパターン形成は内胚葉と腸管に隣接する臓側中胚葉の間の相互作用により安定化する（図 15-2B〜D）．この**上皮-間葉相互作用**（epithelial-mesenchymal interaction）は腸管全体での **SHH** 発現により始まる．SHH 発現は胃，十二指腸，小腸など腸管各部構造の型を決める因子の発現をアップレギュレートする．たとえば，中腸の尾側端と後腸全体では，SHH は **HOX 遺伝子**の重なり合った発現を確立する（図 15-2D）．ひとたび中胚葉がこのコードで指定されると，内胚葉はその指示により，中腸の一部と後腸領域の種々の要素，すなわち小腸の一部，盲腸，結腸，排泄腔などを形成する（図 15-2）．

腸間膜

腸管およびこれに由来する構造の一部は，背側および腹側の壁から**腸間膜**（mesentery）でつり下げられている．腸間膜は器官を封入した腹膜の二重層で，器官を体壁に結びつけている．間膜のある器官は**腹膜内器官**（intraperitoneal organ）といい，これに対して後体壁に押しつけられ，前面だけ腹膜で覆われるもの（たとえば腎臓）を**腹膜後器官**（retroperitoneal organ）という．**腹膜ヒダ**（peritoneal ligament）は，ある器官から他の器官へ走るか，あるいはある器官から体壁へ走る腹膜の二重層（腸間膜）である．間膜とヒダは腹腔内の臓器への血管，神経，およびリンパ管の往復の通路となっている（図 15-3，15-4）．

最初，前腸，中腸，および後腸は後腹壁の間葉と広く接触している（図 15-3）．しかし，胎生第 5 週までに連結していた結合組織は狭くなり，前腸尾側部，中腸，および後腸の大部分が腹壁から**背側腸間膜**（dorsal mesentery）によってつるされる（図 15-3C，15-4）．背側腸間膜は食道の下端から後腸の排泄腔域まで広がる．胃域では**背側胃間膜**（dorsal mesogastrium）または**大網**（greater omentum）とよばれる．十二指腸域では**背側十二指腸間膜**（dorsal mesoduodenum），結腸域では**背側結腸間膜**（dorsal mesocolon）とよばれる．空腸および回腸ループの背側腸間膜は**固有腸間膜**（mesentery proper）とよばれる．

腹側腸間膜（ventral mesentery）は，食道の終末部，胃，および十二指腸上部にだけ存在し（図 15-4），**横中隔**（septum transversum）に由来する．肝臓が横中隔の間葉中に成長していくことにより，腹側腸間膜は（1）**小網**（lesser omentum），すなわち食道下部，胃，および十二指腸上部から肝臓へと広がる部分と，（2）**肝鎌状間膜**（falciform ligament），すなわち肝臓から前腹壁へと広がる部分とに分けられる（図 15-4）．

前腸

食道

胚子がほぼ 4 週に達すると，咽頭腸との境界域

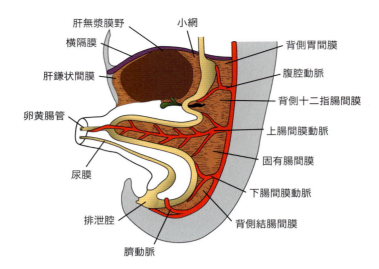

図 15-4 原始背側腸間膜および腹側腸間膜。肝臓は肝鎌状間膜および小網によって，それぞれ前腹壁および胃に連結されている。上腸間膜動脈は固有腸間膜内を走り，卵黄嚢動脈となって卵黄嚢へ続いている。

の前腸腹側壁に**呼吸器憩室**(respiratory diverticulum, **肺芽** lung bud)が現れる(図 15-5)。この**憩室**(diverticulum)は**気管食道中隔**(tracheoesophageal septum)とよばれる隔壁により，しだいに前腸の背側部から分離される(図 15-6)。このような方法で，前腸は腹側部の**呼吸器原基**(respiratory primordium, 第 14 章参照)と背側部の**食道**(esophagus)とに分割される。

初め食道は短いが(図 15-5A)，心臓と肺の下降に伴って急速に伸長する(図 15-5B)。周囲の間葉で形成される筋層の上 2/3 は横紋筋で迷走神経に支配され，下 1/3 は平滑筋で内臓神経叢で支配される。

胃

胃(stomach)は発生の第 4 週に，前腸の紡錘状拡張部として出現する(図 15-5A)。その後数週間に，胃の外形と位置は著しく変化する。このこ

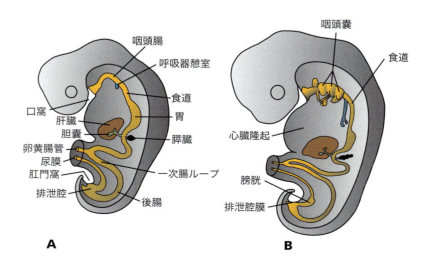

図 15-5 第 4 週(**A**)～第 5 週(**B**)中の胚子。消化管および内胚葉層に由来する種々の構造の形成を示す。

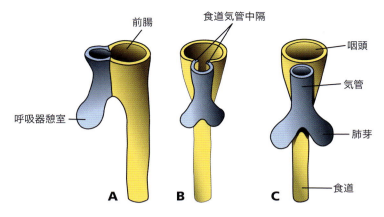

図 15-6　前腸の隔壁形成による呼吸器憩室と食道の連続的発達段階。A．第3週末（側面）。B, C．第4週中（腹側）。

臨床関連事項

食道異常

食道閉鎖（esophageal atresia）や**気管食道瘻**（tracheoesophageal fistula：**TEF**）は，**気管食道中隔**が特発性に後方に偏位したか，あるいは何らかの機械的因子により，前腸の背側壁が前方に押し出されたかによって生じると考えられている。この種の異常で最もよくみられる型は，食道の近位部が盲嚢で終わり，その遠位部が気管分岐部の

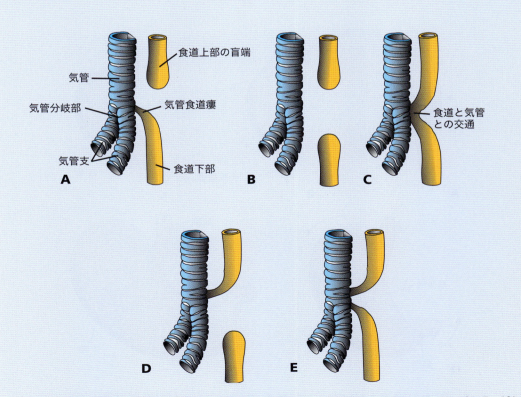

図 15-7　食道閉鎖，気管食道瘻の種々の型を頻度順に並べた。A．90%，B．4%，C．4%，D．1%，E．1%。

すぐ上の高さで，細管により気管と連絡している（図15-7A）。この部位では，他の型の異常ははるかに頻度が低い（図15-7B〜E，第14章参照）。

食道閉鎖があると羊水の正常な腸管内への流入が妨げられ，このため羊膜内に過剰の羊水が貯留する（**羊水過多症** polyhydramnios）。閉鎖以外に，食道腔は狭くなる場合があり，**食道狭窄**（esophageal stenosis）を起こす。通常，狭窄は下 1/3 に起こり，再開通の不完全，血管の異常，あるいは偶発的な血流阻害による。ときに，食道の延長が不十分で，そのため胃が横隔膜の食道裂孔を通って上方へ引っ張られることがある。その結果，**先天性裂孔ヘルニア**（congenital hiatal hernia）が生じる。

とは胃壁の各部位でその成長率が異なるためであり，また周囲の器官の位置の変化にもよる。胃の位置的変化は，胃が縦軸と前後軸のまわりで回転すると仮定すれば，最も容易に説明される（図15-8）。

胃はその縦軸のまわりを時計回りに90°回転するので，その左側が前方に，右側が後方に向く（図15-8A〜C）。したがって，初め胃の左側を支配していた左迷走神経は前壁を支配し，同様に右迷走神経は後壁を支配するようになる。この回転中に胃のもとの後方部はもとの前方部よりも早く成長するので，その結果，**大弯**（greater curvature）と**小弯**（lesser curvature）とが生じる（図15-8C）。

胃の頭側端および尾側端は初め正中線に位置するが，その後の成長中に，胃は前後軸のまわりで回転し，尾側部すなわち**幽門部**（pyloric part）は右上方に，頭側部すなわち**噴門部**（cardiac portion）は左やや下方に移動する（図15-8D，E）。このようにして胃は最終的な位置をとり，その軸は左上から右下へ走る。

胃は**背側胃間膜**によって背側体壁に，**腹側胃間膜**（ventral mesogastrium）によって腹側体壁に付

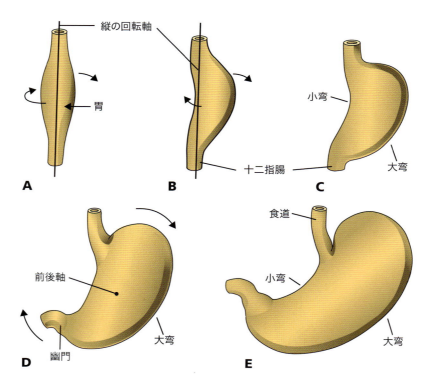

図15-8 A〜C．前方からみた胃の縦軸方向の回転．D，E．前後軸のまわりの胃の回転．幽門と噴門の位置の変化に注意．

15章 消化器系 | 239

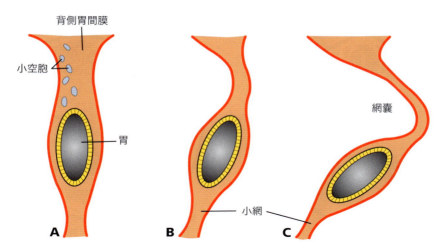

図 15-9　A．4週胚子の横断面。背側胃間膜内に出現する細胞間隙を示す。B，C．細胞間隙が癒合し，網嚢が胃の後面で体腔の右側の拡張部として形成される。

着しており（図15-4，15-9A），その回転と部位によって成長割合が異なるため間膜の位置が変化する。縦軸のまわりの回転で背側胃間膜は左方へ引っ張られ，胃の後方に**網嚢**（omental bursa, lesser peritoneal sac）とよばれる空間を形成する（図15-9，15-10）。また，この回転で腹側胃間膜は右方へ引っ張られる。発生第5週にこの過程が進む間に，脾臓の原基が背側胃間膜の2葉間の中胚葉の増殖として出現する（図15-10，15-11）。胃の回転が続いている間に背側胃間膜は伸び，脾臓と背側正中線の間にある部分は左に向きを変え，後腹壁と癒合する（図15-10，15-11）。

背側胃間膜の後葉と癒合部の壁側腹膜は消失する。脾臓は，終始腹膜内の位置を保っているが，左腎域の体壁と**脾腎ヒダ**（lienorenal ligament）によって連結し，胃とは**胃脾間膜**（gastrolienal ligament）によって連結する（図15-10，15-11）。背側胃間膜の伸長と背側体壁への癒着により脾臓の最終的な位置も定まる。膵臓は，初め背側十二指腸間膜内に成長するが，最終的にその尾部は背側胃間膜内に伸長する（図15-10A）。背側胃間膜のこの部分は背側体壁に癒着するので，膵尾はこの領域に接着することになる（図15-11）。背側胃間膜の後葉と後腹壁の腹膜が癒合し消失すると，膵

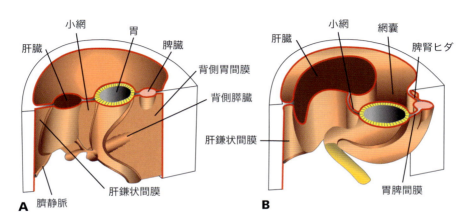

図 15-10　A．第5週末での脾臓，胃および膵臓の位置。背側胃間膜内の脾臓と膵臓の位置に注意。B．第11週での脾臓と胃の位置。網嚢の形成に注意。

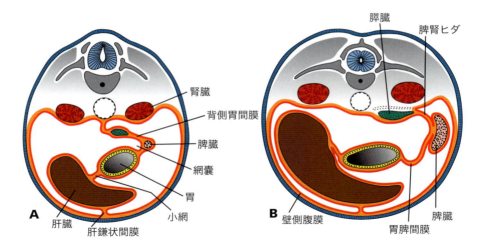

図 15-11 胃，肝臓および脾臓を通る横断面．網嚢の形成，胃の回転および背側間膜の両葉内にある脾臓と膵尾の位置を示す．発生が進むに伴い，膵臓は腹膜後位となる．

尾は前面だけを腹膜で覆われ，したがって**腹膜後位**（retroperitoneal position）となる〔膵臓のように，本来腹膜に覆われていた器官がのちに後腹壁に癒着して腹膜後位となる場合，**二次的腹膜後位**（secondarily retroperitoneal）といわれる〕．

胃が前後軸のまわりを回転する結果，背側胃間膜は下方に膨出する（図 15-12）．背側胃間膜は下方に成長を続け，横行結腸と小腸の前でエプロンのように広がる二重壁の嚢を形成する（図 15-13A）．この 2 葉のエプロンが**大網**で，のちにこの 2 葉は癒合して胃の大弯から垂れ下がる 1 枚のシートを作る（図 15-13B）．大網の後葉は横行結腸間膜とも癒着する（図 15-13B）．

小網と**肝鎌状間膜**は腹側胃間膜から形成される．腹側胃間膜は横中隔の中胚葉に由来する．肝細胞索が横中隔内に成長してくると，中隔は薄くなり，(1)肝臓の漿膜，(2)肝臓から腹側体壁へと伸びる**肝鎌状間膜**，および(3)胃と十二指腸上部から肝臓に広がる**小網**となる（図 15-14，15-15）．肝鎌状間膜の自由縁は臍静脈を含んでいる

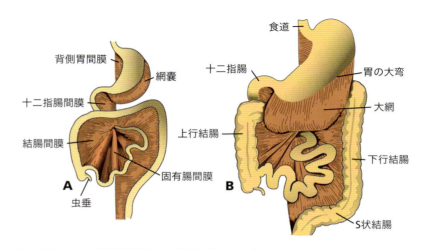

図 15-12 **A**．第 3 か月末での背側腸間膜由来の構造．背側胃間膜は胃の左側に突出し，そこで網嚢の境界の一部を形成する．**B**．大網は横行結腸の前に，胃の大弯から垂れ下がる．

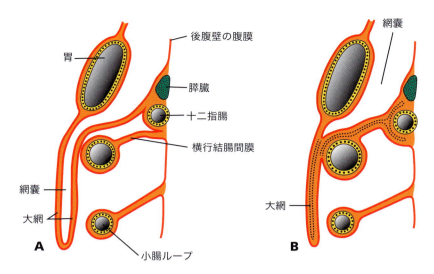

図 15-13 A．4か月胎児での大網，胃，横行結腸および小腸ループの関係を示す矢状断面。膵臓と十二指腸はすでに腹膜後位になっている。B．新生児での図 A と同じ矢状断面。大網の各葉は互いに癒着するとともに横行結腸間膜と癒着する。横行結腸間膜はすでに後体壁に癒着し，腹膜後位にある十二指腸を覆っている。

（図 15-10A）。臍静脈は生後閉塞し，**肝円索**（round ligament of the liver, ligamentum teres hepatis）となる。肝臓と十二指腸を結ぶ小網の自由縁（**肝十二指腸間膜** hepatoduodenal ligament）は総胆管，門脈，および固有肝動脈（**肝門三つ組** portal triad）を含む。また，この自由縁は**網嚢孔**（epiploic foramen, **ウィンスロー孔** Winslow foramen）の上縁を形成する。この孔は網嚢（小嚢 lesser sac）と残りの腹膜腔（大嚢 greater sac）を結ぶ開口である（図 15-16）。

十二指腸

前腸の末端と中腸の頭側部が**十二指腸**（duodenum）を形成する。両者の境界部は肝芽の起始部のすぐ遠位にある（図 15-14, 15-15）。胃の回転に伴い，十二指腸はC字形のループをなして右へ

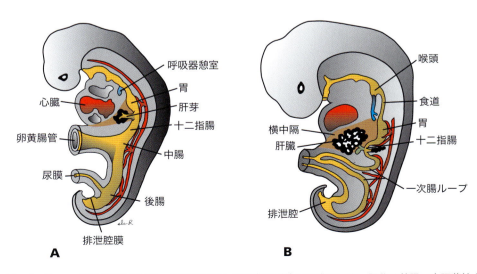

図 15-14 A．3 mm 胚子（ほぼ 25 日）。原始胃腸管と肝芽（肝原基）の形成を示す。肝芽は前腸の内胚葉性上皮被覆により形成される。B．5 mm 胚子（ほぼ 32 日）。上皮性肝細胞索が横中隔の間葉に侵入する。

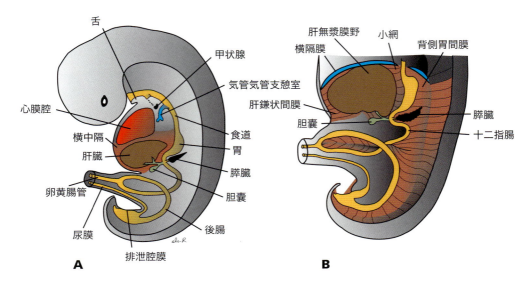

図 15-15 **A.** 9 mm 胚子（ほぼ 36 日）。肝臓は腹腔内へと尾側に膨張する。横中隔の一部からの横隔膜の形成を予見させる肝臓と心膜腔間の間葉の密集に注意。**B.** 少し発生の進んだ胚子。肝臓と前腹壁間に広がる肝鎌状間膜，および肝臓と前腸（胃と十二指腸）間の小網に注意。肝臓は横隔膜との接触域を除いて，完全に腹膜で覆われている。横隔膜との接触域を肝臓の無漿膜野とよぶ。

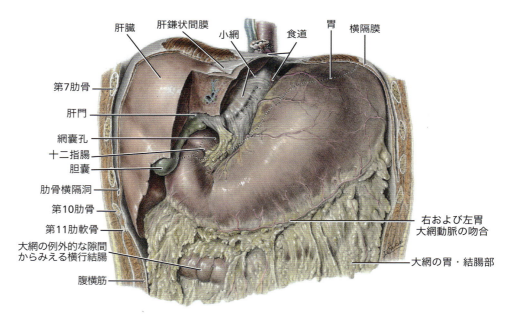

図 15-16 肝臓から胃の小弯（肝胃間膜）および十二指腸（肝十二指腸間膜）に広がる小網。その自由縁には固有肝動脈，門脈，および総胆管（肝門三つ組）があり，網嚢孔（ウインスロー孔）の前縁をなす。肝臓の一部を切除してあり，破線は切除された部分の輪郭を示す。

臨床関連事項

胃の異常

幽門狭窄(pyloric stenosis)は胃の幽門部において輪走筋の肥大と，やや程度は低いが縦走筋の肥大によって起こる。これは乳児における最もよくみられる異常の1つであり，ほとんどの症例で生後3〜5日に発症するにもかかわらず，以前は胎生期に発生すると考えられていた。しかし最近のデータでは，生後の環境因子への曝露(たとえば新生児期のエリスロマイシン治療)が幽門狭窄のリスクをかなり増加させることが示され，一部の症例では，この異常が生後に発生する可能性が示唆されている。幽門狭窄の特徴は幽門腔に著しい狭窄があり，食物の通過が妨げられ，そのため激しく噴き出すような嘔吐をきたすことである。幽門が閉鎖した例も，わずかであるが報告されている。その他の胃の異常，たとえば重複や幽門前中隔などはまれである。

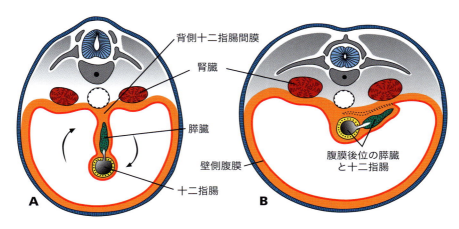

図 15-17 種々の発生段階での十二指腸域を通る横断面。最初，十二指腸と膵頭は正中面に位置する(**A**)。しかし，のちにこれらの器官は右側に移動して腹膜後位となる(**B**)。

回転する。この回転と膵頭の急速な成長により，十二指腸は当初の正中位から腹腔の右側へ移動する(図 15-10A, 15-17)。十二指腸と膵頭は背側体壁に押しつけられ，背側十二指腸間膜の右側面は隣接する壁側腹膜と癒着する。その後，両葉は消失し，十二指腸と膵頭は**腹膜後位**に固定される。このようにして膵臓全体が腹膜後位をとる。背側十二指腸間膜は，胃の幽門部を除いて完全に消失し，幽門部では十二指腸の一部(**十二指腸球部** duodenal cap)が間膜を保ち，腹膜内の位置に残る。

発生第2か月中に，十二指腸の内腔は壁の細胞の増殖によって一過性に閉塞される[訳者注：この閉塞は細胞の増殖によるというよりは十二指腸の伸展による見かけのものとの説がある]。しかし，少しあとで腔はふたたび開通する(図 15-

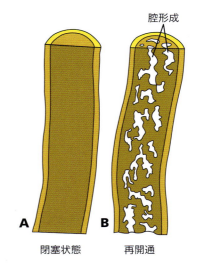

図 15-18 十二指腸上部の内腔閉塞状態(**A**)および腔形成による再開通(**B**)を示す。

18A, B)．前腸は**腹腔動脈**(celiac artery)により，中腸は**上腸間膜動脈**(superior mesenteric artery)により血液を供給されているので，十二指腸はこの両動脈の枝を受ける(図15-14)．

肝臓と胆嚢

肝臓(liver)の原基は胎生第3週の中頃に，前腸末端における内胚葉性上皮芽として現れる(図15-14, 15-15)．**肝窩**(hepatic diverticulum)または**肝芽**(liver bud)とよばれるこの増生物は，**横中隔**すなわち心膜腔と卵黄囊柄との間の中胚葉板に侵入して，急速に増殖する細胞索で構成されている(図15-14, 15-15)．肝細胞索が横中隔内へ侵入し続けている間に，肝窩と前腸(十二指腸)との間の交通部が狭くなり，**胆管**(bile duct)を形成する．胆管から小さな増生物が生じ，これが**胆嚢**(gallbladder)と**胆嚢管**(cystic duct)になる(図15-15)．その後の発達中に，上皮性肝細胞索は卵黄囊静脈および臍静脈とまじりあい，肝シヌソイドを形成する．肝細胞索は**肝実質**(肝細胞 liver cell)に分化し，また胆管の壁を覆う．**造血細胞**(hematopoietic cell)，**クッパー細胞**(Kupffer cell)および**結合組織細胞**(connective tissue cell)は横中隔の中胚葉に由来する．

肝細胞が横中隔全体に侵入し，肝臓が腹腔内で尾側に突出すると，肝臓と前腸，および肝臓と前腹壁の間の中胚葉は膜状となり，こうしてそれぞれ**小網**と**肝鎌状間膜**を形成する．この両者が前腸と前腹壁間の腹膜の連結である腹側胃間膜を形成する(図15-15)．

肝臓表面の中胚葉は頭側部を除き腹膜に分化する(図15-15B)．腹膜に分化しなかった領域では，肝臓は本来の横中隔と接触したまま残る．横中隔のこの部分は密な中胚葉からなり，将来**横隔膜**の腱中心部分を形成する．将来の横隔膜に接触している肝臓の表面は決して腹膜に覆われることなく，**肝臓の無漿膜野**(bare area of the liver)とよばれる(図15-15)．

発生の第10週では，肝臓の重量は全体重の約10%である．これはシヌソイドが多数存在することにもよるが，もう1つの重要な要因は**造血機能**(hematopoietic function)である．赤血球や白血球を産生する大きな増殖細胞巣が肝細胞と血管壁との間に見いだされる．この造血能は胎生の最後の2か月間にしだいに減退し，出生の際にはわずかに小さな造血島が残存するにすぎない．そのため肝臓の重量は全体重のわずか5%となる．

肝臓の別の重要な機能が胎生のほぼ第12週に始まり，このとき胆汁が肝細胞で作られる．その間に**胆嚢**と**胆嚢管**が発生し，胆嚢管は肝管と合し

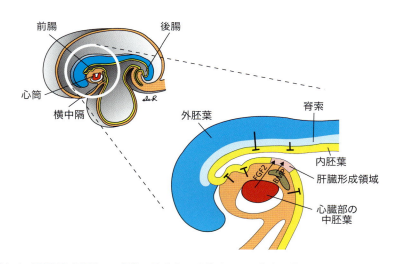

図15-19 心臓および肝臓形成領域の，肝臓の発生を示す模式図．腸管内胚葉は全域にわたり肝組織形成能をもつが，この能力は付近の中胚葉，外胚葉および脊索によって分泌される阻害因子により抑制されている．肝臓発生を刺激するのは，横中隔から分泌される骨形成蛋白質(BMP)と心臓部の中胚葉から分泌される線維芽細胞増殖因子2(FGF2)である．BMPは将来肝臓になる内胚葉細胞のFGF2に対する応答能を高める．さらにFGF2は阻害因子の活性を阻害し，その結果，肝臓形成領域が指定され肝臓の発生が始まる．この相互作用は，誘導過程のすべてが誘導分子の直接的なシグナルによるわけではなく，抑制シグナルの除去により起こる場合もあることを示している．

て総胆管を形成するので(図15-15)，胆汁は胃腸管へ流入することができるようになる。その結果，その内容物は濃い緑色となる。十二指腸の位置の変化により，総胆管の開口部は初めの前方位からしだいに後方位へ移動し，総胆管は十二指腸の後方を通過するようになる(図15-21，15-22)。

肝臓誘導の分子的制御

前腸の内胚葉は，どの部分でも，肝臓特異的遺伝子を発現して肝組織に分化する能力をもっている。しかし，この能力の発現は，外胚葉，心臓部以外の中胚葉，特に脊索など，周囲の組織で作られる因子により阻害されている(図15-19)。これらの阻害因子の働きは，将来肝臓が芽出する部位では，心臓部の中胚葉およびこの部分の腸管に隣接する血管形成内皮細胞から分泌される**線維芽細胞増殖因子2(FGF2)**により阻害されている。このように心臓部の中胚葉は，近くの血管内皮細胞とともに腸管の内胚葉に肝臓特異的遺伝子を発現するよう「指示」するが，それは肝臓特異的遺伝子の阻害因子を阻害することで行われる。この「指示」に関与する他の因子は，横中隔により分泌される**骨形成蛋白質(BMP)**である。BMPは将来肝臓になる内胚葉がFGF2に反応する応答能を増強するようである。いったんこの「指示」を受けると，肝臓領域の細胞は肝細胞系列と胆管細胞系列とに分化する。この過程は，少なくとも一部は**肝細胞核転写因子**(hepatocyte nuclear transcription factor：**HNF**)**3**および**4**により制御されている。

■ 臨床関連事項

肝臓と胆嚢の異常

肝臓の分葉の変異はしばしば起こるが，臨床的には重要ではない。**過剰肝管**(accessory hepatic duct)および**重複胆嚢**(duplication of the gallbladder，図15-20)も多いが，通常は無症状である。しかし，これらの異常は病的状態では臨床的に重要になる。発生途上で内腔が一時閉鎖し，胆管の再開通がうまくいかない場合がある(図15-20)。この異常は**肝外胆道閉鎖**(extrahepatic biliary atresia)といわれ，15,000出生に1例の割合で起こる。肝外胆道閉鎖の15～20%では管の近位部は開通しており修復できるが，残りは肝臓移植をしない限り死亡する。別の管形成の異常として肝臓そのものの中で起こるものがあり，**肝内胆道閉鎖**(intrahepatic biliary duct atresia)および**肝内胆道低形成**(intrahepatic biliary duct hypoplasia)とよばれる。この異常はまれで(10万出生に1例)，胎内感染で起こる可能性がある。これはときに致死的であるが，通常，長期にわたり良好な経過をたどる。

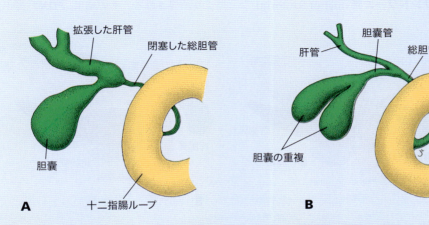

図15-20　**A**．総胆管の閉塞。そのため閉塞域より遠位の胆嚢および肝管が拡張している。**B**．重複胆嚢。

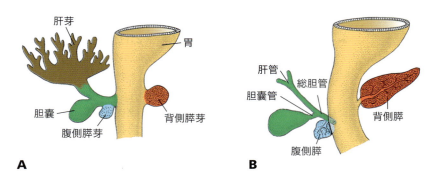

図 15-21 膵臓の発生段階。**A**．30 日（ほぼ 5 mm）。**B**．35 日（ほぼ 7 mm）。最初，腹側膵芽は肝芽に近接しているが，のちに十二指腸のまわりを背側膵芽に向かって後方に移動する。

膵臓

膵臓（pancreas）は十二指腸の内胚葉性上皮に由来する 2 個の芽体により形成される（図 15-21）。**背側膵芽**（dorsal pancreatic bud）は背側腸間膜に位置するが，**腹側膵芽**（ventral pancreatic bud）は胆管の近くにある（図 15-21）。十二指腸が右に回転し C 字型になると，腹側膵芽はちょうど胆管の開口部が移動したと同じように背側に移動し（図 15-21），背側膵芽直下の後方に位置するようになる（図 15-22）。その後，背側および腹側膵芽の実質と導管系が癒合する（図 15-22B）。腹側芽は**鉤状突起**（uncinate process）と膵頭の下部を形成し，腺の残りの部分は背側芽より由来する。**主膵管**（main pancreatic duct，**ウィルスング管** duct of Wirsung）は，背側膵管の遠位部と全腹側膵管で形成される（図 15-22B）。背側膵管の近位部は閉塞するか，小管すなわち**副膵管**（accessory pancreatic duct，**サントリーニ管** duct of Santorini）として残る。主膵管は胆管とともに**大十二指腸乳頭**（major papilla）で十二指腸に開き，副膵管が存在すると，その開口部は**小十二指腸乳頭**（minor papilla）にある。全体の約 10% に導管系の癒合不全があり，もとの重複導管系が残存する。

膵島（pancreatic islet）すなわち**ランゲルハンス島**（islet of Langerhans）は発生第 3 か月に実質性膵組織から発生し，この腺全域に点在する。**インスリンの分泌**（insulin secretion）はほぼ胎生第 5 か月に始まる。グルカゴン分泌細胞とソマトスタチン分泌細胞も実質性細胞から分化する。膵芽のまわりの臓側中胚葉が腺の結合組織を作る。

膵臓発生の分子的制御

脊索と背側大動脈内皮で作られる **FGF2** と**アクチビン**（TGFβ ファミリーメンバー）が，背側膵芽に分化するよう運命づけられた腸管内胚葉での **SHH** の発現を抑制する。腹側膵芽は臓側中胚葉により誘導される。その結果，**PDX1**（膵十二指腸

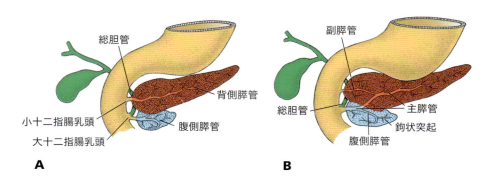

図 15-22 **A**．発生第 6 週中の膵臓。腹側膵芽は背側膵芽に密着している。**B**．両膵管の癒合。主膵管は総胆管と合流して，大十二指腸乳頭で十二指腸に開く。副膵管は，存在する場合には，小十二指腸乳頭で十二指腸に開く。

ホメオボックス 1 pancreatic and duodenal homeobox 1）遺伝子の転写がアップレギュレートされる。膵臓の発生で，この遺伝子の下流にある効果要因がすべて明らかにされているわけではないが，ペアードホメオボックス遺伝子である **PAX4** と **PAX6** の発現が内分泌細胞となる細胞系列を指定し，この両遺伝子を発現する細胞は β（インスリン），δ（ソマトスタチン）および γ（膵ポリペプチド）細胞に，*PAX6* のみを発現する細胞は α（グルカゴン）細胞に分化するようである。

中腸

5 週胚子では，中腸は短い腸間膜により腹壁の背側からつるされ，**卵黄腸管**すなわち**卵黄嚢柄**を経由して，卵黄嚢と交通している（図 15-1，15-24）。成人では，中腸は総胆管が十二指腸に開口する部位のすぐ尾側から始まり（図 15-15），横行結腸の近位 2/3 と遠位 1/3 との境界まで及んでいる。中腸はその全長にわたり，**上腸間膜動脈**から血液の供給を受ける（図 15-24）。

中腸の発生は腸とその腸間膜の急速な伸長が特徴であり，その結果，**一次腸ループ**（primary intestinal loop）［訳者注：一次腸ループと原始腸ループ（primitive intestinal loop）は同義である］が形成される（図 15-24，15-25）。この腸ループは，その頂で狭小な**卵黄腸管**（臍腸管）を介して，卵黄嚢と交通している（図 15-24）。腸ループの頭側脚から十二指腸の遠位部，空腸および回腸の一部が生じる。尾側脚は回腸の下部，盲腸と虫垂，上行結腸，および横行結腸の近位 2/3 となる。

生理的ヘルニア (physiological herniation)

一次腸ループの発生は急速な伸長，特に頭側脚の伸長が特徴である。腸の急速な成長と同時に肝臓が膨張する結果，腹腔は一過性に全腸ループを入れるには小さすぎるようになり，腸ループは発生第 6 週中に，臍帯内の胚外体腔の中へ脱出する（**生理的臍帯ヘルニア** physiological umbilical

---

臨床関連事項

膵臓の異常

正常では 2 つの部分からなっている腹側膵芽が，融合して背側膵芽の下方にくるように，十二指腸のまわりを回転する。しかし，ときに腹側膵芽の右部分は正規の経路に沿って移動する一方，左部分は反対方向に移動する。こうした状態では，十二指腸は膵組織で囲まれ，**輪状膵**（annular pancreas）が形成される（図 15-23）。この異常は，ときには十二指腸を絞扼して，完全な通過障害を起こすことがある。

過剰膵組織（accessory pancreatic tissue）は，食道の末端から一次腸ループの頂点までの間のどこにでも見いだされる。最もよくみられるのは，胃粘膜とメッケル憩室の粘膜内である。過剰組織は，膵臓本体と同じあらゆる組織学的特徴を示す。

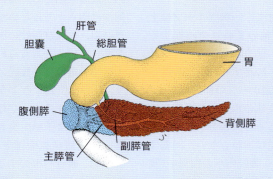

図 15-23　輪状膵。腹側膵は十二指腸のまわりに環を形成し，それがときとして十二指腸の狭窄を起こす。

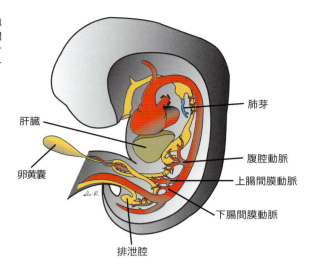

図 15-24　発生第6週の胚子。腸管の各部分への血液供給と，一次腸ループの形成と回転を示す。上腸間膜動脈がこの回転の軸となるとともに，中腸を栄養する。腹腔動脈は前腸を，下腸間膜動脈は後腸を栄養する。

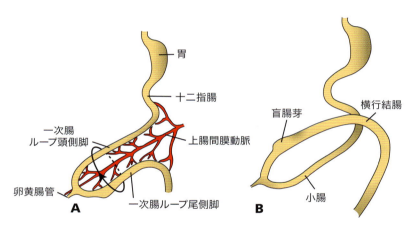

図 15-25　A．回転前の一次腸ループ（側面）。上腸間膜動脈がループの軸を形成する。矢印は反時計回りを示す。B．反時計回りに90°回転後の一次腸ループを示す図Aと同じ側面からの図。横行結腸は十二指腸の前方を通過する。

herniation，図 15-26）。

中腸回転

　腸の伸長と歩調を合わせて，一次腸ループは**上腸間膜動脈**で形成される軸のまわりを回転する（図 15-25）。この回転は，前方からみると反時計回りに回転し，ほぼ270°に達する（図 15-25，15-27）。回転の最中も小腸ループの伸長は続き，空腸と回腸は多数のコイル状のループを形成する（図 15-26）。同様に大腸もその長さをかなり増すが，このコイル形成現象には加わらない。回転は脱出中（約90°）だけでなく，腹腔内への復帰中（残りの180°）にも起こる（図 15-27）。

脱出腸ループの復帰

　胎生第10週に，脱出していた腸ループが腹腔内へ復帰し始める。この復帰を起こさせる因子が何かは明らかではないが，中腎の退縮，肝臓の発育減退，および腹腔の実際の拡張が，重要な役割を演じていると考えられている。
　空腸の近位部が腹腔に復帰する最初の部分であり，左側に位置するようになる（図 15-27A）。あとから復帰するループは，しだいに右へ右へと定位する。およそ胎生第6週に一次腸ループの尾側脚の小円錐状拡張部として生じる**盲腸芽**（cecal bud）は，腹腔へ復帰する腸の最後の部分である。この部分は一過性に，肝右葉の直下，腹腔の右上方1/4の区画に位置する（図 15-27A）。盲腸芽

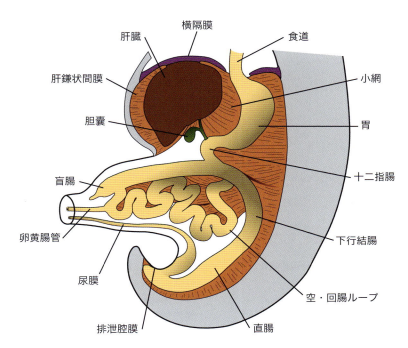

図 15-26 ほぼ8週(頭殿長35 mm)の胚子での腸ループの臍帯内への脱出。小腸ループのコイル形成および盲腸の形成が脱出中に起こる。最初の90°の回転は脱出中に起こり、残りの180°の回転は、第3か月中の腹腔内への復帰中に起こる。

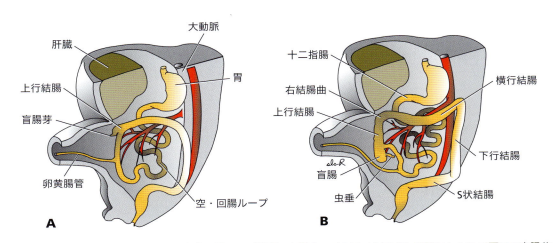

図 15-27 A. 反時計回りに270°回転後の腸ループ前面。小腸ループのコイル形成と腹部右上1/4区画での盲腸芽の位置に注意。B. 腸ループの最終的な位置を示す図Aと同じ前面からの図。盲腸と虫垂は尾側へ移動し腹部右下1/4区画に位置している。

は，ここから右腸骨窩へ下降して，**上行結腸**(ascending colon)と**右結腸曲**(hepatic flexure)［訳者注：hepatic flexure は flexura coli dextra（右結腸曲）を意味する。ちなみに，flexura coli sinistra（左結腸曲）を splenic flexure ともよぶ］を形成する（図15-27B）。この経過中に，盲腸芽の遠位端は狭い憩室すなわち**虫垂**(appendix)を形成する(図15-28)。

虫垂は結腸の下降中に発生するので，その最終的な位置は，しばしば盲腸または結腸の後方にあ

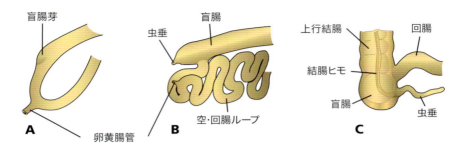

図15-28 盲腸と虫垂の連続的発達段階。**A**. 7週，**B**. 8週，**C**. 新生児。

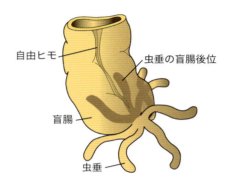

図15-29 虫垂の種々の位置。約50%の例で，虫垂は盲腸後位または結腸後位にある。

腸ループの間膜

　一次腸ループの腸間膜すなわち**固有腸間膜**（mesentery proper）は，腸ループの回転とコイル形成とによって大きく変化する。腸ループの尾側脚が腹腔の右側へ移動すると，背側腸間膜は**上腸間膜動脈**の起始部のまわりでねじれる（図15-24）。のちに結腸の上行および下行部がその最終的な位置をとると，それらの腸間膜は後腹壁へ押しつけられる（図15-30）。これらの層の癒合後，上行および下行結腸は持続的に腹膜後位に定着する。しかし，虫垂，盲腸の下端およびS状結腸は，その自由腸間膜を残している（図15-30B）。

　横行結腸間膜の運命はこれと異なり，大網の後葉と癒着する（図15-30）が，その可動性は保たれている。その付着線は，最終的には上行結腸の右結腸曲から下行結腸の左結腸曲まで広がる（図

る。虫垂のこの位置は，それぞれ**盲腸後位**（retrocecal）または**結腸後位**（retrocolic）といわれる（図15-29）。

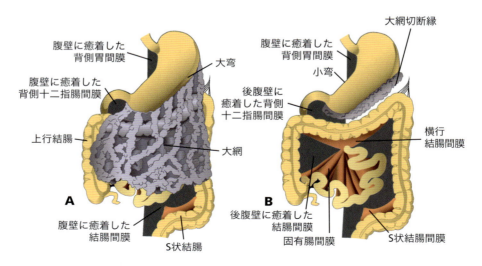

図15-30 腸ループの正面図（**A**）と，そこから大網を除去した図（**B**）。灰色の部分は後腹壁に癒着した背側腸間膜を示す。固有腸間膜の付着線に注意。

15-30B)。

空・回腸ループの腸間膜は最初，上行結腸ループの腸間膜と連続している（図15-30A）。上行結腸間膜が後腹壁に癒着すると，空・回腸ループの腸間膜は，十二指腸が腹膜内の位置をとるところ

から回盲移行部までに及ぶ新しい付着線を獲得する（図15-30B）。

■ 臨床関連事項

腸間膜の異常

通常，上行結腸はその最下部（2～3 cm）を除いて後腹壁に癒着し，その前面および側面を腹膜で覆われる。結腸間膜の一部が残存すると，**移動盲腸**（mobile cecum）とよばれるものが生じる。最も極端な型では上行結腸間膜が後体壁に癒着しない。このように腸間膜が長い場合には，腸管は異常運動を起こしたり，あるいは盲腸や結腸が**腸軸捻**（volvulus）を起こすことさえある。同じように，腸間膜の後体壁への癒着が不完全であると，**結腸後憩室**（retrocolic pocket）が上行結腸間膜の後面に生じる。結腸間膜の後方で小腸ループの一部が憩室内にはまり込むと，**結腸後ヘルニア**（retrocolic hernia）となる。

体壁の欠損

臍帯ヘルニア（omphalocele，図15-31A，B）は拡大した臍輪から腹部内臓が脱出するものである。内臓には肝臓，小腸，大腸，胃，脾臓，胆嚢などがあるが，脱出したものは羊膜で覆われている。この異常は第6～10週に生理的ヘルニアで脱出した腸管が，体腔内に復帰しそこなうことが原因となっている。妊娠後期に超音波で子宮内胎児を診断することができる（図15-31D）。この異常は10,000出生に2.5例の割合で起こり，死亡率が高く（25%），心臓異常（50%）や神経管障害（40%）のような重篤な異常を合併する。臍帯ヘルニアのある生産児の約15%に染色体異常が認められる。

腹壁破裂（gastroschisis，図15-31C）とは，腹腔の内容が腹壁を通り抜けて直接に羊膜腔に脱出するものをいう。腹壁の欠損は臍の右側に生じるのが通例である。おそらく付着茎周囲での体壁閉鎖異常によるのであろう（第7章参照）。内臓は腹膜や羊膜に覆われておらず，腸は羊水に曝露されて傷害を受けることがある。臍帯ヘルニアと同様

に，妊娠後期に超音波検査で診断することができる（図15-31E）。腹壁破裂は10,000出生に1例の割合で発生しているが，その発生率は上昇しつつある，特に若い女性（20歳未満）で顕著である。この増加の理由と，若い女性から生まれた児で頻度が高くなる理由は不明である。臍帯ヘルニアとは異なり，腹壁破裂は染色体異常や他の重篤な奇形を伴うことはなく，生存率は良好である。しかし，腸軸捻（腸捻転）が起こると腸への血行が阻害され，腸が広範囲にわたって壊死に陥り，このために胎児が死亡することがある。

卵黄腸管異常

2～4%の人で，**卵黄腸管**の一部が残存して，**メッケル憩室**（Meckel diverticulum）または**回腸憩室**（ileal diverticulum）とよばれる回腸の突出部を形成する（図15-32A）。成人では，この憩室は回盲弁から約40～60 cmの回腸の腸間膜付着部反対側縁に位置し，通常，何も症状を起こさない。しかし，そこに異所性膵組織または胃粘膜の混入があると，メッケル憩室は潰瘍や出血をきたし，穿孔さえ引き起こす恐れがある。ときには卵黄腸管の両端が線維索に変じ，中央部が大きな嚢胞を形成する**腸嚢腫**（enterocystoma）または**卵黄腸管嚢胞**（vitelline cyst）を生じる（図15-32B）。線維索が腹膜腔を横切るため，腸ループは線維索のまわりでねじれ，閉塞し，絞扼または腸軸捻を引き起こす。別の異常としては，卵黄腸管がその全長にわたり残存し，臍と腸管の間に直接交通路を形成することがある。この異常を**臍瘻**（umbilical fistula，vitelline fistula）とよぶ（図15-32C）。この場合，臍のところで糞便の排泄がみられることがある。

腸回転異常

腸ループの回転異常は**腸軸捻**を起こし，血液供

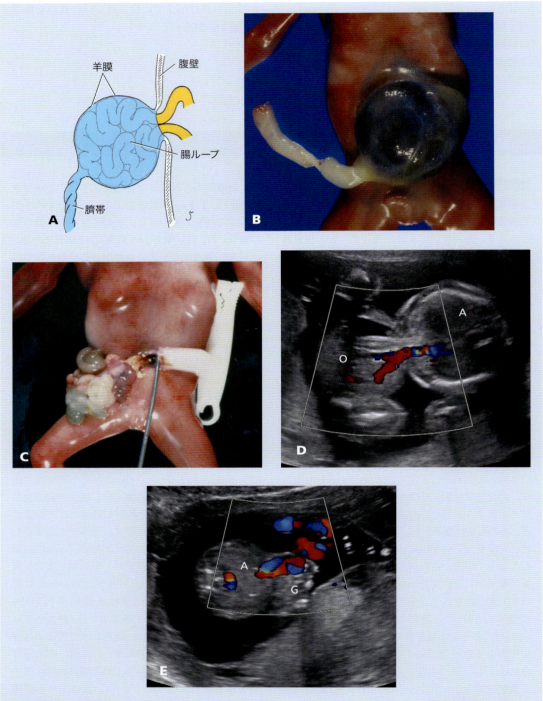

図 15-31　A．臍帯ヘルニア（腸ループの腹腔内復帰が失敗したもの）。脱出した腸ループは羊膜で覆われる。B．新生児での臍帯ヘルニア。C．腹壁破裂の新生児。腸ループが腹側体壁の裂け目を通って伸び出している。腸は羊膜では覆われない（第 7 章参照）。D．腹壁（A）から膨隆している臍帯ヘルニア（O）の 22 週胎児を示す超音波像。異常が円形に見えるのは羊膜が腸管ループを覆って固定しているためである。E．腹壁破裂（G）の 16 週胎児を示す超音波像。腸管ループは腹壁（A）を通って脱出し，羊膜に覆われていないので，臍帯ヘルニアに比べて輪郭が不整にみえる。超音波像（D，E）の赤色と青色は臍帯循環の血流を示す。

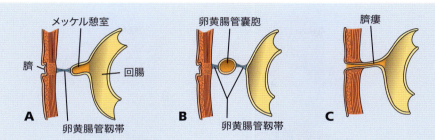

図 15-32 卵黄腸管の遺残。**A**．線維索（卵黄腸管靱帯）を伴うメッケル憩室。**B**．卵黄腸管靱帯により臍と回腸壁に付着している卵黄腸管嚢胞。**C**．回腸腔と臍を結んでいる臍瘻。

給を阻害することがある。一次腸ループは，通常，反時計回りに 270°回転する。しかし，ときにはわずか 90°しか回転しないことがある。こうしたことが起こると，結腸と盲腸が最初に臍帯から腹腔内へ復帰し，腹腔の左側に定位する（図 15-33A）。あとから復帰するループは右へ右へと位置するようになり，**左位結腸**（left-sided colon）を生じる。

腸ループの逆回転（reversed rotation of the intestinal loop）は一次腸ループが時計回りに 90°回転すると起こる。このような異常では，横行結腸が十二指腸の後側を通過し（図 15-33B），上腸間膜動脈の後方に位置する。

腸ループの重複（duplication of intestinal loop）と**嚢胞**（cyst）は腸管の全長にわたって，どの部分にも生じうる。回腸域に最もよくみられ，長い重複から小さな憩室まで変化に富んでいる。症状は通常，生後まもなく起こり，33％に腸管閉塞，肛門閉鎖，腹壁破裂，および臍帯ヘルニアのような他の奇形の合併がみられる。原因は不明であるが，腸管実質組織の異常増殖の結果である可能性がある。

腸管閉塞および狭窄

腸管の閉塞（intestinal stenosis）と**狭窄**（stenosis）は腸管のどこにでも生じうる。大多数は十二指腸に起こり，少数は結腸に，そしてほぼ同数が空腸と回腸に発生する（1,500 出生に 1 例）。十二指腸上部の閉塞は再開通が起こらなかったためと考えられる（図 15-18）。しかし十二指腸の遠位部から尾側では，狭窄と閉塞は**血管**の「**事故** accident」で起こると考えられ，その結果，血流が妨げられて腸の一部が壊死に陥り，閉塞に至る。このような事故は回転異常，腸軸捻，腹壁破裂，臍帯ヘルニア，その他の要因で起こると考えられていた。しかし，最新の証拠によると，腸管分化障

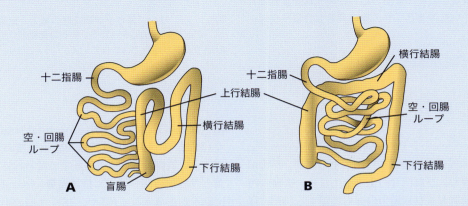

図 15-33 **A**．一次腸ループの回転異常。結腸が腹部の左側に，小腸ループが右側に位置する。右側から回腸が盲腸に入っていることに注意。**B**．一次腸ループが時計回りに 90°回転（逆回転）。横行結腸が十二指腸の後側を通過する。

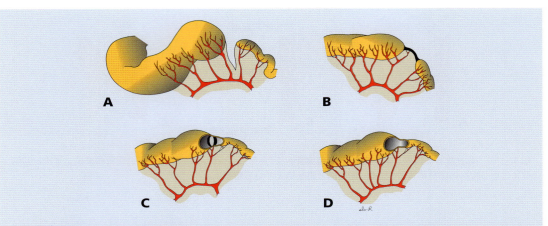

図 15-34　最もよく起こる腸管の閉塞と狭窄。**A.** 最も多いもので，症例の 50% にみられる。**B，C.** それぞれ症例の 20% にみられる。**D.** 症例の 5% にみられる。これらの異常は腸管分化中の *HOX* や *FGF* 遺伝子の発現異常およびある種の FGF 受容体の異常，あるいは血管の事故で起こる可能性がある。十二指腸上部のものは管腔の再開通がうまくいかないために起こることもある。閉塞（A〜C）は全症例の 95% でみられ，狭窄（D）は 5% にすぎない。

害でこのような異常が起こる可能性が示唆されている。一部の *HOX* 遺伝子の異常発現や FGF ファミリーの受容体異常が腸管閉鎖を起こす。症例の 50% で腸管の一部が消失し，20% では線維索が残る（図 15-34A，B）。別の 20% では狭窄があり，その部位に薄い隔膜があって腸管の太くなった部分と細い部分を隔てている（図 15-34C）。狭窄と多発性の閉塞が，それぞれ 5% ずつで残る 10% を占める（図 15-34D）。**リンゴ剝き皮状腸閉塞**（apple peel atresia）は閉塞の 10% を占める。この閉塞は空腸の近位部に起こり，腸は短く，傷害部より遠位が腸間膜の遺残物のまわりでねじれている（図 15-35）。新生児への影響は閉塞した腸の長さと位置による。広範囲の腸管が傷害されると児は低体重となり，他の異常を合併する。

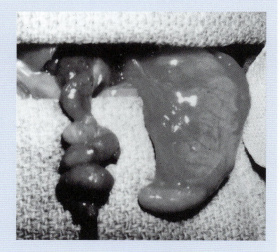

図 15-35　リンゴ剝き皮状腸閉塞の患児。空腸に生じ，腸管閉塞の 10% を占める。腸管の傷害部は腸間膜の遺残物のまわりでねじれている。

後腸

　後腸は横行結腸の遠位 1/3，下行結腸，S 状結腸，直腸および肛門管の上部を生じる。後腸の内胚葉は膀胱および尿道の内面も被覆する（第 16 章参照）。

　後腸の末端は排泄腔の後部すなわち原始**肛門直腸管**（anorectal canal）に開く。尿膜は排泄腔の前部すなわち原始**尿生殖洞**（urogenital sinus）に開く（図 15-36A）。排泄腔は内胚葉で覆われた腔で，その腹側境界は体表外胚葉で覆われる。内胚葉と外胚葉の間の境界に**排泄腔膜**（cloacal membrane）が形成される（図 15-36）。1 層の中胚葉すなわち**尿直腸中隔**（urorectal septum）が尿膜と後腸を分ける。この中隔は，尿膜と後腸の間にある楔形の中胚葉から由来する（図 15-36）。胚子が成

長し，尾側の折り畳みが続くのに伴い，尿直腸中隔の先端は排泄腔膜に近づく（図 15-36B，C）。第 7 週の終わりに排泄腔膜は破れ，後腸の開口と尿生殖洞の腹側への開口を生じる。両開口の間で尿直腸中隔の先端は会陰腱中心を形成する（図 15-36C）。肛門管の上部(2/3)は後腸内胚葉に，下部(1/3)は**肛門窩**(proctodeum)周辺の外胚葉に由来する（図 15-36B，C）。排泄腔部表面で肛門窩部の外胚葉は増殖して陥入し，**肛門小窩**(anal pit)を形成する（図 15-37D）。その後，**排泄腔膜**〔この時期には**肛門膜**(anal membrane)とよばれる〕は変性して破れ，肛門管の上部と下部が連続する。このように肛門管の尾側部は外胚葉起源で，**下直腸動脈**(inferior rectal artery)すなわち**内陰部動脈**(internal pudendal artery)の枝によって血液を供給される。しかし，肛門管の頭側部は内胚葉起源で，**上直腸動脈**(superior rectal artery)すなわち後腸の動脈である**下腸間膜動脈**(inferior mesenteric artery)の枝によって血液を供給される。肛門管の内胚葉と外胚葉の移行部は**櫛状線**(pectinate line)で，これは肛門柱の直下に形成される。この線で，上皮は円柱上皮から重層扁平上皮へと変わる。

■ 臨床関連事項

後腸異常

直腸尿道瘻(rectourethral fistula)と**直腸腟瘻**(rectovaginal fistula)は 5,000 出生に 1 例の割合で起こり，排泄腔や尿直腸中隔の形成異常が原因である可能性がある。たとえば，排泄腔が小さすぎるか，尿直腸中隔が尾側に十分に伸びないと，後腸の開口部が前方に変位する。その結果，後腸が尿道か腟に開口する（図 15-37A，B）。**直腸肛門瘻**(rectoanal fistula)と**直腸肛門閉鎖**(rectoanal atresia)の重症度はさまざまで，会陰表面に連絡する細い管あるいは線維性の遺残物がみられることがある（図 15-37C）。これらの異常は，おそらく上皮間葉相互作用シグナル経路での遺伝子発現異常によるものであろう。**肛門閉鎖**(imper-forate anus，**鎖肛**)は肛門膜がうまく破れずに起こる（図 15-37D）。

先天性巨大結腸(congenital megacolon)は腸壁の副交感神経節の欠損（**神経節欠損性巨大結腸** aganglionic megacolon，**ヒルシュスプルング病** Hirschsprung disease）による。これらの神経節は神経ヒダから腸管壁へと遊走する神経堤細胞に由来する。神経堤細胞の遊走に関与するチロシンキナーゼ受容体の遺伝子である *RET*（第 18 章参照）の突然変異が，先天性巨大結腸の原因となることがある。多くの場合直腸が侵され，症例の 80％で欠損は S 状結腸の半ばまで及ぶ。症例の 10〜20％で横行結腸および下行結腸が侵され，3％で全結腸が侵される。

■ 要 約

消化器系の上皮およびそれに由来する構造の**実質**(parenchyma)は内胚葉起源であり，結合組織，筋，および腹膜構成要素は中胚葉起源である。原始腸管はレチノイン酸の濃度勾配により，それぞれ食道，胃，十二指腸などに指定される。この勾配はそれぞれに固有の転写因子の発現を起こす（図 15-2A）。腸とその派生物の分化は，腸の内胚葉(上皮)と，これを囲む中胚葉の相互作用による(epithelial-mesenchymal interaction)。中胚葉の *HOX* 遺伝子が腸管内胚葉から分泌される *SHH* に

より誘導され，腸とその派生物の頭尾方向での組織化を調節する。腸管系は口咽頭膜から排泄腔膜までの範囲にわたり（図 15-5），咽頭腸，前腸，中腸，および後腸に分けられる。咽頭腸はこれに関連する腺を生じる（第 17 章参照）。

前腸(foregut)は，食道，気管と肺の原基，胃，および総胆管開口部より近位の十二指腸部分を生じる。さらに，肝臓，膵臓および胆管系が十二指腸上部の内胚葉性上皮の増生物として発生する（図 15-15）。前腸の上部は中隔（**気管食道中隔**）により，後方の食道および前方の気管と肺の原基に分割されるので，この中隔の偏位により，気管と

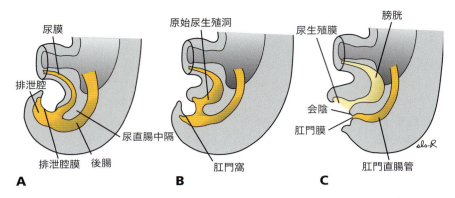

図 15-36 胚子の排泄腔域の連続的発達段階。A．後腸は排泄腔の後部に入り，将来肛門直腸管となる。尿膜は前部に入り，将来尿生殖洞となる。尿直腸中隔は尿膜と後腸の間にある楔形の中胚葉から作られる。排泄腔の腹側境界をなす排泄腔膜は外胚葉と内胚葉からできている。B．胚子の尾側での折り畳みの進行に伴い尿直腸中隔は排泄腔膜に近づく。C．生殖結節の伸長により排泄腔の尿生殖部は前方に引かれる。排泄腔膜が破れると，後腸の開口と尿生殖洞の開口が生じる。尿直腸中隔の先端は会陰腱中心を形成する。

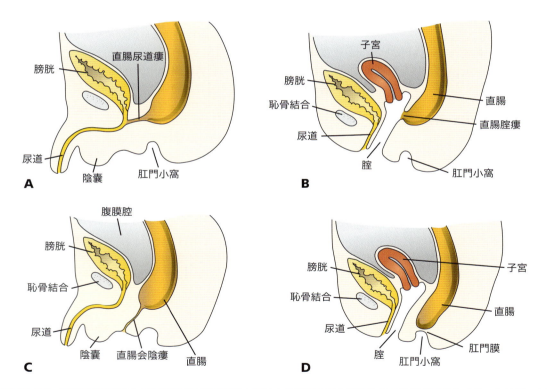

図 15-37 直腸尿道瘻（A）と直腸腟瘻（B）は尿直腸中隔による後腸の尿生殖洞からの分離が不完全であった結果である。これらの異常は排泄腔が小さすぎることで起こる可能性もある。この場合には後腸の開口部が前方に変位する。C．直腸会陰（直腸肛門）瘻。このような異常はこの部域での上皮-間葉相互作用中の遺伝子発現異常によるものであろう。D．肛門膜がうまく破れずに起こる肛門閉鎖。

食道の間に異常な開口部を生じることがある。上皮性肝細胞索と胆管系は発育して横中隔内に伸び（図 15-15），分化して肝実質を形成する。**造血細胞**（出生後よりも出生前に肝臓に多数存在），クッパー細胞，および結合組織細胞は中胚葉起源である。**膵臓**は**腹側芽**と**背側芽**より発生し，のちに両

者が癒合して，最終的な膵臓となる（図 15-21，15-22）。ときに両者が十二指腸を囲み（輪状膵），腸を絞扼する原因となる（図 15-23）。

中腸（midgut）は，一次腸ループを形成し（図 15-24），総胆管開口部より尾側の十二指腸から横行結腸の近位 2/3 と遠位 1/3 の境界までの部分を生じる。一次腸ループはその頂点で一過性に**卵黄腸管**を介して卵黄嚢と交通する。第 6 週中に，腸ループがあまりに急速に伸長するため臍帯の中へ脱出し，生理的ヘルニアを起こす（図 15-26）。第 10 週中，腸ループはふたたび腹腔内に復帰する。これらの過程の進行中に，中腸ループは反時計回りに 270° 回転する（図 15-27）。卵黄腸管の遺残，中腸の腹腔内復帰の失敗，腸管の回転異常，狭窄，および部分的重複が，よくみられる異常である。

後腸（hindgut）は，横行結腸の遠位 1/3 から**肛門管**の上部までの部分を生じる。肛門管の遠位部は外胚葉起源である。後腸は**排泄腔**の後部に入り（将来の**直腸肛門管**），**尿膜**は排泄腔の前部に入る（将来の尿生殖洞）。**尿直腸中隔**がこの 2 領域を分け（図 15-36），この部位を覆っている排泄腔膜が破れると，肛門と尿生殖洞が外に通じることになる。排泄腔の後部の大きさが異常になると，肛門の入口が前方に変位し，直腸腟瘻や直腸尿道瘻，

閉塞（図 15-37）を生じる。

肛門管自体は内胚葉（頭側部）と外胚葉（尾側部）に由来する。尾側部は**肛門窩**周囲の外胚葉の陥入により形成される。肛門管への血管供給により，その起源が説明できる。すなわち，頭側部は後腸を栄養する下腸間膜動脈の枝である**上直腸動脈**，尾側部は内陰部動脈の枝である**下直腸動脈**により血液を受ける。

問 題

1. 36 週の出生前超音波検査で羊水過多が判明し，出生時に児は口の中に多量の液体を含んでいて，呼吸困難であった。どのような先天異常がこの状態を起こしているのか。

2. 20 週の出生前超音波検査で正中部に腫瘤が判明し，その中には腸管があり，膜で囲まれているようにみえた。診断は何か，またこの児の予後はどうか。

3. 出生時に女児で肛門の開口が認められず，胎便が腟にみられた。どのような型の先天異常で，その発生学的起源は何か。

第16章

尿生殖器系

尿生殖器系は，機能的には2つのまったく異なる要素に分けられる．すなわち，**泌尿器系**(urinary system)と**生殖器系**(genital system)とである．しかし，発生学的および解剖学的には，両者は密接にからみあっている．泌尿器系と生殖器系は腹腔の後壁に沿って走る共通の中胚葉稜，すなわち**中間中胚葉**(intermediate mesoderm)から発生し，両者の排出輪管(excretory ducts[訳者注：excretory ductsは，岩波書店『岩波生物学辞典 第5版』によれば排出管，導管などの訳語が与えられているが，本文の意味するところを考慮して，排出輪管とした])は最初，共通の腔である排泄腔に開いている．

泌尿器系

腎系(kidney system)

ヒトの胎生期間中に3つの異なった，また多少重複した腎系が，頭側から尾側へと形成される．すなわち，**前腎**(pronephros)，**中腎**(mesonephros)，および**後腎**(metanephros)である．前腎は痕跡的で機能はない．中腎は胎生初期の短期間は機能しうる．後腎は永久腎となる．

前腎

発生第4週の初めに，前腎は頸部に7～10個の充実性の細胞群として現れる(図16-1, 16-2)．これらの細胞群は痕跡的な排出管単位，すなわち腎節を形成するが，より尾側の腎節が形成されないうちに退化する．第4週の終わりには前腎系は

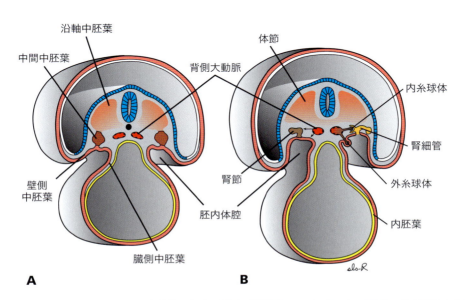

図16-1 腎細管の形成を示す種々の発生段階における胚子の横断面．**A**. 21日．**B**. 25日．外糸球体および内糸球体の形成と，体腔と腎細管の間が開いて連絡していることに注意．

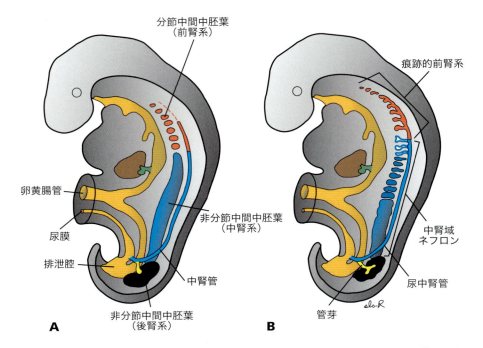

図 16-2 A．前腎系，中腎系および後腎系中間中胚葉の関係．頸部および上胸部では，中間中胚葉は分節している．下胸部，腰部および仙骨部では，充実性の分節しない組織塊，すなわち造腎細胞索を形成する．縦走する集合管は，最初前腎で形成されるが，のちに中腎に引き継がれる点に注意（中腎管）．B．5週胚子における前腎および中腎系の腎細管．

完全に消失する．

中腎

　中腎と中腎管は上胸部から腰部分節（L3）までの中間中胚葉に由来する（図 16-2）．発生第4週の初め，前腎系の退縮中に，最初の排出中腎細管が現れ始める．これらの細管は急速に伸長してS字状ループを作り，その内側端で糸球体を作る毛細血管の房状分岐と一緒になる（図 16-3A）．糸球体のまわりで細管は**ボーマン嚢**（Bowman capsule）を形成する．ボーマン嚢と糸球体が一緒になって**腎小体**（renal corpuscle）を形成する．細管の外側端は**中腎管**（mesonephric duct）または**ウォルフ管**（Wolffian duct）とよばれる縦走する集合管に入る（図 16-2，16-3）．

　胎生第2か月の中頃に，中腎は正中線の両側で大きな卵形の器官となる（図 16-3）．発生中の生殖腺が中腎の内側に位置するので，両器官で形成される隆起を**尿生殖堤**（urogenital ridge）という（図 16-3）．中腎の尾側の細管はなお分化を続けているが，頭側の細管と糸球体は退行的変化を示し，胎生第2か月の末までに腎細管の大多数と糸

球体は消失する．少数の尾側の細管と中腎管は，男性では残存して生殖器系の形成に加わるが，女性では消失する．

後腎（永久腎）

　第5週に後腎または**永久腎**（permanent kidney）とよばれる器官が出現する．中腎系におけるのと同様な様式で，そのネフロンは**後腎中胚葉**（metanephric mesoderm）から発生する（図 16-4）．集合管の発生は，その他の腎系とは異なる．

集合管系（collecting system）

　永久腎の集合管は，中腎管が排泄腔へ開口する近くで，中腎管から増生する**尿管芽**（ureteric bud）から発生する（図 16-4）．尿管芽はその末端を帽状に覆う後腎組織へ侵入する（図 16-4）．引き続き尿管芽は拡張し，原始**腎盂**（renal pelvis）を形成し，同時に頭側部と尾側部に分かれ，将来の**大腎杯**（major calyx）となる（図 16-5A，B）．

　各腎杯は後腎組織内へ侵入中に，さらに新しい2つの芽状突起を生じる．この新しく生じた突起は，第12世代またはそれ以上の細管が形成される

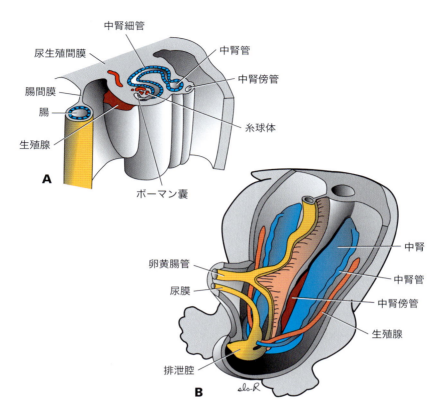

図 16-3　A．中腎系腎細管の形成を示す，5週胚子の下胸部における尿生殖堤の横断面。ボーマン嚢と生殖堤の出現に注意。中腎と生殖腺は幅広い尿生殖間膜によって後腹壁に付着している。B．生殖腺と中腎との関係。中腎の大きさに注意。中腎管（ウォルフ管）は中腎の外側に沿って走る。

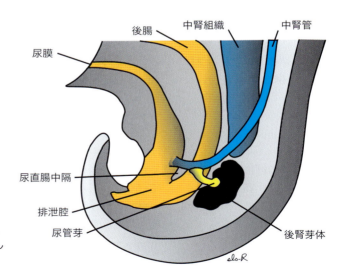

図 16-4　第5週末での後腸と排泄腔の関係。尿管芽が後腎中胚葉，または後腎芽体へ侵入している。

まで細分化を重ねる（図 16-5）。末梢部で胎生第5か月末まで，さらに多くの細管が次々と形成されている間に第2世代の細管は肥大し，第3〜4世代の細管を吸収して腎盂の**小腎杯**（minor calyx）を形成する。その後の発達中に，第5世代およびそれ以降の世代の集合細管はかなり伸長

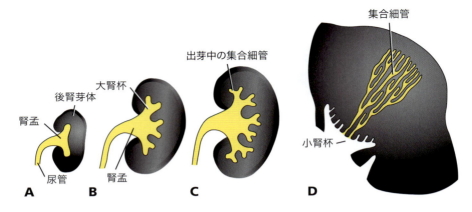

図16-5 後腎の腎盂，腎杯および集合細管の発生。**A**. 6週，**B**. 第6週末，**C**. 7週，**D**. 新生児。集合細管が円錐状に小腎杯に入ることに注意。

し，小腎杯に収斂して**腎錐体**(renal pyramid)を形成する(図16-5D)。**尿管芽からは尿管，腎盂，大・小腎杯および約100万〜300万の集合細管が生じる。**

排出管系(excretory system)

新しく形成された集合細管は，その末端を**後腎組織帽**(metanephric tissue cap)で覆われる(図16-6A)。細管の誘導的影響により，帽状組織は分化して小胞すなわち**後腎胞**(renal vesicle)を形成し，やがて小さなS字状の細管を生じる(図16-6B, C)。毛細血管が成長してS字の一端の嚢に入り込み，**糸球体**(glomerulus)に分化する。細管は糸球体とともに**ネフロン**(nephron，腎単位)または**排出管単位**(excretory unit)〔訳者注：excretory unit(排出管単位)とnephron(ネフロン，腎単位)を原著者は同義語として扱っているので，excretory unitの訳語として，より一般的なネフロン(腎単位)を採用することにした〕を形成する。ネフロンの近位端は糸球体が深く弯入して，くぼんだボーマン嚢を形成する(図16-6C, D)。遠位端は集合細管の1つに開き，ボーマン嚢から集合管系への通路が確立される。尿細管がたえず伸長する結果，**近位曲尿細管**(proximal convoluted tubule)，**ヘンレのループ**(loop of Henle)および**遠位曲尿細管**(distal convoluted tubule)を生じる(図16-6E, F)。したがって，腎臓は2つの異なる発生由来をもつ。すなわち，(1)ネフロンを供給する後腎中胚葉と，(2)集合管系を生じる尿管芽とである。

ネフロンは出生まで形成され，出生時には1つの腎臓に約100万個存在する。糸球体の毛細血管は胎生第10週までに作られ始め，これらが分化するとすぐに胎生の早期から尿の産生が始まる。出生時，腎臓は分葉腎の様相を呈する。小児期中にネフロンのその後の発育により分葉は消失するが，ネフロンの数は増加しない。

腎臓分化の分子的制御

ほとんどの器官と同様に，腎臓の分化には上皮-間葉相互作用が関係している。たとえば，中腎からの尿管芽の上皮は，後腎芽体の間葉と相互作用する(図16-7)。間葉は転写因子**WT1**を発現し，これが間葉組織を尿管芽による誘導作用に反応できるようにする。また*WT1*は間葉細胞による**神経膠細胞由来神経栄養因子**(glial cell line-derived neurotrophic factor：**GDNF**)と**肝細胞増殖因子**〔hepatocyte growth factor(**HGF**)，あるいは**肝細胞散乱因子**(hepatocyte scatter factor)〕の産生を制御し，これらの蛋白質が尿管芽の増殖を刺激する(図16-7A)。尿管芽の上皮はGDNFに反応するための**チロシンキナーゼ受容体Ret**とHGFに反応するための**Met**を合成し，上皮間葉両組織の間のシグナル伝達経路を確立する。他方，尿管芽は**線維芽細胞増殖因子2**(**FGF2**)と**骨形成蛋白質7**(**BMP7**)を介して間葉に誘導作用を及ぼす(図16-7A)。これらの増殖因子は後腎間葉でのアポトーシスを阻害し，細胞増殖を刺激する一方，Wt1の産生を維持する。ネフロン形成のための間葉から上皮への転換も尿管芽により

16章 尿生殖器系 | 263

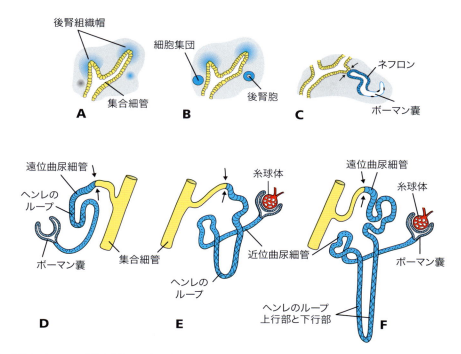

図 16-6 後腎のネフロン（腎単位）の発生。矢印はネフロン（青色）が集合管系（黄色）に開通する場所を示す。こうして，糸球体から集合管へ尿の流出が可能となる。

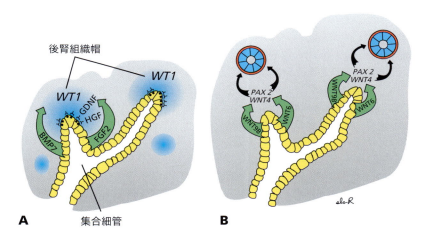

図 16-7 腎臓の分化に関与する遺伝子。**A．**間葉に発現する *WT1* は間葉を尿管芽の誘導作用に反応できるようにする。間葉はまた神経膠細胞由来神経栄養因子（GDNF）と肝細胞増殖因子（HGF）を産生し，尿管芽に発現するそれぞれの受容体である Ret と Met を介して尿管芽の増殖を刺激し，上皮-間葉相互作用を維持する。増殖因子である線維芽細胞増殖因子2（FGF2）と骨形成蛋白質7（BMP7）は間葉の増殖を刺激し，*WT1* の発現を維持する。**B．**尿管芽上皮の枝が分泌する WNT9B と WNT6 が周辺の間葉の *PAX2* と *WNT4* をアップレギュレートする。次にこれらの遺伝子は間葉の上皮化を起こし（*PAX2*），続いて尿細管を作る（*WNT4*）。細胞外基質の変化も生じ，ラミニンとIV型コラーゲンが上皮の基底膜（橙色）を形成する。

WNT9B および *WNT6* の発現を介して行われる。*WNT9B* と *WNT6* は後腎間葉の *PAX2* と *WNT4* をアップレギュレートする。*PAX2* は尿細管形成 に先立つ中胚葉細胞凝縮を促進し，一方 *WNT4* は凝縮した間葉を上皮化して尿細管を作る（図16-7B）。この相互作用の結果，細胞外基質の修飾も

起こる。つまり，**フィブロネクチン**(fibronectin)，**Ⅰ型コラーゲン**(collagen)，および**Ⅲ型コラーゲン**が，上皮の基底膜に特有の**ラミニン**(laminin)や**Ⅳ型コラーゲン**で置換される（図16-7B）。さらに，間葉を凝縮させ上皮に変化させるのに必須の細胞接着分子**シンデカン**(syndecan)や**E カドヘリン**(E-cadherin)が合成される。

臨床関連事項

腎臓の腫瘍と先天異常

ウィルムス腫瘍(Wilms tumor)は腎臓の癌で，通常は5歳以下の幼児を侵すが，胎児に起こることもある。ウィルムス腫瘍は染色体11p13上の*WT1*遺伝子の突然変異によるもので，他の異常や症候群を伴うこともある。たとえば**WAGR 症候群**は，ウィルムス腫瘍(**W**ilms tumor)，無虹彩症(**a**niridia)，生殖芽細胞腫(**g**onadoblastoma，生殖巣腫瘍)，知的障害(mental **r**etardation)の合併が特徴である。この一連の異常は，*PAX6*遺伝子(無虹彩症)と*WT1*遺伝子を含む11番染色体の微小欠失によるもので，両遺伝子間はわずか700 kbしか離れていない。同様に，**デニス–ドラッシュ症候群**(Denys–Drash syndrome)は腎不全，仮性半陰陽，ウィルムス腫瘍の合併したものである。

腎臓の異形成(renal dysplasia)と**無形成**(renal agenesis)は，原発性の腎疾患を代表する一連の重篤な形態異常で，生後1年以内に透析と腎臓移植が必要になる。**多嚢胞性異形成腎**(multicystic dysplastic kidney)はこの異常群の一例で，多数の管を未分化細胞が囲んでいる。ネフロンは発生せず，尿管芽も分岐しないので，集合管はまったく形成されない。ある症例では，このような異常で腎臓の退縮が起こり，**腎臓無形成**となる。無形成は，後腎中胚葉と尿管芽の間の相互作用がうまく起こらない場合に生じることもある。通常であれば組織間相互作用の間に，後腎中胚葉により産生された**GDNF**が尿管芽の分岐と成長を起こす。つまり，GDNFシグナル発現を制御する遺伝子の突然変異は，腎臓無形成を起こす可能性がある。例としてはタウンズ–ブロックス症候群(Townes–Brocks syndrome)の責任遺伝子である*SALL1*，腎臓虹彩コロボーマ症候群を起こす*PAX2*，咽頭弓・耳・腎臓症候群の原因となる*EYA1*があげられる。両側腎臓無形成は10,000出生に1例の割合で生じ，腎不全となる。新生児は**ポッターシークエンス**(Potter sequence)，すなわち無尿，羊水減少症とこれに続発する肺低形成という特徴を示す。この症例の85％に，他の重篤な異常，すなわち腟，子宮，精管，精嚢の欠如や異常などを伴う。心臓異常，気管や十二指腸の閉塞，唇口蓋裂，および脳異常のような泌尿生殖器以外の系の異常もよく合併する。羊水減少症を起こすために子宮腔内は圧迫され，圧平された顔面(ポッター顔貌)，弯曲足などの特徴的な外見を呈する。

先天性多発性嚢胞腎(congenital polycystic kidney disease, 図16-8)では多数の嚢胞が生じる。この疾患は常染色体劣性あるいは優性遺伝性であるが，他の原因によることもある。**常染色体劣性多発性嚢胞腎**(autosomal recessive polycystic kidney disease：**ARPKD**)は5,000出生に1例の割合で起こり，集合管から嚢胞ができる進行性の疾患である。腎臓は非常に大きくなり，幼児期や小児期に腎不全が起こる。**常染色体優性多発性嚢胞腎**(autosomal dominant polycystic kidney disease：**ADPKD**)ではネフロンのどの部分からでも嚢胞が生じ，成人するまで腎不全は起こらない。ADPKDは500〜1,000出生に1例の割合で，ARPKDに比べて頻度は高いが進行は遅い。本症のいずれの型も線毛機能に重要な線毛中にある蛋白質をコードする遺伝子の突然変異と関係がある。これらの異常は線毛関連蛋白質の突然変異

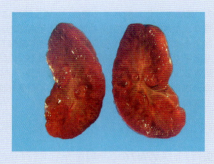

図 16-8 多発性嚢胞腎の特徴である多くの嚢胞を示す胎児腎臓の割面。

によるもので，**線毛病**(ciliopathy)とよばれ，その数が増えつつある。その中には腎嚢胞，肥満，知的障害，体肢異常を特徴とする**バルデー-ビードル症候群**(Bardet-Biedl syndrome)，腎嚢胞，水頭症，小眼球，口蓋裂，嗅覚路欠如，多指を特徴とする**メッケル-グルーバー症候群**(Meckel-Gruber syndrome)が含まれる。線毛はほとんどの組織のほとんどの型の細胞に存在するので，線毛の機能や構造の異常で多くの器官系が障害される可能性がある。

二重尿管(duplication of the ureter)は尿管芽が早期に二分すると生じる(図16-9)。重複は部分的なことも完全なこともあり，後腎組織も2つに分かれ，それぞれが固有の腎盂と尿管をもつことがある。しかし多くの場合，集合細管がまじり合う結果，いくつかの腎葉を共有している。まれな例では，一方の尿管が膀胱に開口し，他方が腟，尿道あるいは腟前庭に開口する(図16-9C)。この異常は尿管芽が2つ発生したためである。通常，尿管芽の一方は正常位をとるが，もう一方は中腎管とともに下方に移動するので，膀胱，尿道，腟または精巣上体域に低位の異常開口がみられる。

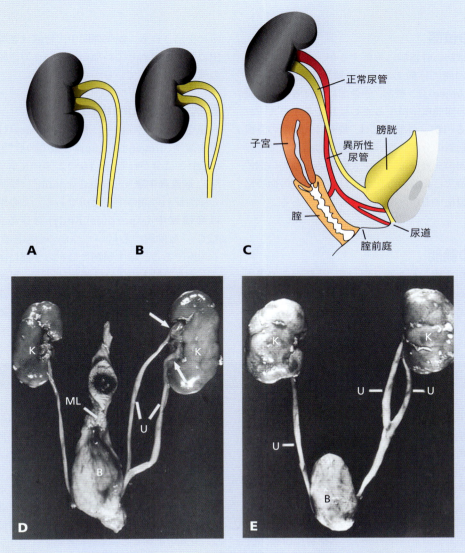

図16-9 A, B. 完全二重尿管と部分的二重尿管。C. 腟，尿道，腟前庭での異所性尿管開口の起こりうる位置。D, E. 尿管(U)の完全および部分重複症例の写真。矢印：重複した腎門，B：膀胱，K：腎臓，ML：正中臍索

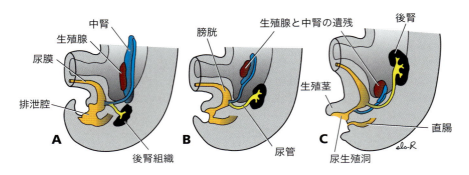

図 16-10　A〜C．腎臓の上昇。後腎系と中腎系との間の位置の変化に注意。中腎系はほぼ完全に退化し，生殖腺に近接してわずかの遺残があるのみである。男女両性の胚子で，生殖腺は最初の高さよりもはるかに低い位置に下降する。

腎臓の位置

　腎臓は初め骨盤域に位置するが，のちに腹腔内をより頭側に移動する。この**腎臓の上昇**（ascent of the kidney）は，腰部，仙骨部における体の成長と，体の弯曲度が減ずるために起こると考えられる（図 16-10）。骨盤内では，後腎は大動脈の骨盤枝から動脈の分布を受ける。腹部の高さまで上昇する期間中，後腎はたえず大動脈のより高い部位から起始する動脈の分布を受ける。下位の血管は通常は退化するが，一部は残ることがある。

腎臓の機能

　後腎から作られた永久腎は第 12 週近くで機能的となる。尿は羊膜腔に入り羊水と混じる。この液は胎児に飲み込まれ，腎臓を通ってふたたび羊水に排出される。胎生期間中，腎臓は老廃物の排出に役割を果たしていない。というのは胎盤がこの機能を果たしているからである。

膀胱と尿道（urethra）

　発生の第 4〜7 週中に，**排泄腔**（cloaca）は前方の**尿生殖洞**（urogenital sinus）と後方の**肛門管**（anal canal）とに分かれる（図 16-12，第 15 章 p.254 参照）。**尿直腸中隔**（urorectal septum）は原始肛門管と尿生殖洞の間の中胚葉層である。この中隔の先は**会陰腱中心**（perineal body）を作る（図 16-12C）。会陰腱中心はいくつかの会陰筋が停止する場所である。尿生殖洞には次の 3 部に区別できる。上方で最大の部分は**膀胱**（urinary bladder）である（図 16-13A）。最初，膀胱は尿膜と連続しているが，尿膜の腔が閉鎖すると，太い線維性索と

臨床関連事項

腎臓の位置異常

　腎臓はその上昇中に，左右の臍動脈で形成される動脈叉を通過する。しかし，ときに片方の腎臓が通過に失敗することがある。そうすると腎臓は総腸骨動脈の近くで骨盤内にとどまり，**骨盤腎**（pelvic kidney）とよばれる（図 16-11A）。ときには両側の腎臓が，この動脈叉を通過する際に接近しすぎてその下端が癒合し，**馬蹄腎**（horseshoe kidney）が形成される（図 16-11B, C）。馬蹄腎は通常，下位腰椎の高さに位置する。というのは腎臓の上昇が下腸間膜動脈の起始部で妨げられているからである（図 16-11B）。尿管は腎臓の前面から生じ，峡部の腹側を通って尾側に向かう。馬蹄腎は 600 人に 1 人の割合で認められる。

　過剰腎動脈（accessory renal artery）はよくあるもので，腎臓の上昇中に形成された胚子血管の遺残である。過剰動脈は通常は大動脈から起こり，腎臓の上端または下端に入る。

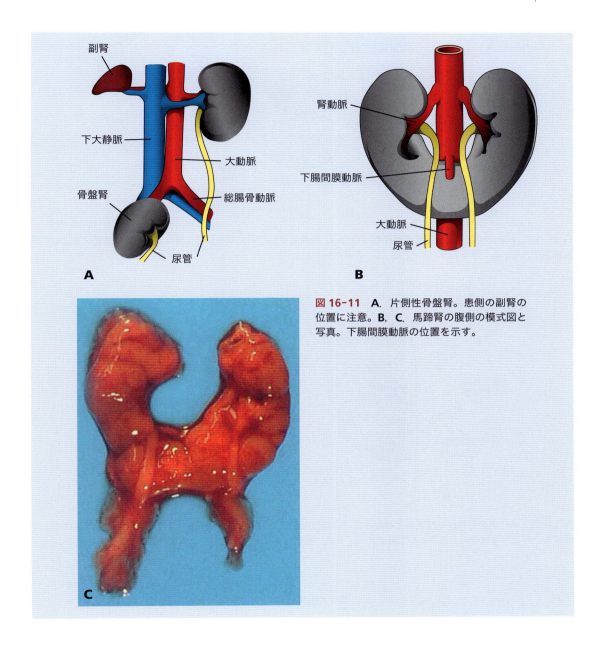

図 16-11　A．片側性骨盤腎．患側の副腎の位置に注意．B，C．馬蹄腎の腹側の模式図と写真．下腸間膜動脈の位置を示す．

なった**尿膜管**（urachus）が膀胱頂と臍を連結する（図 16-13B）．成人では，この線維性の靱帯を**正中臍索**（median umbilical ligament）とよぶ．次の部分は比較的狭い管で，**尿生殖洞の骨盤部**（pelvic part of the urogenital sinus）とよばれ，男性では**尿道前立腺部**（prostatic part of the urethra）と**尿道隔膜部**（membranous part of the urethra）を形成する．最後の部分は尿生殖洞の**生殖茎部**（phallic part）とよばれ，両側にかなり扁平で，生殖結節成長に伴って腹側に引かれる（図 16-13A，尿生殖洞の生殖茎部の発生は，男女両性で大きく異なる）．

排泄腔の分化中に，中腎管の尾側部は膀胱壁に吸収される（図 16-14）．そのため最初，中腎管から伸び出した芽体であった尿管は，別々に膀胱に入るようになる（図 16-14B）．腎臓の上昇の結果，尿管の開口部はさらに頭側に移動する．中腎管の開口部は左右近接して移動し，尿道前立腺部に入り，男性では**射精管**（ejaculatory duct）となる（図 16-14C，D）．中腎管と尿管はいずれも中胚

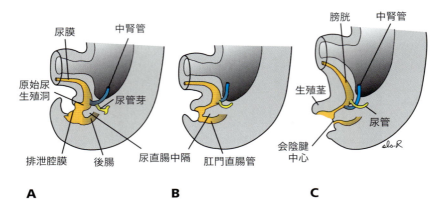

図16-12 排泄腔の尿生殖洞と肛門直腸管への分割。中腎管はしだいに尿生殖洞の壁に吸収され，尿管は独立して尿生殖洞に入る。**A**．第5週末，**B**．7週，**C**．8週。

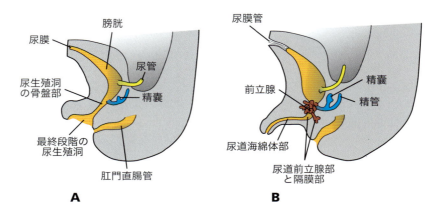

図16-13 **A**．尿生殖洞から膀胱および最終段階の尿生殖洞が発生する。**B**．男性では尿生殖洞は尿道海綿体部に発達する。前立腺は尿道の上皮芽として形成され，一方，精嚢は精管から芽出して形成される。

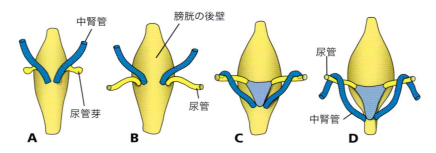

図16-14 発達中の尿管と中腎管の関係を示す膀胱の背側面。最初，尿管は中腎管の上皮芽として形成されるが（**A**），やがて膀胱への独立した入口をもつようになる（**B～D**）。膀胱三角は中腎管の取り込みによって形成されることに注意（**C**，**D**）。

葉起源であるので，これらの管を取り込んで形成された膀胱粘膜の部分(**膀胱三角** trigone of bladder)も中胚葉起源である。やがて，膀胱三角の中胚葉性上皮は内胚葉性上皮で置換されるので，最終的には膀胱の内面は完全に内胚葉起源の上皮で覆われる。

男性および女性の尿道の上皮は内胚葉起源であるが，周囲を取り巻く結合組織と平滑筋組織は臓側中胚葉に由来する。胎生第3か月末に尿道前立腺部の上皮が増殖し始め，多数の芽状突起を生じて周囲の間葉内に侵入する。男性では，これらの突起は**前立腺**(prostate gland)を形成する(図16-13B)。女性では，尿道の頭側部から**尿道腺**(urethral gland)および**尿道傍腺**(paraurethral gland)が生じる。

生殖器系

性分化は多くの遺伝子が関与する複雑な過程で，常染色体上の遺伝子も関与する。性的二形の

臨床関連事項

膀胱異常

尿膜の胚子内部の腔がその全長にわたり残存する場合には，尿が臍から排出されることがある。この異常を**尿膜管瘻**(urachal fistula)とよぶ(図16-15A)。尿膜の一部のみが残っている場合には，その上皮の分泌活動により腔は嚢胞状に拡張して**尿膜管嚢胞**(urachal cyst)となる(図16-15B)。上部の腔が残存すると**尿膜管洞**(urachal sinus)が形成される。この洞は通常，膀胱と連続している(図16-15C)。

膀胱外反(bladder exstrophy, 図16-16A)は，前体壁が欠損し，膀胱粘膜が露出しているものである。尿道上裂が常にみられる特徴で(図16-34)，開いた尿路は陰茎背面から膀胱を経て臍まで伸びている。膀胱外反は，おそらく体壁の側方折り畳みがうまくいかず，骨盤域正中部で閉じないために起こる(第7章 p.103参照)。この異常はまれで，10万出生に2例の割合で起こる。

排泄腔外反(cloacal exstrophy, 図16-16B)はもっと重篤な前体壁の欠損である。側方折り畳みの進行と体壁ヒダの正中部での閉鎖が，膀胱外反の場合よりも高度に阻害されている(第7章 p.103参照)。閉鎖障害に加えて尿直腸中隔の正常な発生も障害され，その結果，肛門管形態異常や肛門閉鎖が起こる(第15章 p.255参照)。さらに，体壁ヒダが癒合しないために生殖隆起が広く離開し，外生殖器の異常を生じる(図16-16B)。頻度はまれ(30,000人に1人)である。

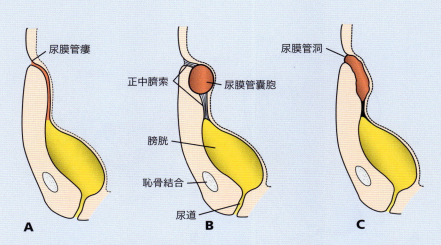

図16-15 A．尿膜管瘻。B．尿膜管嚢胞。C．尿膜管洞。この洞は膀胱と交通していることもあれば，いないこともある。

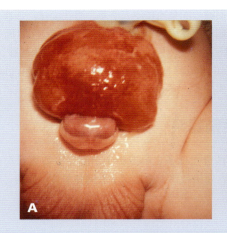
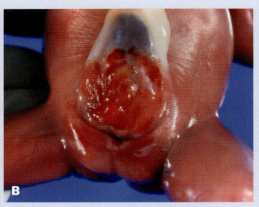

図 16-16 　A．膀胱外反．B．新生児の排泄腔外反．

鍵はY染色体にある．Y染色体の短腕(Yp11)には**SRY**(sex-determining region on Y)**遺伝子**がある．この遺伝子の産物である蛋白質は転写因子で，未分化の生殖器原基の運命を決定する下流の一連の遺伝子カスケードの，最初のスイッチを入れる．Sry蛋白質は**精巣決定因子**(testis-determining factor)である．この因子があると男性への発生が進み，ないと女性への発生が決まる．

生殖腺

胚子の遺伝的性は受精時に決定されるが，発生第7週までは生殖腺には男性または女性の形態的特徴が現れない．

生殖腺(gonad)は，初め1対の縦走隆起すなわち**生殖堤**(genital ridge, gonadal ridge)として現れ(図16-17)，体腔上皮の増殖と，その下層の間葉凝縮とによって形成される．**生殖細胞**(germ cell)は発生第6週までは生殖堤内に現れない．

原始生殖細胞(primordial germ cell)は胚盤葉上層に由来し［訳者注：原始生殖細胞の由来については初期の羊膜から誘導されるという説もある］，原始線条を通って遊走し，第3週までに尿膜に近い卵黄嚢壁の内胚葉細胞の間に出現する(図16-18A)．第4週の間に，原始生殖細胞は後腸の背側腸間膜に沿ってアメーバ様運動により移動し(図16-18A, B)，第5週の初めに原始生殖腺に達し，第6週に生殖堤に侵入する．原始生殖細胞が生殖堤に到達しないと，生殖腺は発生しない．

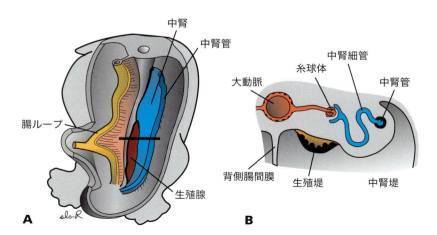

図 16-17 　A．生殖堤と中腎の関係．中腎管(ウォルフ管)の位置を示す．B．図Aの太線で示した高さでの，中腎と生殖堤を通る横断面．

16章 尿生殖器系 | 271

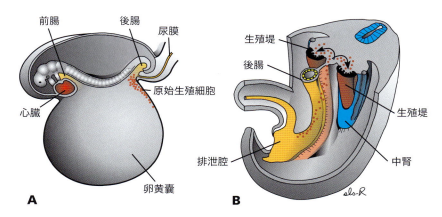

図16-18 A．3週の胚子。尿膜付着部に接近して，卵黄嚢壁内にある原始生殖細胞を示す．B．原始生殖細胞が後腸壁と背側腸間膜に沿って生殖堤に入る遊走経路．

つまり原始生殖細胞は，生殖腺を卵巣または精巣に発達させる誘導的影響を及ぼす．

　原始生殖細胞が生殖堤に到達する直前またはその経過中に，生殖堤の体腔上皮は活発に増殖し，上皮細胞はその下層の間葉内へ侵入する．ここでこれらの細胞は，多数の不規則な細胞索すなわち**原始生殖索**（primitive sex cord）を形成する（図16-19）．男女どちらの胚子でも，これらの細胞索は表面の上皮と結合したままで，発生のこの段階では，生殖腺の男女の区別はできない．そこで，これを**未分化生殖腺**（indifferent gonad）とよぶ．

精巣（testis）

　胚子が遺伝子的に男性である場合には，原始生殖細胞はXY性染色体複合（chromosome complex）をもっている．精巣決定因子をコードしているY染色体上の*SRY*遺伝子の影響のもとに原始生殖索は増殖を続け，髄質深く侵入して**精巣索**（testis cord）［訳者注：精巣索を単に性索（sex cord）とよぶこともある．本書では原始生殖索（primitive sex cord）と区別して，男性の場合，精巣索を使用している］または**髄質索**（medullary cord）を形成する（図16-20A，16-21）．精巣門に向かって精巣索は分裂して細い細胞索からなる網目を作り，のちに**精巣網**（rete testis）の細管となる（図16-20A，B）．その後の発達中に，厚い線維性結合組織の層すなわち**白膜**（tunica albuginea）が精巣索を表層の上皮から分離する（図16-20）．

　発生第4か月には，精巣索は馬蹄形となり，その端は精巣網の細胞索と連続する（図16-20B）．この時期には，精巣索は原始生殖細胞と精巣の表面上皮に由来する**支持細胞**（sustentacular cell），別名**セルトリ細胞**（Sertoli cell）とで構成されている．

　ライディッヒ間質細胞（interstitial cell of Leydig）は，生殖堤のもとの間葉に由来する．この細胞は精巣索の間にあり，精巣索が分化し始めた直後に発生を開始する．妊娠第8週までに，ライ

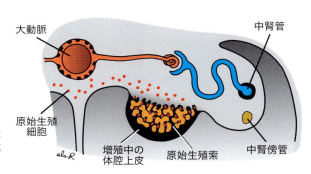

図16-19 原始生殖索のある未分化生殖腺を示す6週胚子の腰部横断面．原始生殖細胞の一部は原始生殖索の細胞で取り囲まれている．

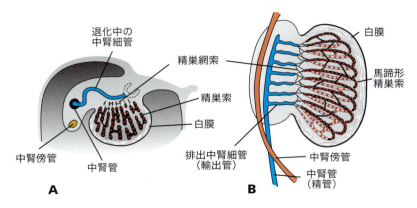

図 16-20　A．第8週の精巣の横断面。白膜，精巣索（生殖索），精巣網および原始生殖細胞を示す。排出中腎細管（尿細管）の糸球体とボーマン嚢は退縮中である。B．第4か月の精巣と生殖管。馬蹄形の精巣索が精巣網と連続している。中腎管に注ぐ輸出（細）管（排出中腎細管）に注意。

ディッヒ細胞による**テストステロン**（testosterone）の産生が始まり，精巣は生殖管や外生殖器の性分化に影響を与えられるようになる。

精巣索は思春期まで充実性の状態にとどまるが，やがて腔を生じ**精細管**（seminiferous tubule）となる。精細管が開通すると，精巣網の細管と連結し，**輸出（細）管**（efferent ductule）に入る。これは中腎系の排出中腎細管の遺残部である。これらの細管は精巣網の細管と中腎管（ウォルフ管）を連絡し，中腎管は男性では**精管**となる（図 16-20B）。

卵巣（ovary）

女性胚子はXX性染色体構成をもち，Y染色体を欠く。原始生殖索は寸断され，不規則な細胞集団となる（図 16-21，16-22A）。原始生殖細胞群を含むこれらの細胞集団は，卵巣の髄質に位置する。のちにこれらの集団は消失し，**卵巣髄質**（ovarian medulla）となる血管に富んだ支質で置換される（図 16-22）。

女性生殖腺の表面上皮は，男性と異なり，増殖し続ける。第7週に，生殖索は二次索である**皮質索**（cortical cord）を生じ，下層の間葉に侵入するが，依然として生殖腺の表層近くにとどまる（図 16-22A）。第3か月には，これらの皮質索も独立した細胞塊に分かれ，それぞれ1個またはそれ以上の原始生殖細胞を囲む。この上皮細胞は**卵胞細胞**（follicular cell）とよばれる。卵祖細胞と卵胞細胞とが合わさって**一次卵胞**（primary follicle）となる（図 16-22B，第2章 p.29 参照）。

胚子の性は受精時に決定され，精子がX染色体

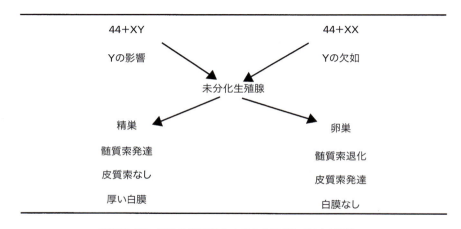

図 16-21　原始生殖細胞の未分化生殖腺に及ぼす影響。

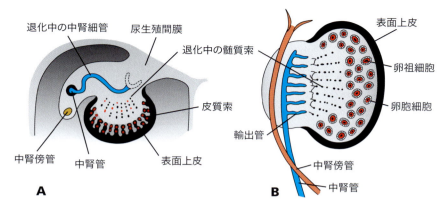

図 16-22 **A**. 原始生殖索（髄質）の退化と皮質索の形成を示す第7週の卵巣横断面。**B**. 第5か月の卵巣と生殖管。髄質索の退化に注意。排出中腎細管（輸出（細）管）は生殖網と連結しない。卵巣の皮質帯には卵胞細胞に取り囲まれた卵祖細胞群がある。

とY染色体のどちらをもっているかに左右されるということができるだろう。性染色体構成がXXの胚子では生殖腺の髄質索が退縮し，二次皮質索が発達する（図16-21，16-22）。性染色体構成がXYの胚子では髄質索は精巣索へと発達し，二次皮質索は発達しない（図16-20，16-21）。

生殖管
未分化期（indifferent stage）

最初，男・女両性の胚子とも2対の**生殖管**（genital duct）をもつ。すなわち，**中腎管**（ウォルフ管）と**中腎傍管**（paramesonephric duct，ミュラー管 Müllerian duct）である。中腎傍管は尿生殖堤の前外側面で体腔上皮が縦に陥入して生じる（図16-23）。この管は，頭側では漏斗のような形で体腔に開く。尾側では初め中腎管の側方を走り，ついで腹側で中腎管と交叉し，尾内側方向に伸びる（図16-23）。正中部では，反対側の中腎傍管と密接するようになる。癒合した管の尾側端は**尿生殖洞**の後壁に突出し，そこに小隆起，すなわち**洞結節**（sinus tubercle）を生じる（図16-24A）。中腎管は洞結節の両側で尿生殖洞に開く。

男性における生殖管

男性における生殖管はテストステロン刺激により発達し，中腎系の部分から由来する（図16-25）。もとの排出細管（排出中腎細管）すなわち**生殖上体細管**（epigenital tubule）の一部は精巣網の

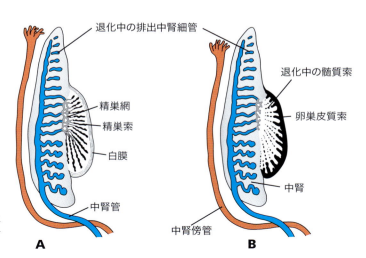

図 16-23 第6週の男性（**A**）と女性（**B**）の生殖管。中腎管と中腎傍管は男女両性ともに存在する。両性における排出中腎細管と発生中の生殖腺との関係に注意。

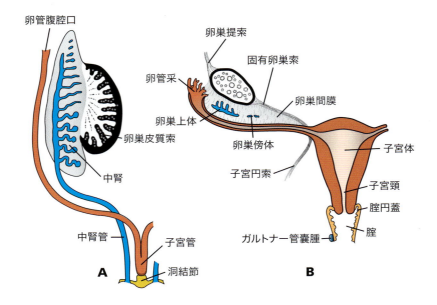

図 16-24　A．第 2 か月末の女性生殖管。中腎傍管（ミュラー管）結節と子宮管の形成に注意。B．卵巣下降後の生殖管。中腎系で残るのは、卵巣上体、卵巣傍体、およびガルトナー管嚢腫のみである。卵巣提索、固有卵巣索および子宮円索に注意。

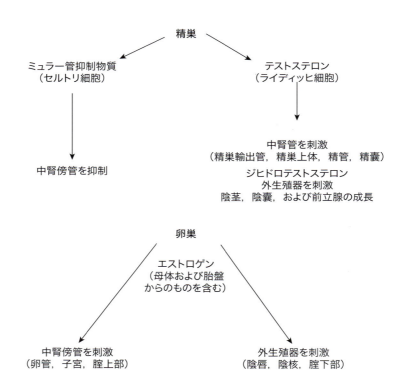

図 16-25　生殖腺のその後の性分化への影響。

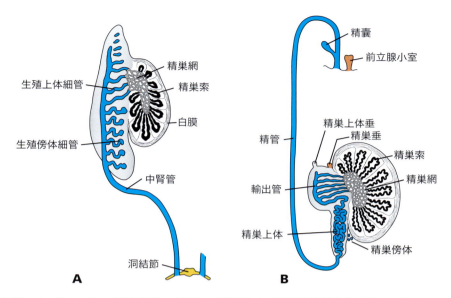

図 16-26　A．第 4 か月の男性生殖管．中腎系の頭側部および尾側部（生殖傍体細管）は退縮する．B．精巣下降後の生殖管．馬蹄形の精巣索，精巣網および精管に注ぐ輸出（細）管に注意．精巣傍体は中腎の生殖傍体細管の遺残により形成される．中腎傍管は精巣垂を除いて退化している．前立腺小室は尿道から嚢状に突出したものである．

細胞索との接触を確立し，精巣の**輸出（細）管**（efferent ductule）を形成する（図 16-26）．精巣の下端に沿う排出中腎細管すなわち**生殖傍体細管**（paragenital tubule）は，精巣網の細胞索と結合することはない（図 16-26）．これらの痕跡器官をまとめて**精巣傍体**（paradidymis）とよぶ．

中腎管は残存し，おもな生殖管を形成する．ただ，その最頭側端は退縮して**精巣上体垂**（appendix epididymidis）となる（図 16-26）．精巣輸出管の開口部のすぐ下方で生殖管は著しく伸長し，曲がりくねって**精巣上体（管）**〔(ductus) epididymidis〕を形成する．精巣上体の尾部から**精嚢**（seminal vesicle）の上皮芽（原基）にかけて，中腎管は厚い筋性の被膜を生じ，**精管**（ductus deferens）となる．精嚢より以遠は**射精管**（ejaculatory duct）となる．**セルトリ細胞**で作られる**抗ミュラー管ホルモン**〔**AMH**，別名ミュラー管抑制物質（**MIS**）〕の影響を受けて，中腎傍管は男性では頭側端の一部，すなわち**精巣垂**（appendix testis）を除いて退化してしまう（図 16-25，16-26B）．

女性における生殖管

エストロゲンが存在し，テストステロンと AMH（MIS）が存在しない状況では，**中腎傍管**は発達して女性のおもな生殖管となる（図 16-25）．

最初は 3 部が認められる．すなわち(1)体腔に開口する頭側垂直部，(2)中腎管と交叉する水平部，および(3)他側の中腎傍管と癒合する尾側垂直部である（図 16-24A）．卵巣の下降に伴って，(1)と(2)は発達して**卵管**（uterine tube）となり（図 16-24B），(3)は癒合して**子宮管**（uterine canal）となる．(2)が内尾側に進む際，尿生殖堤はしだいに横方向に位置するようになる（図 16-27A, B）．中腎傍管が正中線で癒合したのち，幅広い横走する骨盤ヒダができあがる（図 16-27C）．このヒダは癒合した中腎傍管の側面から骨盤まで広がり，**子宮広間膜**（broad ligament of the uterus）とよばれる．子宮広間膜の上縁に卵管があり，その後面に卵巣がある（図 16-27C）．子宮と子宮広間膜により，骨盤腔は**直腸子宮窩**（rectouterine pouch）と**膀胱子宮窩**（uterovesical pouch）に分割される．癒合した中腎傍管は**子宮体**（corpus uteri）と**子宮頸**（cervix uteri）および腟上部とになる．子宮は間葉に囲まれ，やがてこの部分は筋性の外被すなわち**子宮筋層**（myometrium）と，腹膜性の被膜すなわち**子宮外膜**（perimetrium）を形成する．テストステロンが存在しない状況では，女性の中腎管は変性消失する．

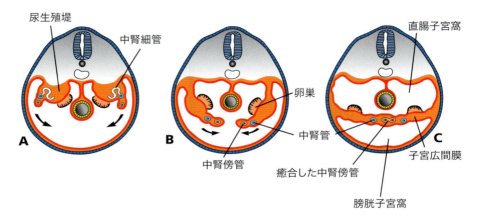

図 16-27　尿生殖堤を順次下方にたどった横断面。A, B，中腎傍管が互いに接近して，正中線で癒合する。C，中腎傍管の癒合の結果，横走ヒダ，すなわち子宮広間膜が骨盤腔内に形成される。生殖腺はこの横走ヒダの後面に位置するようになる。

生殖管分化の分子的制御

　SRY は精巣発達を司る遺伝子で，その産物は転写因子である。常染色体上の転写調節因子を作る遺伝子 **SOX9** と協調して働くようで，この転写調節因子は精巣分化も誘導する（図 16-28 にこれらの遺伝子の推定経路を示す）。SOX9 は *AMH* 遺伝子のプロモーター領域に結合することが知られており，おそらくこの遺伝子発現を制御しているのであろう。初めに *SRY* や *SOX9* が精巣に働き，**FGF9** の分泌を誘導する。FGF9 は化学走化性因子として働き，中腎管由来の細管を生殖堤に侵入させる。これらの細管の侵入がないと，精巣分化は続かない。次に，*SRY* は直接または間接に（*SOX9* を介して）**ステロイド産生因子 1**（steroid-genesis factor 1：**SF1**）の発現をアップレギュレートし，これがセルトリ細胞とライディッヒ細胞の分化を誘導する。SF1 は *SOX9* と共同して **AMH** の濃度を上げ，**中腎傍管（ミュラー管）**を退縮させる。ライディッヒ細胞で，SF1 は**テストステロン**合成酵素遺伝子発現をアップレギュレートする。テストステロンは標的組織の細胞に入る。そこでテストステロンの一部はそのままの状態でとどまり，一部は **5αレダクターゼ**（5α-reductase）により**ジヒドロテストステロン**（dihydrotestosterone）に変換される。テストステロンとジヒドロテストステロンは特異的に高い親和力のある細胞内受容

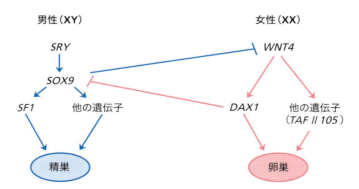

図 16-28　精巣と卵巣の分化を司る遺伝子を示す模式図。男女両性で *SOX9* と *WNT4* が生殖堤に発現する。男性では *SRY* の発現が *SOX9* をアップレギュレートし，ついで *SOX9* がステロイド産生因子 1（SF1）や精巣分化に責任ある他の遺伝子の発現を活性化する。一方，*WNT4* の発現は阻害される。女性では *WNT4* の発現は阻害されず，*DAX1* をアップレギュレートする。*DAX1* は *SOX9* の発現を阻害する。次に，*WNT4* の影響下に，他の下流遺伝子（おそらく *TAF II 105*）が卵巣の分化を誘導する。

体蛋白質と結合するが，この**ホルモン-受容体複合体**は核へと輸送され，DNAと結合して，組織特異的遺伝子の転写とその蛋白質産生を制御する。**テストステロン-受容体複合体は中腎管を仲介し**，この管を精管，精囊，精巣輸出管，精巣上体に分化させる。**ジヒドロテストステロン-受容体複合体は男性外生殖器の分化を制御する**（図16-25）。

WNT4は卵巣決定遺伝子である。この遺伝子は**DAX1**をアップレギュレートする。DAX1は**核ホルモン受容体ファミリー**メンバーで，SOX9の機能を阻害する。さらに，WNT4は卵巣分化を司る遺伝子の発現を制御するが，この標的遺伝子は明らかでない。可能性のあるものの1つは*TAF II 105*遺伝子で，この蛋白質産物は卵胞細胞中のRNAポリメラーゼ遺伝子のTATAボックスに結合するサブユニットである。このサブユニットを合成しないメスのマウスは卵巣を形成しない。

エストロゲン（estrogen）も性分化に関係し，その影響下に**中腎傍管**は卵管，子宮，子宮頸部，腟上部を形成するよう刺激される。さらに，エストロゲンは未分化期の外生殖器に作用して，大陰唇，小陰唇，陰核および腟下部を形成させる（図16-25）。

腟（vagina）

中腎傍管の充実性尾側端が尿生殖洞の後壁に接触した少しあとに（図16-29A，16-30A），2つの充実性膨出が尿生殖洞の骨盤部から生じる（図16-29B，16-30B）。これらの膨出すなわち**洞腟球**（sinovaginal bulb）は増殖し，充実性の**腟板**（vaginal plate）を形成する。この板の頭側端で増殖が続き，子宮と尿生殖洞の間の距離が増加する。胎生第5か月までに腟原基の全体に管腔ができる。子宮の末端を取り巻く腟の翼状拡張部すなわち**腟円蓋**（vaginal fornix）は，中腎傍管起源である（図16-30C）。このように，腟には2つの起源があり，その上部は子宮管由来，下部は尿生殖洞由来である。

腟腔は**処女膜**（hymen）とよばれる薄い組織板によって，尿生殖洞の腔から隔てられたままである（図16-29C，16-30C）。処女膜は洞の上皮および腟細胞の薄層からなり，通常，周生期中に小さな開口を生じる。

女性では，頭側部と尾側部の排出細管（排出中腎細管）に若干の遺残が見いだされることがある。これらの遺残は卵巣間膜内にあり，それぞれそこで**卵巣上体**（epoophoron）と**卵巣傍体**（paroophoron）を形成する（図16-24B）。中腎管は卵巣上体内にみられる頭側の一部，およびときに子宮壁または腟壁内に見いだされる尾側の一部を除いて完全に消失する。後年，この中腎管残存部から**ガルトナー管囊腫**（Gartner cyst）が形成されることがある（図16-24B）。

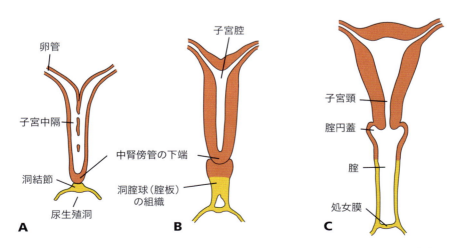

図16-29 子宮と腟の形成。**A**. 9週。子宮中隔の消失に注意。**B**. 第3か月末。洞腟球の組織に注意。**C**. 新生児。腟の上部と腟円蓋は中腎傍管組織の空胞化により，下部は洞腟球組織の空胞化により形成される。

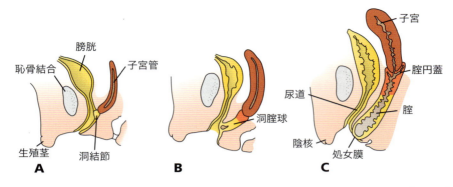

図 16-30 種々の発生段階における子宮と腟の形成を示す矢状断面。A．9週，B．第3か月末，C．新生児。

臨床関連事項

子宮と腟の異常

　子宮の重複(duplication of the uterus)は，限局性あるいは全長にわたる中腎傍管の癒合不全で起こる。その極端な型では子宮は完全に重複する(**完全重複子宮** uterus didelphys，図 16-31A)。軽症型では子宮底の中央にわずかな陥凹があるだけである(**弓状子宮** uterus arcuatus，図 16-31B)。比較的よくみられる異常の1つは**双角子宮**(uterus bicornis)で，共通の腟に開く2つの角を有している(図 16-31C)。霊長類より下等な多くの哺乳類では，この子宮の型が正常な形態である。

　中腎傍管の片側に完全または部分的閉鎖のある患者では，痕跡部分が発育良好な側の付属物となっている。通常その腔が腟と交通していないので，しばしば併発症が起こる(痕跡的一角のある単頸双角子宮，図 16-31D)。両側に閉鎖が起こると**頸管閉鎖**(atresia of the cervix)が生じる(図 16-31E)。洞腟球が癒合しないか，またはまったく発生しないと，それぞれ**重複腟**(double vagina)あるいは**腟閉鎖**(atresia of the vagina)を生じる(図 16-31A，F)。後者の場合，中腎傍管に由来する小さな腟嚢が，通常，子宮頸管の開口部を取り囲んでいる。

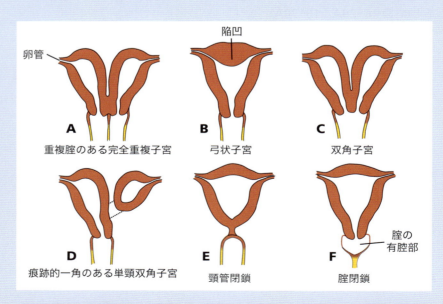

図 16-31 子宮中隔の残存または子宮管の腔の閉鎖によって生じた，おもな子宮および腟の異常。

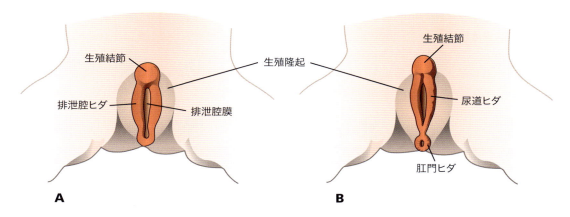

図 16-32　外生殖器の未分化期。**A**．ほぼ 4 週，**B**．ほぼ 6 週。

外生殖器（external genitalia）
未分化期

　発生第 3 週に，原始線条域に由来する間葉細胞は排泄腔膜のまわりに遊走して，1 対のかすかに隆起したヒダ，**排泄腔ヒダ**（cloacal fold）を形成する（図 16-32A）。排泄腔膜の頭側で，このヒダが合体して**生殖結節**（genital tubercle）を形成する。尾側では，ヒダが前方の**尿道ヒダ**（urethral fold）と後方の**肛門ヒダ**（anal fold）に二分される（図 16-32B）。

　やがてもう 1 対の隆起，**生殖隆起**（genital swelling）が尿道ヒダの両側に明らかになる。男性ではこれらの隆起はのちに**陰嚢隆起**（scrotal swelling）となり（図 16-33A），女性では**大陰唇**となる（図 16-35B）。しかし発生第 6 週末では，両性を区別することは不可能である。

男性における外生殖器

　男性における外生殖器の発達は胎児精巣から分泌されるアンドロゲンの影響下にあり，生殖結節の急速な伸長が特徴で，生殖結節は**生殖茎**（phallus）とよばれるようになる（図 16-33A）。この伸長中に，生殖茎は尿道ヒダを前方に引き寄せ，**尿道溝**（urethral groove）の側壁を形成する。この溝は伸長した生殖茎の尾側に沿って伸びるが，最遠位端の亀頭とよばれる部分には達しない。この溝を覆う上皮は内胚葉起源で，**尿道板**（urethral plate）を形成する（図 16-33B）。

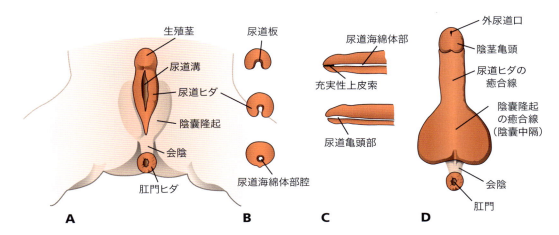

図 16-33　**A**．10 週の男性外生殖器の発達。尿道ヒダに側面を境される深い尿道溝に注意。**B**．尿道海綿体部形成中の生殖茎の横断面。尿生殖溝は両側の尿道ヒダで架橋される。**C**．尿道海綿体部の亀頭部の発生。**D**．新生児における状態。

第3か月の末に2つの尿道ヒダが尿道板を塞ぎ，**尿道海綿体部**(penile urethra)が形成される(図 16-33B)。この管腔は生殖茎の頂端までは達しない。尿道の最末端部は第4か月中に形成され，その際，亀頭の頂端から外胚葉細胞が内方へ侵入し，短い上皮索を形成する。この上皮索はのちに腔を生じ，**外尿道口**(external urethral meatus)を形成する(図 16-33C)。

男性で陰嚢隆起とよばれる生殖隆起は，初め鼠径部に位置する。発育の進展に伴い，隆起は尾側

臨床関連事項

男性外生殖器の異常

尿道下裂(hypospadias)は尿道ヒダの癒合が不完全で，尿道の異常開口部が陰茎の下面に沿ってみられるものである。異常口は多くの場合，亀頭の近くか，陰茎体沿いか，陰茎根の近くに認められる(図 16-34)。まれに，尿道口が陰嚢縫線沿い

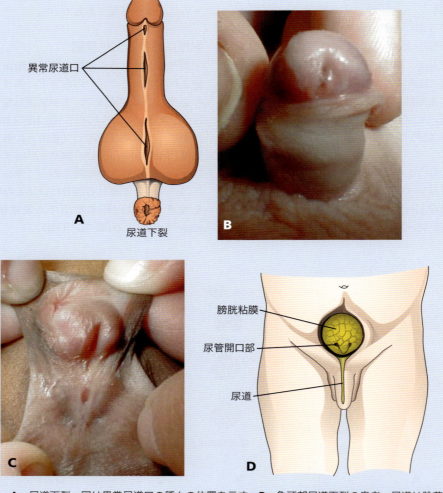

図 16-34 A．尿道下裂。図は異常尿道口の種々の位置を示す。B．亀頭部尿道下裂の患者。尿道は陰茎亀頭の下面に開く。C．陰茎亀頭と陰茎体にわたる尿道下裂の患者。D．膀胱外反(症)を合併した尿道上裂。膀胱粘膜が露出している。

に伸びていることがある。尿道ヒダがまったく癒合しない場合，尿道は陰茎の全長と陰嚢にわたって幅広い矢状裂を形成する。すると，2つの陰嚢隆起は大陰唇によく似てくる。尿道下裂の頻度は1,000出生に3～5例の割合で起こり，この発生率は過去15～20年間に倍増している。この増加の原因は不明であるが，環境中のエストロゲン様物質の増加の結果ではないかとする仮説がある（内分泌撹乱化学物質，第9章参照）。

尿道上裂(epispadias)はまれな異常で(30,000出生に1例)，尿道口が陰茎の背側にみられる（図16-34D）。この異常には孤発例もあるが，多くは膀胱外反および前腹壁の閉鎖障害に合併する（図16-16）。

陰茎短小(micropenis)は外生殖器の発育のためのアンドロゲン刺激が不十分である場合に起こる。この原因は通常，原発性性腺発育不全または視床下部あるいは下垂体の機能不全である。この異常は，陰茎を抵抗が感じられるまで引き伸ばして背側面に沿って測った恥骨結合から先端までの長さが"平均値－2.5 SD（標準偏差）"以下のものと定義される。**二分陰茎**(bifid penis)および**重複陰茎**(double penis)は，生殖結節が分裂した場合に起こることがある。

に移動し，各隆起は陰嚢の各半分を形成する。両者は**陰嚢中隔**(scrotal septum)で互いに分離されている（図16-33D）。

女性における外生殖器

エストロゲンは女性の外生殖器発達を刺激する。生殖結節はほんのわずか伸長して**陰核**(clitoris)を形成し（図16-35A），尿道ヒダは男性と異なり癒合せず，**小陰唇**(labium minus)となる。生殖隆起は肥大して**大陰唇**(labium majus)となる。尿生殖溝は体表に開き，**腟前庭**(vestibule)を形成する（図16-35B）。女性の生殖結節は著しい伸長はしないが，発生初期では男性よりも大きい。実際，妊娠第3～4か月中に性を判定するために，結節の長さ（超音波で測定）を規準として使用し，間違いが起こっている。

精巣下降

精巣は腹部の腹膜後腔中で発生するので，陰嚢に到達するには尾方に移動し，腹壁を通り抜ける必要がある。腹壁の通過経路は**鼠径管**(inguinal canal)で，約4 cmの長さがあり，鼠径靱帯の内側半部直上にある。管の入口は深鼠径輪，出口は恥骨結節近くの浅鼠径輪である。

第2か月の末頃まで，精巣と中腎は**尿生殖間膜**(urogenital mesentery)によって後腹壁に付着している（図16-3A）。中腎の退化に伴い，付着帯はおもに生殖腺の間膜として役立つようになる（図16-27B）。尾側では，このヒダは靱帯様になり，**下生殖靱帯**(caudal genital ligament)とよばれる。

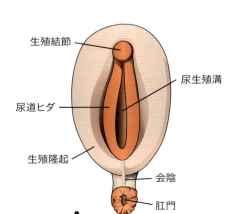
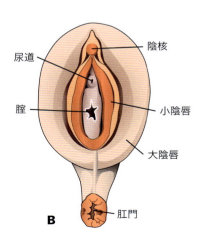

図16-35 5か月の女性胎児（**A**）および新生児（**B**）における外生殖器の発達。

臨床関連事項

生殖器発生異常

男性と女性の生殖器発生は同じような形式で始まるので，性分化と決定の異常が起こることは不思議ではない。**男女の判別が困難な生殖器**（ambiguous genitalia，図16-36）は大きな陰核あるいは小さな陰茎としてみられることがある。したがって，外見は典型的な女性であるが陰核が大きい（陰核肥大）児や，典型的男性であるが陰茎が小さく，尿道が陰茎腹側面に開いている（尿道下裂）児が生まれる可能性がある。場合によっては，患者が男女両性の特徴を備えていることがあり，**半陰陽**（hermaphroditism）とよばれる。ただし，真性半陰陽とは男女両方の性腺組織をもつもので，ヒトではそのような症例は報告されていない。一方で，**卵精巣**（ovotestis，1つの生殖巣に卵巣組織と精巣組織が混在するもの）をもつ症例はある。このような患者では，外生殖器は典型的な女性，典型的な男性，あるいは男女の中間型である。症例の70%では核型は46,XXで，子宮がある。外生殖器は男女どちらともつかないか，主として女性型で，大部分の患者は女性として育てられている。

ときに遺伝的（染色体的）な性が表現型（外見上）の性と一致しない場合がある。性判別が困難な症例で最も多い原因は**先天性副腎過形成**（congenital adrenal hyperplasia：**CAH**）である。副腎の生化学的異常によりステロイドホルモンの分泌が抑制され，下垂体からの副腎皮質刺激ホルモン（ACTH）が増加する。多くの場合，21位の水酸化が阻害される。この状態の女性には，陰核肥大に部分的男性化を伴う程度から，男性にみえるほど男性化が進んでいるものまで，幅広い性的特徴の変化がみられる。CAHのまれな型では17α-ヒドロキシラーゼ欠損があり，その結果，出生時には内外生殖器が解剖学的に女性であるが，副腎あるいは卵巣で性ホルモンが作られないために，思春期に二次性徴が発現しない。その結果，乳房の発育や恥毛の発毛がみられない。男性で17α-ヒドロキシラーゼ欠損があると，男らしさが乏しくなる。

性判別が困難なもう1つの原因としては，**アンドロゲン不応症候群**（androgen insensitivity syndrome：**AIS**）がある。AIS患者は男性で，Y染色体と精巣をもつが，アンドロゲン受容体が欠如しているか，組織が受容体-ジヒドロテストステロン複合体に反応しない。その結果，精巣で作られたアンドロゲンは男性生殖器の分化を誘導する効果がない。このような患者には精巣とミュラー管抑制物質（MIS）があり，中腎傍管系は抑制され，子宮管と子宮はない。**完全型アンドロゲン不応症候群**（complete androgen insensitivity syndrome：**CAIS**）患者では腟があるが，通常は短いか発育が悪い。精巣は鼠径部ないし陰唇部にあることが多いが，精子形成は起こらない。さらに精巣腫瘍のリスクが増加し，患者の33%には50歳までに悪性腫瘍が発生する。**中等度アンドロゲン不応症候群**（mild androgen insensitivity syndrome：**MAIS**）あるいは**部分型アンドロゲン不応症候群**（partial androgen insensitivity syndrome：**PAIS**）の患者もいる。MAIS患者ではいろいろな程度の男性化がありうるが，PAIS患者では陰核肥大や尿道下裂を伴う小陰茎など，外生殖器では性判別が困難な場合がある。これらの症例では精巣は下降していないのが普通である。

5αレダクターゼ欠損（5α-reductase deficiency：**5-ARD**）は男性で性判別が困難になる別の原因である。レダクターゼ欠損によりテストステロンをジヒドロテストステロンに変換できない。ジヒドロテストステロンがないと外生殖器は正常に発育せず，男性にみえるが陰茎が小さく尿道下裂がある。また，陰核肥大がある女性のようにみえることもある。

他の疾患でも性分化異常が合併していることが

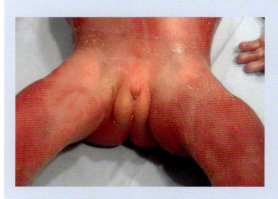

図16-36　性判別が困難な外生殖器をもつ男児（46,XY）。陰嚢隆起の部分的癒合と尿道下裂のある小さな陰茎に注意。

ある。たとえば、**クラインフェルター症候群**(Klinefelter syndrome)は47,XXY(あるいは他の異型、たとえばXXXYなど)の核型をもち、性染色体異常では最もよくみられ、男性1,000人に1人の割合で起こる。患者には妊孕性の低下、精巣萎縮、テストステロン濃度の低下などがありうる。女性化乳房(gynecomastia、乳房肥大)が患者の33%にみられる。XX相同染色体の不分離が最も多い原因である。

生殖腺形成異常(gonadal dysgenesis)は卵子が欠如し、卵巣が線状生殖腺(streak gonad)として認められるものである。患者の外形は女性であるが、染色体構成はさまざまで、XYのこともある。**XY女性生殖腺形成異常(スワイヤー症候群** Swyer syndrome)は*SRY*遺伝子の点突然変異もしくは欠損により起こる。患者は正常な女性のようにみえるが月経がなく、思春期に二次性徴が発現しない。**ターナー症候群**(Turner syndrome)の患者も生殖腺形成異常を示す。核型は45,Xで、低身長、高口蓋、翼状頸、盾状胸、心臓および腎臓異常、および陥没乳頭などの特徴を示す(第2章 p.25 参照)。

また、精巣の尾側端から伸びるものは**精巣導帯**(gubernaculum)という細胞外基質に富んだ間葉凝縮である(図16-37)。精巣下降に先立って、この間葉帯は分化中の内・外腹斜筋の間で鼠径域に終わっている。のちに、精巣が深鼠径輪に向かって下降し始めると、精巣導帯の腹腔外部が形成され、鼠径域から陰嚢隆起に向かって成長する。精巣が鼠径管を通過する際に、この腹腔外部は陰嚢の底と接触する(女性でも同様に導帯は形成されるが、通常は未発達の状態にとどまる)。

精巣下降を制御する因子は完全にはわかっていないが、精巣導帯の腹腔外部の発達が腹腔内部での移動を引き起こし、臓器の成長による腹腔内圧の上昇が鼠径管を通る通路を作り、そして精巣導帯の腹腔外部の退行が精巣を陰嚢へ導く運動を完了させるようである。正常では、精巣はほぼ妊娠12週に鼠径部にきて、28週までに鼠径管を通過し、33週までに陰嚢に到達する(図16-37)。この過程はアンドロゲン類とミュラー管抑制物質(MIS)を含むホルモンの影響を受けている。精巣

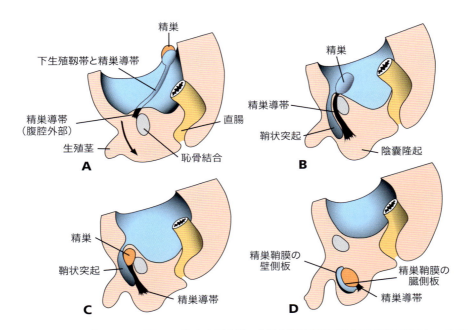

図16-37 精巣下降。**A**. 第2か月の間。**B**. 第3か月中頃。体腔を覆う腹膜が陰嚢隆起内に膨出し、そこで鞘状突起(精巣鞘膜)を形成する。**C**. 第7か月。**D**. 出生直後。

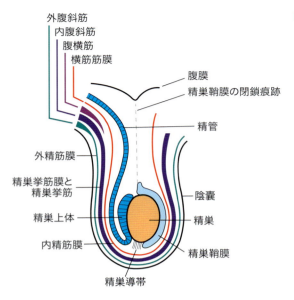

図 16-38　腹壁の構成要素に由来する精巣の各層。これらの被膜は精巣が腹腔内の後腹膜部から陰嚢内へと遊走する経路で形成される。

下降中，大動脈から精巣への血液供給は維持され，精巣血管は起源である腰部から陰嚢中の精巣へと伸びている。

精巣下降とは別に，体腔の腹膜は正中線の両側で前腹壁に向かって膨出する。この膨出は精巣導帯の経路にしたがって陰嚢隆起に入り，**鞘状突起**（processus vaginalis）とよばれる（図 16-37B）。鞘状突起は体壁の筋および筋膜層を伴って陰嚢隆起内に膨出し，**鼠径管**を形成する（図 16-38）。

精巣は鼠径輪を通り恥骨櫛を越えて，出生時に陰嚢内に入っている。そこで，精巣は鞘状突起の反転したヒダで覆われる（図 16-37D）。精巣を覆っている腹膜層は**精巣鞘膜**（tunica vaginalis）の**臓側板**とよばれ，腹膜嚢の残りの部分は**精巣鞘膜の壁側板**を形成する（図 16-37D）。鞘状突起と腹膜腔とを連結している狭い腔は，出生時またはその直後に閉鎖される。

精巣は鞘状突起由来の腹膜層で覆われるのに加えて，通過する前腹壁由来の層にも包まれるようになる。こうして，**横筋筋膜**（transversalis fascia）が**内精筋膜**（internal spermatic fascia）を，**内腹斜筋**（internal abdominal oblique muscle）が**精巣挙筋膜**（cremasteric fascia）と**精巣挙筋**（cremasteric muscle）を，**外腹斜筋**（external abdominal oblique muscle）が**外精筋膜**（external spermatic fascia）を形成する（図 16-38）。腹横筋は層形成に

臨床関連事項

ヘルニアと潜在精巣

鼠径管を通って陰嚢に至る体腔と鞘状突起との間の連結は通常，生後 1 年以内に閉鎖する（図 16-37D）。この通路が開いたままであると，腸ループが陰嚢内へ下降することがあり，**先天性間接鼠径ヘルニア**（congenital indirect inguinal hernia）を起こす（図 16-39A）。ときにこの通路の閉鎖が不規則に起こり，その経路に沿って小囊胞を残す。のちに，これら囊胞が余分な液を分泌し，**陰嚢水腫**（hydrocele of the testis）や**精索水腫**（hydrocele of the spermatic cord）を生じる可能性がある（図 16-39B）。

男性新生児の 97％では精巣は出生前に陰嚢内に存在する。残る 3％の多くでは，生後 3 か月以内に下降が完了する。しかし，乳児の 1％未満で，一側あるいは両側の精巣が下降しない。この状態を**潜在精巣**（cryptorchidism）とよぶが，これはアンドロゲン（テストステロン）産生の低下による可

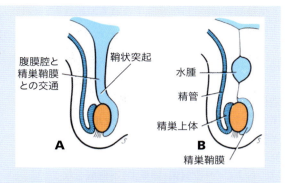

図 16-39 **A**. 鼠径ヘルニア。鞘状突起が腹膜腔と交通したままである。このような場合，腸ループの一部がしばしば陰嚢方向へ，ときには陰嚢内に下降し，鼠径ヘルニアを生じる。**B**. 陰嚢水腫。

能性がある。下降しない精巣は成熟した精子を生産することができず，その3〜5%に腎臓異常が合併する。

は加わらない。というのも，腹横筋は下降する精巣の通過路を覆わず，その上を弓なりに走るからである。

卵巣下降

女性では，男性に比較して生殖腺の下降が少なく，卵巣は最終的に骨盤分界線の直下に位置する。上生殖靱帯は**卵巣提索**(suspensory ligament of the ovary)を，下生殖靱帯は**固有卵巣索**(ligament of the ovary proper)と**子宮円索**(round ligament of the uterus)を形成する(図 16-24)。子宮円索は大陰唇内に伸びる。

要 約

泌尿器および生殖器はともに中胚葉組織から発生する。3つの泌尿器系が経時的に頭側から尾側へと発生する。

- **前腎**(pronephros)は頸部に形成され痕跡的である。
- **中腎**(mesonephros)は胸部および腰部に形成され，大きく，**排出管単位（ネフロン）**およびそれ自身の集合管，すなわち**中腎管**または**ウォルフ管**を特徴とする。ヒトでは機能はあっても一時的であり，この系の大部分は消失する。中腎管と中腎細管は精巣から尿道まで精子を導く経路をなす。女性ではこれらの管は退縮する。

- **後腎**(metanephros)または**永久腎**(permanent kidney)は2つの原基から形成される。後腎では中腎と同様にそれ自身の腎細管が生じるが，その集合管系は**尿管芽**，つまり中腎管の芽体として生じる。この尿管芽から**尿管，腎盂，腎杯**および全**集合管系**が生じる(図 16-5)。集合管系と腎細管系との結合は正常発生にとって欠くことができない(図 16-6)。間葉に発現する **WT1** により，間葉は尿管芽の誘導に反応できるようになる。尿管芽と間葉の相互作用は，間葉によるGDNFとHGFの産生と，尿管上皮が作るそれぞれのチロシンキナーゼ受容体であるRetとMetの働きを介して行われる。尿管芽が産生するPAX2とWNT4は後腎間葉の上皮化を起こし，排出細管の形成を準備する(図 16-7)。早期に尿管芽が分裂すると，異所性尿管を伴った二裂腎(bifid kidney)や過剰腎(supernumerary kidney)を生じる(図 16-9)。腎臓は骨盤域で発生し，腰部の最終位置まで「上昇」するので，**骨盤腎**や**馬蹄腎**のような腎臓の位置異常が起こる(図 16-11)。

膀胱(urinary bladder)は受精後第4〜7週の間に原始腎と消化管の排泄物貯蔵のための**排泄腔**として形成され，**尿直腸中隔**により前方の**尿生殖洞**と後方の**肛門管**に分けられる(図 16-12)。この洞の前方部が膀胱に分化する。洞の残部は，男性では尿道の**前立腺部**および**隔膜部**に，女性では尿道に分化する(図 16-13)。

生殖器系は，（1）生殖腺すなわち原始性腺，（2）生殖管，および（3）外生殖器からなる。この3系とも，男性にも女性にも発生可能な**未分化期**を経過する。Y染色体上の**SRY**は精巣決定因子を産生し，男性の性分化を制御する。**SRY**の下流にある遺伝子には**SOX9**および**SF1**（ステロイド産生因子1）があり，これらは精巣中の**セルトリ細胞**と**ライディッヒ細胞**の分化を刺激する。**SRY**遺伝子の発現は（1）髄質索（精巣索）の発達，（2）白膜の形成，および（3）**皮質索（卵巣索）不形成**を起こす。

SRYがなく卵巣分化を司る遺伝子である**WNT4**があると，卵巣が発生する。**WNT4**は**SOX9**発現を抑制する**DAX1**遺伝子をアップレギュレートする。次に，**WNT4**は他の下流遺伝子とともに**卵巣の形成**を起こす。この過程には，（1）**典型的な皮質索形成**，（2）**髄質索（精巣索）の消失**，および（3）**白膜の不形成**を伴う（図16-21）。精巣および卵巣の発生には，発生第4～6週の間に卵黄嚢から生殖堤に遊走する**原始生殖細胞**による誘導が必要である。原始生殖細胞が未分化生殖腺に到達しない場合は，生殖腺は未分化のままか，形成されない。

未分化の生殖管系と外生殖器は，ホルモンの影響を受けて発達する。**未分化期**には**中腎管**と**中腎傍管**の2本の管系がある。精巣の**ライディッヒ細胞**により産生される**テストステロン**は，中腎管の発生を刺激し，**輸出（細）管**，**精巣上体**，**精管**，**射精管**を作る。**セルトリ細胞**により作られる**ミュラー管抑制物質**〔**MIS**，**抗ミュラー管ホルモン**（**AMH**）とよばれることもある〕は中腎傍管の発生を抑制する。**ジヒドロテストステロン**は陰茎と陰嚢を含む外生殖器の発生を刺激する（図16-25）。**エストロゲン類**は，テストステロンがないことと相まって中腎傍管の発生を調整する。中腎傍管から**卵管**，**子宮**，**子宮頸部**，および**腟上部**が形成される。中腎管の発達を刺激するテストステロンは産生されないので，中腎管由来構造は退縮する。また，エストロゲン類は**陰核**，**陰唇**および腟下部を含む外生殖器の分化も刺激する（図16-25）。精巣ホルモンの産生またはそれに対する感受性の障害があると，母体および胎盤エストロゲンの影響を受けて，女性的特徴が優勢となる。

外生殖器の形成も未分化期から始まる。最初に骨盤底の表面に1個の**生殖結節**，2個の**生殖隆起**，2本の**排泄腔ヒダ**が作られる。尿直腸中隔が骨盤底の内面に届くと，原始尿生殖洞が前方の膀胱と後方の肛門管に分かれ，この時点で排泄腔ヒダは**尿道ヒダ**とよばれるようになる（図16-32）。男性では生殖結節は成長し，**生殖茎**とよばれる。成長につれて生殖茎は尿道ヒダを引っ張り，左右の尿道ヒダは癒合して陰茎体を作る。この間に生殖隆起は大きくなって**陰嚢隆起**となり，これも左右が正中線で癒合する。女性では，生殖結節は**陰核**，尿道ヒダは**小陰唇**，生殖隆起は**大陰唇**になる。女性では左右の原始的構造が癒合しないこと，また男女で陰茎と陰核，陰嚢と大陰唇が**相同の構造**であることに注意する必要がある。

問 題

1. 泌尿器系の発生の過程で3つの異なる系が形成される。これらの3系とは何か。新生児に残るとすれば，各系のどの部分か。

2. 出生時に一見男性にみえる児の陰嚢に精巣がなかった。のちに，両精巣とも腹腔内にあることがわかった。この状態は何とよばれるか。この異常の発生学的起源を説明せよ。

3. 男女の外生殖器には相同性があるといわれる。相同なものは何と何で，その発生学的起源は何か。

4. 若い女性が数年間妊娠しようと努めたあげく，助言を求めて相談にきた。検査をすると双角子宮であることが判明した。この異常はどのようにして起こるのか。

第17章

頭・頸部

頭部を構成する間葉は，**沿軸中胚葉**（paraxial mesoderm）および**側板中胚葉**（lateral plate mesoderm）と，**神経堤**（neural crest）および外胚葉肥厚域である**外胚葉性プラコード**（ectodermal placode）に由来する．沿軸中胚葉（**体節** somite と**体節分節** somitomere）は，神経頭蓋の膜性骨化・軟骨性骨化する大部分（図17-1，第10章と図10-6も参照），頭顔面域のすべての随意筋（表17-1），頭部背側域の真皮と結合組織，および前脳より尾側の髄膜を形成する．側板中胚葉は喉頭軟骨（披裂軟骨と輪状軟骨）およびこの領域の結合組織を形成する．神経堤細胞は前脳，中脳，および菱脳域の神経外胚葉に由来し，腹側では咽頭弓へ，吻側では前脳と眼杯のまわりを顔面域へ遊走する（図17-2）．この位置で，神経堤細胞は全内臓頭蓋（顔面）と神経頭蓋の膜性骨化・軟骨内骨化する一部を作る（図17-1，第10章と図10-6も参照）．また，神経堤細胞は軟骨，骨，歯のゾウゲ質，腱，真皮，軟膜とクモ膜，知覚ニューロン，および腺の結合組織を含むその他の組織も形成する．**外胚葉性プラコード**からの細胞は，神経堤と

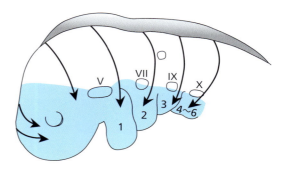

図17-2 前脳，中脳，および菱脳域から神経堤細胞が咽頭弓と顔面の最終的な位置（空色の部位）に遊走する経路．外胚葉肥厚域（咽頭弓上プラコード）は脳神経V，VII，IX，およびXの知覚性神経節の形成に関与するが，これも図示してある．

ともに，脳神経のV，VII，IX，およびXの知覚性神経節のニューロンを形成する（図17-2）．

頭・頸部の発生における最も際立った特徴は，**鰓弓**（branchial arch）または**咽頭弓**（pharyngeal arch）の存在である．鰓弓という呼称は，形が魚類の鰓に幾分似ているからである．咽頭弓は発生第

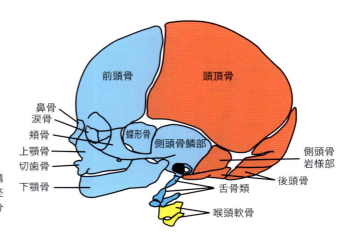

図17-1 頭部と顔面の骨格構造．これら構造物のための間葉は神経堤（青色），側板中胚葉（黄色），および沿軸中胚葉（体節と体節分節）（赤色）に由来する．

表 17-1　咽頭弓由来の構造とその神経支配

咽頭弓	神経	筋	骨格
第一（顎弓（上顎および下顎隆起））	V．三叉神経：上顎および下顎枝	咀嚼筋（側頭筋，咬筋，内・外側翼突筋），顎舌骨筋，顎二腹筋前腹，口蓋帆張筋，鼓膜張筋	前顎骨，上顎骨，頬骨，側頭骨の一部，メッケル軟骨，下顎骨，キヌタ骨，ツチ骨，前ツチ骨靱帯，蝶下顎靱帯
第二（舌骨弓）	VII．顔面神経	顔面表情筋（頬筋，耳介筋，前頭筋，広頸筋，口輪筋，眼輪筋），顎二腹筋後腹，茎突舌骨筋，アブミ骨筋	アブミ骨，茎状突起，茎突舌骨靱帯，舌骨小角，舌骨体の上部
第三	IX．舌咽神経	茎突咽頭筋	舌骨大角，舌骨体の下部
第四〜第六	X．迷走神経 ・上喉頭神経（第四咽頭弓支配神経） ・反回（下喉頭）神経（第六咽頭弓支配神経）	輪状甲状筋，口蓋帆挙筋，咽頭収縮筋，喉頭内の筋	喉頭軟骨（甲状軟骨，輪状軟骨，披裂軟骨，小角軟骨，楔状軟骨）

4〜5週に出現し，胚子の特徴ある外形に大きく貢献している（表17-1，図17-3）．最初，咽頭弓は棒状の間葉組織で構成され，**鰓溝**（branchial cleft）または**咽頭溝**（pharyngeal cleft）とよばれる深い溝によって隔てられている（図17-3C，図17-6も参照）．同時に，咽頭弓と咽頭溝の発生に伴って多数の囊状の突出，すなわち**咽頭囊**（pharyngeal pouch）が，前腸最先端の咽頭の側壁に沿って出現する（図17-4，図17-6も参照）．咽頭囊はしだいに周囲の間葉に侵入するが，外方の溝に開口することはない（図17-6）．このように，咽頭弓，咽頭溝および咽頭囊の発生は魚類や両生類における鰓の形成に類似しているが，ヒトの胚子では真の意味での鰓は決して形成されない．したがって，**咽頭**（咽頭弓，咽頭溝および咽頭囊）という術語がヒトの胚子に採用されてきた．

咽頭弓は頸部の形成に貢献するばかりでなく，顔面の形成にも重要な役割を演じる．胎生第4週末に，顔面の中心は口窩で構成され，その周囲を咽頭弓の最初の1対が取り囲んでいる（図17-5）．胚子が胎生42日に達すると，5つの間葉性隆起が認められる．すなわち，2つの**下顎隆起**（mandibular prominence：第一咽頭弓）が口窩の尾側に，2つの**上顎隆起**（maxillary prominence：第一

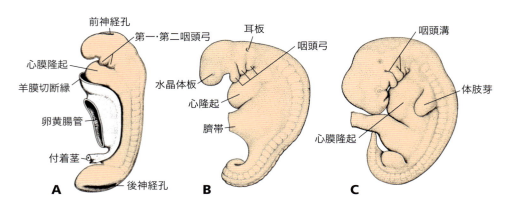

図 17-3　咽頭弓の発生．A．25日，B．28日，C．5週．

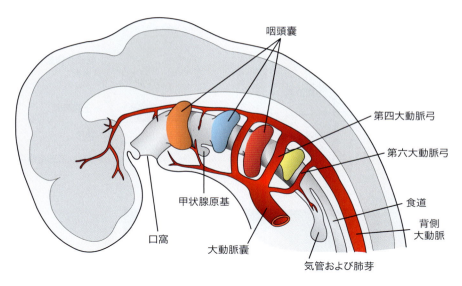

図 17-4 前腸の嚢状突出としての咽頭嚢，甲状腺の原基および大動脈弓（咽頭弓動脈）。

咽頭弓の背側部）が口窩の側方に，1つの**前頭鼻隆起**（frontonasal prominence）がやや丸みを帯びた隆起として，口窩の頭側にみられる。顔面の発生はのちに，**鼻隆起**（nasal prominence）の形成により補われる（図 17-5）。これらの弓，嚢，溝，隆起に由来する構造の分化にはすべて，上皮-間葉相互作用が関わっている。

咽頭弓

各咽頭弓の芯は間葉組織で構成され，その外面は体表の外胚葉で，内面は内胚葉由来の上皮で覆われている（図 17-6）。沿軸中胚葉と側板中胚葉に由来する間葉の他に，咽頭弓の芯は多数の**神経堤細胞**を受け入れ，これらの細胞が咽頭弓に遊走して顔面の**骨格要素形成**に貢献する。咽頭弓固有の中胚葉は，顔面と頸部の筋組織を作る。こうして各咽頭弓は，それぞれ独自の**筋要素**をもつことで特徴づけられる。各咽頭弓の筋要素には固有の**脳神経**があり，どこへ筋細胞が遊走しても，その**脳神経要素**がついていく（図 17-6，17-7）。さらに各咽頭弓には，固有の**動脈要素**がある（図 17-4，17-6。咽頭弓由来の構造とその神経支配については表 17-1 参照）。

第一咽頭弓

第一咽頭弓（first pharyngeal arch）は，眼の下方を前方に伸びる**上顎突起**（maxillary process）という背側部と，**メッケル軟骨**（Meckel cartilage）を含む**下顎突起**（mandibular process）という腹側部からなる（図 17-5，17-8A）。その後の発達中にメッケル軟骨はその背側部の2つの小部分を除いて退化消失するが，残存した2つは**キヌタ骨**（incus）と**ツチ骨**（malleus）とを形成する（図 17-8B，17-9）。上顎突起の間葉は，**顎前骨**（premaxilla），**上顎骨**（maxilla），**頬骨**（zygomatic bone），および**側頭骨**（temporal bone）**の一部**を膜性骨化により生じる（図 17-8B）。**下顎骨**（mandible）もメッケル軟骨を取り巻く間葉組織の膜性骨化により形成される。さらに，第一咽頭弓は中耳の骨の形成に寄与する（第 19 章参照）。

第一咽頭弓の筋系は**咀嚼筋**（muscles of mastication：側頭筋，咬筋，および内・外側翼突筋），**顎二腹筋前腹**，**顎舌骨筋**，**鼓膜張筋**および**口蓋帆張筋**により構成される。第一咽頭弓の筋を支配する神経は**三叉神経**（trigeminal nerve）**の下顎枝**である（図 17-7）。第一咽頭弓由来の間葉は顔面の真皮にも寄与するので，顔面の皮膚の知覚神経供給は**三叉神経の眼枝**，**上顎枝**，および**下顎枝**でまかなわれる。

咽頭弓の筋は，必ずしもその咽頭弓固有の骨または軟骨要素に付着するとは限らず，ときには周辺部に遊走することもある。しかしこれらの筋の由来は，その神経支配がもとの咽頭弓にしたがう

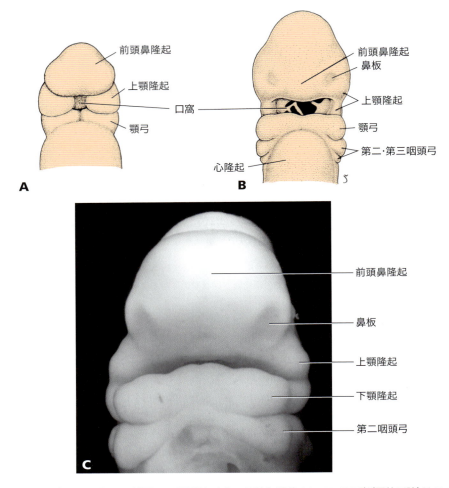

図 17-5 **A**. 胎齢ほぼ 24 日の胚子の前面。口咽頭膜により一過性に閉鎖されている口窩（原始口腔）は 5 つの間葉性隆起に取り囲まれている。**B**. ほぼ 30 日の胚子の前面。口咽頭膜の破裂と前頭鼻隆起上の鼻板の形成を示す。**C**. 図 B に示したものと類似の発生段階（28 日）のヒト胚子写真。

ので，常に追跡可能である。

第二咽頭弓

第二咽頭弓または**舌骨弓**(hyoid arch)の軟骨（**ライヘルト軟骨** Reichert cartilage，図 17-8B）は，**アブミ骨**(stapes)，**側頭骨の茎状突起，茎突舌骨靱帯**を生じ，その腹側部から**舌骨小角**および**舌骨体の上部**を形成する（図 17-9）。舌骨弓の筋は**アブミ骨筋，茎突舌骨筋，顎二腹筋後腹，耳介筋**および**表情筋群**である。第二咽頭弓の神経である**顔面神経**(facial nerve)はこれらの筋のすべてを支配する。

第三咽頭弓

第三咽頭弓の軟骨は**舌骨体の下部**と**舌骨大角**を生じる（図 17-9）。この咽頭弓の筋系は，**茎突咽頭筋**だけである。筋は第三咽頭弓の神経である**舌咽神経**(glossopharyngeal nerve)によって支配される（図 17-7）。

第四および第六咽頭弓

第四および第六咽頭弓の軟骨要素は癒合して，喉頭の**甲状軟骨，輪状軟骨，披裂軟骨，小角軟骨，**および**楔状軟骨**を形成する（図 17-9）。第四咽頭弓の筋（**輪状甲状筋，口蓋帆挙筋，**および**咽頭収縮筋群**）は，第四咽頭弓の神経である迷走神経の枝，すなわち**上喉頭神経**(superior laryngeal nerve)で

17章 頭・頸部 291

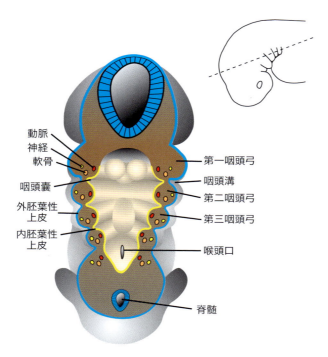

図 17-6 咽頭弓の横断模式図。各咽頭弓は中胚葉と神経堤に由来する間葉の芯からなり，内面は内胚葉，外面は外胚葉で覆われている。各咽頭弓は1本の動脈（大動脈弓の1つ）と1本の脳神経を含み，頭頸部の特定の骨・筋要素の形成に関与する。各咽頭弓の間に，内面には咽頭嚢，外面には咽頭溝がある。

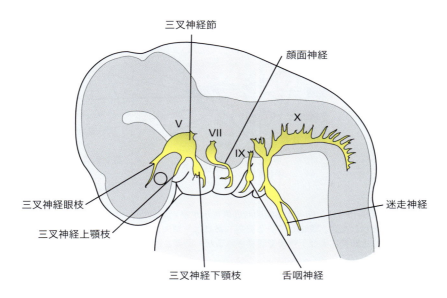

図 17-7 各咽頭弓にはそれぞれ固有の脳神経が入る。第一咽頭弓を支配する三叉神経には3枝がある。すなわち，眼神経，上顎神経および下顎神経である。第二咽頭弓の神経は顔面神経［訳者注：顔面神経の一部は裂前枝（pretrematic branch）として第一咽頭弓に入る。これが鼓索神経（chorda tympani）となる］，第三咽頭弓の神経は舌咽神経である。第四咽頭弓の筋は迷走神経の枝の上喉頭神経，第六咽頭弓の筋は迷走神経の枝の反回神経（下喉頭神経）で支配される。

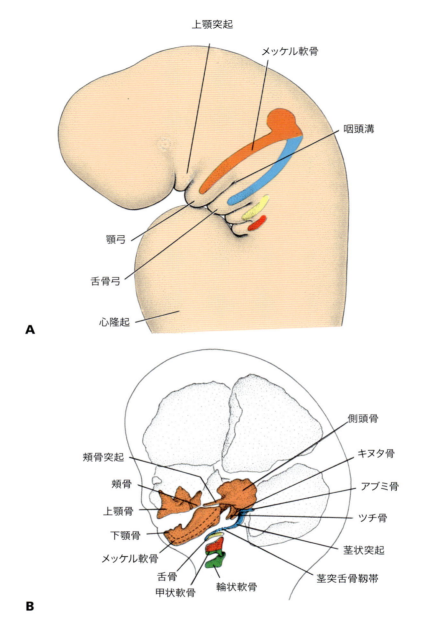

図 17-8　A．顔面と頸部の骨の形成に関与する咽頭弓軟骨を示す頭・頸部側面．B．咽頭弓を構成する種々の要素が，発生進行後に何になるかを示した図．骨化している要素もあれば，消失または靱帯化している要素もある．上顎突起とメッケル軟骨はそれぞれ上顎骨および下顎骨で置換されるが，両者とも膜性骨化により発生する．

支配される．喉頭内の筋は，第六咽頭弓の神経である迷走神経の枝，すなわち**反回神経**(recurrent laryngeal nerve，**下喉頭神経** inferior laryngeal nerve)の支配を受ける．

咽頭嚢

ヒトの胚子には 4 対の咽頭嚢があり，5 番目のものは痕跡的である(図 17-6，17-10)．咽頭嚢を覆う**内胚葉性上皮**(endodermal lining)から多数の重要な器官が生じるので，各咽頭嚢に由来する構造を表 17-2 にまとめてある．

17章 頭・頸部 293

図17-9 各咽頭弓の軟骨要素により形成された完成構造。

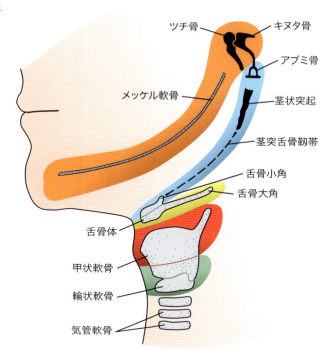

第一咽頭囊

第一咽頭囊は茎状の憩室，すなわち**耳管鼓室陥凹**（tubotympanic recess）を形成し，将来の**外耳道**（external auditory meatus）である第一咽頭溝の上皮性被覆と接触する（図17-10）。この膨出部の末梢部分は拡張して囊状構造の**原始鼓室**（primitive tympanic cavity），すなわち**中耳腔**（middle ear cavity）となり，この咽頭囊の基部は狭いままとどまって**耳管**（auditory tube，**エウスタキオ管** eustachian tube）を形成する。鼓室の内胚葉性被覆は，のちに**鼓膜**（tympanic membrane, eardrum）の形成に加わる（第19章参照）。

第二咽頭囊

第二咽頭囊の上皮性被覆は増殖し，上皮芽を形成して周囲の間葉内に侵入する。この上皮芽は，

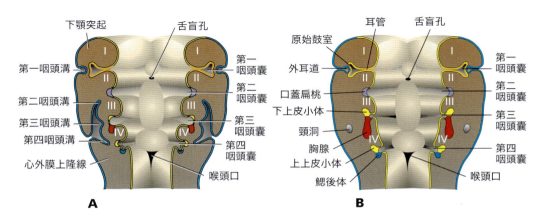

図17-10 **A**. 咽頭溝と咽頭囊の発生。第二咽頭弓が第三，第四咽頭弓を覆うように成長し，そのため第二，第三および第四咽頭溝が覆い隠される。**B**. 第二，第三および第四咽頭溝の遺残が頸洞を形成する。正常では頸洞は閉鎖する。種々の咽頭囊より形成される構造物に注意。

表 17-2	咽頭嚢由来の構造
咽頭嚢	由来する構造
第一	鼓室（中耳腔） 耳管
第二	口蓋扁桃 扁桃窩
第三	下上皮小体 胸腺
第四	上上皮小体 鰓後体 〔甲状腺傍濾胞細胞（C細胞）〕

二次的に中胚葉組織の侵入を受けて，**口蓋扁桃**(palatine tonsil)の原基を形成する（図17-10）。第3〜5か月中に，扁桃はしだいにリンパ組織の浸潤を受ける。この咽頭嚢の一部が残って，成人でみられる**扁桃窩**(tonsillar fossa)になる。

第三咽頭嚢

第三および第四咽頭嚢は，その末端に背側翼と腹側翼があることが特徴である（図17-10）。発生第5週に，第三咽頭嚢の背側翼の上皮が分化して**下上皮小体**(inferior parathyroid gland)となり，腹側翼が**胸腺**(thymus)を形成する（図17-10）。両腺の原基は咽頭壁との連絡を失い，ついで胸腺は下上皮小体を引っぱりながら尾内側に移動する（図17-11）。一方，胸腺のおもな部分は胸郭内前部の最終的な位置へ急速に移動し，そこで対側の胸腺と癒合するが，その尾部［訳者注：主部より上方に尾のように伸びた部分］がときに残存して甲状腺内に埋没したり，独立した**胸腺巣**(thymic nest)となる。

胸腺の発育と発達は思春期まで続く。幼児では胸腺は胸郭のかなりの空間を占め，胸骨の後方で，心膜と大血管の前方にある。高齢者では萎縮しかつ脂肪組織で置換されるので，胸腺を見いだすことはむずかしい。

第三咽頭嚢の上皮小体組織は最終的に甲状腺の背側面でとどまり，成人では下上皮小体を形成する（図17-11）。

第四咽頭嚢

第四咽頭嚢背側翼の上皮が，**上上皮小体**(superior parathyroid gland)を形成する。上皮小体は咽頭壁との接触を失うと，尾側に移動してきた甲状腺の背側面に付着し，上上皮小体となる（図17-11）。第四咽頭嚢の腹側部は**鰓後体**(ultimobranchial body)を生じる。鰓後体はのちに甲状腺に取り込まれる。鰓後体の細胞は甲状腺の**傍濾胞細胞**(parafollicular cell)，すなわちC細胞を生じる。これらの細胞は**カルシトニン**(calcitonin)を分泌する。これは血中のカルシウム値の調整に関

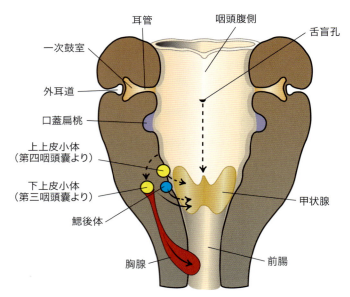

図17-11 胸腺，上皮小体および鰓後体の移動。甲状腺は舌盲孔の高さで発生し，第一気管軟骨の高さまで下降する。

係するホルモンである(表17-2)。

咽頭溝

　胎生第5週の胚子の特徴は，4つの咽頭溝があることである(図17-6)が，そのうち胚子の最終的な構造に寄与するのは1つだけである。第一咽頭溝の背側部は下層の間葉に侵入し，**外耳道**となる(図17-10，17-11)。外耳道底の上皮性被覆は，**鼓膜**の形成に加わる(第19章参照)。

　第二咽頭弓の間葉組織の活発な増殖により，第二咽頭弓は第三，第四咽頭弓を覆い，ついに頸の下部で**心外膜上隆線**(epicardial ridge[訳者注：epipericardial ridgeともいう。胚子の心膜上方にある咽頭下の間葉組織で，ここを通って舌下神経が舌に達する])と癒合して(図17-11)，第二，第三および第四咽頭溝は外界との連絡を失う(図17-10B)。この溝は外胚葉性上皮で覆われた1つの腔，すなわち**頸洞**(cervical sinus)を形成するが，発達がさらに進展すると消失する。

顔面形成の分子的制御

　神経堤細胞は神経ヒダ縁に沿う表面外胚葉付近の神経上皮細胞に由来する。骨形成蛋白質(BMP)シグナル伝達がこの縁部の確立に重要であり，やがて*WNT1*の発現を制御する。*WNT1*は予定神経堤細胞を上皮から間葉へ転換させ，その周囲にある間葉中への遊走を始めさせる(第6章p.81参照)。菱脳では神経堤細胞は**菱脳分節**(rhombomere)という分節的な領域から特異的なパターンで生じる(図17-12)。菱脳にはR1からR8まで8つの分節があり，特定の分節からの細胞は特定の咽頭弓に遊走する。神経堤細胞は3つの流れとして遊走する。R1およびR2からの細胞は中脳尾側部領域からの細胞とともに第一咽頭弓へ，R4からのものは第二咽頭弓へ，R6とR7からのものは第四および第六咽頭弓へと遊走する(図17-12)。R3とR5から神経堤細胞はほとんど形成されず，遊走細胞流に加わらない事実が，3つの流れを分けることを助けている。3つの明確な流れがあることは重要である。というのはこの流れが頭頸部に作られる神経節，すなわち三叉

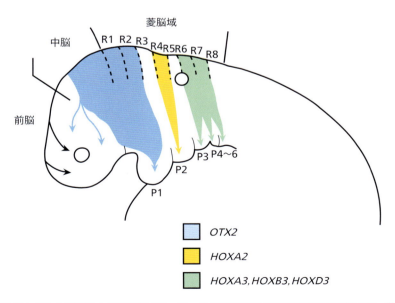

図17-12　頭部神経ヒダから顔面および咽頭弓(P1〜6)への神経堤細胞の遊走経路を示す模式図。菱脳域からの神経堤細胞は菱脳分節とよばれる分節構造から遊走する。菱脳分節は*HOX*遺伝子の特異的なパターンを発現し(中脳と菱脳分節R1，R2はホメオドメインを含む転写因子*OTX2*を発現する。図18-31も参照)，神経堤細胞はこれらの発現パターンを咽頭弓に持ち込む。また，神経堤細胞の3つの流れがあること，菱脳分節R3とR5はこれらの流れにほとんど細胞を提供しないことにも注意。この3つの流れは重要である。その理由は，脳神経節からの軸索が伸びて菱脳に戻り，接続を確立する際の案内指標となるからである(図18-40も参照)。

神経節，膝神経節，内耳神経節，舌咽神経下神経節，迷走神経下神経節などからの軸索を導く案内指標となるからである。これらの神経節は神経堤細胞とこの領域のプラコード（第18章参照）からの細胞の組み合わせで作られる。三叉神経節からの軸索はR2で，膝神経節と内耳神経節からのものはR4で，舌咽神経下神経節と迷走神経下神経節からのものはR6とR7で菱脳へ入る。このように神経堤細胞の3つの流れには意味がある。R3あるいはR5に投射する軸索はない。

咽頭弓に遊走した神経堤細胞は各咽頭弓に特徴的な骨格要素を作る。以前は神経堤細胞はこれら骨格要素のパターン形成を制御していると考えられていたが，現在ではこの過程は咽頭囊の内胚葉が調節していることが明らかになっている。咽頭囊の形成は神経堤細胞の遊走以前に行われ，神経堤細胞がなくても起こる。咽頭囊は内胚葉の側方への遊走により形成され，この遊走は線維芽細胞増殖因子（FGF）により刺激される。囊が形成されるにつれて，それぞれの囊は非常に特徴のある遺伝子パターンを発現する（図17-13, 17-14）。*BMP7*は各囊後方の内胚葉に発現する。*FGF8*は前方の内胚葉に発現する。*PAX1*発現は各囊の最背側の内胚葉に限られている。さらに，*SHH*が第二，第三咽頭囊の後部内胚葉に発現する。これらの発現パターンが，やがて咽頭弓間葉の特定の骨格構造への分化とパターン形成を調節する。しかし，この過程は間葉にも依存しており，上皮-間葉相互作用のもう1つの例となる。この場合，内胚葉からのシグナルに対する間葉の応答は間葉に発現する転写因子に依存している。これらの転写因子には*HOX*遺伝子や，神経堤が咽頭弓内に持ち込んだ他のものが含まれる。神経堤細胞はその特定の遺伝子発現パターンを，由来する菱脳分節に依存している（図17-12）。菱脳分節そのもののパターンは菱脳での*HOX*遺伝子の互いに重なり合ったコードにより確立されている（第18章参照）。神経堤は遊走の際にこれらを運ぶ。第一咽頭

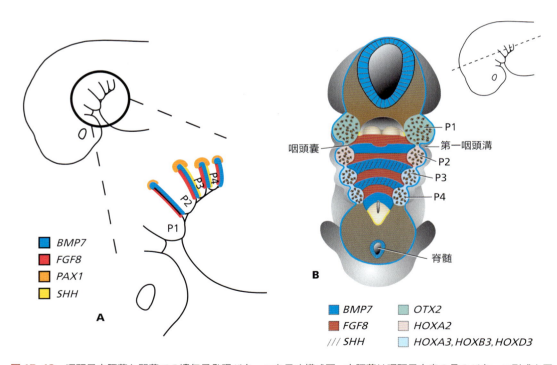

図17-13 咽頭弓内胚葉と間葉での遺伝子発現パターンを示す模式図。内胚葉は咽頭弓由来の骨のパターン形成を司るが，このシグナルに対する応答は間葉が発現する遺伝子により決められる。咽頭囊内胚葉中での遺伝子発現は特異的なパターンを示す。*FGF8*は各囊の前方域に，*BMP7*は後方域に発現する。*SHH*が第二および第三咽頭囊の後方域に発現する一方，*PAX1*は各咽頭囊の最背側域に発現する（**A**，**B**）。間葉での遺伝子発現パターンは，咽頭弓に遊走してきた神経堤細胞が起源となる菱脳分節から咽頭弓に持ち込んだ遺伝子コード（また，第一咽頭弓の場合は中脳からのもの）により確立される（**B**，図17-12，図18-31も参照）。第一～第四咽頭弓：P1～4

弓は*HOX*遺伝子を欠くが，中脳に発現するホメオドメインを含む転写因子*OTX2*を発現する。第二咽頭弓は*HOXA2*を発現する。第三〜第六咽頭弓は*HOX*遺伝子第3パラログ群の*HOXA3*，*HOXB3*，*HOXD3*を発現する（図17-13B）。これらの転写因子の異なる発現パターンが咽頭囊内胚葉から発するシグナルに異なる反応を示し，第一咽頭弓は上顎と下顎，第二咽頭弓は舌骨を形成するといったようになる。

　顔面領域の中央から上方にかけての残りの骨格

も，前頭鼻隆起中に遊走した神経堤細胞に由来する（図17-12）。この領域では，表面外胚葉とその深層にある神経外胚葉が発するシグナルが間葉の運命を決定する。ここでも*SHH*と*FGF8*が，この領域のパターン形成におもな役割を果たす。しかし，特異的な遺伝子相互作用についてはわかっていない。

臨床関連事項

咽頭領域の先天異常
異所性胸腺および上皮小体遺残

　咽頭囊由来の腺組織は遊走するので，その途上に過剰腺や組織遺残物が残っていることはまれではない。胸腺組織や上皮小体にはこのことが当てはまり，胸腺は頸部に遺残することがある。下上皮小体の位置は上上皮小体より変化が大きく，ときには総頸動脈の分岐部に位置することもある。

鰓瘻

　鰓瘻（branchial fistula）は，第二咽頭弓が第三および第四咽頭弓を越えて尾側に伸長しそこなうと起こる。これは，第二，第三，および第四咽頭溝の遺残物が細い管で体表と連絡したままになっているものである（図17-14A）。このような瘻管は，胸鎖乳突筋（sternocleidomastoid muscle）の前で頸の側面に見いだされ，通常は側頸囊胞（lateral cervical cyst）の排液路となる（図17-14B）。これらの囊胞は頸洞の遺残で，多くの場合，下顎角の直下にある（図17-15）。しかし，これらの囊胞は胸鎖乳突筋の前縁に沿う部分のどこにでも見いだされる。側頸囊胞は，出生時には発見されず，小児期に拡大してから明瞭となることが多い。

　内鰓瘻（internal branchial fistula）はまれな異常で，頸洞が小管で咽頭腔と連絡し，通常，扁桃域に開口する（図17-14C）。このような瘻は，発生のある時期に第二咽頭溝と咽頭囊との間の膜が破れることにより起こる。

神経堤細胞と頭蓋顔面部異常

　神経堤細胞（neural crest cell，図17-2）は頭蓋

顔面領域の大部分の形成になくてはならないものである。そのため神経堤の発生が障害されると，重篤な頭蓋顔面異常が生じる。また，神経堤細胞は心臓の流出路を大動脈と肺動脈に分ける**円錐動脈幹心内膜隆起**（conotruncal endocardial cushion）の形成に関与するので，頭蓋顔面異常児の多くは動脈幹残存，ファロー四徴症，大血管転換などの異常を合併する。あいにく，神経堤細胞は特に傷つきやすい細胞集団のようで，アルコールやレチノイン酸などの化学物質で簡単に死んでしまう。神経堤細胞の傷害に関係した頭蓋顔面異常には次のようなものがある。

　トリーチャー-コリンズ症候群（Treacher Collins syndrome, **下顎顔面異骨症** mandibulofacial dysostosis）はまれな常染色体優性遺伝性疾患で，50,000生産児に1例の割合で生じ，60%は新しい突然変異として起こる。この症候群は上下顎と頬骨弓の低形成が特徴で，頬骨弓は欠如する場合もある。口蓋裂や外耳異常もよくみられ，外耳道の閉鎖，中耳の耳小骨異常があると両側性伝音性難聴が高頻度で起こる。通常，眼の異常もあり，眼裂斜下，下眼瞼欠損がみられる。*TCOF1*遺伝子（5q32）の突然変異がほとんどの症例の原因である。この遺伝子産物は**treacle**（トレアクル）とよばれる核蛋白質で，神経堤細胞のアポトーシスを防ぎ，増殖を維持するのに必要と思われる。しかし，神経堤細胞の正常な遊走を調節しているのではないようである。この症候群の症例の大部分は遺伝子突然変異によるが，この異常の表現型模写（phenocopy）は実験動物にレチノイン酸の発生毒性量を投与すると誘発できるので，ヒトの症例

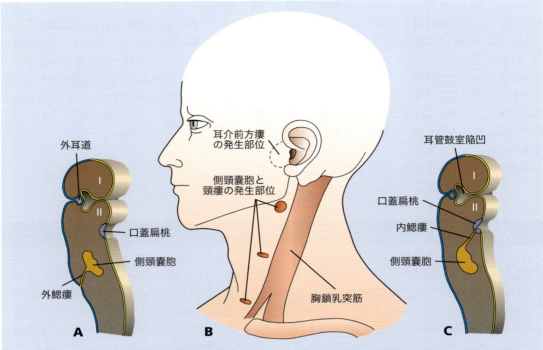

図17-14 **A.** 瘻管を通って頸部の側面に開く側頸嚢胞。**B.** 胸鎖乳突筋の前方での側頸嚢胞と頸瘻。耳介前方瘻の位置にも注意。**C.** 口蓋扁桃の高さで咽頭に開く側頸嚢胞。

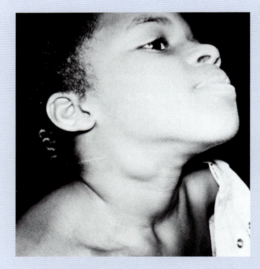

図17-15 側頸嚢胞（鰓嚢胞）の患者。これらの嚢胞は常に胸鎖乳突筋の前，頸の側面にある。下顎角の下に見いだされることが多いが，後年まで大きくならない。

の一部は発生毒性因子で起こっている可能性が示唆される。

ロバンシークエンス（Robin sequence）［訳者注：シークエンスとは，ある一次的な発生異常の結果生じる一連の多発性二次的形態異常の集合をいう］は単独で起こることも，他の症候群や異常との合併で起こることもある。トリーチャーコリンズ症候群と同様，ロバンシークエンスでは第一咽頭弓の構造が変化し，なかでも下顎の発達が最も障害される。患児は通常，小顎，口蓋裂，舌下垂（後方に位置する舌）の3主徴を示す（図17-16A）。この異常は遺伝因子または環境因子で起こる。また，機械的変形（deformation）として起こる場合もある。たとえば，羊水減少の場合に顎が胸に押しつけられて起こることがある。一次的な異常は下顎の発育不全で，その結果，舌が後方に位置して口蓋突起の間から下降せず，口蓋の癒合を阻害する。この異常は8,500出生に1例の割合で起こる。

22q11.2欠失症候群はヒトで最も多い染色体欠失症候群で，ディジョージ（DiGeorge）症候群（図17-16B），ディジョージ異常，口蓋心臓顔面

(velo-cardio-facial)症候群（図17-16C），シュプリンツェン（Shprintzen）症候群，円錐動脈幹異常顔貌（conotruncal anomaly face）症候群，先天性胸腺欠如ないし低形成などの諸型がある。この異常は22番染色体長腕の一部が欠失した結果であり，ほぼ4,000出生に1例の割合で起こる。最近の研究結果によると，この欠失部にある*TBX1*（Tボックス DNA結合転写因子1）遺伝子の突然変異により，染色体欠失のない患者でも同じ症候群を起こす。さらに*TBX1*遺伝子の調節に変

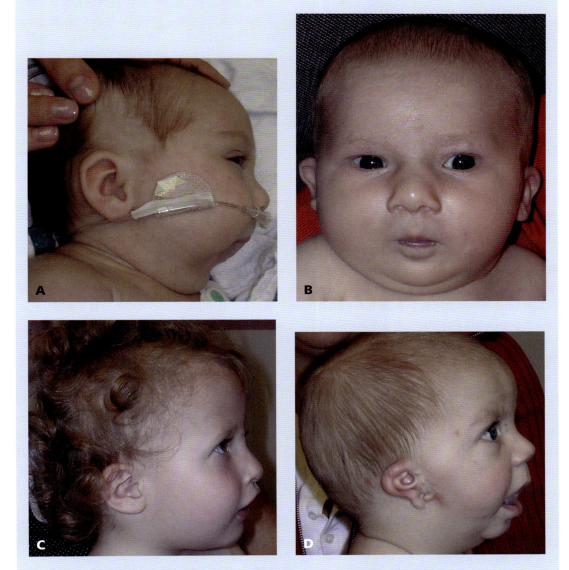

図 17-16 神経堤細胞への傷害によって生じたと考えられる一連の頭蓋顔面異常の患児。**A.** ロバンシークエンス。非常に小さい下顎（小顎症）に注意。下顎が小さいため舌が下降できず，左右の口蓋突起の間に挟まり，その結果として口蓋裂が生じる。**B, C.** 22q11.2欠失症候群の例（ディジョージ症候群）。**B.** 小さな口，ほとんど凹凸のない人中，小顎，隆起した鼻梁，後方へ回旋した耳介に注意（口蓋心臓顔面症候群）。**C.** この患者は軽い頬骨低形成，小顎，厚い上唇，大きな耳介など，軽度の顔面形態異常を示す。**D.** 片側顔面萎縮（眼球耳介椎骨スペクトル，ゴールドナール症候群）。ポリープ状の皮膚垂を伴う耳介異常と小顎に注意。

動があることで，観察される表現型の幅広さが説明できる。この症候群の特徴はいろいろな型の異常と重症度の多様さで，患児によくみられるのは先天性心臓・大動脈異常，軽度の顔貌異常，学習障害，胸腺低形成ないし欠如による頻発する感染症である。感染は胸腺がかかわるT細胞依存性免疫反応の障害による。患児の多くは上皮小体の発生異常による低カルシウム血症のためにけいれんを起こす。成長した患者は統合失調症や鬱のような精神疾患を発症するリスクが高い。多くの構造に寄与する神経堤細胞の異常で，症状の一部は説明できる。胸腺や上皮小体の異常も神経堤細胞と関係がある。咽頭嚢から遊走する内胚葉性上皮が胸腺や上皮小体の原基となるが（図17-10参照），神経堤細胞は内胚葉が入り込む間葉，すなわちの

ちの結合組織を構成する。この間葉がないと，胸腺や上皮小体の分化に必須である正常な上皮-間葉相互作用が起こらない。

眼球耳介椎骨スペクトル（oculoauriculo-ver-tebral spectrum，**ゴールドナール症候群** Gold-enhar syndrome）は通常，上顎骨，側頭骨，および頬骨が小さく，扁平化する変化をきたす数々の頭蓋顔面異常を含む。耳（無耳，小耳），眼（眼球の腫瘍，類皮腫），および脊椎（癒合，半椎，二分脊椎）の異常がよくみられる（図17-16D）。症例の65%が非対称性である。この異常は5,600出生に1例の割合で起こる。症例の50%にファロー四徴症や心室中隔欠損のような心臓異常を含む他の異常が合併する。片側顔面萎縮の原因は不明である。

舌

舌（tongue）はほぼ4週の胚子で，2つの**外側舌隆起**（lateral lingual swelling）と1つの**正中隆起**（medial swelling），すなわち**無対舌結節**（tuber-culum impar）の形で出現する（図17-17A）。これら3つの隆起は第一咽頭弓から由来する。第二の正中隆起である**結合節**（copula），つまり**鰓下隆起**（hypobranchial eminence）は第二・第三咽頭弓，および第四咽頭弓の一部の間葉で形成される。最後に，第四咽頭弓の後方部で形成される第三の正中隆起が生じて，喉頭蓋（epiglottis）の発生の始まりを示す。この隆起のすぐ後方は**喉頭口**（laryngeal orifice）で，**披裂隆起**（arytenoid swell-ing）がその両側にある（図17-17）。

外側舌隆起の成長の結果，外側舌隆起は無対舌結節を覆い，互いに癒合して舌の前2/3，すなわち舌体が形成される（図17-17）。舌体を覆う粘膜は第一咽頭弓に由来しているので，この部分の知覚は**三叉神経の下顎枝**により支配される。舌体は後方の1/3とV字形の溝である**分界溝**（terminal sulcus）によって隔てられる（図17-17B）。

舌の後方部，つまり舌根は第二・第三咽頭弓，および第四咽頭弓の一部から発生する。舌のこの部分の知覚性神経支配が**舌咽神経**であることは，第三咽頭弓の組織が第二咽頭弓の組織よりも増殖が著しいことを示している。

喉頭蓋も舌の最後部もともに**上喉頭神経**で支配されているが，このことは，これらが第四咽頭弓から発生したことを反映している。若干の舌筋は，おそらくその場（*in situ*）で分化するが，その他は**後頭体節**（occipital somite）に由来する中胚葉から生じる。したがって舌筋は**舌下神経**（hypo-glossal nerve）に支配される。

舌の一般知覚性神経支配は容易に理解される。舌体の知覚性神経支配は第一咽頭弓の神経である三叉神経によりなされ，舌根はそれぞれ第三咽頭弓と第四咽頭弓の神経である舌咽神経と迷走神経が支配する。舌の前2/3の**特殊知覚性神経**（spe-cial sensory innervation，味覚神経 taste nerve）は顔面神経の枝である**鼓索神経**（chorda tympani）により供給されるが，後方1/3の味覚は舌咽神経

臨床関連事項

舌小帯短縮

舌小帯短縮（症）（ankyloglossia, tongue-tie）は，舌が口腔底に固定された状態をさす。正常では，多くの細胞変性が起こり，舌小帯だけが舌を口腔底に結びつける組織になる。舌小帯短縮（症）の最もよくみられる型では，舌小帯が舌尖まで伸びている。

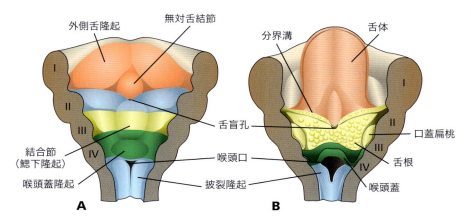

図 17-17　舌の発生を示すために，上面からみた咽頭弓腹側部。咽頭弓の断面はⅠ〜Ⅳの番号で示す。**A**．胎生 5 週（ほぼ 6 mm）。**B**．胎生 5 か月。舌盲孔，すなわち甲状腺原基の起始部に注意。

が支配する。

甲状腺

　甲状腺（thyroid gland）は無対舌結節と結合節との間，すなわちあとで**舌盲孔**（foramen cecum）となる点で，咽頭底の上皮性増殖として出現する（図 17-17，17-18A）。その後，甲状腺は咽頭腸の前を 2 葉に分かれた憩室となって下降する（図 17-18）。この移動中，甲状腺は舌と細い管，すなわち**甲状舌管**（thyroglossal duct）で連結されたままである。のちに，この管は消失する。

　発育の進展に伴って，甲状腺は舌骨と喉頭軟骨の前方を下降し，第 7 週に気管前方の最終的な位置に到達する（図 17-18B）。それまでに，正中部の小さい峡部と左右の側葉が生じている。甲状腺はほぼ第 3 か月末に機能し始め，そのとき初めてコロイドを含有する小胞が認められるようになる。**濾胞細胞**（follicular cell）は**チロキシン**（thyroxine）および**トリヨードチロニン**（triiodothyronine）の源として役立つコロイドを産生する。**傍濾胞細胞**（**C 細胞**）は**鰓後体**（図 17-10）に由来し，カルシトニンの源として役立つ。

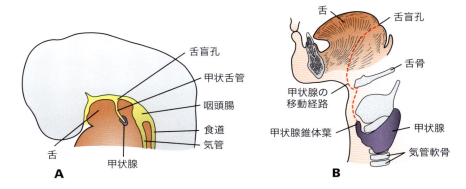

図 17-18　**A**．甲状腺原基は無対舌結節のすぐ尾側の咽頭正中線における上皮性憩室として出現。**B**．成人における甲状腺の位置。破線は移動経路を示す。

臨床関連事項

甲状舌管と甲状腺異常

甲状舌管嚢胞（thyroglossal cyst）は甲状腺の移動経路に沿う部分のどこにでも発見されるが，常に頸の正中線（midline）近くに存在する。その名が示すように，甲状舌管の嚢胞化した遺残である。これらの嚢胞の約50％は舌骨体に密着するか，その直下に位置するが（図17-19, 17-20），舌の基部で，甲状軟骨に密接して見いだされることもある。ときには甲状舌管嚢胞は瘻管，すなわち甲状舌管瘻（thyroglossal fistula）によって外界と連なっている。このような瘻は通常，嚢胞の破裂後二次的に生じるが，出生時に存在している場合もある。

異所性甲状腺組織（aberrant thyroid tissue）は，甲状腺の下降路に沿う部位のどこにでも発見される。通常，舌盲孔のすぐ後方の舌根部に見いだされ，甲状腺そのものと同じ疾患にかかりやすい。

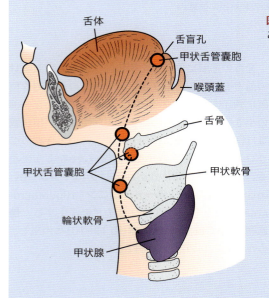

図 17-19 甲状舌管嚢胞。舌骨域に最も多く見いだされるこれらの嚢胞は，常に正中線に接近して存在する。

図 17-20 甲状舌管嚢胞。これらの嚢胞は甲状舌管の遺残で，甲状腺の移動経路沿いのどこにでも存在する。最も多くみられるのは舌骨のアーチの後方である。重要な診断上の特徴としては，正中位に存在することである。

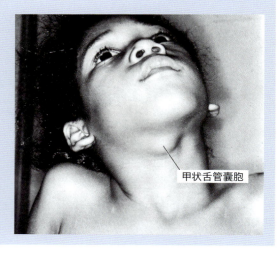

顔面（face）

　胎生第4週末に**顔面隆起**（facial prominence）が出現する。これは神経堤由来の間葉からなり、主として第一咽頭弓で形成される。口窩の外側に**上顎隆起**、尾側に**下顎隆起**が区別される（図17-21）。脳胞腹側の間葉の増殖により形成される**前頭鼻隆起**は、口窩の上縁を構成する。前頭鼻隆起の両側に、前脳腹側部の誘導効果により生じる体表外胚葉の局所的肥厚である**鼻板**〔nasal(olfactory) placode〕がある（図17-21）。

　第5週中に、鼻板は陥入して**鼻窩**（nasal pit）となる。その際に、各鼻窩を取り巻く組織の隆起が生じ、**鼻隆起**を形成する。鼻窩の外縁にある隆起が**外側鼻隆起**（lateral nasal prominence）で、内縁にあるのが**内側鼻隆起**（medial nasal prominence）である（図17-22）。

　次の2週間中に、上顎隆起は増大し続ける。同時に、上顎隆起は内側へ成長し、そのため内側鼻隆起を正中線に向かって圧迫する。次に内側鼻隆起と上顎隆起の間の溝が消失し、両者は癒合する（図17-23）。こうして、上唇は2つの内側鼻隆起と、2つの上顎隆起とで形成される。外側鼻隆起は上唇の形成には関与しない。下唇と顎は、正中線で癒合する左右の下顎隆起で形成される。

　最初、上顎隆起と外側鼻隆起は深い溝、すなわち**鼻涙溝**（nasolacrimal groove）で分けられている（図17-22, 17-23）。この溝の底の外胚葉は充

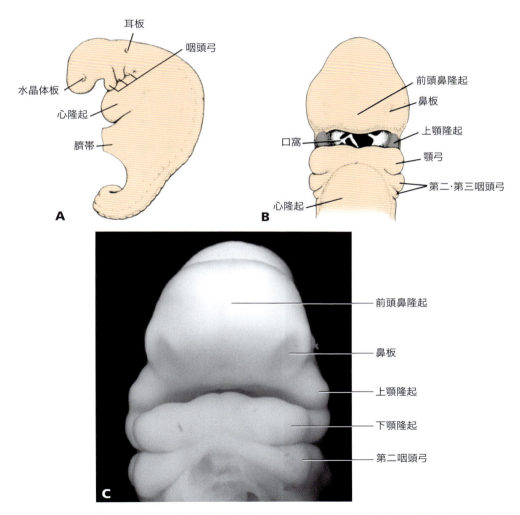

図17-21　**A**. 咽頭弓の位置を示す胎生第4週末胚子側面。**B**. 4.5週胚子の前面。上・下顎隆起の位置に注意。前頭鼻隆起の両側に鼻板がみられる。**C**. 図Bに相当する発生段階（4.5週）のヒト胚子の写真。

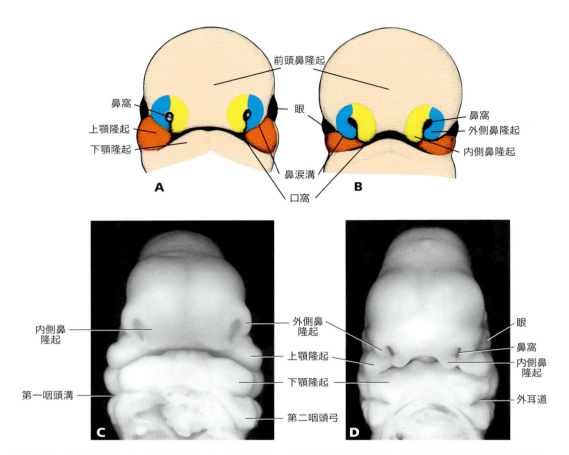

図17-22 顔面の前面。**A**．5週の胚子。**B**．6週の胚子。深い溝により鼻隆起がしだいに上顎隆起から分離される。**C**．5週のヒト胚子の写真。**D**．6週のヒト胚子の写真。

実性の上皮索を形成し，表層の外胚葉から切り離される。管腔開通後，上皮索は**鼻涙管**(nasolacrimal duct)を形成し，その上端は広がって**涙囊**(lacrimal sac)となる。上皮索の分離後，上顎隆起と外側鼻隆起は互いに癒合する。鼻涙管は内眼角から鼻腔の下鼻道へと走る。上顎隆起は肥大し，**頬**(cheek)と**上顎骨**を形成する。

鼻(nose)は5つの顔面隆起で形成される(図17-23)。すなわち，前頭鼻隆起は鼻根(鼻梁 bridge)を生じ，癒合した内側鼻隆起は鼻背(鼻稜 crest)と鼻尖(tip)を生じ，外側鼻隆起は鼻翼(side，ala)を形成する(表17-3)。

顎間部

上顎隆起が内側へ成長する結果，両側の内側鼻隆起は表層ばかりか深層でも癒合する。2つの癒合した隆起で形成された構造物を**顎間部**(intermaxillary segment)とよぶ。顎間部は次の諸要素からなっている。すなわち，(1)上唇の人中を形成する**口唇要素**(labial component)，(2)4本の切歯が生える**上顎要素**(upper jaw component)，および(3)三角形の**一次口蓋**(primary palate)を形成する**口蓋要素**(palatal component)である(図17-24)。頭側では，顎間部は前頭鼻隆起で形成される**鼻中隔**(nasal septum)の吻側部に続いている。

二次口蓋

一次口蓋は顎間部に由来するが(図17-24)，最終的な口蓋のおもな部分は上顎隆起からの2つの棚状の突起によって形成される。これらの突起，すなわち**口蓋突起**(palatine shelf)は発生第6週に

17章 頭・頸部　305

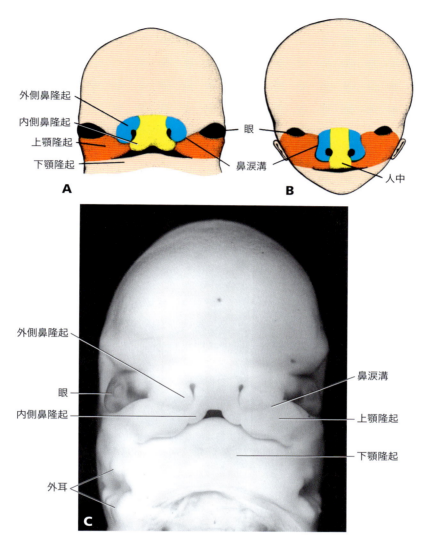

図 17-23　顔面の前面。**A**．7週の胚子。上顎隆起は内側鼻隆起と癒合している。**B**．胎生10週の胎児。**C**．**A**に相当する発生段階のヒト胚子の写真。

表 17-3	顔面形成に寄与する構造物
隆起	構造物
前頭鼻隆起[a]	前頭部，鼻根部，内側・外側鼻隆起
上顎隆起	頬，上唇外側部
内側鼻隆起	上唇の人中，鼻背と鼻尖
外側鼻隆起	鼻翼
下顎隆起	下唇

[a]前頭鼻隆起は不対の単一の構造物である。他の隆起はすべて有対である。

出現し，舌の両側で斜下方に突出する（図17-25）。しかし，第7週には口蓋突起は挙上して舌の上方で水平位をとり，互いに癒合して**二次口蓋**（secondary palate）を形成する（図17-26，17-27）。

　前方では口蓋突起は三角形の一次口蓋と癒着し，**切歯孔**（incisive foramen）は一次口蓋と二次口蓋との間の正中境界線を示すものである（図17-27B）。これと同じ頃に両側の口蓋突起が癒着すると，鼻中隔は下降し，新しく形成された口蓋の上面と癒着する（図17-27）。

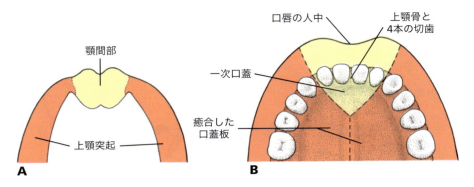

図 17-24 A．顎間部と上顎突起。B．顎間部は上唇の人中，上顎骨の正中部とそこに生える 4 本の切歯，および三角形の一次口蓋を生じる。

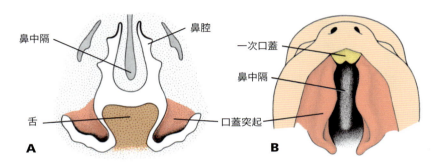

図 17-25 A．6.5 週の胚子の頭部の前頭断面。口蓋突起は舌の両側で垂直位をとる。B．口蓋突起腹側（下顎および舌は省いた）。三角形の一次口蓋と依然として垂直位にある口蓋突起との間の裂隙に注意。

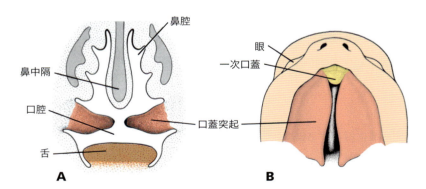

図 17-26 A．7.5 週胚子の頭部の前頭断面。舌が下方へ移動し，口蓋が水平位をとっている。B．口蓋突起腹側（下顎および舌は省いた）。突起は水平位にある。鼻中隔に注意。

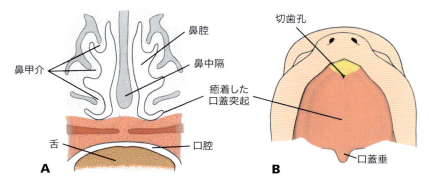

図 17-27　A．10週胎児の頭部前頭断面。両側の口蓋突起が互いに癒着し、かつ鼻中隔とも癒着している。B．口蓋の腹側。切歯孔が一次口蓋と二次口蓋の間の正中部の境界をなしている。

臨床関連事項

顔裂

唇裂（cleft lip）と**口蓋裂**（cleft palate）はよくみられる異常で、異常な容貌と構音障害を起こす。**切歯孔**は**前方裂**変形と**後方裂**変形を分ける指標と考えられる。切歯孔よりも前方の変形は**側方唇裂**（lateral cleft lip）、**上顎裂**（cleft upper jaw）、および**一次口蓋と二次口蓋間の裂**を含む（図 17-28B〜D, 17-29A）。このような異常は上顎隆起と内側鼻隆起の癒合が一側または両側で、部分的もしくは完全に欠如することによる。切歯孔の後方の変形は、**（二次）口蓋裂**（cleft (secondary) palate）および**口蓋垂裂**（cleft uvula）を含む（図 17-28E, 17-29B）。口蓋裂は口蓋突起が癒合しないために起こるが、この原因としては、口蓋突起が小さいこと、挙上しないこと、癒合過程そのものが阻害されること、あるいは小顎のために突起の間から舌が下降しないことが考えられる。切歯孔の後方だけでなく、前方の破裂も合併したものも存在する（図 17-28F）。前方裂は唇紅におけるやっと目につく程度の欠損から、鼻にまで伸びる破裂まで、その程度には種々の差がある。重症例では、裂が深部に及び、そのため上顎裂を引き起こす。この際、上顎骨は側切歯と犬歯との間で裂けている（図 17-29A）。しばしばこのような裂は切歯孔まで及んでいる（図 17-28C, F）。後方裂も同様で、二次口蓋全体に及ぶ裂（図 17-28E, 17-29B）から口蓋垂のみに限る裂まで、その程度はさまざまである。

ファン・デル・ウーデ症候群（Van der Woude syndrome）は、単独唇裂ないし口蓋裂を伴う唇裂を示す症候群のなかで最も多くみられる。常染色体性優性に遺伝し、インターフェロン調節因子6遺伝子（*IRF6*, 1p32-41）の突然変異によるものである。この因子は口蓋突起の内側（癒合）縁に発現する。興味深いことに、患児の88％に下唇の小窩がみられ、その64％ではこの小窩だけが異常所見である。

斜顔面裂（oblique facial cleft）は、上顎隆起が対応する外側鼻隆起と鼻涙溝の線で癒合しないと生じる（図 17-23A, C）。斜顔面裂の場合には通常、鼻涙管が体表に露出する（図 17-29C）。

正中唇裂（median cleft lip）はまれな異常で、両側の内側鼻隆起が正中線で癒合不全を起こしたため生じると考えられている（図 17-29D, 17-30A, B）。正中唇裂のある小児はしばしば**認知障害**を伴い、脳の正中部がいろいろな程度で欠損する異常を合併していることがある。正中部の欠損がひどいと、側脳室同士の癒合が起こることもある（**全前脳胞症** holoprosencephaly, 図 17-30C）。このような異常は、前脳の正中部が確立される神経管形成の初期（発生 19〜21 日）、すなわち発生のごく初期に誘発される（第 18 章参照）。

単独唇裂あるいは口蓋裂を伴う唇裂の患者の大部分は、多くの因子の相互作用により発現する。病因や発症機序から、通常(1)単独唇裂あるいは口蓋裂を伴う唇裂と(2)単独口蓋裂とに分けられる。単独唇裂あるいは口蓋裂を伴う唇裂（700 出生に約 1 例の割合）は女性よりも男性（65％）に多く、その頻度は人口集団により異なる。アジア系とアメリカ先住民では頻度が最も高い（1,000 人

308

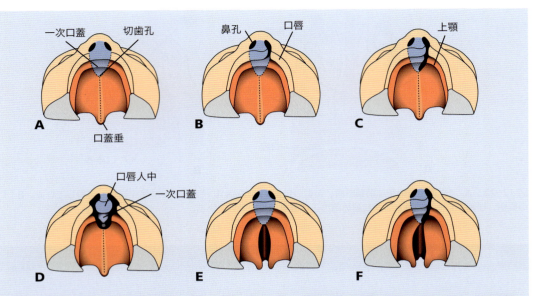

図 17-28　口蓋，歯肉，口唇および外鼻の腹側。**A**．正常。**B**．一側性唇裂が外鼻に及ぶ。**C**．口唇と上顎にわたる一側性唇裂が切歯孔に及んでいる。**D**．口唇と上顎にわたる両側性唇口蓋裂。**E**．単独の口蓋裂。**F**．一側性前方唇裂を合併した口蓋裂。

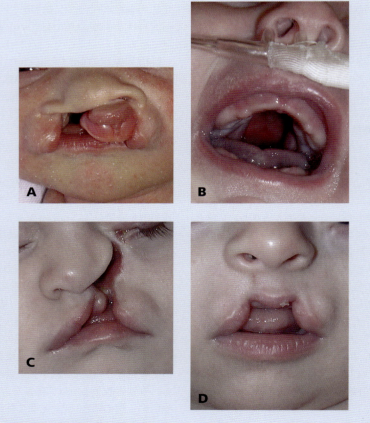

図 17-29　**A**．両側性唇裂（図 17-28D と比較せよ）。**B**．口蓋裂（図 17-28E と比較せよ）。**C**．斜顔面裂（図 17-23A，17-23C の鼻涙溝を参照）。**D**．正中唇裂。

中 3.5 人)。一方，アフリカ系米国人では頻度は最も低い(1,000 人中 1 人)。

唇裂を伴わない口蓋裂の頻度は唇裂よりはるかに低く(1,500 出生に 1 例の割合)[訳者注：日本人では口蓋裂の頻度は唇裂とほぼ同じで、1,000 出生に 1 例の割合である]，男性よりも女性(55%)に多い。女性では男性より約 1 週間遅く口蓋突起が癒合することが，男性よりも女性に単独の口蓋裂が多くみられる理由かもしれない。

単独唇裂あるいは口蓋裂を伴う唇裂の原因はよくわかっていない。あるものは症候群の部分症で，何らかの症候群あるいは遺伝子と関係がある。他のものは症候群の部分症ではないが，症候群の原因となる同じ遺伝子，たとえば *IRF6*(ファン・デル・ウーデ症候群)や *MSX1* に関係がある。さらに，別のものは抗けいれん薬，特にバルプロ酸のような発生毒性因子への曝露で起こる。妊娠中の喫煙も口腔顔面裂児を産むリスクを高める。

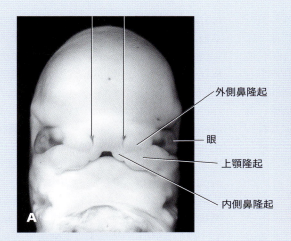

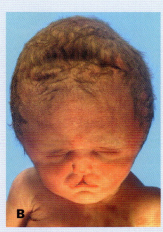

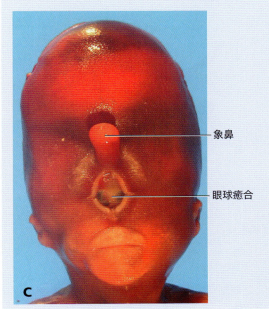

図 17-30 顔面および脳の正中部領域での正常および異常発生を示す写真。**A**．第 7 週初めの胚子の正常な顔面。外鼻孔(垂直線)間と内側鼻隆起間の距離に注意。**B**．正中唇裂のある新生児の顔面。この症例では内側鼻隆起の間を埋める組織が不足している。**C**．全前脳胞症新生児の顔面。特徴として高度の正中部組織欠損があり，その結果，眼球は癒合し(眼球癒合症 synophthalmia)，単一外鼻孔のある象鼻(proboscis)が左右外側鼻隆起の癒合により形成される。上唇は上顎隆起の癒合により作られる。頭は狭く，正中部の欠損で左右の側脳室が癒合するために単一脳室(全前脳胞症)になっていると思われる。この状態の原因としては *SHH*(正中部の確立を司る遺伝子)の突然変異，コレステロール生合成の変化，発生第 3 週でのアルコールのような発生毒性因子への曝露などがあげられる(第 18 章も参照)。

鼻腔(nasal cavity)

　胎生第 6 週中に鼻窩はかなり深くなるが，その原因の 1 つは鼻窩を取り囲む鼻隆起が成長するためであり，また 1 つには鼻窩が下層の間葉の中へ侵入していくためである(図 17-31A)。最初は**口鼻膜**(oronasal membrane)が鼻窩と原始口腔とを分けているが，この膜の破裂後は，新しく形成された孔すなわち**原始後鼻孔**(primitive choana)を経由して，原始鼻腔が口腔に開口する(図 17-31C)。

　これらの後鼻孔は正中線の両側で，一次口蓋のすぐ後方に位置する。のちに二次口蓋の形成と原始鼻腔のその後の発達に伴って(図 17-31D)，最終的な後鼻孔は鼻腔と咽頭との接続部に位置するようになる。**含気副鼻腔**(paranasal air sinus)は鼻腔側壁の憩室として発生し，上顎骨，篩骨，前頭骨および蝶形骨へと広がる。思春期中にこれらの副鼻腔はそれぞれ最大の大きさに達し，完成した顔面の形状に寄与する。

歯(tooth)

　顔面の形態は副鼻腔の拡張だけで決定されるのではなく，歯を適合させるための下顎と上顎の成長にも影響される。歯自体は口腔を覆う上皮とその下層にある神経堤由来の間葉細胞との相互作用で形成される。発生のほぼ第 6 週までに，口腔を覆う上皮の基底層は C 字形の構造物である**歯堤**(dental lamina)を，上顎および下顎の全長にわたって生じる。歯堤はその後，**歯胚**(dental bud)を上・下顎とも 10 個生じる(図 17-32A)［訳者注：乳歯胚が 10 個，永久歯胚が 16 個生じる］。これらの歯胚は，歯の外胚葉性要素の原基となる。まもなく歯胚深部の表面が陥入し，歯の発生における**帽状期**(cap stage)となる(図 17-32B)。このような帽状構造物は，外層の**外エナメル上皮**(outer dental epithelium)，内層の**内エナメル上皮**(inner dental epithelium)［訳者注：通常，outer enamel epithelium(外エナメル上皮)，inner enamel epithelium(内エナメル上皮)を使用する］および芯の疎性間葉組織，すなわち，**星状網**(stellate reticulum，エナメル髄)から構成される。神経堤由来で陥凹部に位置する間葉が**歯乳頭**(dental papilla)を形成する(図 17-32B)。

　帽状原基が成長して陥凹が深まるに伴い，歯牙原基の外形は鐘状を呈する(**鐘状期** bell stage，図 17-32C)。内エナメル上皮に隣接する歯乳頭の

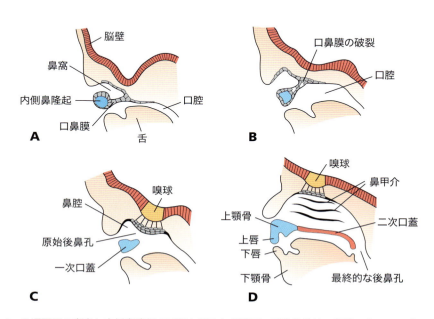

図 17-31　**A**．6 週胚子の鼻窩と内側鼻隆起の下縁を通る矢状断面。原始鼻腔は口鼻膜によって口腔から隔てられている。**B**．図 A と同じ矢状断面。口鼻膜の破裂を示す。**C**．7 週胚子。原始鼻腔が口腔と交通している。**D**．9 週胚子の顔面の矢状断面。一次および二次口蓋により，最終的な鼻腔と最終的な口腔が分離されていることを示す。最終的な後鼻孔は口腔と咽頭の接点に位置する。

17章 頭・頸部

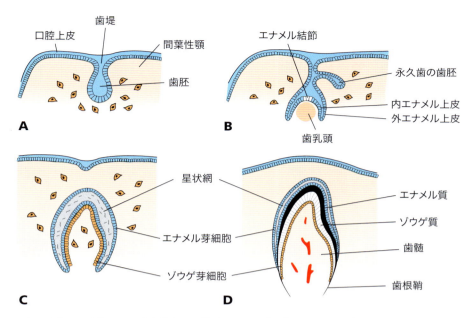

図 17-32 歯の形成での連続する発達段階を示す模式図。A．歯胚期，8 週。B．帽状期，10 週。C．鐘状期，3 か月。D．6 か月。

間葉細胞は分化して**ゾウゲ芽細胞**（odontoblast）となり，のちに**ゾウゲ質**（dentin）を産生する。ゾウゲ質の層が厚くなるに伴い，ゾウゲ芽細胞は歯乳頭の中へ後退し，そのためゾウゲ質内に繊細な細胞質突起（**ゾウゲ質突起** dental process）を残す（図 17-32D）。ゾウゲ芽細胞層は歯が生きている期間中存在し，のちにゾウゲ質となるゾウゲ前質（predentin）をたえず供給し続ける。歯乳頭の残りの細胞が**歯髄**（pulp）を形成する（図 17-32D）。

その間に，内エナメル上皮の上皮細胞は**エナメル芽細胞**（ameloblast，**エナメル質形成細胞** enamel former）に分化する。これらの細胞はゾウゲ質の表面に沈着する長いエナメル小柱を生じる（図 17-32D）。さらに，内エナメル上皮細胞の一群が**エナメル結節**（enamel knot）を形成し，歯の初期発生を制御する（図 17-32B）。

エナメル質（enamel）は最初，歯冠頂部に蓄積し，ここからしだいに歯頸部に向かって広がる。エナメル質が厚くなると，エナメル芽細胞はエナメル網状層の中へ後退する。ここではエナメル芽細胞は退縮し，エナメル質の表面に一過性に薄い膜（**歯小皮** dental cuticle）を残す。歯の萌出後，この膜はしだいに脱落する。

内・外エナメル上皮層が下層の間葉内へ侵入し，**上皮性歯根鞘**（epithelial root sheath）を形成すると，歯根の形成が始まる（図 17-32D）。歯乳頭の細胞は，歯冠のゾウゲ質と連続するゾウゲ質層を形成する（図 17-33）。歯髄腔にゾウゲ質が沈着するのに伴い，歯髄腔は狭められ，ついに歯の血管と神経を入れる管となる。

歯の外面にあり，かつ歯根部のゾウゲ質と接触している間葉細胞は**セメント芽細胞**（cementoblast）に分化する（図 17-33A）。これらの細胞は特殊な骨質の薄層，すなわち**セメント質**（cementum）を産生する。セメント質の外面に間葉が歯根膜（**歯周靭帯** periodontal ligament）を形成し（図 17-33），歯をその位置にしっかりと固定すると同時に衝撃の吸収装置として働く。

歯根がさらに伸長すると，歯冠は表面を覆っている組織の層を押し分けて，しだいに口腔へ突出してくる（図 17-33B）。**乳歯**（deciduous tooth，milk tooth）の萌出は生後 6〜24 か月に起こる。

永久歯（permanent tooth）の**歯胚**は乳歯の舌側に位置し，発生第 3 か月中に形成される。これらの歯胚は生後 6 年ほどまで休止状態にとどまる（図 17-34）。やがてこれらの歯胚が発育し始めると，対応する乳歯の下面を押し上げて，乳歯の脱落を促進する。永久歯が成長すると，上に乗っている乳歯の歯根は破骨細胞により吸収される。

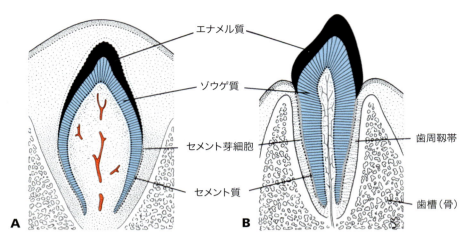

図 17-33　A．出生直前の胎児の歯．B．萌出後．

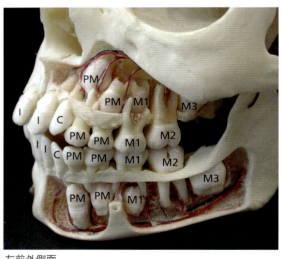

左前外側面

図 17-34　児における乳歯から永久歯への交替．I：切歯，C：犬歯，PM：小臼歯，M1，M2，M3：第1，第2，第3大臼歯．Moore, KL and Dalley, AF. *Clinically Oriented Anatomy*, 5th ed. Figure 7.47B, p.993. Lippincott Williams & Wilkins, Baltimore：2006 より引用

歯発生の分子的制御

　歯は脊椎動物のみに存在し，進化の過程での神経堤の出現と平行している．歯の発生は上皮−間葉相互作用の古典的な例で，この場合は表層を覆う上皮と下層にある神経堤由来間葉組織との間の相互作用である．切歯から臼歯に至る歯のパターン形成は，間葉に発現する *HOX* 遺伝子の組み合わせにより起こる．個々の歯の発生に関しては，歯胚期までは上皮が分化を支配しているが，この時期に制御機能は間葉に移る．発生のシグナルには **Wnt**，**BMP**，**FGF** などの増殖因子，**Shh** のよ うな分泌される因子，**Msx1** および **Msx2** などの転写因子が含まれ，細胞分化とそれぞれの歯のパターン形成という複雑な過程で相互作用を行っている．また，歯は原腸胚形成中の原始結節の活動（第5章参照）によく似た，歯の発生のための「オルガナイザー」となるシグナルセンターをもっている．このオルガナイザー領域は**エナメル結節**とよばれ，歯胚先端部にある歯上皮の限局された領域に現れる．これは帽状期には拡大して一群の密集する細胞となるが，アポトーシス（細胞死）に陥り，帽状期の終わりまでに消失する（図 17-32B）．存在中この組織は *FGF4*，*SHH*，*BMP2*

17章 頭・頸部 **313**

臨床関連事項

歯の異常

　出産歯(natal tooth)とは，出生時にすでに歯が萌出していることである。通常これらの歯牙は下顎の中切歯で，形成異常があり，エナメル質がほとんどない場合がある。

　歯には数，形，大きさの異常があることがある。歯は**テトラサイクリン**(tetracycline)のような外来物質で変色することや，**ビタミンD欠乏**(vitamin D deficiency，**くる病** rickets)でしばしば起こるように，エナメル質が不足することがある。多くの遺伝および環境因子が歯の発生に影響を及ぼす。

および*BMP4*を発現する。FGF4は肢芽の外胚葉性頂堤(AER)により産生され，肢芽の伸長に関与するが，それと同じように咬頭の成長を調節しているのであろう。一方，BMP4はエナメル結節細胞のアポトーシスの時期を調節している可能性がある。

要約

　鰓弓(branchial arch，**咽頭弓** pharyngeal arch)は間葉組織の稜からなり，咽頭嚢と咽頭溝により互いに隔てられ，胎生第4週には頭部や頸部に独特な外観を与えている(図17-3)。各咽頭弓には固有の動脈(図17-4)，神経(図17-7)，筋要素，および棒状の軟骨または骨格要素(図17-8，17-9，表17-1)がある。**咽頭嚢**(pharyngeal pouch)の内胚葉はいくつかの内分泌腺と中耳の一部を生じる。咽頭嚢からは(1)**中耳腔**と**耳管**(第一咽頭嚢)，(2)**口蓋扁桃**の支質(第二咽頭嚢)，(3)**下上皮小体**と**胸腺**(第三咽頭嚢)，(4)**上上皮小体**と**鰓後体**(第四・第五咽頭嚢，図17-10)が，この順序で生じる。

　咽頭溝(pharyngeal cleft)はただ1つの構造，すなわち**外耳道**しか生じない。

　咽頭弓の骨格要素のパターン形成は咽頭嚢内胚葉での遺伝子発現により制御される。この過程には咽頭嚢内胚葉が応答組織である間葉にシグナルを送るという上皮-間葉シグナル伝達が関与している。間葉での遺伝子発現は，初めホメオドメインを含む転写因子(*OTX2*および*HOX*)により決められるが，これらの遺伝子は遊走する神経堤細胞が咽頭弓に持ち込んだものである。神経堤細胞は中脳尾側部と**菱脳分節**とよばれる菱脳の分節由来である。これらの遺伝子が内胚葉からのシグナルに応答し，形成される骨格要素を決定する。

　甲状腺(thyroid gland)は舌表面の上皮の増殖に由来し，発生の過程で気管輪の前面の高さまで下降する。

　対をなした**上顎隆起**および**下顎隆起**と1つの**前頭鼻隆起**は，顔面域に最初に現れる隆起である。のちに前頭鼻隆起上の鼻板の周囲に内側および外側鼻隆起が形成される。これらの構造はすべて重要である。なぜなら，これらの隆起の癒合と特徴ある発育により，下顎，上唇，口蓋，および鼻の大きさと完全さが決定されるからである(表17-3)。上唇は2つの上顎隆起と2つの内側鼻隆起の癒合により形成される(図17-22，17-23)。顎間部は2つの内側鼻隆起の正中部での癒合により形成される。顎間部は(1)**人中**，(2)4本の切歯が生える**上顎要素**，および(3)三角形をした一次口蓋を形成する**口蓋要素**からなる。鼻は(1)**鼻根**を作る前頭鼻隆起，(2)**鼻背**と**鼻尖**を作る**内側鼻隆起**，および(3)**鼻翼**を作る**外側鼻隆起**に由来する(図17-23)。**上顎隆起**から作られる**口蓋突起**は癒合して**硬口蓋(二次口蓋)**と軟口蓋を形成する。これらの間葉組織の部分的な癒合や不完全な癒合が遺伝因子や薬物(ジフェニルヒダントイン)によって起こることがあり，その結果一連の裂異常が生じうる。

　成人の顔面の形は**副鼻腔，鼻甲介，**および**歯**の発生に影響を受ける。歯は口腔上皮と神経堤由来の間葉との上皮-間葉相互作用により発生する。**エナメル質**は**エナメル芽細胞**で形成される(図17-32，17-33)。エナメル質は神経堤に由来する**ゾウゲ芽細胞**により産生される**ゾウゲ質**の厚い層の表面にある。**セメント質**は歯根部にみられる別の間葉由来の構造である**セメント芽細胞**で形成される。最初の歯(**乳歯**)は生後6～24か月に出現するが，乳歯と生えかわる**永久歯**は発生の第3か月中に形成される(図17-34)。

問題

1. 神経堤細胞が頭蓋顔面の発生に重要な細胞集団であると考えられるのはなぜか。

2. 下顎が小さく，両側の耳が小さな隆起にすぎない患児について相談を受けている。この児は肺炎を何回も繰り返し，年齢の割に小さい。診断は何か，またこの異常の原因は何か。

3. 正中唇裂のある児が生まれた。他の異常に注意を払う必要があるか。

4. 患児は舌骨弓の下に腫脹がある。この腫脹は何か，またその発生学的基礎は何か。

第18章

中枢神経系

　中枢神経系（central nervous system：**CNS**）は，発生第3週の初めに，細長いスリッパ状の肥厚した外胚葉板，すなわち**神経板**（neural plate）（実際は大きなプラコード。巻頭の「プラコードへの賛歌」の頁を参照）として出現する。この板は原始結節の前方，正中背側域に位置する。この神経板の外側縁はまもなく隆起して，**神経ヒダ**（neural fold）を形成する（図18-1）。

　発生が進むに伴い神経ヒダは隆起を続け，互いに正中線に近づき，癒着して**神経管**（neural tube）を形成する（図18-2, 18-3）。この癒着は頸部域に始まり，頭尾両方向に進行する（図18-3A）。いったん癒着が始まると，神経管の開いた端は**頭側神経孔**（cranial neuropore, **前神経孔** anterior neuropore）と**尾側神経孔**（caudal neuropore, **後神経孔** posterior neuropore）をなす。この孔を通じて神経管は羊膜腔と交通する（図18-3B）。頭側神経孔の閉鎖は，最初に閉じる頸部域から頭側へ進み（図18-3A），また，あとで形成される前脳部からも進む。前脳での閉鎖は頭側に進行して，神経管の最吻側域を閉じ，尾側にも進んで頸部域からの閉鎖と合わさる（図18-3B）。頭側神経孔の最終的な閉鎖は18〜20体節期（第25日）に起き，尾側神経孔の閉鎖はそのほぼ3日後に起こる。

　神経管の頭側端には3つの拡張部，すなわち**一次脳胞**（primary brain vesicle）がみられる。（1）**前脳**（prosencephalon, forebrain），（2）**中脳**（mesencephalon, midbrain），および（3）**菱脳**（rhombencephalon, hindbrain）（図18-4）である。同時に2つの屈曲，すなわち（1）菱脳と脊髄との境の**頸屈**（cervical flexure）と，（2）中脳域にある**頭屈**（cephalic flexure）が形成される（図18-4）。

　発生5週までに一次脳胞は5つの**二次脳胞**に分化する。前脳は**終脳**（telencephalon）と**間脳**（diencephalon）を，中脳はそのまま，菱脳は**後脳**（metencephalon）と**髄脳**（myelencephalon）を形成する（図18-5）。中脳は深い溝，**菱脳峡**（rhombencephalic isthmus）によって後脳から分けられ，ま

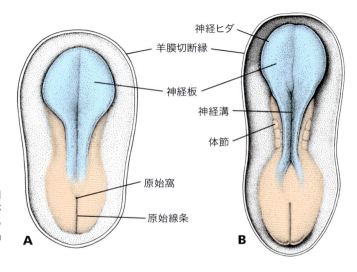

図18-1 **A**. 後期（ほぼ18日）の前体節期胚子の背側。羊膜は省いてある。神経板が明瞭に認められる。**B**. ほぼ20日のヒトの胚子の背側。体節の出現および神経溝と神経ヒダの形成に注意。

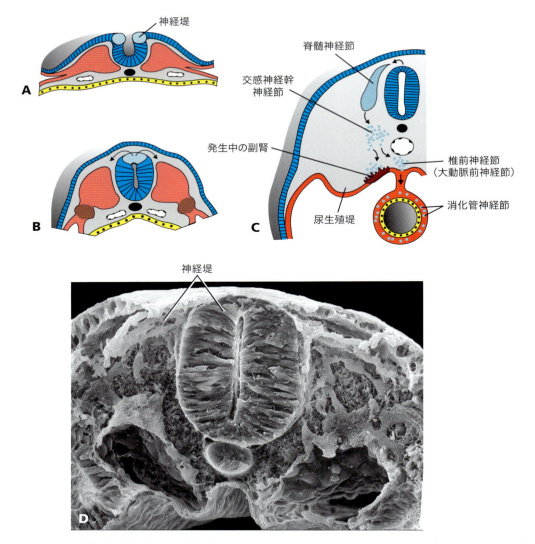

図18-2　A〜C．神経溝，神経管および神経堤の形成を示す，しだいに発達する胚子の横断図。神経堤の細胞は神経ヒダの縁から遊走し，知覚性脳脊髄神経節へと発達する。D．ニワトリ胚子の走査電顕像。神経管と，管の背側部から遊走する神経堤細胞を示す（図B，図Cと比較せよ）。

た橋屈（pontine flexure）が後脳と髄脳の境目となる（図18-5）。各二次脳胞は脳の異なる部分になる。各脳胞に由来するおもな構造を図18-5に示す。終脳は**大脳半球**（cerebral hemisphere）を，間脳は**眼胞**（optic vesicle），**視床**（thalamus），**視床下部**（hypothalamus），**下垂体**（pituitary）を，中脳は四丘体の**上丘**（superior colliculi）と**下丘**（inferior colliculi）を，後脳は**小脳**（cerebellum）と**橋**（pons）を，髄脳は**延髄**（medulla oblongata）を作る。

脊髄の腔，すなわち**中心管**（central canal）は脳胞と連続する。菱脳の腔は**第四脳室**（fourth ventricle）とよばれ，間脳の腔は**第三脳室**（third ventricle），大脳半球の腔は**側脳室**（lateral ventricle）とよばれる（図18-5）。第三脳室および第四脳室は中脳の腔によって互いに連絡している。中脳腔は非常に狭くなり，**シルヴィウス水道**（aqueduct of Sylvius）［訳者注：中脳水道（aqueductus cerebri）の同義語］とよばれる。側脳室は**モンロー室間孔**（interventricular foramen of Monro）を介して，第三脳室と交通する（図18-5）。

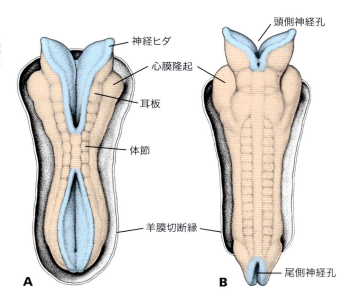

図 18-3 **A**. ほぼ 22 日のヒト胚子の背側。神経管の両側に 7 対の体節が明瞭に認められる。**B**. ほぼ 23 日のヒトの胚子背側。頭側神経孔および尾側神経孔により，神経系は羊膜腔と連結されている。

脊髄（spinal cord）

神経上皮層，蓋層，および縁帯

閉鎖してまもない神経管壁は**神経上皮細胞**（neuroepithelial cell）で構成されている。神経上皮細胞は管壁全体に広がり，厚い多列上皮を形成する（図 18-6）。これらの細胞は管腔面で，互いに連結複合体（junctional complex）で結ばれている。神経溝期と神経管閉鎖直後の期間中に，神経上皮細胞は急速に分裂し，その結果ますます増加する。これらをまとめて**神経上皮層**（neuroepithelial layer）または**神経上皮**（neuroepithelium）という。

いったん神経管が閉じると，神経上皮細胞は他の型の細胞を生じ始める。その細胞の特徴は，淡染する核形質と濃染する核小体をもった大きな丸い核である。これは原始神経細胞，すなわち**神経芽細胞**（neuroblast）である（図 18-7）。これらの細胞は神経上皮層を取り囲む層，すなわち蓋層（**外套層** mantle layer）を形成する（図 18-8）。蓋層はのちに脊髄の**灰白質**（gray matter）を形成する。

脊髄の最外層は，蓋層の神経芽細胞から伸び出す神経線維を含み，**縁帯**（marginal layer）とよばれる。神経線維の髄鞘形成の結果，この層は白色の外観を呈し，そのために脊髄の**白質**（white matter）とよばれる（図 18-8）。

基板，翼板，蓋板，および底板

蓋層にたえず神経芽細胞が加わる結果，神経管の両側壁はその腹側と背側とで肥厚する。腹側の肥厚すなわち**基板**（basal plate）は運動性前角細胞を含んで脊髄の運動性域を形成し，一方，背側の肥厚である**翼板**（alar plate）は知覚性域（sensory area）となる（図 18-8A）。縦走する溝すなわち**境界溝**（sulcus limitans）は両者間の境界を示している。神経管の背腹の正中部は，それぞれ**蓋板**（roof plate）および**底板**（floor plate）とよばれ，神経芽細胞を含まず，主として脊髄の一側から他側へ達する神経線維の通路として役立つ。

運動性前角および知覚性後角の他に，両域の間

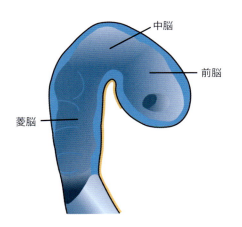

図 18-4 ヒト発生のほぼ 28 日に相当する脳の矢状断模式図。前脳，中脳，菱脳の 3 脳胞を示す。

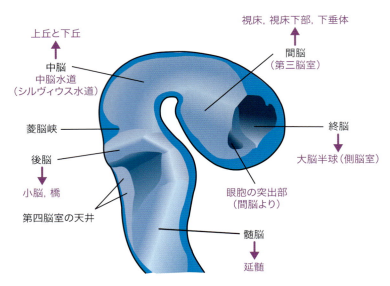

図 18-5 ヒト発生のほぼ 32 日に相当する脳の矢状断模式図。前脳，中脳，菱脳は，終脳，間脳，中脳，後脳，髄脳の 5 つに分かれる。それぞれを由来とするおもな構造も示す。

にニューロンの集団が蓄積されるため，小さな**側角**(lateral horn)が形成される(図 18-8B)。この側角は，主として自律神経系の交感神経部のニューロンを含み，胸髄(T1〜T12)と上位腰髄(L2 あるいは L3)の高さにのみ存在する。

組織学的分化
神経細胞(nerve cell)

神経芽細胞，すなわち原始神経細胞はもっぱら神経上皮細胞の分裂により生じる。最初，神経芽細胞は管腔に伸びる中心突起(**一過性樹状突起** transient dendrite)をもつが，これらの神経芽細胞が蓋層に遊走すると，この突起は消失し，神経

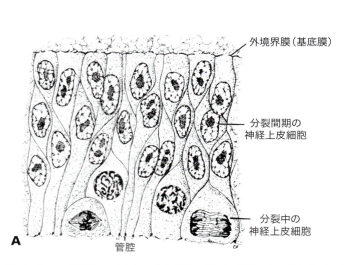
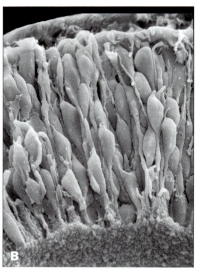

図 18-6 A．閉鎖してまもない神経管壁の断面。管壁の幅一杯に広がる多列上皮を形成している神経上皮細胞が認められる。管腔面で分裂中の細胞に注意。B．図 A に相当するニワトリ胚子の神経管断面の走査電顕像。

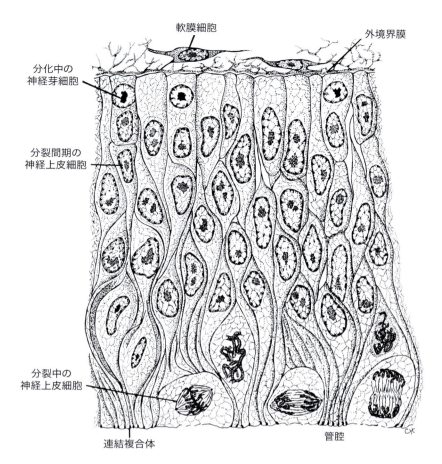

図 18-7 図 18-6 の発生段階よりわずかに進んだ時期の神経管断面。神経管壁の大部分は神経上皮細胞で構成されている。周辺部では外境界膜に密接して，神経芽細胞が分化している。神経上皮細胞から次々と数を増して産生されるこれらの細胞は，やがて蓋層を形成する。

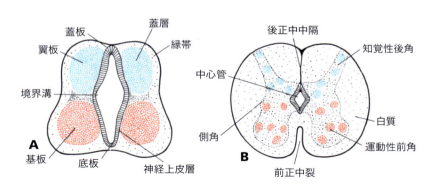

図 18-8 A, B. 脊髄の発生の推移。運動性前角，知覚性後角および側柱［訳者注：側角も側柱も同じものをさすが，柱は灰白質における神経細胞集団の立体的形状，角はその横断面の形状によって名づけられたものである。前角と前柱，後角と後柱についても同様である］の形成に注意。

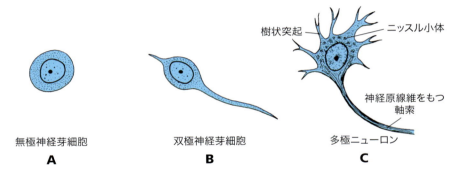

図18-9 神経芽細胞の発生の種々の段階。ニューロンは構造および機能の単位であり，神経細胞の細胞体およびすべての突起からなる。

芽細胞は一過性に円形の**無極神経芽細胞**(apolar neuroblast)となる(図18-9A)。さらに分化が進むと，細胞体の相対する側から2つの新しい細胞形質の突起が生じて**双極神経芽細胞**(bipolar neuroblast)となる(図18-9B)。細胞の一方の端の突起は急速に伸長して**原始軸索**(primitive axon)を形成し，他端の突起は多数の細胞質分枝を生じて**原始樹状突起**(primitive dendrite)となる(図18-9C)。この細胞は**多極神経芽細胞**(multipolar neuroblast)とよばれ，発生がさらに進むと成人の神経細胞，すなわち**ニューロン**(neuron)となる。神経芽細胞は，ひとたび形成されるとその分裂能を失う。基板のニューロンの軸索は縁帯を貫いて脊髄の腹側に現れ，全体として脊髄神経の**運動性前根**(ventral motor root)とよばれ，運動性インパルスを脊髄から筋へ伝える(図18-10)。

知覚性後角(翼板)でのニューロンの軸索は，運動性前角のニューロンの軸索と異なる動きを示す。これらの軸索は脊髄の縁帯を貫通して，そこで高位または低位へ上行または下行し，**連合ニューロン**(association neuron)を形成する。

(神経)膠細胞(glial cell)

原始支持細胞すなわち**(神経)膠芽細胞**(glioblast)の大部分は，神経芽細胞の産生を終えたあとの神経上皮細胞から生じる。膠芽細胞は，神経上皮層から蓋層と縁帯に遊走する。蓋層では，**原形質性星状膠細胞**(protoplasmic astrocyte)と**線維性星状膠細胞**(fibrillar astrocyte)に分化する(図18-11)。星状膠細胞は血管とニューロンの間に介在し，支持と代謝に役立つ。

もう1つの型の支持細胞は**希突起膠細胞**(oligodendroglial cell)で，膠芽細胞由来と考えられる。この細胞はおもに縁帯にみいだされ，縁帯内で上行および下行する軸索を囲む髄鞘を形成する。

発生の後半に第3の型の支持細胞，**小膠細胞**(microglial cell)が中枢神経系に現れる。この細胞は食作用が旺盛で，血管が神経系に侵入する際の血管性間葉に由来する(図18-11)。神経上皮細胞が神経芽細胞および膠芽細胞の産生をやめると，神経上皮細胞は脊髄中心管の内面を覆う**上衣細胞**(ependymal cell)に分化する。

神経堤細胞

神経板の挙上中に，神経ヒダの両縁に沿って一群の細胞集団が出現する(図18-2)。これらの細胞は外胚葉に由来し，**神経堤細胞**(neural crest cell)とよばれ，神経管の全長にわたって広がる。神経堤細胞は外側へ遊走し脊髄神経の**知覚性神経節**(sensory ganglion)，すなわち**後根神経節**(dorsal root ganglion)やその他の型の細胞となる(図18-2)。

その後の発達中に，知覚性神経節の神経芽細胞は2つの突起を形成する(図18-10B)。中枢へ伸長する突起は神経管の背側部に侵入する。脊髄で，これらの突起は後角に終わるか，または縁帯を上昇して高位大脳中枢の1つに至る。これらの突起は，まとめて脊髄神経の**知覚性後根**(dorsal sensory root)とよばれる(図18-10B)。末梢に成長する突起は，運動性前根の線維と合わさり脊髄神経の幹の形成に加わる。最終的に，これらの突

18章 中枢神経系 | 321

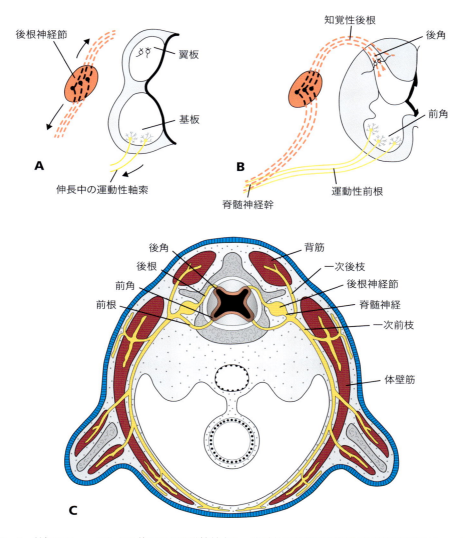

図 18-10 **A.** 基板のニューロンから伸長する運動性軸索と，脊髄外に位置する後根（脊髄）神経節のニューロンから脊髄の後角および末梢へと伸びる突起を示す．**B.** 前根（運動性）と後根（知覚性）神経線維とが結合して脊髄神経を形成する．**C.** 後根と前根からの神経線維が結合して脊髄神経を形成する時期の胚子横断模式図．形成直後に脊髄神経は一次後枝と一次前枝に分かれる．一次後枝は背（上分節）筋を支配し，脊柱と背部皮膚の知覚を伝える．一次前枝は体壁と体肢（下分節）筋を支配し，皮膚その他の知覚も伝える．このように，後根は知覚線維を，前根は運動線維を含み，脊髄神経は一次前枝，一次後枝とも運動・知覚両方の線維を含む．

起は知覚受容器に終わる．このようにして，神経堤由来の知覚性神経節の神経芽細胞から**後根ニューロン**（dorsal root neuron）が生じるのである．

神経堤の細胞は，知覚性神経節の形成の他に，交感神経の神経芽細胞，シュワン細胞，色素細胞，ゾウゲ芽細胞，髄膜，および咽頭弓の間葉に分化する（表 6-1 参照）．

脊髄神経

運動神経線維は第 4 週に出現し始める．運動神経は脊髄の基板（前角）にある神経細胞体から起始する．これらの線維は集まって**前根**（ventral nerve root）とよばれる束になる（図 18-10）．**後根**（dorsal nerve root）は脊髄外にある神経堤細胞由来の**後根神経節**（**脊髄神経節** spinal ganglion）内の細胞体から起始する知覚線維を含む．神経節からの突起は束をなして脊髄後角へ進入する．末梢

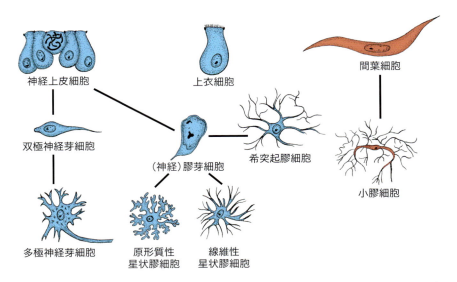

図 18-11 神経細胞と膠細胞の諸型の起源。神経芽細胞，線維性星状膠細胞，原形質性星状膠細胞，希突起膠細胞および上衣細胞は神経上皮細胞から由来する。小膠細胞は中枢神経系に血管が入る際に血管性間葉から発生する。

への突起は前根と合流して**脊髄神経**(spinal nerve)を作る(図 18-10)。したがって，後根は知覚線維を，前根は運動線維を含み，脊髄神経は運動・知覚両方の線維を含むことになる。合流の直後に脊髄神経は**一次前枝**(ventral primary ramus)と**一次後枝**(dorsal primary ramus)とに分かれ，いずれも運動・知覚両方の線維を含む。一次前枝は体肢および前体壁を支配し，おもな神経叢(頸・腕・腰・仙骨神経叢)を形成する。一次後枝は固有背筋，椎骨の関節，および背部の皮膚を支配する。

髄鞘形成

シュワン細胞(Schwann cell)が末梢神経の**髄鞘**形成(myelination)を行うが，1個の細胞は1本の軸索だけ髄鞘化する。シュワン細胞は神経堤に由来し，末梢へ遊走して軸索のまわりに巻きつき**神経鞘**(neurilemma)を形成する(図 18-12)。胎生第4か月の初めに**ミエリン**(myelin)が沈着するため，多くの神経線維はしだいに白っぽくみえるようになる。髄鞘は軸索のまわりを幾重にも取り巻くシュワン細胞膜からなっている(図 18-12C)。

脊髄での神経線維を取り巻く髄鞘はまったく別の細胞，すなわち**希突起膠細胞**に由来する(図 18-12B，C)。シュワン細胞とは異なり，1個の希突起膠細胞は最大50本の軸索を髄鞘化する。脊髄における神経線維の髄鞘形成は胎生のほぼ第

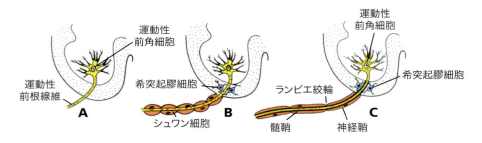

図 18-12 A．裸出した前根線維を有する前角細胞。B．脊髄内では，前根を希突起膠細胞が囲む。脊髄外では，シュワン細胞が前根線維を囲み始める。C．脊髄内では希突起膠細胞により，脊髄外ではシュワン細胞により髄鞘が形成される。

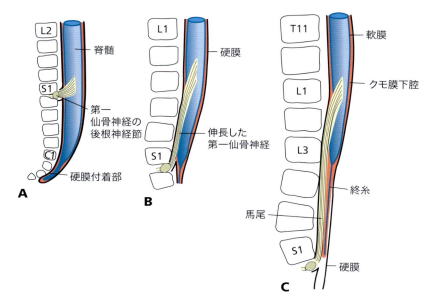

図 18-13 種々の発生段階における脊髄末端と脊柱末端との関係。**A.** 胎生ほぼ第 3 か月。**B.** 胎生第 5 か月末。**C.** 新生児。

4 か月に始まるが，高位大脳中枢から脊髄へと下行する若干の運動線維は，生後 1 年までは有髄性とならない。神経系における伝導路は，機能が始まる頃に有髄化する。

脊髄の位置的変化

発生第 3 か月には，脊髄は胚子の全長に及んでおり，脊髄神経はそれぞれの起始の高さで椎間孔を通過する(図 18-13A)。しかし，胎齢が進むに伴い，脊柱と硬膜のほうが神経管よりも急速に伸長し，脊髄の末端はしだいに高位に移動する。出生時には，脊髄の末端は第 3 腰椎の高さにある(図 18-13C)。この不均衡な成長の結果，脊髄神経の前根と後根は脊髄におけるその起始分節からそれに対応する脊柱の高さまで斜走し，そこで根が合体して脊髄神経を作る。硬膜は尾骨の高さで脊柱に付着したままである。

成人では脊髄は L2～L3 の高さで終わるが，硬膜嚢とクモ膜下腔は S2 の高さまで伸びている。脊髄の端では軟膜が尾側へ糸状に伸び，硬膜の中を通る。硬膜は S2 の高さで軟膜を覆う層となり，第 1 尾椎まで伸びる。この構造は**終糸**(filum terminale)とよばれる。終糸は脊髄の退縮の経路を示し，また脊髄の固定に役立つ〔硬膜に覆われ S2 から尾骨まで伸びる部分は**尾骨靱帯**(coccygeal ligament)とよばれる〕。脊髄の終末端(L2～L3)以下の脊髄神経の前根および後根は，全体として**馬尾**(cauda equina)とよばれる。**腰椎穿刺**(lumbar puncture)で脳脊髄液を採取する場合，注射針は脊髄の下端部を避けて，下位の腰椎の高さ(L4～L5)で挿入する。

脊髄分化の分子的制御

発生中の脊髄の背側(知覚)および腹側(運動)領域の分化は，トランスフォーミング増殖因子β(TGFβ)ファミリーと Shh の間の濃度勾配に依存している。TGFβ は神経管背側部から分泌される増殖因子であり，Shh は脊索と底板から分泌される(図 18-14A)。初めに，骨形成蛋白質(BMP)4 と 7 が神経管を覆う外胚葉から分泌され，これらの蛋白質の存在によって蓋板中に 2 番目のシグナルセンターが確立される。次に蓋板中の BMP4 が，BMP5，BMP7，アクチビン，ドルザリンなどを含む TGFβ 蛋白質のカスケードを誘導する。このカスケードは，時間的，空間的に，これら因子の濃度勾配が確立されるように組織化されている。その結果，蓋板付近の細胞は最高濃度に曝露され，細胞が腹側に近づくにしたがって曝露される濃度は徐々に低下する。

似たような現象が神経管の腹側でも起こる。こ

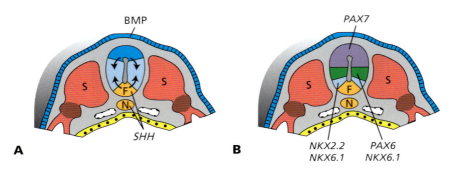

図18-14 脊髄でのニューロン分化の分子的制御を示す模式図。A．初めに，神経管を覆う外胚葉から分泌される骨形成蛋白質（BMP）4と7が蓋板でのシグナルセンターを確立する。続いて，蓋板のBMP4がこの領域のBMP5，BMP7，アクチビン，ドルザリンを含むTGFβ蛋白質のカスケードをアップレギュレートする。同様に，脊索から分泌されるShhが底板でのShhシグナルを確立する。このようにして，背側因子と腹側因子の重なり合う濃度勾配が神経管内に確立される。B．TGFβ蛋白質とShhによって確立された勾配がニューロン分化を制御する転写因子を活性化する。たとえば，神経管背側部での高濃度のTGFβは知覚性ニューロンの分化を調節するPAX3とPAX7を活性化する。底板近くの高濃度のShhときわめて低濃度のTGFβはNKX2.2とNKX6.1を活性化し，腹側ニューロン形成を刺激する。やや高濃度のTGFβとやや低濃度のShhはNKX6.1とPAX6を活性化し，腹側運動性ニューロンを分化させる，などである。S：体節，N：脊索，F：底板

の場合はシグナル分子がShhである。SHHは最初脊索に発現し，ついで底板に2番目のシグナルセンターが確立される（図18-14A）。その結果，Shhの濃度は神経管の腹側から背側に向かって低下する。

このようにして，TGFβファミリーメンバーとShhの間で2つの重なり合う濃度勾配が確立される。すると，この勾配が知覚性ニューロンと運動性ニューロンの分化を制御する転写因子を活性化する。たとえば，神経管背側部での高濃度のTGFβ分子ときわめて低濃度のShhが，知覚性ニューロンの分化を調節するPAX3とPAX7を活性化する（図18-14B）。同様に，神経管最腹側部での高濃度のShhときわめて低濃度のTGFβ分子がNKX2.2およびNKX6.1の活性化を起こし，腹側ニューロンを作る。この領域のすぐ背側では，やや低濃度のShhとやや高濃度のTGFβ分子でNKX6.1とPAX6の発現が始まり，これらの転写因子が前角運動細胞の分化を誘導する。このような相互作用が脊髄にあるすべての異なるニューロンの型を作るまで続く。

臨床関連事項

神経管障害

大部分の脊髄形態異常は，発生第3，4週での神経ヒダの閉鎖異常の結果である。生じる異常は**神経管障害**（neural tube defect：**NTD**）とよばれ，髄膜，椎骨，筋，皮膚の異常も伴うことがある。二分脊椎と無脳症を含む神経管障害の出生時頻度は人口集団によって差があり，中国北部のような一部の地域では200出生に1例もの高率になることもある。米国では1998年に開始された小麦粉への葉酸添加により約25％減少し，1,500出生に1例となっている。

二分脊椎（spina bifida）は脊髄領域を侵す神経管障害の一般的な用語で，椎弓が分裂しており，下層の神経組織には異常があることもないこともある。**潜在性二分脊椎**（spina bifida occulta）は，椎弓に欠損はあるものの皮膚に覆われ，通常は下層の神経組織には異常がないものである（図18-15A）。この異常は仙骨部（S1～S2）に起こることが多く，ときに患部の表層に毛の生えた皮膚があって目立つ。この異常は椎弓の癒合不全による

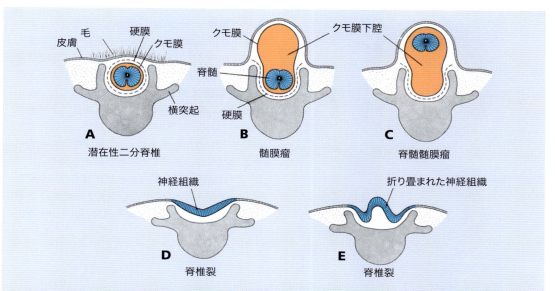

図18-15 A〜E．脊髄を侵す神経管障害の諸型を示す模式図．二分脊椎という語はこれらすべての型に適用される．その理由は，1つあるいはそれ以上の椎骨の椎弓が脊髄の背側で癒合し損なっているからである．ある場合には骨異常部が皮膚に覆われている(潜在性二分脊椎，A)が，脊髄は健常である．しばしば，この異常はその部分に限局して黒い毛が生えていることで気づかれる．髄膜瘤(B)の症例では，液体を貯留した髄膜嚢だけが欠損部から飛び出している．これに対して，脊髄髄膜瘤(C)では嚢内に神経組織が入っている．脊椎裂(D，E)という語は，神経管が閉鎖に失敗し，二分脊椎と神経組織の露出をまねくものをいい，露出した組織はしばしば壊死に陥る．脊椎裂は神経管の脊髄部あるいは脳部に起こることがあり，最も重篤な異常の代表格である．脊髄では，このような異常は嚢胞性二分脊椎とよばれる．大多数の脊髄異常は腰仙部に起こり，全神経管障害の50〜70%が妊娠前から妊娠中の母体への葉酸使用(日量400μg)で予防できる．

もので，特に異常がないようにみえる人でも10%に存在する．通常，この異常は生下時にはみつからず，障害を起こさない．背部のX線撮影の際に偶然発見されることが多い．

二分脊椎の別の型には髄膜瘤や脊髄髄膜瘤がある．これらは重篤な神経管障害で，神経組織や髄膜が椎弓の欠損部および皮膚を通って膨出し，嚢胞状の袋をなすものである(図18-15)．大部分は腰仙部にあって神経学的障害を示すが，通常は知的障害は伴わない．一部の症例では，液体の入った髄膜のみが欠損部から膨出するが(**髄膜瘤** meningocele，図18-15B)，他の症例では神経組織は袋に入っている(**脊髄髄膜瘤** myelomeningocele，図18-15C)．ときには神経ヒダが挙上せず，神経組織の扁平な塊のままで残る(脊髄裂 myeloschisis を伴う二分脊椎すなわち**脊椎裂** rachischisis，図18-15D，E，18-16)．治療の必要な水頭症は重篤な神経管障害のある児の80〜90%に生じ，**アーノルド-キアリ異常**(Arnold-Chiari malformation：小脳の一部の大後頭孔への陥入)を伴うことが多い．この異常は脳脊髄液の循環を止め，水頭症を起こす．小脳陥入は，異常発生のために脊髄が脊柱に固着したことによる．脊柱が伸びるにつれて固着した脊髄が小脳を大後頭孔に引き込み，脳脊髄液の流れを止める．水頭症は脳室腹膜腔短絡路形成で治療できる．この短絡路により脳脊髄液が脳室の1つから腹膜腔へと流れるようになる．

二分脊椎は，超音波と母体血漿中および羊水中のαフェトプロテイン(AFP)測定によって出生前に診断できる．脊柱は妊娠12週までに観察可能になり，椎弓の閉鎖異常を発見できる．実験的治療法として，早い場合は妊娠22週に胎児手術が行われている．子宮内への切開で胎児を露出させ，欠損部を修復し，胎児を子宮内に戻すのである．

高温，バルプロ酸，およびビタミンA過剰を初め，多くの発生毒性因子によって神経管障害が誘発される．大部分の神経管障害の原因は多因子性で，この患児を1人産んでいると次にまた患児を産む可能性が有意に増す．神経管障害の多くは，

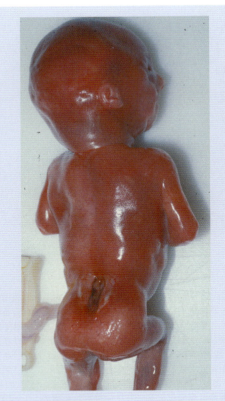

図18-16　重篤な二分脊椎の患児。腰仙部で数個の椎骨が侵されている。

女性が**葉酸**(folic acid)日量400μgを少なくとも妊娠1か月前から妊娠全期間を通じて摂取することにより，予防可能である。この方法で神経管障害の発生を50～70%も減らすことができる。葉酸は**自閉症スペクトル障害**(autism spectrum disorder：**ASD**)の頻度も減少させる。全妊娠のおよそ50%は計画的ではないので，妊娠可能年齢のすべての女性が400μgの葉酸を含む総合ビタミン剤を毎日服用することが勧められる。さらに，神経管障害児を産んだ経験があるか神経管障害の家族歴のある女性は，少なくとも妊娠1か月前から妊娠3か月まで日量4,000μg(4 mg)を摂取すべきである。

脳

脳(brain)はときに**脳幹**(brain stem：髄脳，後脳からの橋，および中脳からなる)と**高次中枢**(higher center：小脳と大脳半球)に分けられる。脳幹は脊髄の直接の延長で，脊髄と同様の構築を示し，正中線の両側にそれぞれ運動域と知覚域に相当する明瞭な**基板**と**翼板**とが認められる。しかし，高次中枢は基板と翼板の基本パターンをほとんど反映せず，翼板の肥大と基板の縮小を示す。

菱脳

菱脳は，脳胞のうち最尾側の**髄脳**と，橋屈から菱脳峡まで広がる**後脳**から構成される(図18-5, 18-17)。

髄脳

髄脳からは**延髄**，すなわち脳と脊髄の移行部が生じる。髄脳はその側壁が外翻している点で脊髄と異なる(図18-18)。翼板と基板は境界溝によって分離され，明瞭に区別される。脊髄と同様に，基板には運動核がある。これらの核は3群に分かれる。すなわち，(1)内側の**体性遠心性**(somatic efferent)の核群，(2)中間の**特殊内臓性遠心性**(special visceral efferent)核群，および(3)外側の**一般内臓性遠心性**(general visceral efferent)核群である(図18-18C，表18-1)。

体性遠心性群は前角細胞群の頭側への連続である運動性ニューロンを含む。この群は吻側の中脳に連続しているので，しばしば**体性遠心性運動性核柱**(somatic efferent motor column)とよばれる。髄脳では，これは舌筋群を支配する**舌下神経**〔hypoglossal nerve(XII)〕のニューロンを含む。後脳と中脳では，この核柱はそれぞれ**外転神経**〔abducens nerve(VI)，図18-19〕，**滑車神経**〔trochlear nerve(IV)〕，および**動眼神経**〔oculo-

18章 中枢神経系 | 327

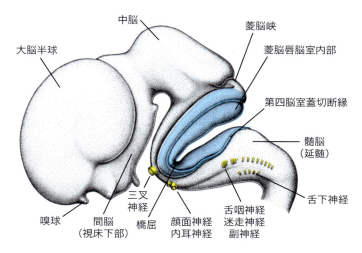

図 18-17 8週の胚子（頭殿長ほぼ 27 mm）における脳胞の側面。菱脳唇の脳室内部を示すために，菱脳の蓋板は省いた。脳神経の起始に注意。

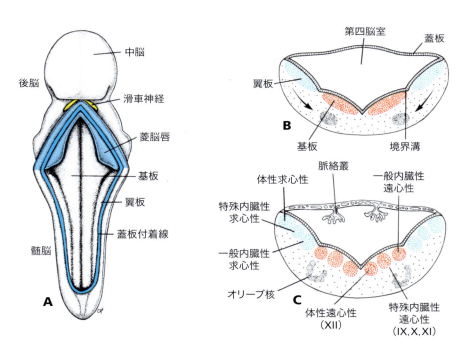

図 18-18 **A.** 胎生6週胚子の第四脳室底背側（蓋板は省いた）。髄脳における翼板と基板に注意。後脳に菱脳唇が認められる。**B, C.** 異なる発生段階における髄脳の基板と翼板の位置および分化。基板と翼板における核群の形成に注意。矢印は翼板からオリーブ核群へ遊走する細胞の経路を示す。脈絡叢は脳脊髄液を産生する。

表 18-1　脳幹の翼板と基板のニューロン構成

型	神経支配の型	支配を受ける構造	脳神経	位置
一般体性遠心性	体性横紋筋	外眼筋	III, IV[a], VI	後脳
		舌筋	XII	髄脳
特殊内臓性(咽頭弓)遠心性	咽頭横紋筋(表17-1)	咽頭弓由来の筋	V, VII	後脳
			IX, X	髄脳
一般内臓性遠心性	眼球への副交感神経路	瞳孔括約筋	III	中脳
	平滑筋	気道, 内臓, 心臓, 唾液腺	IX, X	髄脳
一般内臓性求心性	内臓	消化管よりの内臓知覚	X	髄脳
特殊内臓性求心性	味覚	舌, 口蓋, 喉頭蓋からの味覚	VII, IX	後脳, 髄脳
	聴覚と平衡覚	蝸牛と半規管	VIII	後脳
一般体性求心性	頭頸部の一般知覚	頭頸部, 口腔・鼻腔・咽頭の粘膜の触覚, 温度覚, 痛覚	V, VII, IX	後脳, 髄脳

[a]IVは後脳から起こるが中脳へ移動する。

motor nerve(III), 図18-23)〕のニューロンを含む。これらの神経は眼筋を支配する。

後脳内に伸びる特殊内臓性遠心性核群は**特殊内臓性遠心性運動性核柱**(special visceral efferent motor column)を形成する。その運動性ニューロンは咽頭弓の**横紋筋**(striated muscle)を支配する。髄脳では, この核柱は**副神経**〔accessory nerve(XI)〕, **迷走神経**〔vagus nerve(X)〕, および**舌咽神経**〔glossopharyngeal nerve(IX)〕のニューロンで代表される。

一般内臓性遠心性核群は運動性ニューロンを含み, 気道, 消化管および心臓の**不随意筋**(involuntary musculature)を支配する。

翼板は, 3群の**知覚中継核**(sensory relay nucleus)をもつ(図18-18C, 表18-1)。これらのうち最外側の**体性求心性**(somatic afferent, 一般知覚性)群は, **舌咽神経**(IX)を経路として咽頭からの痛覚, 温覚, 触覚を受ける。中間群すなわち**特殊内臓性求心性**(special visceral afferent)群は, 舌の味蕾および口蓋, 口咽頭ならびに喉頭蓋から神経インパルスを受け, また**内耳神経**〔vestibulocochlear nerve(VIII)〕を通じて聴覚, 平衡覚を受ける。内側群すなわち**一般内臓性求心性**(general visceral afferent)群は, 消化管および心臓より内受容性の情報を受ける。

髄脳の蓋板は, 脈管を含む間葉すなわち**脳軟膜**(pia mater)で覆われた単層の上衣細胞により構成され(図18-18C), 両者をまとめて**脈絡組織**

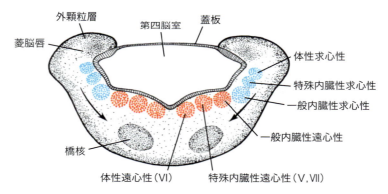

図 18-19　後脳尾側部の横断面。基板および翼板それぞれにおける種々の運動性および知覚性領域の分化に注意。第四脳室腔や蓋板付着縁の上方に突出する菱脳唇に注意。矢印は橋核の遊走方向を示す。

(tela choroidea)という。脈管を含む間葉の活発な増殖により，多数の嚢状の陥入が脳室に向かって突出する（図18-18C）。これらの房状の陥入が**脈絡叢**(choroid plexus)を形成し，脳脊髄液を産生する。

後脳

後脳は，髄脳と同様に，基板と翼板で特徴づけられる（図18-19）。2つの新しい要素，すなわち（1）姿勢や運動の調節中枢として働く**小脳**（図18-20）と，（2）脊髄と大脳および小脳皮質間との神経線維の通路として役立つ**橋**が形成される。

後脳の各基板（図18-19，表18-1）は3群の運動性ニューロンをもつ。すなわち，（1）**外転神経**の核を生じる内側の**体性遠心性**核群，（2）**三叉神経**と**顔面神経**の核を含み，第一および第二咽頭弓の筋を支配する**特殊内臓性遠心性**核群，および（3）**一般内臓性遠心性**核群であり，その軸索は顎下腺および舌下腺を支配する。

後脳の基板の縁帯は伸長し，大脳皮質と小脳皮質を脊髄に連絡する神経線維の橋渡しとして役立つ。そのため，後脳のこの部分は**橋**とよばれる。この神経線維の他に，橋は後脳および髄脳の翼板に由来する**橋核**(pontine nucleus)を含む（図18-19の矢印）。

後脳の翼板は3群の知覚性核をもつ。すなわち，（1）**三叉神経**のニューロンを含む外側の**体性求心性**核群，（2）**特殊内臓性求心性**核群，および（3）**一般内臓性求心性**核群である（図18-19，表18-1）。

小脳

翼板の背外側部は内側に曲がり**菱脳唇**(rhombic lip)を形成する（図18-18）。菱脳唇は後脳の尾側部では広く分離しているが，中脳のすぐ下では正中線で互いに接近している（図18-20）。橋屈がさらに深くなる結果，菱脳唇は頭尾方向に圧迫されて**小脳板**(cerebellar plate)を形成する（図18-20）。胎生12週の胎児では，小脳板は1つの小さな正中部の**虫部**(vermis)と2つの側方部，すなわち**半球**(hemisphere)からなる。まもなく横裂によって虫部から**小節**(nodule)を，半球から外側の**片葉**(flocculus)を分離する（図18-20B）。この**片葉節状葉**(flocculonodular lobe)は，系統発生的に最も原始的な小脳の部分である。

初め，**小脳板**は神経上皮層，蓋層および縁帯からなっている（図18-21A）。その後の発達中に，神経上皮によって形成された多数の細胞が小脳の表面へ遊走し，**外顆粒層**(external granular layer)を形成する。この層の細胞は分裂能を保持し，小脳の表面で増殖帯を形成する（図18-21B，C）。

胎生第6か月に，外顆粒層は種々の型の細胞を産生する。これらの細胞は分化中のプルキンエ細胞(Purkinje cell)に向かって内方へ遊走し（図18-22），**顆粒細胞**(granule cell)を形成する。**籠細胞**(basket cell)および**星状細胞**(stellate cell)は小脳白質中の増殖する細胞により形成される。プルキンエ細胞，ゴルジⅡ型ニューロンおよび外顆粒層によって作られたニューロンで構成される小脳皮質は，生後にその最終的な大きさに達する（図18-22B）。**歯状核**(dentate nucleus)のような

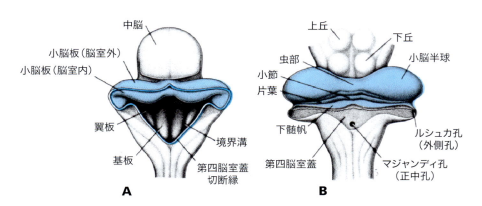

図18-20　**A**．胎生8週の胚子における中脳と菱脳の背側。第四脳室底を示すために第四脳室蓋を省いてある。**B**．胎生4か月胎児における同様の背側。脈絡裂と，第四脳室蓋における外側孔と正中孔に注意。

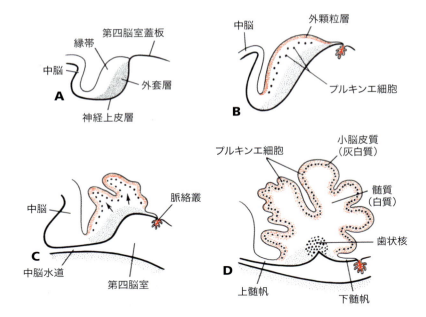

図 18-21 小脳の発生を示す後脳蓋矢状断面。**A**. 8週（ほぼ30 mm），**B**. 12週（70 mm），**C**. 13週，**D**. 15週。小脳板の外面における外顆粒層の形成に注意（**B**，**C**）。その後の発達段階中に，外顆粒層の細胞は内部へ遊走してプルキンエ細胞と混合し，小脳皮質を形成する。歯状核は深部小脳核の1つである。上髄帆と下髄帆に注意。

深在性の小脳核は，出生前に最終的な位置に到達する（図 18-21D）。

中脳

中脳では（図 18-23），各基板は2群の運動核をもつ。すなわち，(1) 眼筋を支配する**動眼神経**および**滑車神経**で代表される**体性遠心性**核群と，(2) **瞳孔括約筋**（sphincter pupillary muscle）を支配する動眼神経副核（**エディンガー-ウェストファル核** nucleus of Edinger-Westphal）で代表される小さな**一般内臓性遠心性**核群である（図 18-23B）。各基板の縁帯は大きくなり，**大脳脚**（crus cerebri）を形成する。大脳脚は，大脳皮質から橋や脊髄のある下位中枢に下行する神経線維の通路として役立つ。中脳の翼板は最初，正中線の浅い溝によって分けられた2つの縦の隆起として現れる（図 18-23）。発生がさらに進むと，横の溝がそれぞれの縦の隆起を**上丘**と**下丘**に分ける（図 18-23B）。下丘の核は聴覚反射のシナプス中継所として役立ち，上丘の核は視覚インパルスの連合お

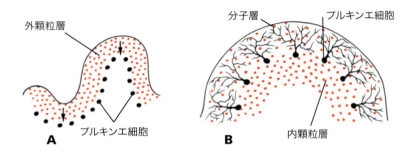

図 18-22 小脳皮質の発生段階。**A**. 外顆粒層は小脳の外表に位置し，増殖層を形成して顆粒細胞を生じる。顆粒細胞は矢印で示すように外表から内方に向かって遊走する。籠細胞および星状細胞は小脳白質中の増殖細胞に由来する。**B**. 生後の小脳皮質。分化したプルキンエ細胞，外表の分子層およびプルキンエ細胞下層の内顆粒層を示す。

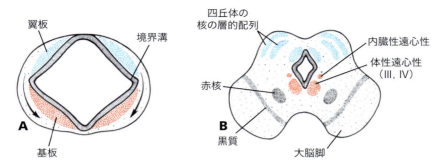

図 18-23 **A**, **B**. 種々の発生段階における中脳の基板と翼板の位置および分化。図 **A** における矢印は赤核と黒質を形成する翼板の細胞の移動経路を示す。基板における種々の運動核に注意。

よび反射中枢として働く。四丘体は表層の縁帯へ移動する神経芽細胞が波のように押し寄せてくることで形成される。そのため、これらの細胞は層的配列を示すようになる（図18-23B）。

前脳

前脳は大脳半球を形成する**終脳**と、眼杯および眼茎、下垂体、視床、視床下部および松果体を形成する**間脳**からなる。

間脳

蓋板と松果体

脳のこの部分は前脳の正中部から発生し（図18-5, 18-17）、1個の蓋板と2個の翼板から構成されるが、底板と基板はこれを欠くと考えられる（興味深いことに、腹側正中線のマーカーである*SHH*は間脳の底で発現しており、底板が実在することを示唆している）。間脳の**蓋板**は脈管に富んだ間葉で覆われた単層の上衣細胞からなり、両者は合わさって第三脳室の**脈絡叢**を生じる（図18-30）。蓋板の最尾側部は**松果体**(pineal body) となる。この松果体は最初、正中線における上皮性肥厚として現れるが、第7週までに膨出し始める（図18-24, 18-25）。最終的に、松果体は中脳蓋に位置する充実性器官となり（図18-30）、明暗が内分泌および行動リズムに影響を与える一伝達系として役立つ。成人では、しばしば松果体にカルシウムが沈着し、それが頭蓋のX線写真の目標として役立つ。

翼板, 視床, および視床下部

翼板は間脳の側壁を形成する。**視床下溝**(hypothalamic sulcus)という1つの溝によって、翼板は背側の**視床**と腹側の**視床下部**に分けられる（図18-24, 18-25）。

増殖活動の結果、視床はしだいに間脳腔内へ突

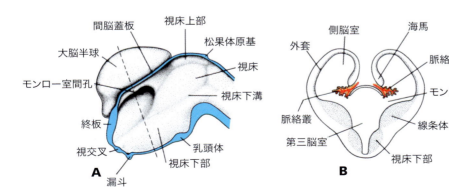

図 18-24 **A**. 7週胚子における前脳右半内側面。**B**. 図 **A** の破線のレベルにおける前脳横断面。線条体が側脳室底とモンロー室間孔に突出している。

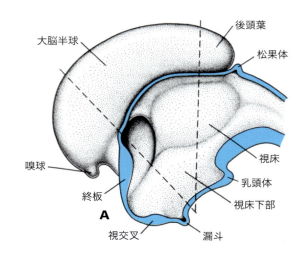

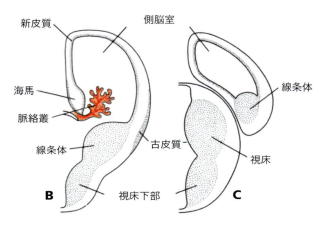

図 18-25　A．8週の胚子における終脳と間脳の右半内側面．B, C．図 A に示した破線のレベルにおける終脳と間脳の右半横断面．

出する．しばしばその拡張があまりにも大きいため，正中線で左右の視床が癒合して**中間質**（massa intermedia, interthalamic connexus）［訳者注：中間質（B. N. A., I. N. A.）は，視床間橋（adhesio interthalamica）（P. N. A.）と同義語］を形成する．

翼板の下部を形成する視床下部は多数の核域に分化し，睡眠，消化，体温および情緒的行動のような内臓機能調節中枢として役立つ．これらの核群のうちの1つである**乳頭体**（mamillary body）は，正中線の両側で視床下部の腹側面に明瞭な隆起を形成する（図 18-24A，18-25A）．

下垂体

下垂体（hypophysis, pituitary gland）は，まったく異なる2つの部位から発生する．(1) 口咽頭膜の直前にある口窩の外胚葉性嚢状膨出すなわち**ラトケ嚢**（Rathke pouch）と，(2) 間脳の下方への伸長である**漏斗**（infundibulum）とである（図 18-26）．

胚子がほぼ3週に達すると，ラトケ嚢は**口窩**（原始口腔）の膨出として現れ，ついで漏斗に向かって背側に成長する．第2か月の終わりまでに，ラトケ嚢は口腔との連絡を失い，漏斗と密接するようになる．

その後の発達中に，ラトケ嚢の前壁の細胞は急速に数を増し，**下垂体前葉**（anterior lobe of the hypophysis）つまり**腺性下垂体**（adenohypophysis）を形成する（図 18-26B）．この葉のわずかな延長部分である**隆起部**（pars tuberalis）が漏斗柄に沿って成長し，最終的に漏斗を取り囲む（図

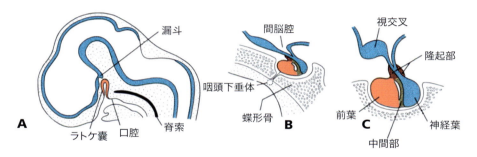

図 18-26　**A**．6 週胚子の頭部矢状断面。口腔の背側への囊状膨出としてのラトケ囊と，間脳底の肥厚としての漏斗を示す。**B**，**C**．それぞれ第 11 週と第 16 週における発生中の下垂体の矢状断面。神経葉柄を取り巻く隆起部の形成に注意。

18-26C）。ラトケ囊の後壁は**中間部**(pars intermedia)に発生するが，ヒトではこの部分はほとんど意義がないようである。

漏斗は**柄**(stalk)および**神経葉**(pars nervosa)，すなわち**下垂体後葉**(posterior lobe of the hypophysis，神経性下垂体 neurohypophysis)を生じる(図 18-26C)。下垂体後葉は(神経)膠細胞で構成されている。また，視床下部域から伸びてくる多数の神経線維を含んでいる。

終脳

脳胞の最吻側にある**終脳**は，2 つの側方膨出，すなわち**大脳半球**(cerebral hemisphere)と正中部の**終板**(lamina terminalis)とで構成されている(図 18-5，18-24，18-25)。大脳半球の腔，すなわち**側脳室**は，モンロー室間孔を通じて間脳腔と広く交通する(図 18-24)。

大脳半球

大脳半球は第 5 週の初めに，前脳の側壁に両側性膨出として生じる(図 18-24)。第 2 か月の中頃までに，半球基部(最初，視床が前方に拡張していた部分，図 18-24A)は肥大し始める。その結果，この部分は側脳室腔およびモンロー室間孔の底へ突出する(図 18-24B，18-25A，B)。横断面では，この急速に成長する部分は線状の外観を呈するので，**線条体**(corpus striatum)とよばれる(図 18-25B)。

大脳半球の壁が間脳蓋と接触する部分では神経芽細胞が発生せず，非常に薄いままでとどまる(図 18-24B)。ここでは大脳半球の壁は，脈管に富んだ間葉で覆われた単層の上衣細胞から構成され，これらの細胞が一緒になって**脈絡叢**を形成する。脈絡叢は半球の屋根を形成するはずであったが，半球のいろいろな部分の不均衡な成長の結果，**脈絡裂**(choroidal fissure)とよばれる線に沿って側脳室内へはみ出す(図 18-25，18-27)。脈絡裂のすぐ上方で半球壁は肥厚し，**海馬**(hippocampus)を形成する(図 18-24B，18-25B)。本来は嗅覚機能をもつこの構造は，しだいに側脳室内に突出する。

大脳半球はさらに拡張しながら，間脳の側面，中脳および後脳の頭側部をしだいに覆う(図 18-27，18-28)。大脳半球壁の一部となった線条体(図 18-24B)は同じように後方に拡張し，2 つに分かれる。すなわち，(1)背内側部の**尾状核**(caudate nucleus)と，(2)腹外側部の**レンズ核**(lentiform nucleus)とである(図 18-27B)。この分割は，大脳半球皮質に至る軸索，大脳半球皮質から発する軸索，および線条体の核集団を貫通する軸

> ### 臨床関連事項
>
> #### 下垂体異常
> ときにラトケ囊の一部が咽頭円蓋に遺残し，**咽頭下垂体**(pharyngeal hypophysis)となる。**頭蓋咽頭腫**(craniopharyngioma)はラトケ囊の遺残から生じる。この腫瘍はトルコ鞍内または下垂体茎に沿ってできることもあるが，トルコ鞍上にできることが多い。この腫瘍が水頭症や下垂体機能障害(尿崩症，成長障害など)を起こすことがある。

索によってそれぞれ完成される。こうして形成された神経線維束を**内包**(internal capsule)とよぶ(図 18-27B)。同時に，大脳半球の内側壁と間脳の外側壁が癒合し，尾状核と視床は密着する(図 18-27B)。

大脳半球が，たえず前方，後方および下方に成長する結果，前頭葉，側頭葉および後頭葉が形成される。しかし，線条体を覆っている部分の発育が遅いので，前頭葉と側頭葉の間の領域は圧迫されて**島**(insula)となる(図 18-28A)。隣接する葉がその上へと成長するため，この領域は出生時にはほぼ完全に覆われている。胎生の末期中に，大脳半球の表面はきわめて急速な発育をとげるので，その表面には裂と溝で分けられた多数の**脳回**(gyrus)が現れる(図 18-27B)。

皮質の発生

大脳皮質は外套から発生し(図 18-24B)，外套は 2 つに分けられる。(1)線条体のすぐ側方に位置する**古皮質**(paleopallium, archipallium, 図 18-25B)，および(2)海馬と古皮質の間の**新皮質**(neopallium, 図 18-25B, 18-27B)である。

新皮質では，神経芽細胞が次々に軟膜下位に遊走し，ついで十分成熟したニューロンに分化する。神経芽細胞の次の移動の波が到着すると，これらの神経芽細胞は以前に形成された細胞層を通

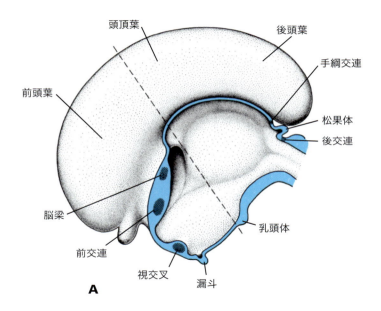

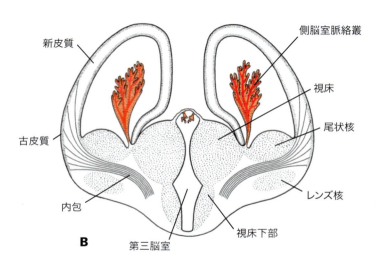

図 18-27 **A**. 10 週の胎児における終脳と間脳の右半内側面。**B**. 図 **A** に示した破線のレベルにおける大脳半球と間脳の横断面。

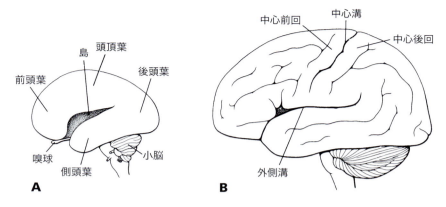

図 18-28　大脳半球外側面における大脳回と大脳溝の発生。A．7 か月，B．9 か月。

過して，軟膜下位に達するまで遊走する。そのため早期に形成された神経芽細胞は皮質の深部を占め，あとから形成された神経芽細胞はより表層の位置を占める。

出生時，皮質は重層構造を呈するが，それは神経芽細胞が層をなして分化するためである。皮質運動領には多数の**錐体細胞**(pyramidal cell)があり，知覚領の特徴は**顆粒細胞**(granular cell)があることである。

嗅覚器系の分化は上皮-間葉相互作用に依存している。相互作用は神経堤細胞と前頭鼻隆起の外胚葉との間で起こり，**鼻板**〔nasal(olfactory) placode〕を形成する(第 17 章 p.303 参照)。また，同じ神経堤細胞と終脳底との間でも起こり，嗅球(olfactory bulb，図 18-29)を形成する。鼻板の細胞は鼻腔上皮の一次知覚ニューロンに分化し，その軸索は伸び出して発達中の嗅球の二次ニューロンに接触する(図 18-29)。第 7 週までにこの連絡は十分に確立される。脳の成長が続くにつれて嗅球と二次ニューロン索は伸長し，ともに嗅神経を構成する(図 18-30)。

交連

成人では，左右の大脳半球は，正中線を横切って走る**交連**(commissure)という多数の神経線維束で結合されている。これらの神経線維束のうちで最も重要なのは，**終板**を利用するものである(図 18-24A，18-25A)。交叉線維束のうち最初に出現するのが**前交連**(anterior commissure)である。これは一側の半球における嗅球およびこれに関連する領域と，対応する他側の領域とを結ぶ線維からなっている(図 18-27A，18-30)。

第 2 番目に出現する交連は**海馬交連**(hippocampal commissure)，すなわち**脳弓交連**(fornix commissure)である。この線維は海馬に起こり，間脳蓋板に近接する終板に収束する。ここから，この線維は脈絡裂のすぐ外で脳弓系を作りながら，乳頭体と視床下部へ続く。

最も重要な交連は**脳梁**(corpus callosum)である。これは発生第 10 週までに出現し，左右の大脳皮質の嗅脳部以外の部分を結ぶ。最初，脳梁は終板で小神経束を形成する(図 18-27A)。しかし，新皮質の絶え間ない拡張により，まず前方に，ついで後方に急速に広がり，その結果，薄い間脳蓋の上にアーチ状にまたがる(図 18-30)。

終板内に発生する上記 3 交連の他に，さらに 3 つの交連が出現する。そのうちの 2 つ，すなわち**後交連**(posterior commissure)と**手綱交連**(habenular commissure)は松果体柄のすぐ下の吻側にある。第 3 の交連，**視(神経)交叉**(optic chiasma)は間脳の吻側壁に現れ，網膜の内側半からの線維を含んでいる(図 18-30)。

脳脊髄液

脳脊髄液(cerebrospinal fluid：**CSF**)は脳室内の脈絡叢で分泌される。脈絡叢は上衣層が変化したもので，1 日あたり約 400〜500 mL の脳脊髄液を産生する。脳脊髄液は脳室を循環し，側脳室から室間孔を通って第三脳室に入り，中脳水道を経て第四脳室に入る(図 18-30)。一部の脳脊髄液は脊髄中心管に入り，一部は第四脳室正中孔および外側孔を通って中枢神経系を囲むクモ膜下腔に入

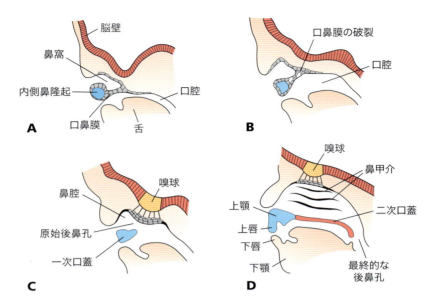

図 18-29　A．6 週胚子の鼻窩と内側鼻隆起の下縁を通る矢状断面。原始鼻腔は口鼻膜によって口腔から隔てられている。B．第 6 週の終わりにかけての図 A と同じ矢状断面。口鼻膜の破裂を示す。C．7 週には鼻腔上皮中のニューロンは突起を伸ばし，終脳底で発達中の嗅球領域に接触する。D．9 週までに最終的な口鼻腔の構造が形成されている。鼻腔上皮内のニューロンはよく分化し，嗅球から脳に至る二次ニューロンが伸び始める。嗅球と二次ニューロン索はともに嗅神経を構成する（図 18-30）。

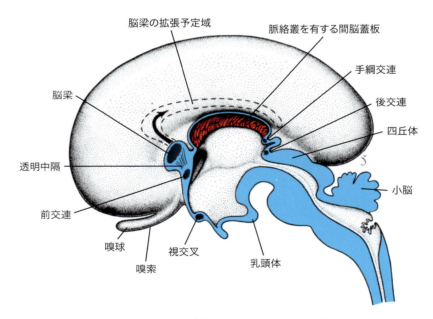

図 18-30　種々の交連を示す 4 か月胎児の脳の右半内側面。破線は脳梁の将来の拡張予定域を示す。海馬交連は示していない。

る。脳脊髄液はクモ膜下腔からクモ膜顆粒，特に上矢状洞内に突出している顆粒を通って静脈内に吸収される。脳脊髄液はその中に脳を「浮かせ」て脳の緩衝材となり，浮力により脳の重量が脳神経を頭蓋内壁に圧迫しないようにする。

脳分化の分子的制御

中枢神経系の前後（頭尾）方向のパターン形成は，発生の初期，すなわち原腸形成と神経誘導期に起こる（第5，6章参照）。いったん神経板が確立されると，脊索，脊索前板および神経板に発現する**ホメオボックス遺伝子**(homeobox gene)が脳を前脳，中脳，菱脳の各領域に分けるシグナルを発する。菱脳には8つの分節，すなわち**菱脳分節**(rhombomere)が生じる。菱脳分節にはホメオボックス遺伝子のなかのアンテナペディアクラスのもの，すなわち**HOX遺伝子**（第6章）がいろいろなパターンで発現する。これらの遺伝子は，一部が重なるパターンで発現し，1つのクラスターのうちで最も3′側に位置する遺伝子の現れる境界がより前にある。パラログ遺伝子も同じ領域に発現する（図18-31）。3′側に位置する遺伝子は5′側に位置する遺伝子よりも早く発現するので，発現パターンの時期的な関係も確立される。このようにして，これらの遺伝子が菱脳の前後軸に沿っての位置価(positional value)を与え，各菱脳分節の独自性を決め，各菱脳分節に由来する構造を特徴づける。この制御機序は不明であるが，**レチノイド**(retinoid，**レチノイン酸** retinoic acid)が HOX 発現の制御に重要な役割を演じている。たとえば，レチノイン酸が過剰にあると HOX 遺伝子の発現は前方に移動し，より頭側の菱脳分節がより尾側のものに分化する。レチノイン酸が不足すると菱脳は小さくなる。また，それぞれの HOX 遺伝子はレチノイン酸に対する反応性が異なり，3′側に位置する遺伝子は5′側に位置する遺伝子よりも感受性が高い。

前脳と中脳領域の指定もホメオドメインを含む遺伝子により制御されている。しかし，これらの遺伝子はアンテナペディアクラスのものではない。アンテナペディアクラスのものは，前方では菱脳分節3までしか発現しない。そこで，進化の過程で「新しい頭」となる前脳と中脳の領域のパターン形成の役割を担う，新しい遺伝子が想定さ

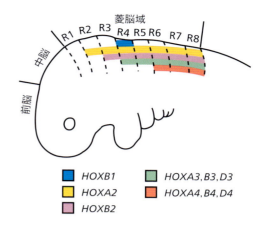

図18-31 菱脳での HOX 遺伝子の発現パターン。HOX 遺伝子は特定の菱脳分節（R1〜R8）の境界に終わり，一部重なるパターンで発現する。クラスターの3′側にある遺伝子は最前方の境界をなし，パラログ遺伝子は同じ領域に発現する。これらの遺伝子は菱脳の前後軸に沿っての位置価を与え，菱脳分節の特徴を定め，各分節に由来する構造を指定する。

れている。神経板期に脊索前板に発現する **LIM1** と神経板に発現する **OTX2** は，前脳および中脳域を指定する重要な遺伝子である。LIM1 は OTX2 の発現を支援する（これらの遺伝子は原腸形成の最も早い段階にも発現し，胚盤葉上層の頭部域全体の指定にも補助的に働いている）。神経ヒダと咽頭弓が現れると，OTX1，EMX1，EMX2 などのホメオボックス遺伝子が加わり，特異的な，一部が重なるパターンで発現する。これが前脳と中脳の特徴を定める。これらの境界が確立されると，2つの組織化中心が追加されて出現する。神経板の頭側端と非神経外胚葉との接続部である**前神経ヒダ**(anterior neural ridge：**ANR**，図18-32)と中脳と菱脳の間の**峡**(isthmus，図18-33)である。両部位で**線維芽細胞増殖因子8**(**FGF8**)が主要なシグナル分子で，これが分化を制御するその後の遺伝子発現を誘導する。4体節期の前神経ヒダでは，FGF8 は転写因子 **FOXG1** の発現を誘導する（図18-32）。FOXG1 は終脳（大脳半球）の発達を制御する。また，終脳基部と網膜を含む前脳内での局所的な指定を行う。中脳と菱脳の領域接続部である峡では，FGF8 はこの部位を輪状に取り囲んで発現する（図18-33）。FGF8 は2つのホメオボックスを含む遺伝子，すなわち **EN1** および **EN2** の発現を誘導する。これらの遺伝子

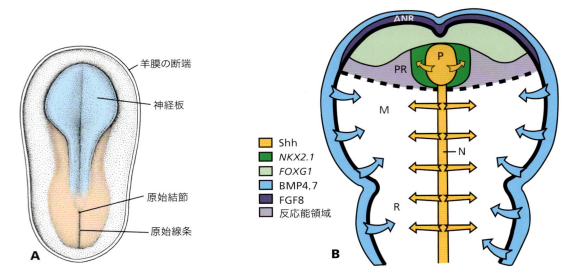

図 18-32 A．体節形成直前のほぼ 18 日の胚子の背面模式図。頭部領域の神経板（青色）の発達を示す。B．図 A に示した頭部領域の神経板（青色）内にある前神経ヒダ（ANR）として知られる組織化中心を示す。この領域は神経板の最前部にあり、線維芽細胞増殖因子（FGF8）を分泌し、これが隣接する神経外胚葉に *FOXG1* の発現を誘導する。*FOXG1* は終脳（大脳半球）の発生を制御し、前脳（PR）内での局所的な指定を行う。脊索前板（P）と脊索（N）から分泌される Shh は脳を腹側化し、*NKX2.1* の発現を誘導し、これが視床下部の発生を制御する。隣接する非神経外胚葉から分泌される骨形成蛋白質 4（BMP4）と 7（BMP7）は脳の背側パターンを制御する。M：中脳、R：菱脳

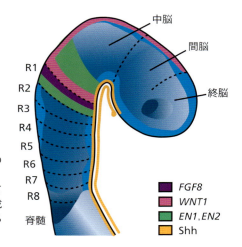

図 18-33 中脳と菱脳の境界である菱脳峡にある組織化中心。この領域は周囲を取り巻く輪状に線維芽細胞増殖因子（FGF8）を分泌し、これが *EN1* と *EN2* の発現をこの領域から前後方向に勾配をもって誘導する。*EN1* は中脳背側の発生を制御し、両遺伝子は小脳の形成に関与する。FGF8 により誘導されるもう 1 つの遺伝子である *WNT1* も小脳の発生を助ける。

は峡から前方および後方に放射状に勾配をもって発現する。*EN1* は中脳の背側部（中脳蓋）と菱脳の前方部（小脳）を含む領域に発現し、この発現域全体の発達を制御する。これに対して *EN2* は小脳の発達にのみ関係する。また、FGF8 は *FGF8* 発現域の前方でこれを輪のように取り囲む帯状の ***WNT1*** 発現を誘導する（図 18-33）。*WNT1* は *EN1* および *EN2* と相互作用して、小脳を含むこ

の領域の発達を制御する。実際、*WNT1* は神経板期にこの領域に発現するので、中脳域の初期の指定を補助している可能性がある。このような初期に FGF8 は中脳と菱脳の接続部の下層にある中胚葉にも発現するので、この領域での *WNT1* の発現と初期のパターン形成を制御しているのかもしれない。峡の狭くなっている部分は、*OTX2* 発現の尾側の限界である中脳と菱脳の実際の境界よりや

や後方にある。

　前脳および中脳領域でも背腹（内外）方向のパターンが形成される。腹側のパターン形成は，中枢神経系の他の部位全般と同様に，**Shh**により制御されている。脊索前板により分泌されるShhは*NKX2.1*の発現を誘導する。*NKX2.1*はホメオドメインを含む遺伝子で，視床下部の発達を制御する。重要なこととして，Shhシグナル伝達にはこの蛋白質が分割される必要があり，カルボキシル基端側部がシグナル伝達を担う。Shh蛋白質の分割に続いて，アミノ基端側部のカルボキシル基にコレステロールが共有結合する。アミノ基端側の部分は，Shhのシグナルを伝える性質をすべて保持しており，これがコレステロールと結合すると分布しやすくなる。

　神経管の背側（外側）のパターン形成は，神経板に隣接する非神経外胚葉に発現する**骨形成蛋白質4（BMP4）**および**7（BMP7）**により制御されている。この蛋白質は正中部での*MSX1*の発現を誘導

し，*FOXG1*の発現を抑制する（図**18-32**）。いったん神経管が閉じると，蓋板にBMP2とBMP4が誘導され，これらの蛋白質が皮質中の転写因子*LHX2*の発現を制御する。この発現がこの領域でのパターンを定める遺伝子のカスケードを開始させる。

　脳の前後（頭尾）軸と背腹（内外）軸に沿ってのパターン形成を制御している遺伝子の発現パターンは一部重なり，これらの発現領域の境界部で相互に作用し合っている。さらに脳の諸領域は特定のシグナルに反応し，他のシグナルには反応しない能力がある。たとえば，神経板の頭側部のみがShhに反応して*NKX2.1*を発現する。同様に，神経板の前方部のみがFGF8に反応して*FOXG1*を発現する。中脳域では同じFGF8シグナルに反応して*EN2*が発現する。このように，**反応能力**も部位による違いを特定することを助けている。

■ 臨床関連事項

頭部異常

　全前脳胞症（holoprosencephaly：**HPE**）は，正中部構造の欠如により起こる脳と顔面の構造異常スペクトルをさす。重症例では，左右の側脳室が融合して1つの**終脳胞**（telencephalic vesicle）になる（**無葉全前脳胞症** alobar holoprosencephaly）。眼は癒合し，鼻腔は単一となり，顔面正中部の他の構造も欠如する（図**18-34**）。それほど重症でない症例では，前脳の左右大脳半球への分離はある程度起こるが，正中部の構造の発生は不完全である。通常，嗅球，嗅索および脳梁は低形成であるか欠如する。非常に軽い症例では，単一中切歯の存在が，ある程度の全前脳胞症が生じたことを示す唯一の所見である。全前脳胞症は生産児では15,000出生に1例の割合でみられるが，250妊娠に1例の割合で起こっており，大部分は妊娠初期流産に終わる。中枢神経系の腹側正中部の確立を制御する遺伝子***SHH***の突然変異により，ある型の全前脳胞症が起こる。他の原因としては**コレステロール生合成**の異常があり，その結果，ス

ミス−レムリ−オピッツ症候群（Smith-Lemli-Opitz syndrome）が生じる。この症候群の患児には頭部顔面および体肢異常があり，その5％に全前脳胞症がある。スミス−レムリ−オピッツ症候群は常染色体劣性遺伝性で，7−デヒドロコレステロールをコレステロールに代謝する**7−デヒドロコレステロールレダクターゼ**（7-dehydrocholesterol reductase）の異常によって起こる。コレステロールは*SHH*遺伝子が効果を発揮するのに必要なので，体肢や脳を含む多くの異常はShhシグナル伝達系の異常によるものであろう。他の遺伝的原因には**眼球欠如ホメオボックス3**（sine oculis homeobox 3：**SIX3**），**TG相互作用因子**（TG-interacting factor：**TGIF**）および**ジンクフィンガー蛋白質**（zinc finger protein）**ZIC2**などの転写因子の突然変異がある。

　裂脳症（schizencephaly）は大脳半球に大きな裂が生じるまれな異常で，ときに脳の組織に欠損が起こる。ホメオボックス遺伝子である*EMX2*の突然変異が，原因の1つになっているようである。

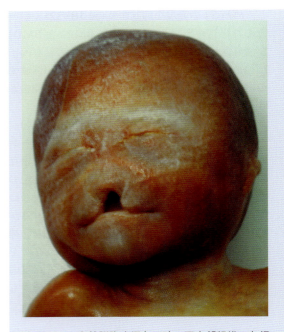

孔部が小さければ，髄膜のみがそこを通ってはみ出すだけであるが（髄膜瘤），欠損部が大きいと開孔部を通して脳の一部や脳室の一部までもが髄膜の囊の中へ入り込む（図18-35，18-36）。後者の異常はそれぞれ髄膜脳瘤，髄膜水脳瘤とよばれ，12,000出生に1例の割合で起こる。

外脳症（exencephaly）の特徴は神経管頭側部の閉鎖不全である。その結果，頭蓋冠が作られず，異常な脳が露出したままとなる。のちにこの組織が変性し，壊死組織塊が残る。この異常は**無脳症**（anencephaly）とよばれるが，実際は脳幹が損なわれずに残っている（図18-37A）。一部の症例では，神経管障害が尾側に脊髄まで広がり，**頭蓋脊椎裂**（craniorachischisis）とよばれる（図18-37B）。この場合にも無脳症があるが，大きな欠損が脊椎にも及ぶ。無脳症の胎児は嚥下機能を欠いているので，妊娠の最後の2か月は**羊水過多症**（polyhydramnios）がその特徴となる。この異常は頭蓋冠が欠如しているので，胎児のX線写真で認識することができる。無脳症は5,000出生に1例の割合で起こり，男児より女児に多い。二分脊椎と同様に多くの場合，女性が妊娠前および妊娠中に1日400 μgの葉酸を摂取することで予防できる。

水頭症（hydrocephalus）の特徴は，脳脊髄液が脳室系内に異常に貯留することである。大部分の新生児水頭症例は，**シルヴィウス水道の通過障害（中脳水道狭窄** aqueductal stenosis）が原因である。このため，側脳室および第三脳室の脳脊髄液が第四脳室へ流入して，そこから吸収場所である

図18-34 全前脳胞症児（HPE）。正中部組織の欠損の結果，正中唇裂，鼻組織の欠如，眼の異常な接近（両眼近接 hypotelorism）が起こる。脳の正中部の欠如により側脳室が融合して単一の室になる。神経板期に中枢神経系の正中部を指定する SHH 遺伝子の突然変異が，多彩な症状を呈する HPE の原因の1つである。

頭蓋骨の骨化の異常は**髄膜瘤**（meningocele），**髄膜脳瘤**（meningoencephalocele），**髄膜水脳瘤**（meningohydroencephalocele）を起こす可能性がある。最も頻度が高いのは後頭骨の後頭鱗で，部分的あるいは全体として欠如する。後頭骨の開

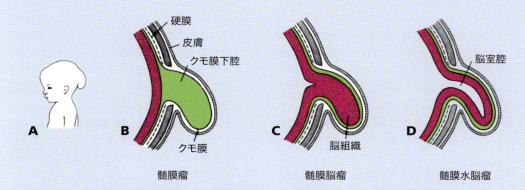

図18-35 A．後頭部に頭蓋異常があり，髄膜や神経組織が脱出している児の横顔。B～D．頭蓋異常の諸型。脱出しているのが髄膜のみ（髄膜瘤，B），髄膜と神経組織（髄膜脳瘤，C），脳室まで（髄膜水脳瘤，D）といろいろあり，好発部は後頭部であるが，前頭鼻部など他の場所に起こることもある。大部分の例で，異常の原因は神経管障害であり，多くは母体が妊娠前および妊娠中に1日400 μgの葉酸を摂取することで予防できる。

18章 中枢神経系 | **341**

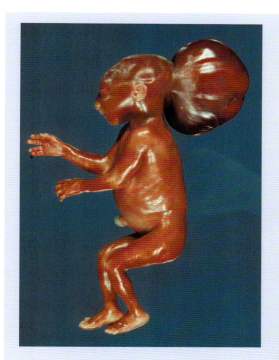

図 18-36 大きな後頭部髄膜脳瘤の胎児。瘤がもっと小さければ，外科手術により生存可能である。神経学的障害の程度は異常ないし欠損した神経組織の量による。

クモ膜下腔へ流れるのが妨げられる。その結果，液が側脳室に溜まり，脳と頭蓋骨を圧迫する。頭蓋の縫合はまだ癒合していないので，縫合間が開大し，頭が拡張する。極端な場合には，脳も頭蓋骨も薄くなり，頭が非常に大きくなる（図18-38）。
　小頭症（microcephaly）は頭蓋冠が正常より小さいものである（図18-39）。頭蓋の大きさは脳の発育に左右されるので，脳の発育異常がその根底に存在する。小頭症の病因はさまざまで，遺伝（常染色体劣性）による場合も，感染や薬物その他の発生毒性因子への曝露などの胎生期の傷害による場合もある。症例の半数以上に知的障害がある。
　胎児はトキソプラズマ感染によって脳の石灰化，知的障害，水頭症，あるいは小頭症を生じる。同様に，発生初期の放射線被曝は小頭症を起こす。母体感染，サウナ風呂や熱い風呂による高温（発熱）は，二分脊椎や無脳症を起こすことがある。
　上記の異常は非常に重篤な例であり，生存できない場合がある。しかし，中枢神経系のその他の多くの異常は，重い症状を外に現さない可能性がある。たとえば，重い機能的障害を現さないで脳

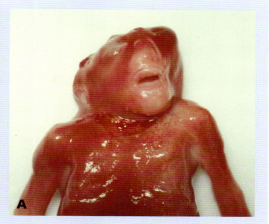

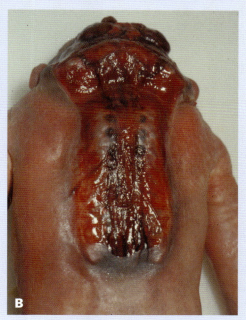

図 18-37 **A**．頭部神経ヒダの閉鎖障害による無脳症の胎児。神経管が閉鎖しないと，神経組織は壊れて羊水に曝され，組織壊死と欠損を起こす。この異常は常に致死的で，このような児を妊娠した場合にはほとんど中絶される。**B**．頭蓋脊椎裂を伴う無脳症の胎児。神経管が頭部および脊髄上部で閉じず，神経組織の大量壊死を起こしている。図**A**および図**B**に示すような異常は，母体が妊娠前および妊娠中に1日400μgの葉酸を摂取することで予防できる。

梁の一部または全部が欠如することがある。同じように，小脳が部分的または完全に欠如しても，協調作用がわずかばかり障害されるだけである。他方，重篤な**知的障害**（intellectual disability）の症例で，形態学的な脳異常をほとんど示さないこ

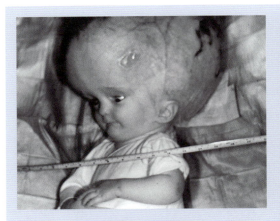

図18-38 重篤な水頭症の患児。頭蓋の縫合が閉じていないので、蓄積した脳脊髄液の圧により頭が大きくなり、頭蓋骨と大脳皮質が薄くなる。

ともある。知的障害は遺伝的な異常（たとえばダウン症候群）、あるいは感染因子（風疹、サイトメガロウイルス、トキソプラズマ症）を含む発生毒性因子への曝露で起こることがある。しかし、原因の筆頭は**母体のアルコール乱用**（maternal alcohol abuse）である。

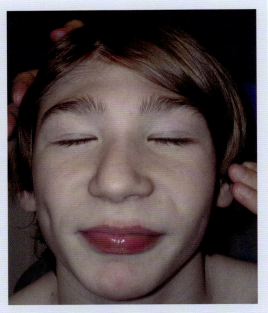

図18-39 小頭症の患児。この異常は脳の発育不全によるもので、知的障害を伴うことが多い。

脳神経

発生第4週までに、12対の**脳神経**（cranial nerve：**CN**）すべての核が存在している。嗅神経（Ⅰ）と視神経（Ⅱ）以外の神経はすべて脳幹から起始し、そのなかで動眼神経（Ⅲ）だけが菱脳域外から起こる。菱脳では、神経上皮細胞の増殖中心が菱脳分節とよばれる8対の明瞭な分節を確立する。これらの菱脳分節から脳神経Ⅳ、Ⅴ、Ⅵ、Ⅶ、Ⅸ、Ⅹ、Ⅺ、およびⅫの運動神経核が生じる（図18-17、18-40）。この分節パターンができるのは、神経外胚葉に覆われてその下層にある体節分節をなす中胚葉の誘導によると考えられる。

脳神経核の運動性ニューロンは脳幹内にあり、一方、知覚性神経節は脳の外にある。したがって、脳神経の構成は脊髄神経と相同であるが、すべての脳神経が運動および知覚線維の両方を含んでいるわけではない（表18-2）。

脳神経の知覚性神経節の起源は一連の**外胚葉性プラコード**（ectodermal placode）と神経堤細胞である。外胚葉性プラコードは咽頭弓の背側にある外胚葉の肥厚で、**鼻板、耳板**、および4つの**咽頭弓上プラコード**（epibranchial placode）を含む（表18-3、図17-2も参照）。咽頭弓上プラコードは咽頭弓の神経（Ⅴ、Ⅶ、Ⅸ、Ⅹ）の神経節を作る。副交感性（内臓性遠心性）神経節は神経堤細胞に由来し、それらの線維は脳神経Ⅲ、Ⅶ、Ⅸ、Ⅹに含まれる（表18-2）。

自律神経系

自律神経系（autonomic nervous system）は平滑筋、心筋、分泌腺を支配する運動（遠心性）神経からなり、このためときに内臓運動系とよばれる。系は**交感神経部**と**副交感神経部**に分けられ、いずれも**節前ニューロン**および**節後ニューロン**（postganglionic neuron）の2つのニューロンにより働く。節前ニューロンの細胞体は中枢神経の灰白質にある。節後ニューロンの細胞体は中枢神経外の**自律神経節**（autonomic ganglia）にあり、そ

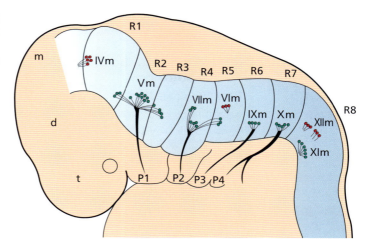

図 18-40 発生第25日までに現れる脳と中胚葉の分節パターン。菱脳(水色)は8対の菱脳分節(R1～R8)に分かれ，これらの構造から運動性脳神経(m)が生じる。P1～P4：第一～第四咽頭弓，t：終脳，d：間脳，m：中脳

表 18-2 脳神経の起始と構成

脳神経	脳の領域	種類	支配
嗅神経(Ⅰ)	終脳	SA	鼻腔上皮(嗅覚)
視神経(Ⅱ)	間脳	SA	網膜(視覚)
動眼神経(Ⅲ)	中脳	SE GVE(毛様体神経節)	上・下・内側直筋，下斜筋，上眼瞼挙筋 瞳孔括約筋，毛様体筋
滑車神経(Ⅳ)	後脳	SE	上斜筋
三叉神経(Ⅴ)	後脳	GSA(三叉神経節) SVE(咽頭弓運動)	皮膚，口腔，顔面，歯，舌の前 2/3 の一般知覚，皮膚・筋・関節の固有知覚 咀嚼筋，顎舌骨筋，顎二腹筋前腹，口蓋帆張筋，鼓膜張筋
外転神経(Ⅵ)	後脳	SE	外側直筋
顔面神経(Ⅶ)	後脳	SA(膝神経節) GSA(膝神経節) SVE(咽頭弓運動) GVE	舌の前 2/3 の味覚 外耳道の皮膚 表情筋，アブミ骨筋，茎突舌骨筋，顎二腹筋後腹 顎下腺，舌下腺，涙腺
内耳神経(Ⅷ)	後脳	SA(前庭・ラセン神経節)	半規管，球形嚢，卵形嚢(平衡覚)，コルチのラセン器(聴覚)
舌咽神経(Ⅸ)	髄脳	SA(下神経節) GVA(上神経節) GSA(下神経節) SVE(咽頭弓運動) GVE(耳神経節)	舌の後ろ 1/3 の味覚 耳下腺，頸動脈小体・洞，中耳 外耳 茎突咽頭筋 耳下腺
迷走神経(Ⅹ)	髄脳	SA(下神経節) GVA(上神経節) GSA(上神経節) SVE(咽頭弓運動) GVE(内臓内・付近の神経節)	口蓋・喉頭蓋の味覚 咽頭，喉頭，気管，心臓，食道，胃，腸 舌根，外耳道 咽頭収縮筋，内喉頭筋，食道の上 2/3 気管，気管支，消化管，心臓
副神経(Ⅺ)	髄脳	SVE(咽頭弓運動) SE	胸鎖乳突筋，僧帽筋 軟口蓋，咽頭(迷走神経と共同)
舌下神経(Ⅻ)	髄脳	SE	舌筋(口蓋舌筋を除く)

GSA：一般体性求心性，SE：一般体性遠心性，GVA：一般内臓性求心性，GVE：一般内臓性遠心性，SA：特殊求心性，SVE：特殊内臓性遠心性

表 18-3　脳神経節への神経堤細胞とプラコードの寄与

神経	神経節	起源
動眼神経（Ⅲ）	毛様体神経節（内臓性遠心性）	前脳・中脳連結部神経堤
三叉神経（Ⅴ）	三叉神経節（一般体性求心性）	前脳・中脳連結部神経堤，三叉神経プラコード
顔面神経（Ⅶ）	上神経節（一般体性および特殊求心性）[†] 膝神経節（一般体性および特殊求心性） 翼口蓋神経節（内臓性遠心性） 顎下神経節（内臓性遠心性）	菱脳神経堤，第一咽頭弓上プラコード 第一咽頭弓上プラコード 菱脳神経堤 菱脳神経堤
内耳神経（Ⅷ）	ラセン神経節（特殊求心性） 前庭神経節（特殊求心性）	耳板（プラコード） 耳板，菱脳神経堤
舌咽神経（Ⅸ）	上神経節（一般体性および特殊求心性） 下神経節（一般体性および特殊求心性） 耳神経節（内臓性遠心性）菱脳神経堤	菱脳神経堤 第二咽頭弓上プラコード
迷走神経（Ⅹ）	上神経節（一般体性求心性） 下神経節（一般体性および特殊求心性） 迷走神経副交感神経節（内臓性遠心性）	菱脳神経堤 菱脳神経堤，第三・第四咽頭弓上プラコード 菱脳神経堤

[†] 訳者注：この表はニワトリでの実験をもとに作られたもので，ヒトの解剖学用語にはこの名称の神経節は記載されていない．

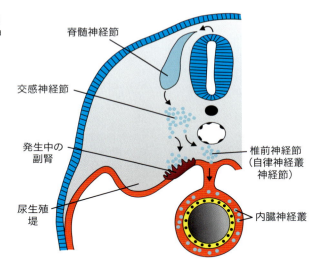

図 18-41　交感神経節の形成．神経堤細胞（水色）は神経管から遊走して後根神経節，すべての交感神経節，副腎髄質を作る．

の線維は標的器官に終わる．一般的に，神経伝達物質は交感神経系では**ノルアドレナリン**（noradrenaline），副交感神経系では**アセチルコリン**（acetylcholine）である．

交感神経系

交感神経系（sympathetic nervous system）の節前ニューロンの細胞体は**第1胸髄から第2腰髄にかけて脊髄の側柱（側角）内**にある（図18-42）．節後ニューロンの細胞体は脊柱の両側にある**交感神経幹神経節**（椎傍神経節 paravertebral ganglia），および大動脈から太い枝（腹腔動脈，上腸間膜動脈，下腸間膜動脈）が分岐する部位の周辺にある**椎前神経節**（prevertebral ganglia，**大動脈前神経節** preaortic ganglia）にある（図18-42）．幹神経節は線維で繋がり，左右の**交感神経幹**（sympathetic trunk）を形成する．幹神経節はすべて胸部神経堤から発生第5週に遊走してきた細胞に由来

18章 中枢神経系 345

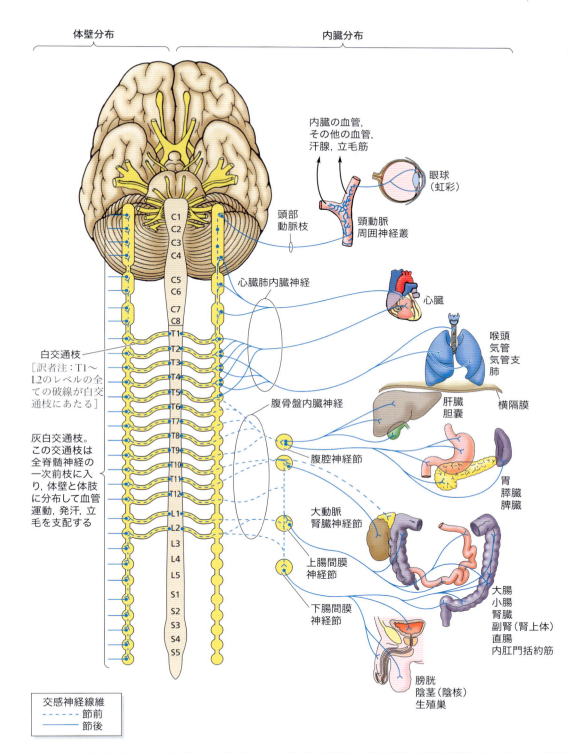

図 18-42　自律神経系の交感神経部を示す模式図。この系は第1胸髄から第2腰髄の側柱（側角）に始まる。この分節に節前ニューロン細胞体がある。これらの細胞からの線維は脊髄神経の前根に入り，ついで一次前枝，白交通枝を経て交感神経幹に至る。いったん幹に入ると，その分節でシナプスする場合，上行あるいは下行して他の分節でシナプスする場合，幹内でシナプスすることなく通過して，腹骨盤内臓神経となって椎前神経節に至る場合がある。

する（図18-41）。交感神経幹を形成する神経堤細胞は頭方と尾方にも遊走して，幹は頸部と骨盤部へと伸長する。神経堤細胞の遊走と位置決定は背側大動脈により分泌されるBMPにより制御される。背側大動脈は遊走する細胞の化学的誘引として働いている。

第1胸髄から第2腰髄にかけての脊髄内にある細胞体から出た**交感神経系節前線維**（preganglionic sympathetic fiber）は前根（線維は運動性であるため）を通って脊髄神経に入り，ついで一次前枝を経てすぐに白交通枝に入り，交感神経幹に達する（図18-42）。いったん幹に入ると，その分節でシナプスを作る場合，上行または下行して頭方あるいは尾方のニューロンとシナプスする場合，幹内ではシナプスせずに椎前神経節まで行く場合がある。椎前神経節に行く節前線維はまとめて腹骨盤内臓神経とよばれる。この中には大内臓神経（T5～T9），小内臓神経（T10～T11），最小内臓神経（T12），骨盤内臓神経がある（図18-42）。交感神経幹からの節後線維は，頭頸部，体壁，体肢の血管，立毛筋（鳥肌が立つ），汗腺に至る。その経路は，交感神経幹から**灰白交通枝**（gray ramus communicans）を通って全部で31の脊髄神経前枝に入り，血管に伴って標的に達する（図18-42）。下頸部および上胸部の幹神経節からの節後線維は幹を出ると心臓肺内臓神経とよばれる束になり，心臓と肺を支配する（図18-42）。椎前神経節からの節後線維は血管に伴って腹部内臓や生殖器に至る。節前ニューロンの細胞体は第1胸髄から第2腰髄にあるので，白交通枝はこれらの分節のみにあることに注意する必要がある。一方で，各脊髄神経は節後ニューロンからの線維を受け入れるので，すべての脊髄神経一次前枝には灰白交通枝がある。

副交感神経系

副交感神経系（parasympathetic nervous system）の節前ニューロン細胞体は脳幹と脊髄の仙髄（S2～S4）にあり，ときに自律神経系の頭仙部とよばれる（図18-43）。脳幹の核からの**副交感神経系節前線維**（preganglionic parasympathetic fiber）は**動眼神経**（Ⅲ），**顔面神経**（Ⅶ），**舌咽神経**（Ⅸ），および**迷走神経**（Ⅹ）経由で走り，頭頸部の構造に至る。迷走神経も横行結腸の近位1/3までの大部分の内臓に副交感神経を供給する（図18-43）。仙骨部副交感神経要素からの節前線維はS2～S4から脊髄神経前枝を通って脊髄を出，これら神経の一次前枝を出て骨盤内臓神経となり，横行結腸の遠位2/3から直腸まで，消化管の残部を支配する（図18-43）。これらの線維の一部は膀胱および生殖器の勃起組織に至る。副交感神経節後ニューロンの細胞体は，頭部では以下の4つの神経節，すなわち**毛様体神経節**（Ⅲ），**翼口蓋神経節**と**顎下神経節**（Ⅶ），**耳神経節**（Ⅸ）にある（図18-43）。**迷走神経**（Ⅹ）関連の胸腹部にある節後ニューロンは，通常は支配を受ける器官の中あるいは上にある。この配置は骨盤領域の骨盤内臓神経の節後ニューロン細胞体にも当てはまる。細胞体は腸管神経節のように，個々にあるいは小神経節として，標的臓器の壁内に存在する。交感神経系と同様に副交感神経系でも，節後ニューロンはすべて神経堤細胞に由来する。

副腎

副腎（suprarenal gland，腎上体）は2つの要素から発生する。すなわち(1)**皮質**（cortex）を形成する中胚葉部，および(2)**髄質**（medulla）を形成する外胚葉部である。発生第5週中に，腸間膜根部と発生中の生殖腺との間に位置する中皮細胞は増殖を始め，下層の間葉に侵入する（図18-41）。ここでこれらの細胞は分化して大きな好酸性細胞となり，副腎の**胎生皮質**（fetal cortex）すなわち**原始皮質**（primitive cortex）を形成する（図18-44A）。その後まもなく，中皮からの遊走細胞の第2波が間葉に侵入し，最初の好酸性細胞塊を取り囲む。第1波の細胞より小さいこれらの細胞は，のちにこの腺の**最終的皮質**（definitive cortex）を形成する（図18-44）。これらはステロイド産生細胞で，妊娠の第2三半期にデヒドロエピアンドロステロン（DHEA）分泌を開始し，DHEAは胎盤でエストロゲンに変換される。胎生皮質でのホルモン産生が胎盤と妊娠の維持に重要であると示唆する証拠がある。出生直後に胎生皮質は退縮し，残った細胞は副腎皮質の最終的な3層，すなわち球状帯，束状帯，網状帯に分化する（図18-44B）。皮質からはおもにコルチゾール，アルドステロン，アンドロゲンが分泌される。

胎生皮質の形成中に**神経堤細胞**が副腎の内方に侵入し，そこで細胞索や細胞集団をなして配列し，副腎髄質を形成する（図18-41，18-44A）。

18章 中枢神経系　**347**

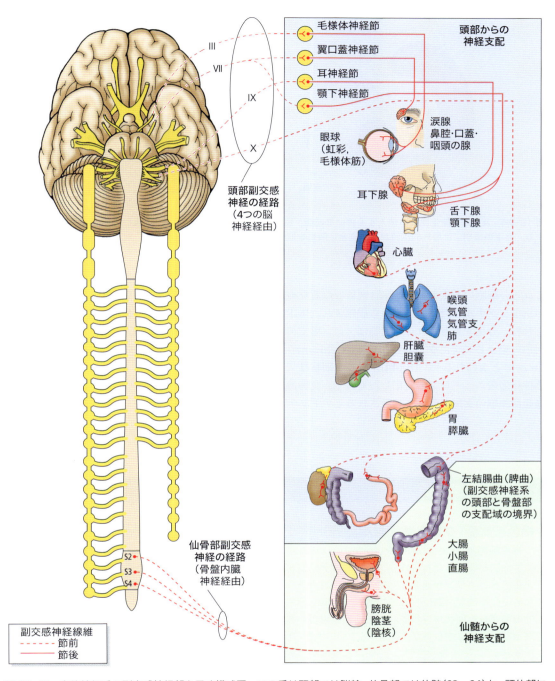

図 18-43　自律神経系の副交感神経部を示す模式図。この系は頭部では脳幹，仙骨部では仙髄（S2～S4）と，頭仙部に節前ニューロンの細胞体がある。脳幹からの節前線維は第Ⅲ，Ⅶ，Ⅸ，Ⅹ脳神経を通り，毛様体神経節（Ⅲ），翼口蓋神経節と顎下神経節（Ⅶ），耳神経節（Ⅸ）で節後ニューロンとシナプスする。迷走神経（Ⅹ）関連の胸腹部にある節後ニューロンは，通常は支配を受ける器官の中にある。仙髄分節からの節前線維は S2～S4 脊髄神経の一次前枝を経て骨盤内臓神経となり，横行結腸の遠位 2/3 から直腸までの消化管を支配する。

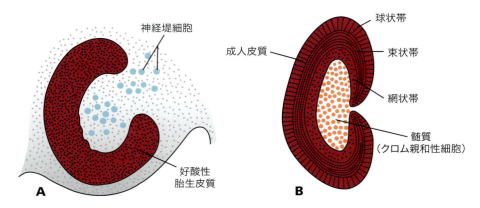

図 18-44　A．副腎胎生皮質へ侵入する神経堤細胞。B．神経堤細胞は副腎髄質を形成し，クロム親和性細胞に分化する。発生の後期には最終的皮質がほぼ完全に髄質を取り囲んでいる。

これらの細胞の遊走を調節し副腎髄質となるための指定シグナルは背側大動脈から放散され，BMPを含む。分化するとこれらの細胞はクロム塩で黄褐色に染まるので，**クロム親和性細胞**（chromaffin cell）とよばれる（図 18-44B）。この細胞は交感神経節後ニューロンの変化したもので，交感神経節前線維の支配を受け，刺激されるとアドレナリンとノルアドレナリンを産生し，血流中に直接放出する。胎生期間中，クロム親和性細胞は胚子の体内広く散在しているが，成人で細胞集団が残っているのは副腎髄質のみである。

臨床関連事項

褐色細胞腫（クロム親和性細胞腫）

　褐色細胞腫（pheochromocytoma）はクロム親和性細胞が関わるまれな腫瘍で，アドレナリンとノルアドレナリンが過剰に産生，放出され，そのために発作的な高血圧，心拍数増加，頭痛，その他の関連した症状が現れる。ほとんどの場合，腫瘍は副腎髄質に生じるが，約 10％で他の場所（通常は腹部）にできる。症例の 25％は家族性で，神経堤細胞の遊走に働く RET 遺伝子の突然変異が関与している。

先天性巨大結腸（ヒルシュスプルング病）

　先天性巨大結腸（congenital megacolon，**ヒルシュスプルング病** Hirschsprung disease）は神経堤細胞が結腸および直腸の一部または全部の壁に遊走しそこなったために，副交感神経節が形成されなかった結果起こる。先天性巨大結腸の家族発生症例のほとんどは，細胞膜に存在する**チロシンキナーゼ受容体**（tyrosine kinase receptor）をコードしている **RET 遺伝子**の突然変異による。染色体 10q11 に存在するこの遺伝子は神経堤細胞の遊走に不可欠である。この受容体のリガンドは，神経堤細胞の通過経路にある間葉細胞から分泌される**神経膠細胞由来神経栄養因子**（**GDNF**）である。受容体とリガンドの相互作用によって細胞の遊走が制御される。その結果，受容体に異常があると遊走は阻害され，その領域には副交感神経節は形成されない。ほとんどすべての症例で直腸が侵され，患児の 80％で直腸と S 状結腸が侵される。横行結腸と上行結腸は 10～20％で侵されるだけである。侵された部位では神経支配のない平滑筋の持続性収縮のために直径は小さくなり，そこより口方では結腸は拡張する。

要約

中枢神経系は**外胚葉に由来**し，第3週の中頃に**神経板**（neural plate）として出現する（図18-1）。神経板の縁がヒダを形成したあと，これらの**神経ヒダ**（neural fold）は互いに接近して正中線で癒合して**神経管**（neural tube）となる（図18-2，18-3）。頭側端は約25日に，尾側端は28日に閉鎖する。そこで中枢神経系は幅広い頭部すなわち**脳**（brain）と，細長い尾側部すなわち**脊髄**（spinal cord）をもった管状構造となる。神経管の閉鎖が失敗すると，**二分脊椎**（spina bifida，図18-15，18-16）および**無脳症**（anencephaly，図18-37）のような異常がみられる。これらの異常は葉酸により予防できる。

脊髄は中枢神経系の尾側端を形成し，その特徴は運動性ニューロンを含む**基板**（basal plate），知覚性ニューロンに対応する**翼板**（alar plate），および両側を結ぶ連絡路としての**底板**（floor plate）と**蓋板**（roof plate）があることである（図18-8）。**脊髄神経**（spinal nerve）は脊髄の各分節から形成される。これらの神経の運動核は基板（脊髄内）にある。知覚神経の細胞体は神経堤由来の脊髄神経節（脊髄外）にある。脊髄領域ではShhが神経管を腹側化し，底板と基板を誘導する。非神経外胚葉に発現する骨形成蛋白質4（BMP4）と7（BMP7）が翼板と蓋板での*PAX3*と*PAX7*の発現を維持し，アップレギュレートする。

脳は，脊髄の延長で基板と翼板からなる構築構造が類似している**脳幹**（brain stem）と，より**高次の中枢**（higher center）で翼板が拡大した小脳と大脳半球に分けられる。神経管の閉鎖後には，脳は3脳胞，すなわち**菱脳**（rhombencephalon，hindbrain），**中脳**（mesencephalon，midbrain），**前脳**（prosencephalon，forebrain）からなる。のちにこれら一次脳胞は5つの異なる領域に分けられる（図18-5）。**菱脳**は，(1)**延髄**を生じる**髄脳**（myelencephalon）と(2)**後脳**（metencephalon）とに区分される。髄脳は体性および内臓性遠心性ニューロンに対する基板と，体性および内臓性求心性ニューロンに対する翼板とをもつ（図18-18）。後脳は典型的な基板（遠心性）と求心性翼板をもつ（図18-19）。さらに，この脳胞は姿勢や運動の調整中枢としての**小脳**（cerebellum）の形成（図18-20），脊髄と大脳・小脳皮質間の神経線維の通路

としての**橋**（pons）の形成で特徴づけられる（図18-19）。

中脳は遠心性基板と求心性翼板をもつ脊髄によく似ている。その翼板は，視覚および聴覚の反射中枢の中継所として働く上丘および下丘を形成する（図18-23）。

前脳も後方の**間脳**（diencephalon）と前方の**終脳**（telencephalon）に分かれる。**間脳**は薄い蓋板と厚い翼板からなり，翼板に**視床**（thalamus）と**視床下部**（hypothalamus）が発生する（図18-24，18-25）。視床下部はラトケ嚢からも発生する**下垂体**（hypophysis，pituitary gland）の形成に関与する（図18-26）。ラトケ嚢は腺性下垂体，中間葉および隆起部を形成し，間脳は下垂体後葉（神経性下垂体）を形成する。下垂体後葉は（神経）膠細胞を含み，視床下部からの神経線維を受ける。

終脳は2つの側方膨出，すなわち**大脳半球**（cerebral hemisphere）と正中部の**終板**（lamina terminalis）からなる（図18-27）。終板は，左右の大脳半球間の線維束の連絡路である**交連**（commissure）として利用される（図18-30）。最初，2つの小膨出（図18-24，18-25）であった大脳半球は拡張し，間脳，中脳および後脳の側面を覆う（図18-26〜18-28）。最終的に，終脳の核域は間脳の核域と密接するようになる（図18-27）。

脳脊髄液（CSF）を入れている脳室系は脊髄腔から菱脳の第四脳室，狭い中脳水道，ついで間脳の第三脳室へと続いている。脳室系はモンロー室間孔を介して第三脳室から大脳半球の側脳室へと伸びている。脳脊髄液は第三脳室，第四脳室および側脳室の脈絡叢から産生される。脳室系またはクモ膜下腔で脳脊髄液の流れが遮断されると**水頭症**（hydrocephalus）が生じる。

脳のパターンは前後（頭尾）軸と背腹（内外）軸に沿って形成される。*HOX*遺伝子群は菱脳の前後軸に沿うパターンと，菱脳分節の特徴を定める。*LIM1*や*OTX2*のようなホメオドメインを含む他の転写因子が前脳と中脳領域の前後軸のパターンを形成する。その他の2つの組織化中心である前神経ヒダ（ANR）と菱脳峡は**FGF8**を分泌し，これがこの領域の誘導シグナルとして働く。この増殖因子に反応して，前脳の頭端部には*FOXG1*が発現し，これが終脳の発生を制御する。菱脳峡は*EN1*と*EN2*を発現し，これが小脳と中脳蓋の分化を制御する。脊索前板および脊索から分泌され

る **Shh** は，中枢神経系全般と同様，前脳および中脳領域を腹側化する。非神経外胚葉から分泌される **BMP4** および **BMP7** は，神経管の背側化遺伝子の発現を誘導し，維持する。

脳神経（cranial nerve）は12対あり，大部分は後脳から起こる。各脳神経の運動性ニューロン細胞体は脳内に位置するが，知覚性ニューロンは脳外の外胚葉プラコードと神経堤細胞に由来する（表18-2, 18-3）。この点で脳神経の知覚性および運動性ニューロン細胞体の構成は脊髄神経に似る。

自律神経系（autonomic nervous system）は**交感神経系**（sympathetic nervous system）と**副交感神経系**（parasympathetic nervous system）からなる。両系とも節前・節後の2つのニューロンとその線維があるシステムである。交感神経系の節前ニューロン細胞体はT1～L2分節の脊髄側角にある。節後ニューロン細胞体は交感神経幹や大動脈に沿う椎前神経節（大動脈前神経節）にある。副交感神経系の節前ニューロン細胞体は脳幹内の神経核（第III，VII，IX，X脳神経核に関連）および脊髄の仙髄（S2～S4）にある。節後ニューロン細胞体は支配器官近くの神経節にある。自律神経節はすべて神経堤由来である。

副腎（suprarenal gland，腎上体）の起源は2つある。（1）後体壁からの中胚葉。これは増殖して胎生皮質を作るが，のちに増殖する中胚葉細胞が置き換わって最終的皮質を作る。副腎皮質はステロイドを産生し，胎盤でエストロゲンに転換されるDHEAを分泌することで妊娠の維持に役立つ。

（2）神経ヒダから遊走してきた神経堤細胞が副腎髄質を作る。神経堤細胞は**クロム親和性細胞**（chromaffin cell）に分化する。この細胞は交感神経節後ニューロンの変化したものである。節前ニューロンからの刺激により，アドレナリンおよびノルアドレナリンを血流中に直接分泌する。

問題

1. 脳神経と脊髄神経の似ているところ，異なるところを述べよ。
2. どのような構成要素が集まって脊髄神経を作るか。後根，前根，一次後枝，一次前枝の違いは何か。これらの構造のそれぞれにどの型（運動性，知覚性）の線維がみられるか。
3. 脊椎穿刺はどの高さで行われるか。発生学的にみて，それが可能な理由は何か。
4. 神経管障害の発生学的基礎は何か。出生前診断は可能か。予防法はあるか。
5. 出生前超音波検査で，児の両側の側脳室が拡大し，頭が大きくなっていることがわかった。この状態を何というか。また，その原因は何と考えられるか。
6. 自律神経系の2つの部とは何と何か。それぞれの節前ニューロンの所在はどこか。その節後ニューロンが発生学的に由来する細胞は何か。

第19章

平衡聴覚器

成人では，耳は聴覚と平衡覚の双方に役立つ1つの解剖学的単位をなしているが，胚子では，明らかに異なった3つの部分から発生する。すなわち(1)音を集める働きをする**外耳**(external ear)，(2)外耳から内耳へ音を伝導する役目を果たす**中耳**(middle ear)，および(3)音波を神経インパルスに変換し，また平衡状態の変化を示す**内耳**(internal ear)である。

内耳

耳の発生の初めての兆しはほぼ22日の胚子で，菱脳の両側に体表外胚葉の肥厚として認められる(図19-1)。これらの肥厚，すなわち**耳板**(otic placode)は急速に陥入して**耳胞**(otic vesicle, auditory vesicle, otocyst)となる(図19-2)。耳胞由来の細胞は分化して平衡聴覚神経(内耳神経，前庭蝸牛神経)節の細胞を形成する(図19-2C)。その後の発達中に，各耳胞は次の部分に分かれる。すなわち(1)**球形嚢**(saccule)および**蝸牛管**(cochlear duct)を生じる腹側要素と，(2)**卵形嚢**(utricle)，**半規管**(semicircular canal)，および**内リンパ管**(endolymphatic duct)を形成する背側要素とである(図19-3〜19-6)。これらの上皮性の構造物が合わさって**膜迷路**(membranous labyrinth)を形成する。

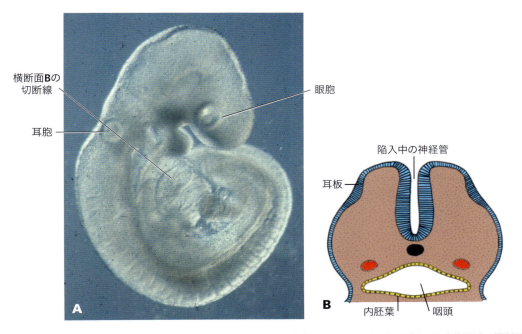

図 19-1 A．胎生第4週末の胚子。耳胞と眼胞がみられる。B．胎生22日胚子における耳板を示す菱脳域の横断面。

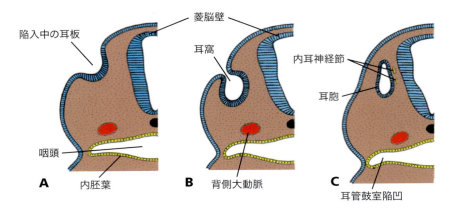

図 19-2　耳胞の形成を示す種々の発達段階における菱脳域の横断面。A．24 日，B．27 日，C．4.5 週。耳胞由来のニューロンは平衡聴覚神経節を形成する。

球形囊，蝸牛(cochlea)，およびラセン器(コルチ器)

　発生の第 6 週に，**球形囊**はその下極に管状の突出部を生じる(図 19-3C〜E)。この突出部，すなわち**蝸牛管**(cochlear duct)はラセン状に周囲の間葉を貫いて，胎生第 8 週末には 2.5 回転を終える(図 19-3D, E)。第 7 週に蝸牛管の細胞は**コルチのラセン器**に分化する。ラセン器は音の振動を電気信号に変換して聞こえるようにする。蝸牛管と球形囊残部との連絡は保たれるが，絞られて，狭い通路，すなわち**結合管**(ductus reuniens)となる(図 19-3E，図 19-8 も参照)。

　蝸牛管を取り囲んでいる間葉は，まもなく軟骨に分化する(図 19-4A)。第 10 週にはこの軟骨包に空胞化が起こり，2 つの外リンパ隙，すなわち**前庭階**(scala vestibuli)と**鼓室階**(scala tympani)が形成される(図 19-4B, C)。蝸牛管は**前庭膜**(vestibular membrane)によって前庭階から，**基底板**(basilar membrane)によって鼓室階から隔てられる(図 19-4C)。蝸牛管の外側壁が**ラセン靱帯**(spiral ligament)によって周囲の軟骨に付着したままとどまるのに対し，蝸牛管の内側角は**蝸牛軸**(modiolus)，すなわち将来の骨性蝸牛の軸となる長い軟骨突起に結合し，一部はそれで支えられている(図 19-4B)。

　蝸牛管の上皮細胞は，初めはどこも同じである(図 19-4A)。しかし発達が進むに伴い，2 つの隆起，すなわち**内側隆起**(inner ridge：将来の**ラセン板縁** spiral limbus)と**外側隆起**(outer ridge)を生じる(図 19-4B)。外側隆起は 1 列の**内有毛細胞**(hair cell)と，3〜4 列の外有毛細胞すなわち聴覚系感覚細胞を形成する(図 19-5)。これらの感覚

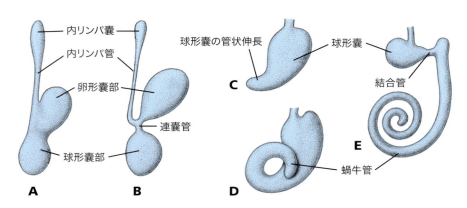

図 19-3　A，B．耳胞の発生。内リンパ管のある背側の卵形囊部と腹側の球形囊部を示す。C〜E．それぞれ 6 週，7 週および 8 週における蝸牛管。結合管および連囊管の形成に注意。

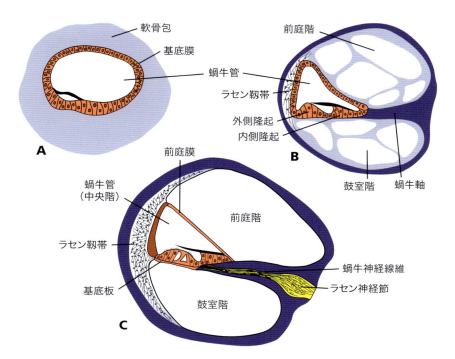

図 19-4　鼓室階と前庭階の発生。A．蝸牛管は軟骨包で取り囲まれている。B．第 10 週中に，軟骨包内に大きな間隙が出現する。C．蝸牛管（中央階）は鼓室階と前庭階から，それぞれ基底板および前庭膜により分離される。内耳神経（脳神経Ⅷ）からの神経節細胞はラセン神経節を形成し，有毛細胞を支配する神経突起を伸ばす。

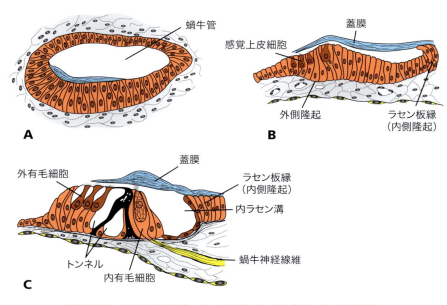

図 19-5　ラセン器の発生。A．10 週，B．ほぼ 5 か月，C．臨月。

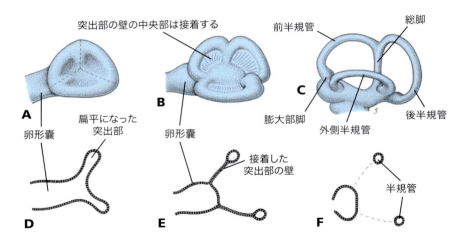

図 19-6 半規管の発生。**A**. 5週，**B**. 6週，**C**. 8週。**D〜F**. 半規管原基（突出部）の壁の中央部が接着，癒合し，消失していく状態を模式的に示す。半規管膨大部には稜状に高まって配列する感覚細胞，すなわち膨大部稜があり，平衡状態の維持に役立つ。

細胞は線維性ゼラチン質からなる**蓋膜**(tectorial membrane)で覆われ，蓋膜はラセン板縁に付着し，その尖端部が有毛細胞の上に乗っている（図19-5）。感覚上皮細胞とそれを覆う蓋膜をまとめて**ラセン器**(spiral organ, **コルチ器** organ of Corti)とよぶ。この器官によって受けとられた神経インパルスはラセン神経節に伝達され，ついで**脳神経Ⅷの聴覚線維**によって中枢神経系に伝達される（図19-4, 19-5）。

卵形嚢と半規管

発生第6週中に，**半規管**は耳胞の卵形嚢部における扁平な突出として出現する（図19-6A, B）。これら突出部の壁の中央部は最終的に互いに接着（図19-6B, C），消失し，3つの半規管が生じる（図19-6，図19-8も参照）。各半規管の一端が拡張して**膨大部脚**(crus ampullare)となるが，他端は拡張せず**非膨大部脚**(crus nonampullare)［訳者注：非膨大部脚のうち前半規管と後半規管の脚は合一して総脚(crus commune)となり，外側半規管のそれは単脚(crus simplex)となる］とよばれる（図19-6）。しかし，非膨大部脚のうち2脚が癒合するので，卵形嚢に開くのは5脚のみで，うち3つは膨大部をもち，2つはこれをもたない。

膨大部の細胞は，平衡状態の維持に必要な感覚細胞を有する稜，すなわち**膨大部稜**(crista ampullaris)を形成する。これと類似の感覚域が卵形嚢および球形嚢の壁に発生し，そこでは，こ れらは平衡斑（**聴斑** macula acustica）［訳者注：原文の macula acustica は B. N. A. の macula acustica と同義である。P. N. A. では単に macula（平衡斑）とよぶ］とよばれる。体の位置の変化によって膨大部稜や平衡斑の感覚細胞に生じた神経インパルスは，**脳神経Ⅷの前庭神経線維**によって脳に伝達される。

耳胞形成中に，その壁から小細胞群が分離して内耳神経節（**平衡聴覚神経節** statoacoustic ganglion）を形成する（図19-2C）。この神経節の他の細胞は神経堤に由来する。この神経節はのちに，**ラセン神経節**および**前庭神経節**に分かれ，それぞれラセン器（コルチ器）と，球形嚢，卵形嚢および半規管の感覚細胞を支配する。

中耳

鼓室と耳管

鼓室(tympanic cavity)は内胚葉に生じ，第一咽頭嚢に由来する（図19-2, 19-7）。この嚢は急速に外側に向かって成長し，第一咽頭溝底に接する。この嚢の遠位部，すなわち**耳管鼓室陥凹**(tubotympanic recess)は拡張し，**原始鼓室**(primitive tympanic cavity)を生じるが，近位部は狭いままで残り，**耳管**(auditory tube, **エウスタキオ管** eustachian tube)となる（図19-7B, 19-8）。耳管を介して鼓室と咽頭鼻部とが交通する。

19章 平衡聴覚器 355

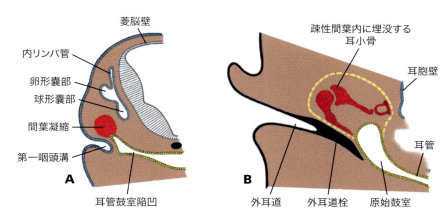

図 19-7　A．菱脳域における7週胚子の横断面。耳管鼓室陥凹，第一咽頭溝，および耳小骨の発生を予想させる間葉凝縮を示す。B．中耳。耳小骨の軟骨性原基を示す。間葉内の細い黄色の線は原始鼓室の将来の拡張域を示す。

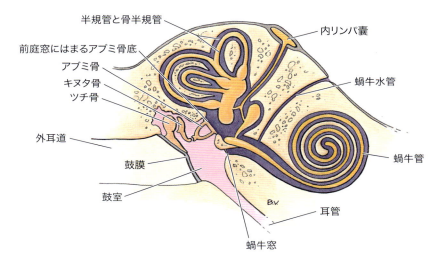

図 19-8　外耳道，耳小骨を入れる中耳，内耳を示す聴覚平衡器。

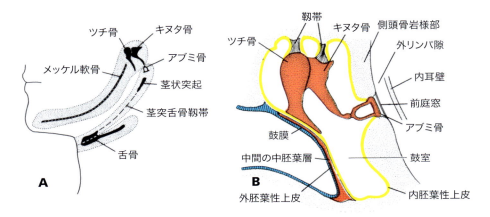

図 19-9　A．最初の3つの咽頭弓の軟骨要素から生じる構造。第一咽頭弓の背側端におけるツチ骨とキヌタ骨，および第二咽頭弓背側端におけるアブミ骨に注意。B．中耳。鼓膜に接着しているツチ骨柄を示す。アブミ骨は前庭窓の膜に接着を完了する。鼓室の壁は内胚葉由来の上皮で覆われている。

耳小骨

ツチ骨（malleus）と**キヌタ骨**（incus）は第一咽頭弓軟骨に，**アブミ骨**（stapes）は第二咽頭弓軟骨に由来する（図 19-9A）。これら**耳小骨**（ossicle）は胎生の前半期中に出現するが，胎生第 8 か月になって耳小骨周囲の組織が融解するまで（図 19-9B），間葉の中に埋没したままである（図 19-7，19-8，19-9B）。原始鼓室の内腔を覆う内胚葉性上皮は，その後新しく発生する腔の壁に沿ってしだいに広がる。鼓室は少なくとも以前の大きさの 2 倍となる。耳小骨が周囲の間葉から完全に離れると，内胚葉性上皮は腸間膜のような形で耳小骨を鼓室壁に結びつける（図 19-9B）。耳小骨の支持靱帯は，のちにこれらの間膜内に発生する。

ツチ骨は第一咽頭弓に由来するので，その筋である**鼓膜張筋**（tensor tympani）は**三叉神経の下顎枝**で支配される。同様にアブミ骨につく**アブミ骨筋**（stapedius muscle）は，第二咽頭弓の神経である**顔面神経**で支配される。

胎生後期中に，鼓室は周囲組織の空胞化により，背側に拡張して乳突洞（**鼓室洞** tympanic antrum）を形成する。生後，鼓室の上皮が発生中の**乳様突起**（mastoid process）の骨に侵入して，上皮で覆われた含気胞を形成する（**含気空洞形成** pneumatization）。のちに，大部分の乳様突起含気胞は乳突洞および鼓室と連絡する。中耳の炎症が乳突洞と乳様突起の含気胞（乳突蜂巣）の中へ広がるのは，中耳炎の合併症としてはよくあることである。

外耳

外耳道

外耳道（external auditory meatus）は第一咽頭溝の背側部から発生する（図 19-7A）。第 3 か月の初めに外耳道底で上皮細胞が増殖し，それによって充実性上皮板，すなわち外耳道栓（meatal plug）が形成される（図 19-7B）。第 7 か月でこの栓が融解し，外耳道底の上皮性被覆が最終的な鼓膜の形成に関与する。ときに，この外耳道栓が出生時まで残り，先天性聾を生じることがある。

鼓膜

鼓膜（eardrum, tympanic membrane）は，（1）外耳道底における外胚葉性上皮被覆，（2）鼓室の内胚葉性上皮被覆，および（3）線維層を形成する結合組織の中間層からなる（図 19-9B）。鼓膜の大部分はツチ骨柄に固く付着しており（図 19-8，19-9B），残りの部分は外耳道と鼓室との間を仕切っている。

耳介

耳介（auricle）は**第一**および**第二咽頭弓**の背側端にあって第一咽頭溝を取り囲む 6 つの間葉性増殖から発生する（図 19-10）。これらの隆起（**耳介小丘** auricular hillock）は外耳道の両側に 3 つずつあり，のちに癒合し，最終的な耳介となる（図 19-10）。耳介小丘の形成と癒合は複雑なので，耳介の発生異常は珍しくない。さらに耳介小丘は神経堤細胞に由来するので，外耳異常は神経堤由来の他の器官，たとえば顔面，頭蓋，心臓などの異常に合併することが多い。最初，外耳は頸部の低位にあるが（図 19-10A，B），下顎が後上方に発育するので，頭部の側面を眼の高さまで移動する。

聴覚

聴覚は鼓膜の振動を起こす音波に依存する。鼓膜は鼓膜張筋により太鼓の革のように緊張が保たれる。音が大きすぎて聴覚器に傷害が起こりそうな場合には，鼓膜張筋はアブミ骨筋とともに鼓膜をさらに緊張させ，鼓膜が過剰に振動するのを防ぐ。鼓膜が振動すると耳小骨，すなわちツチ骨，キヌタ骨，アブミ骨が動き，音波の力を増幅して，前庭窓（卵円窓）を通じて蝸牛へと音圧を伝える（図 19-8）。増幅は次の 2 つの因子の結果である。(1)鼓膜（55 mm²）とアブミ骨が付着する前庭窓（3.2 mm²）の著しい大きさの違いにより，鼓膜で生じたエネルギーは増幅されて前庭窓に伝えられる。(2)ツチ骨はその形態により梃子のようにアブミ骨が受ける力を増大させる（図 19-8，19-9B）。アブミ骨の運動により前庭窓で生じた圧は蝸牛内の液体に波動を起こす。この波は蝸牛窓（正円窓）の動きによりバランスが保たれる（図 19-8）。液体の波動は基底板の狭い範囲を振動させる（図 19-4）。この振動域の位置は音の大きさと振動数によりある程度定められる。前庭窓の近くでは，基底板は比較的短く硬い線維により蝸牛の側壁に固定されている。蝸牛頂に近づくにつれて線維はより長く柔軟になる。この線維の特徴と

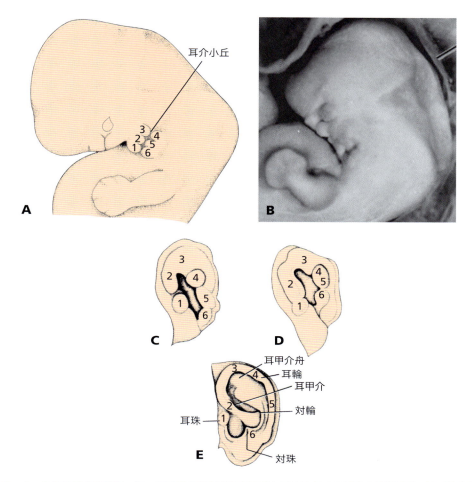

図 19-10 A．6 週胚子頭部側面．第一咽頭溝の背側端を取り囲んでいる 6 つの耳介小丘を示す．B．図 A と同様の外耳発生を示す 6 週胚子．小丘 1，2，3 は第一咽頭弓の下顎の一部で，側頸部に水平に配置されていることに注意．この発生段階では下顎は小さい．下顎の前後への成長に伴い，下顎のすぐ後方にある外耳は，頭部の側面という特徴的な場所に再配置される．C～E．耳介小丘が癒合し，しだいに発達して成人の耳介となる経過を示す．

波の振動数により，波は線維と共鳴する点に達し，基底板を振動させる．この振動が近接する有毛細胞に感受され，有毛細胞からのインパルスが内耳神経の聴覚部線維に伝えられる（図 19-4C，

臨床関連事項

難聴と外耳異常

先天性難聴の発症機序としては有毛細胞や聴神経節の異常（**感音性難聴** sensorineural hearing loss），あるいは外耳道，鼓膜，耳小骨の異常（**伝音性難聴** conductive hearing loss）があげられる．症例の 50％ は遺伝性で，遺伝形式は常染色体性優性，劣性，X 染色体伴性の場合がある．トリーチャー-コリンズ症候群（Treacher Collins syndrome）では，外耳，外耳道，耳小骨のすべてが異常な場合があり，様々な程度の伝音性難聴を起こす．ダウン症での難聴は感音性のことも伝音性のこともある．他の因子による難聴は大部分が感音性である．その因子としては**胎内感染**（風疹，サイトメガロウイルス，単純ヘルペス），**未熟児**，**母**

体の糖尿病などがあげられる。レチノイドは感音性と伝音性の両方の難聴を起こす可能性がある。

伝音性難聴で異常が多い耳小骨はアブミ骨で，アブミ骨底が神経堤と沿軸中胚葉の両方に由来するという特徴が関係していると考えられる。神経堤細胞はアブミ骨底と前庭窓の形成を指示する。このシグナルがないと，アブミ骨底も前庭窓も正常に発生しない。アブミ骨癒着はよくある異常で，両側に起こるのが一般的である。

外耳異常（external ear defect）はよくみられ，軽症のものも重症のものもある（図19-11）。外耳異常は，患者を心理的・情緒的に傷つける場合があるという点で，また他の異常を合併することが多いという点で重要である。合併異常の一部は，外耳が神経堤由来で，神経堤細胞が顔面，頭蓋，心臓など多くの構造の形成に寄与することで説明できる。したがって外耳異常の患児を注意深く調べることで，他の異常をみつける手がかりとなる。**頻度の高い染色体異常症候群のすべてと，それほど頻度は高くないもののうちのほとんどで，外耳異常がその特徴の1つになっている。**

副耳（preauricular appendage）と**耳介前小陥凹**（preauricular pit）（図19-11C，D）は皮膚の突出とへこみで，耳介の前にできる。陥凹は耳介小丘の異常発生を示し，副耳は余分な耳介小丘によって生じると考えられる。他の外耳異常と同様に，両者はときに他の異常と合併する。

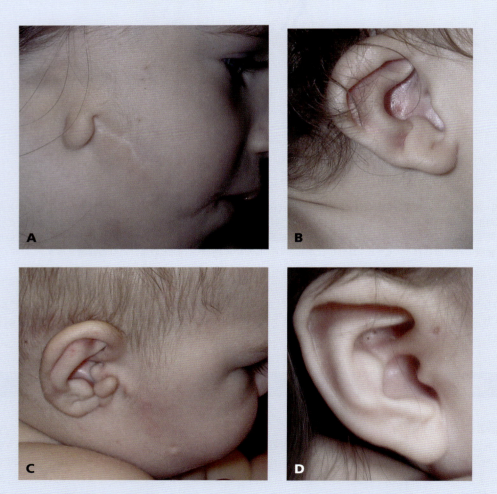

図19-11 外耳異常。**A**．外耳のほぼ完全な欠如（無耳症 anotia）。**B**．形態異常を伴う小耳（microtia）。**C**．副耳（耳介前付属物）を伴う異常な耳。下顎の輪郭に沿っての軽度の陥凹と小突起にも注意。これらは耳介形成時の遺残物で，下顎の発育に伴って耳介が正常な位置まで移動する経路を示す。**D**．耳介前小陥凹。

19-5C）。振動数の多い高音は基底板固定線維が短くて硬い前庭窓付近で感受され，振動数の少ない低音は線維が長くて柔軟な蝸牛頂近くで感受される。

要 約

平衡聴覚器（耳）は異なる起源の3つの部分からなるが，機能としては1つの単位をなす。**内耳**（internal ear）は**耳胞**に由来する。耳胞は発生の第4週に体表外胚葉から分離する。耳胞は**球形嚢**と**蝸牛管**を生じる腹側要素と，**卵形嚢，半規管**，および**内リンパ管**を生じる背側要素とに分かれる（図19-3，19-6，19-8）。このようにして形成された上皮性構造物をまとめて**膜迷路**とよぶ。**ラセン器（コルチ器）**を生じる**蝸牛管**を除いて，膜迷路に由来するすべての構造物は体の平衡を保つために役立つ。

中耳（middle ear）は**鼓室**と**耳管**からなり，内胚葉性上皮に覆われ，第一咽頭嚢に由来する。耳管は鼓室と咽頭鼻部とを連絡する。音の振動を鼓膜から前庭窓に伝達する**耳小骨**は，第一咽頭弓（**ツチ骨**と**キヌタ骨**）および第二咽頭弓（**アブミ骨**）に由来する（図19-9）。

外耳道は第一咽頭溝から発生し，鼓膜によって鼓室から隔てられている。鼓膜は，（1）外胚葉性上皮被覆，（2）中間の間葉層，および（3）第一咽頭嚢からの内胚葉性被覆で構成される。

耳介は第一，第二咽頭弓に並んでいる6つの間葉性小丘から発生する（図19-10）。耳介の異常は他の異常に合併することが多い。

問 題

1. 耳板は内耳の形成に重要である。「板」とは何か，また耳板はどこに作られるか。内耳のどのような構造が耳板に由来するか。
2. 鼓室（中耳腔），耳管，鼓膜の発生学的起源は何か。
3. 新生児に両側の小耳がある。他の異常の合併に留意する必要があるか。どのような細胞集団がこの異常の発生学的起源に関与している可能性があるか。

第20章

視覚器

眼杯と水晶体胞

22日の胚子で視覚器の発生が, 陥入中の前脳の両側にある浅い溝として認められる(図20-1)。神経管の閉鎖に伴い, これらの溝は前脳の側方への突出, すなわち**眼胞**(optic vesicle)を形成する。眼胞は体表外胚葉と接触するようになり, 水晶体の形成に必要な変化を外胚葉で起こす(図20-1)。その後まもなく眼胞は陥入し始め, 二重壁の**眼杯**(optic cup)を形成する(図20-1, 20-2A)。

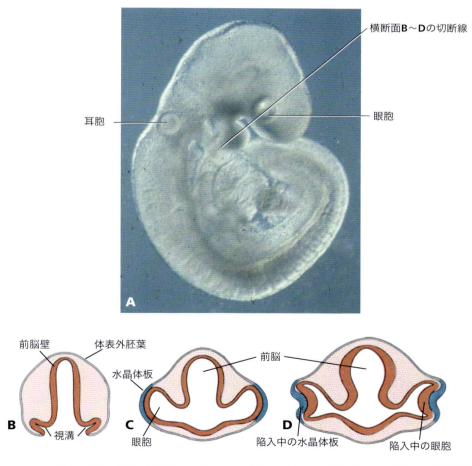

図20-1　A. 第4週末の胚子。耳胞と眼胞がみられる。B. 視溝を示す22日胚子(ほぼ14体節)の前脳横断面。C. 体表外胚葉と接触している眼胞を示す4週胚子の前脳横断面。外胚葉のわずかな肥厚(水晶体板)に注意。D. 眼胞と水晶体板の陥入を示す5mm胚子の前脳横断面。

眼杯の内・外両層は最初1つの腔，網膜内腔 (intraretinal space，図20-2B，C)［訳者注：原著者のいう intraretinal space は通常 cavitas optica（視室）とよばれる］により隔てられているが，まもなくこの腔は消失して両層は接着する（図20-2D，E）．陥入は眼杯の中心部のみに限局せず，その腹側縁の一部にも及ぶ（図20-2A）．ここで眼杯裂が形成される．眼杯裂が形成されることで，硝子体動脈が眼球の内部へ達することができるようになる（図20-3，図20-7も参照）．第7週中に眼杯裂唇が癒着し，そのため眼杯口は円形の開口部，すなわち将来の**瞳孔**(pupil)となる．

こうしたことが起きている間に，当初眼胞と接触していた体表の外胚葉細胞はしだいに伸長し，

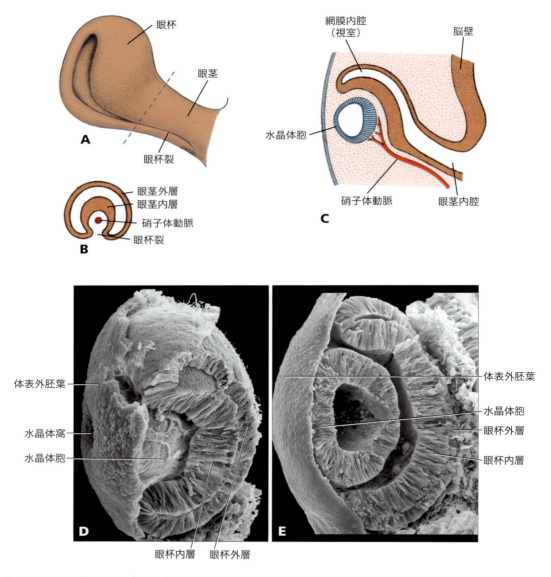

図 20-2　A．6週胚子の眼杯と眼茎の腹外側面．眼茎の下面にある眼杯裂はしだいに消滅する．**B**．図 A に示した眼茎の横断面で，眼杯裂内の硝子体動脈を示す．**C**．眼杯裂（脈絡裂）面における水晶体胞，眼杯および眼茎の断面．**D**．6週胚子の眼断面の走査電顕像．水晶体胞は体表外胚葉から完全には分離していない．眼杯の2層が形成されている．**E**．6.5週の眼断面の走査電顕像．水晶体胞は体表外胚葉から完全に分離し，まもなく水晶体線維形成を開始する．

20章 視覚器 | **363**

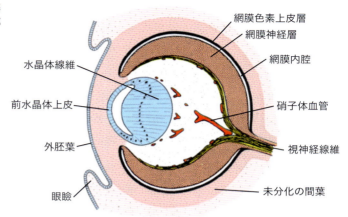

図 20-3 7週胚子の眼の切断面。眼の原基は完全に間葉内に埋没している。網膜視部の神経線維は視神経に集まる。

水晶体板(lens placode)を形成する(図20-1)。水晶体板は，その後陥入し，発達して**水晶体胞**(lens vesicle)になる。第5週中に，水晶体胞は体表外胚葉から離れ，眼杯口内に座を占める(図20-2C〜E，20-3)。

網膜(retina)，虹彩(iris)，毛様体

眼杯の外層は小さな色素顆粒の出現を特徴とし，網膜**色素上皮層**(pigment layer)といわれる(図20-2D，E，図20-6も参照)。眼杯の内層(**神経層**)の発生はかなり複雑である。その後方4/5の**網膜視部**(pars optica retinae)とよばれる部分

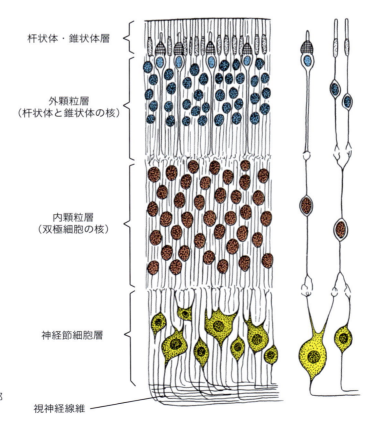

図 20-4 ほぼ25週の胎児の網膜視部の各層。

では網膜内腔を境している細胞を含み(図20-3)，光を受容する**杆状体**(rod)と**錐状体**(cone)とに分化する(図20-4)。杆状体(1.2億個)は錐状体(600万～700万個)より数が多いが，錐状体のもつ色識別能はない。光受容層と境界を接して蓋層があり，脳と同様に神経細胞や支持細胞を生じる。蓋層には**外顆粒層**(outer nuclear layer)，**内顆粒層**(inner nuclear layer)および**神経節細胞層**(ganglion cell layer)が含まれる(図20-4)。蓋層の表面に神経線維層(縁帯)があり，ここには深層の神経細胞の軸索がある。この層の神経線維は眼茎に集まり，しだいに発達し視神経となる(図20-3)。光インパルスは杆状体・錐状体に達する前に網膜のほとんどの層を通過する。

眼杯内層の前1/5，すなわち**網膜盲部**(pars ceca retinae)は単層のままでとどまる。この層はのちに，虹彩の内層となる**網膜虹彩部**(pars iridica retinae)と，**毛様体**(ciliary body)の形成に加わる**網膜毛様体部**(pars ciliaris retinae)とに分かれる(図20-5，20-6)。

その間に，眼杯とそれを覆っている体表上皮との間の部分は疎な間葉で満たされる(図20-2C，20-6)。この組織に**瞳孔括約筋**(sphincter pupillae)と**瞳孔散大筋**(dilator pupillae)が出現する(図20-5)。これらの筋は眼杯の下層をなす外胚葉細胞から生じる。成人では，虹彩は色素を含む眼杯外層，色素を含まない眼杯内層，および瞳孔筋を含む血管に富んだ結合組織により形成される(図20-5)。

網膜毛様体部はその顕著なヒダ形成により容易に認識できる(図20-5B，20-6)。その外面は**毛様体筋**(ciliary muscle)を生じる間葉層で覆われ，内面は弾性線維網，すなわち**毛様体小帯**(suspensory ligament，zonula)で水晶体に結びつけられる(図20-6)。毛様体筋の収縮によりこの小帯の緊張が変化し，水晶体の曲率を調節する。

水晶体

水晶体胞(図20-2C)の形成後まもなく，後壁の細胞は前方へ伸長し始め，しだいに水晶体胞腔を満たす長い線維を形成する(図20-3)。第7週末までに，これらの**一次水晶体線維**(primary lens fiber)は水晶体胞の前壁に到達する。しかし，水晶体の成長はこの時期に終了するのではなく，新しい(二次)水晶体線維がたえず中心部の芯に追加される。

脈絡膜，強膜，および角膜

第5週末に，眼の原基は完全に疎な間葉に取り囲まれる(図20-3)。この組織はまもなく分化して，脳軟膜に相当する内層と，脳硬膜に相当する外層とになる。のちに内層はかなり脈管に富んだ色素層，すなわち**脈絡膜**(choroid)となり，一方，外層は**強膜**(sclera)となって，視神経を取り巻く脳硬膜に連続する(図20-6)。

眼の前面を覆っている間葉層の分化はこれらとは異なる。空胞化により**前眼房**(anterior chamber)とよばれる1つの腔が形成され，これにより間葉が，水晶体と虹彩の前にある内層である**虹彩瞳孔膜**(iridopupillary membrane)と，強膜に続く外層である**角膜**(cornea)の**固有層**(substantia propria)とに分けられる(図20-6)。前眼房それ自体は扁平な間葉細胞で覆われる。したがって角膜は外から内へと，次の層で形成される。すなわち(1)体表外胚葉に由来する上皮細胞層，(2)強膜と連続する**固有層**，および(3)前眼房を境している上皮層である。水晶体の前面にある虹彩瞳孔膜は完全に消失する。**後眼房**(posterior chamber)は前方の虹彩と，後方の水晶体および毛様体との間にある空間である。前・後眼房は瞳孔を通じて交通し，毛様体突起で産生される**眼房水**(aqueous humor)とよばれる液体で満たされている。後眼房から前眼房へと循環する透明な眼房水は，脈管を欠く角膜と水晶体を栄養する。この液体は前眼房から虹彩と角膜の角にある**強膜静脈洞**(scleral venous sinus，**シュレム管** canal of Schlemm)を通って血流に吸収される。シュレム管での眼房水排出障害は**緑内障**(glaucoma)の原因の1つである。

硝子体

間葉は眼の原基を外側から囲むだけではなく，眼杯裂を経て眼杯の内部へも侵入する。この間葉は胎生期間中，水晶体を養い，網膜の内面に位置する血管層，すなわち**硝子体血管**(hyaloid vessel)を形成する(図20-6)。さらに，この間葉は水晶体と網膜との間に細かい線維の網目を形成する。

20章 視覚器

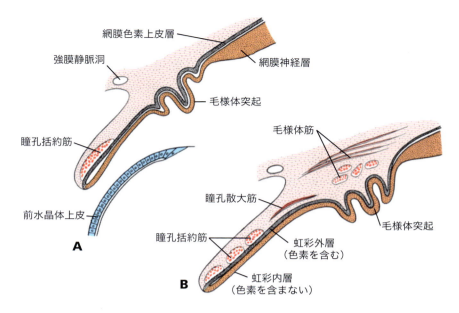

図20-5 虹彩と毛様体の発生。眼杯縁を覆っている間葉内に瞳孔括約筋および瞳孔散大筋が下層の外胚葉から発生する。

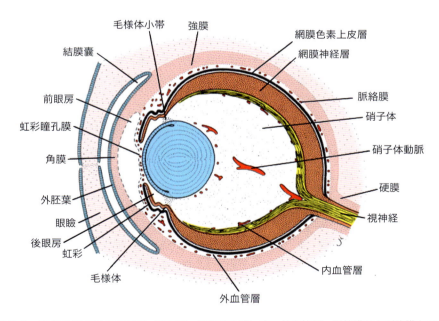

図20-6 15週胎児の眼の切断面。前眼房，虹彩瞳孔膜，内・外血管層，脈絡膜および強膜を示す。

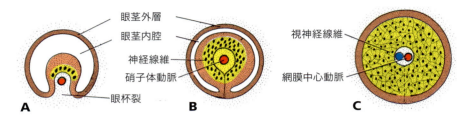

図20-7　眼茎から視神経への変化。**A**．第6週(9 mm)。**B**．第7週(15 mm)。**C**．第9週。視神経内の網膜中心動脈に注意。

この網目の間隙は，のちに透明なゼラチン様物質で満たされ，**硝子体**(vitreous body)が形成される(図20-6)。この領域にある硝子体血管は閉塞し，胎生期中に消失して硝子体管を残す。

視神経

眼杯と脳は眼茎で結ばれ，眼茎の腹面には1つの溝，眼杯裂がある(図20-2，20-3)。この溝には硝子体血管がある。網膜から脳へ戻る神経線維は眼茎の内壁の細胞の間にある(図20-7)。胎生第7週中に眼杯裂は閉鎖し，眼茎内に1つの狭いトンネルが形成される(図20-7B)。神経線維の数がたえず増加し続ける結果，眼茎の内壁が肥大し，眼茎の内・外壁が癒着する(図20-7C)。内層の細胞は，視神経線維を支える神経膠細胞網を供給する。

眼茎はこのように変化して**視神経**(optic nerve)となる。その中心部に硝子体動脈の一部が含まれ，のちに**網膜中心動脈**(central artery of the retina)とよばれる。視神経の外面は，それぞれ脈絡膜および強膜からの連続である**軟膜クモ膜**(pia arachnoid)および**硬膜**(dura)で囲まれている。

眼形成の分子的制御

眼形成に働くおもな調節遺伝子は**PAX6**である。これはPax(paired box)ファミリーに属する転写因子で，ペアードドメインとペアード型ホメオドメインを含む2つのDNA結合モチーフをもっている。最初，この転写因子は神経管形成が始まる前の神経板前方の神経ヒダに帯状に発現する(図20-8A，B，図18-32も参照)。この時期には眼形成領域は1つで，のちにこれが2つの眼

原基に分かれる(図20-8B)。領域を分けるためのシグナル分子は，脊索前板に発現する**SHH**である。SHHの発現は眼形成領域の中央部で**PAX2**の発現をアップレギュレートし，PAX6の発現をダウンレギュレートする(図20-8C)。この発現パターンは維持されるので，PAX2は眼茎に，PAX6は眼杯と，これを覆い水晶体を作る体表外胚葉に発現することになる。発生が進むと，PAX6は眼杯形成に必須ではなくなるようである。眼杯形成過程は，PAXに代わり，眼胞と周囲の間葉との，また眼胞とこれを覆う体表外胚葉の水晶体形成予定部との相互作用シグナルにより制御される(図20-9)。すなわち，体表外胚葉からの線維芽細胞増殖因子(FGF)が神経性(内層)網膜の分化を促進し，一方，周囲の間葉から分泌されるトランスフォーミング増殖因子β(TGFβ)は色素性(外層)網膜の形成を方向づける。これらの遺伝子産物の下流で，転写因子である*MITF*[訳者注：MITFはmicrophthalmia transcription factor(小眼球症転写因子)の略。この遺伝子の突然変異で小眼球症が起こることから名づけられた]と*CHX10*が発現し，MITFは色素上皮層，CHX10は神経層の分化を指示する(図20-9)。水晶体外胚葉は眼杯の適正な形成に不可欠で，水晶体板がなければ眼杯の陥入も起こらない。

水晶体の分化はPAX6に依存しているが，この遺伝子は眼胞による誘導活性には関与していない。その代わり，PAX6は体表外胚葉中で働いて水晶体発生を制御する(図20-9C)。この発現は転写因子*SOX2*の発現を促進し，さらに将来の水晶体外胚葉となる部位でのPAX6の発現を維持する。すると眼胞がBMP4を分泌し，これもSOX2および別の転写因子である*LMAF*の発現をアップレギュレートし，維持する(図20-9C)。次に

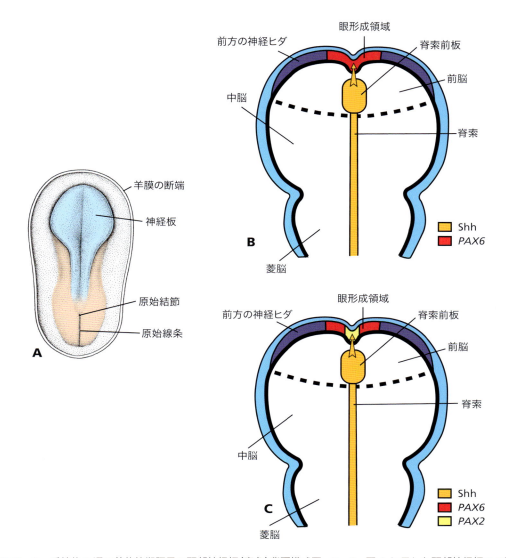

図 20-8　**A**．受精後 3 週の前体節期胚子の頭部神経板（青色）背面模式図。**B**，**C**．図 **A** に示した頭部神経板での眼球発生初期を示す模式図。転写因子 *PAX6* は眼の発生を司る遺伝子で，初めは前方の神経ヒダ中央部に帯状に発現する（**B**）。脊索前板から分泌される Shh は正中部での *PAX6* の発現を阻害し，同じ場所での *PAX2* の発現をアップレギュレートする（**C**）。*PAX2* は眼茎の分化を制御し，一方 *PAX6* は眼球の分化制御を続ける。

PAX6 により，2 つのホメオボックス遺伝子，すなわち *SIX3* と *PROX1* の発現が制御される。*PAX6*，*SOX2*，*LMAF* の発現が組み合わさることで，*PROX1* など水晶体クリスタリン蛋白質の形成を司る遺伝子の発現を開始させる。*SIX3* はクリスタリン遺伝子を阻害することでクリスタリン産生の制御因子としても働く。最終的に FOX3 を介して働く *PAX6* が水晶体中での細胞増殖を制御する［訳者注：マウスでは *FoxE3* を介して働く経路であることが，いくつかの文献で言及されている］。

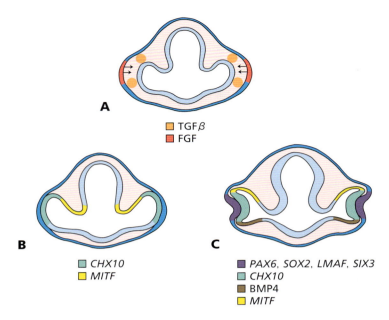

図20-9　眼発生のパターン形成を司る上皮-間葉相互作用の分子的制御を示す模式図．**A．**ひとたび *PAX6* が眼域を確立すると，眼胞を覆う水晶体形成領域予定部の体表外胚葉から分泌される線維芽細胞増殖因子（**FGF**）が網膜神経層の分化を促進する．一方，周囲の間葉から分泌されるトランスフォーミング増殖因子β（**TGFβ**）ファミリーメンバーは網膜色素層の分化を促進する．これらの外部シグナルは眼杯の内・外層の領域化を起こし，これらの構造の分化の継続を制御する *CHX10* や *MITF* を含む下流の遺伝子をアップレギュレートする．**B，C．**眼域決定の役割に加えて，*PAX6* は水晶体の発生を制御する．すなわち，*PAX6* は水晶体予定部での *SOX2* 発現をアップレギュレートし，一方，眼胞外葉から分泌される骨形成蛋白質4（**BMP4**）は転写因子 *LMAF* をアップレギュレートする．ひとたび活性化されると，*PAX6* はホメオドメインを含む遺伝子である *SIX3* と *PROX1* の発現を誘導する．*PAX6*，*SOX2*，*LMAF* および *PROX1* の発現が組み合わさることでクリスタリン形成を起こす．*SIX3* はクリスタリン遺伝子を阻害することにより，この過程の調節を助ける．

臨床関連事項

眼の異常

虹彩欠損（coloboma iridis）は眼杯裂の閉鎖が失敗すると起こる場合がある．正常には，眼杯裂（胎生眼裂）は発生第7週中に閉鎖する（図20-7）．これが失敗すると裂隙が残る．このような裂隙は通常，虹彩のみにあり，虹彩欠損（図20-10A）とよばれるが，毛様体，網膜，脈絡膜，および視神経の中へも広がることがある．これはよくある眼の異常で，しばしば他の眼の異常と合併してみられる．眼瞼欠損（裂）も起こることがある．***PAX2*** 遺伝子の突然変異がこれらの欠損と関連づけられており，他の型の異常とも関係している可能性がある．*PAX2* 遺伝子の突然変異により，**腎臓虹彩欠損症候群**（renal coloboma syndrome）の部分症として腎臓の異常も起こる（第16章参照）．

虹彩瞳孔膜（図20-10B）が前眼房の形成中に吸収されず，残存することがある．

先天性白内障（congenital cataract）は胎生期間中に水晶体が不透明になる状態を起こす．この異常は通常，遺伝的に決定されるが，妊娠の第4～7週の間に風疹に罹患した母親から生まれる児には，しばしば白内障が認められる．母親が妊娠の第7週以後に罹患した場合には，児は水晶体の障害は免れるが，内耳の蝸牛の異常によって難聴となることがある．MMR（麻疹 measles，流行性耳下腺炎 mumps，風疹 rubella の3種混合）ワクチン接種により，米国では先天性風疹症候群はほぼ根絶された．

硝子体動脈（hyaloid artery）が遺残して索状あるいは囊状物を作ることがある．正常には，この血管の遠位部は変性消失し，残った近位部が網膜中心動脈を形成する．

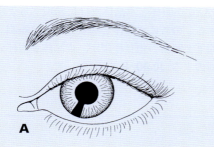 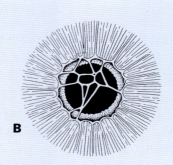

図20-10　A．虹彩欠損。B．虹彩瞳孔膜の部分的残存。

小眼球症(microphthalmia)は眼の全体の大きさが異常に小さい状態で，眼球は正常の体積の2/3くらいに縮小していることもある。通常，他の眼の異常を伴う。小眼球症は，サイトメガロウイルスまたはトキソプラズマ症のような子宮内感染により起こりうる。

無眼球症(anophthalmia)は眼球の欠如である。ときには，組織学的検索で眼の組織の一部が認められることもある。これは通常，他の重篤な頭蓋異常を伴う。

先天性無水晶体(congenital aphakia)と**無虹彩**(aniridia，図20-11)はまれな異常で，これらの構造の形成に関わる組織の誘導と形成の障害による。PAX6遺伝子の突然変異は無虹彩の原因となり，無眼球症や小眼球症を起こすこともある。

単眼症(cyclopia)と**眼球癒合症**(synophthalmia)は眼球が部分的あるいは完全に癒合する一連の異常である(図20-12)。この異常は発生の19～21日という早期，あるいは顔面形成開始時という後期に，正中部組織が欠損することによって生じ，前脳と前頭鼻隆起の低形成を引き起こす。これらの異常は，大脳半球が部分的あるいは完全に癒合する全前脳胞症とよばれる異常を必ず合併する。全前脳胞症の発症要因にはアルコールや母体の糖尿病，SHH遺伝子の突然変異があり，コレステロール代謝異常でもSHH遺伝子のシグナル伝達が阻害されて，本症を起こすことがある(第18章参照)。

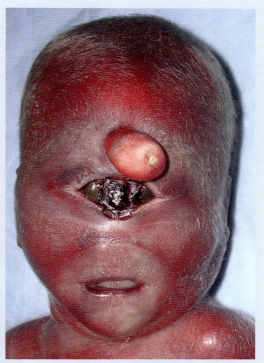

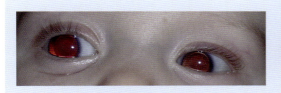

図20-11　PAX6遺伝子の突然変異による可能性がある無虹彩の患者。

図20-12　眼球癒合症。正中部の欠損により眼領域が分かれず，眼球は癒合する。このような児には全前脳胞症などの重篤な頭蓋異常がある(第18章参照)。

要 約

　視覚器は前脳両側における1対の膨出として発生し始め，発生第4週末に眼胞となる。眼胞は体表外胚葉に接触して，水晶体形成を誘導する。眼胞が陥入して網膜色素上皮層と神経層を形成し始めると，水晶体板は陥入して水晶体胞となる。眼胞下面の溝，すなわち眼杯裂を通って硝子体動脈（のちの網膜中心動脈）が眼内に入り（図20-3），一方，眼の神経線維もこの溝を通って脳の視覚中枢に到達する。角膜は，（1）体表外胚葉，（2）強膜と連続する固有層（支質），および（3）前眼房を境する上皮層からなる（図20-6）。

　PAX6 は眼球の発生を司る遺伝子で，神経板期に単一の眼形成領域で発現する。眼形成領域は *SHH* の働きで2つの眼原基に分かれる。*SHH* は眼茎での *PAX2* 遺伝子の発現をアップレギュレート，*PAX6* 遺伝子をダウンレギュレートして *PAX6* が眼杯と水晶体だけに発現するように制限する。のちに水晶体となる外胚葉と眼胞，周囲の間葉と眼胞の相互作用が，水晶体と眼杯の分化を制御する（図20-8，20-9）。

問 題

1. 新生児に片側性無水晶体が認められる。この異常の発生学的起源は何か。

2. 妊娠第10週の若い女性の病歴を聞いていて，妊娠第4〜8週に風疹にかかった可能性が心配された。この女性の児にはどのような異常が生じる恐れがあるか。

3. 新生児の診察で虹彩下部の裂隙が両側性に認められた。この異常の発生学的基礎は何か。他の構造に異常がある可能性があるか。

第21章

外皮系

皮膚

皮膚(skin)は人体の最大の器官で，2つの起源がある．すなわち，(1)体表外胚葉から発生する表層の**表皮**(epidermis)と，(2)下層の間葉から発生する深層の**真皮**(dermis)とである．

表皮

最初，胚子の表面は単層の外胚葉細胞で覆われている(図21-1A)．第2か月の初め，この上皮は分裂して1層の扁平細胞，すなわち**周皮**(periderm)または**胎児表皮**(epitrichium)をその表面に生じる(図21-1B)．基底層の細胞増殖がさらに進むと，第3の中間層が形成される(図21-1C)．胎生第4か月末，皮膚の表皮は最終的な配列を示し，次の4層に区別される(図21-1D)．

- 新しい細胞を産生する**基底層**(basal layer)は，**胚芽層**(germinative layer)とよばれる．この層はのちに稜とくぼみを生じるが，これを反映して皮膚の表面に**指紋**(fingerprint)を形成する．
- 繊細な張原線維を含む大型の多面体細胞からなる厚い**有棘層**(spinous layer)．
- 細胞内に小ケラトヒアリン顆粒を含む**顆粒層**(granular layer)．
- 表皮の頑丈な鱗状の表面を形成している**角質層**(horny layer)．この層は，密に圧縮されケラチンを含む死んだ細胞からできている．

周皮の細胞は通常，胎生後半期中に脱落し，羊水の中に見いだされる．発生の最初の3か月中に，表皮は**神経堤**(neural crest)起源の細胞の侵入を受ける．これらの細胞はメラノソーム内にメラニン色素を合成する．メラノソームが蓄積すると，メラニン細胞の樹状突起へ輸送され，表皮のケラチン細胞や毛球へと細胞間輸送される．このように，皮膚と毛の色素はもともとあるものではなく，獲得されたものである．

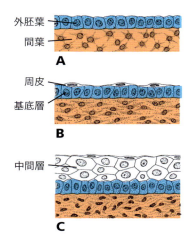
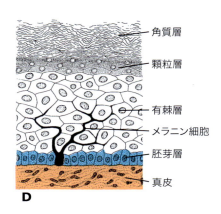

図21-1 種々の発生段階における皮膚の形成．**A**．胎生5週，**B**．胎生7週，**C**．胎生4か月，**D**．出生時．

臨床関連事項

色素異常

色素異常は数多く，メラニン細胞の発生，機能，生存の異常に分類できる．メラニン細胞機能の異常の例としては**まだら症**(piebaldism：毛の色素の斑状欠如)や，斑状の白い皮膚と毛を特徴とする**ワールデンブルク症候群**(Waardenburg syndrome：**WS**)があげられる．ワールデンブルク症候群にはいくつかの型があるが，斑状の白髪(おもに前髪)，虹彩異色症(異なる眼の色)，皮膚の白斑，難聴など，共通した特徴がある．この異常は神経堤細胞の増殖あるいは遊走の異常により生じる(この疾患の難聴は神経堤由来の蝸牛管血管条におけるメラニン細胞の欠如による)．WS1 や WS3 を含め，ある型のワールデンブルク症候群は **PAX3** 遺伝子の突然変異の結果である．

メラニン細胞機能の異常には，全身的な皮膚，毛，眼の色素の減少ないし欠如を特徴とする**白子症**(albinism)のいろいろな型が含まれる．症例は**眼-皮膚白皮症**(oculocutaneous albinism)の異なる型に分類される．多くの例はメラニン合成あるいは処理の異常による．

白斑(vitiligo)は自己免疫疾患によるメラニン細胞の消失の結果である．皮膚，毛，口腔粘膜など，患部の斑状色素欠失がある．白斑は他の自己免疫疾患，特に甲状腺疾患に合併することがある．

指紋

指頭，手掌および足底の表面に典型的パターンを作り出す上皮稜(皮紋)は，遺伝的に決定される．上皮稜は遺伝医学や犯罪捜査における多くの研究，すなわち**皮膚紋理学**(dermatoglyphics)の基礎を構成する．染色体異常のある児の手や指の皮紋は，ときに診断の手段として用いられる．

臨床関連事項

皮膚の角化

魚鱗癬(ichthyosis)とは皮膚の角化が過剰になるものをいい，通常は常染色体劣性遺伝性の一群の疾患の特徴であるが，伴性遺伝病のこともある．重症例では，**道化師様胎児**(harlequin fetus, 図 21-2)のように，児はグロテスクな姿となる場合がある．

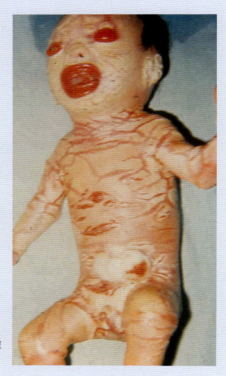

図 21-2　道化師様胎児の魚鱗癬．角化層の非常な肥厚があり，厚い斑(plaque)の間にひび割れが入って，裂け目をなしている．

真皮

　真皮は次の3つの起源をもつ間葉に由来する。(1)体肢と体壁の真皮となる細胞を供給する側板中胚葉、(2)背部の真皮となる細胞を供給する沿軸中胚葉、(3)顔面と頸部の真皮となる細胞を供給する神経堤。第3〜4か月の間に、この組織すなわち狭義の**真皮**(corium、図21-1D)は多くの不規則な乳頭状構造、つまり**真皮乳頭**(dermal papilla)を形成して、上方、表皮の中に突出する。これらの乳頭の多くに小さな毛細血管あるいは知覚神経の終末器官がある。真皮の深層すなわち**真皮下層**(subcorium)［訳者注：原著者は dermis（真皮）を corium（狭義の真皮）と subcorium（真皮下層）とに分けているが、通常、真皮（corium, dermis）は乳頭層（stratum papillare）と網状層（stratum reticulare）とに分ける］には、多量の脂肪組織が含まれる。

　出生時には皮膚は帯白色の脂、すなわち**胎脂**(vernix caseosa)で覆われているが、この胎脂は脂腺の分泌物と、変性した上皮細胞および毛でできている。胎脂は羊水の浸軟作用から皮膚を保護する。

毛

　毛(hair)は胚芽層から下層の真皮に侵入する充実性の表皮の増殖として出現する（図21-3A）。その末端で毛芽が陥入する。この陥入部すなわち**毛乳頭**(hair papilla)は急速に中胚葉で埋められ、その中に血管と神経終末が発生する（図21-3B, C）。毛芽の中心部の細胞は紡錘形となり、角化し、**毛幹**(hair shaft)を形成する一方、周辺部の細胞は立方体となり、**上皮性毛包**(epithelial hair sheath)を生じる（図21-3B, C）。

　結合組織性毛包(dermal root sheath)は周囲の間葉で形成される。同じく間葉由来の小さな平滑筋が、通常、結合組織性毛包に付着している。この筋が**立毛筋**(arrector pili muscle)である。毛幹の基部では上皮細胞がたえず増殖して毛を上方に押し上げ、胎生第3か月の末までに、最初の毛が眉と上唇域で体表に現れる。これらの毛、すなわち**生毛**(lanugo hair)は出生の頃には脱落し、その後、新しい毛包から生じるより粗い毛で置換される。

　毛包の上皮性の壁には周囲の間葉に侵入する小芽体が認められる（図21-3C）。これらの芽体が**脂腺**(sebaceous gland)を形成する。腺の中央部

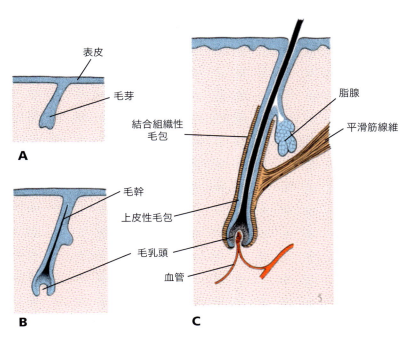

図21-3　毛および脂腺の発生。**A.** 4か月、**B.** 6か月、**C.** 新生児。

臨床関連事項

毛の分布の異常

多毛症(hypertrichosis，極端な毛深さ)は毛包の過剰形成による。体の特定の部位，特に腰の下部で潜在性二分脊椎を覆う部分に限局される場合もあるが，体全体に及ぶ場合もある(図21-4)。

無毛症(atrichia)，すなわち先天的な毛の欠如は，通常，歯や爪のような外胚葉由来の他の構造の異常を合併する。

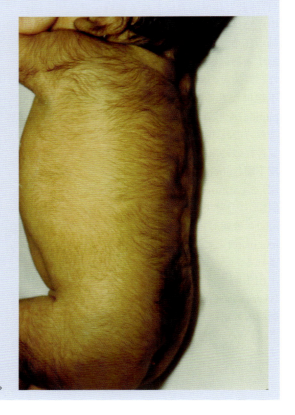

図21-4　多毛症の児。

にある細胞は変性し，脂質様物質(**皮脂** sebum)が形成される。この物質は毛包の中へ分泌され，そこから皮膚へ送られる。

指と趾の爪

第3か月の終わりまでに指先の表皮が肥厚し，**爪域**(nail field)を作る。この場所から爪域は各指の背側に遊走し，近位へと成長して**爪根**(nail root)を形成する。一方，各爪域を囲む組織の増殖により，爪となる浅いへこみが生じる。この爪根より表皮が指と趾の爪に分化するが，胎生9か月まで指尖には達しない。

汗腺

汗腺(sweat gland)には**エクリン汗腺**(eccrine gland)と**アポクリン汗腺**(apocrine gland)の2種類がある。エクリン汗腺は，体のほとんどの部分の皮膚で表皮の胚芽層からの芽体として形成が始まる。この芽体は真皮中に伸び出し，その終末部はコイル状に曲がって腺の分泌部を作る。腺に付属する平滑筋も表皮芽体から生じる。エクリン汗腺はメロクリン(部分)分泌機序，すなわちエキソサイトーシスにより機能し，体温調節に働く。

アポクリン汗腺は顔面，腋窩，陰部など，体毛のある場所に発生する。思春期に発生を始め，毛包と同様に表皮芽体から生じる。したがって，この汗腺は皮膚ではなく毛包に開口する。この腺で作られる汗は脂質，蛋白質，フェロモンを含み，この腺から発する臭いは細菌がこれらの産物を分解することによるものである。分泌腺細胞の一部が脱落して分泌物に含まれるためアポクリン汗腺に分類される，ということに注意してほしい。

乳腺

乳腺(mammary gland)は汗腺の改変されたも

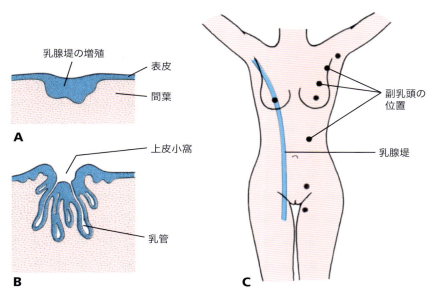

図 21-5　A, B. それぞれ第3か月と第8か月の発生中の乳腺の断面図。C. 副乳頭の発生位置（青色の線は乳腺堤の位置を示す）。

ので，初めての徴候は表皮の堤状の肥厚，つまり**乳腺堤**（mammary line, mammary ridge）の形で認められる。7週の胚子では，乳腺堤は体の両側で上肢の基部から下肢域まで及んでいる（図21-5C）。乳腺堤の大部分は形成後まもなく消失するが，胸部の一部が残存して下層の間葉の中に侵入する（図21-5A）。ここで16～24個の芽出体（sprout）が形成され，ついで各芽出体から小さな充実性の芽（bud）が出る。胎生期末までに上皮性芽出体に腔が生じ，**乳管**（lactiferous duct）が形成される。乳管は最初，上皮小窩に開口する（図21-5B）。出生後まもなく，この窩は下層の間葉の増殖によって**乳頭**（nipple）に変わる。出生時には乳管には腺房がなく，したがって分泌装置がない。しかし，思春期にはエストロゲンとプロゲステロンの濃度が高まることで乳管からの分枝が刺激さ

臨床関連事項

乳腺の異常

多乳頭症（polythelia）は，乳腺堤の一部が残存するために副乳頭が生じる状態である（図21-5C）。副乳頭はもとの乳腺堤に沿うどの場所にも発生する（図21-6）が，よくみられるのは腋窩部である。

多乳房症（polymastia）は乳腺堤の残りから完全な乳房が生じるものである。

陥没乳頭（inverted nipple）は，乳頭になるための飜転に失敗した，もとの上皮小窩に乳管が開口している状態である。

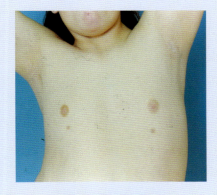

図 21-6　両側多乳頭症（過剰乳頭）の児。

れ，腺房と分泌細胞が形成される。

要約

　皮膚およびその付属物，すなわち毛，爪，および腺は体表外胚葉に由来する。皮膚に色をつける**メラニン細胞**（melanocyte）は神経堤細胞に由来し，表皮の中へ遊走する。**胚芽層**（germinative layer）で新しい細胞が産生され，表層へ移動したのち，角質層で脱落する（図21-1）。皮膚の深層，すなわち**真皮**（dermis）は，体肢や体壁では側板中胚葉，背部では沿軸中胚葉の体節から形成される皮節，顔面や頸部では神経堤細胞に由来する。

　毛（hair）は表皮細胞が下層の真皮に向かって伸びることで発生する。約20週までに，胎児は**生毛**（lanugo hair）で覆われる。生毛は出生の際に脱落する。**脂腺**（sebaceous gland），**汗腺**（sweat gland）および**乳腺**（mammary gland）はすべて，表皮の増殖により発生する。過剰乳頭（**多乳頭症** polythelia）および過剰乳房（**多乳房症** polymastia）は比較的よくみられる（図21-5，21-6）。

問題

1. 副乳頭が腋窩と腹部に，両側性にあるようにみえる女性がいる。これらの過剰な乳頭が生じる発生学的基礎は何か。また，なぜこの場所に生じるのか。

問題の解答

第1章

1 誘導過程の間に，一群の細胞あるいは組織（誘導原）が他の群（応答者）にその運命を変えさせる。応答する細胞は応答能をもっていなければならない。応答能は応答因子により授けられる。胚子発生でのほとんどの誘導過程は上皮−間葉相互作用によっており，この作用は腎臓，腸管由来の構造，体肢，その他多くの部分でみられる。

2 線維芽細胞増殖因子（FGF）は増殖・分化因子ファミリーの一部で，パラクリンメカニズムで作用し，多くのレベルで阻害される可能性がある。たとえば，リガンドやその受容体のわずかな変化でもシグナル伝達を阻害することができる。というのはリガンドと受容体の間には高度の特異性があるからである。このような変化は遺伝子突然変異で起こることがあり，実際，頭蓋の異常がFGF受容体（*FGFR*）遺伝子の突然変異で生じる（第10章参照）。受容体活性化の下流にあるシグナル伝達カスケードで作用する蛋白質のどれかが変化しても，正常なシグナル伝達が中断する可能性がある。同様に，転写因子やそのDNA結合領域が修飾されると，蛋白質産生の質や量が変化する場合がある。ありがたいことに，この過程には冗長性が組み込まれており，そのために伝達過程での変化を避けることができる。最も簡単な例としては，1つのFGF蛋白質が別の蛋白質で代替できることがあげられる。

第2章

1 染色体数異常の成因で最も多いものは，減数分裂または有糸分裂の際の不分離である。理由は不明であるが，細胞分裂の際に染色体が分離に失敗する。第一または第二減数分裂での不分離の結果，半数の生殖子にはその染色体がなく，半数には2本あることになる。染色体が欠如する生殖子と正常な生殖子との間で受精が起こると，モノソミーができる。染色体が2本ある生殖子と正常な生殖子とで受精が起こると，トリソミーとなる。先天異常を起こす染色体数異常のなかで最も多いのは21トリソミー（ダウン症候群）で，知的障害，異常な顔貌，心臓異常などを伴う。この成因は通常，母体での不分離で，35歳以上の女性の児で頻度が増す。この事実は不分離の起こるリスクが母体年齢とともに増加することを示している。他のトリソミーで発生異常症候群を起こすものには，8，9，13，および18トリソミーがある。常染色体のモノソミーは致死的であるが，X染色体のモノソミー（ターナー症候群）は生存可能である。これは通常（80%）父親の染色体の減数分裂中の不分離によるもので，不妊，低身長，翼状頸，その他の異常を特徴とする。羊水穿刺や絨毛生検（第9章 p.143「出生前診断」参照）で得た胚子細胞の染色体分析により，染色体異常を出生前に診断することができる。

2 染色体が切れて断片ができると，部分的モノソミーやトリソミーが起こったり，他の染色体に付着（転座）する可能性がある。たとえば，21番染色体の一部が14番染色体に転座したものが，ダウン症候群の約4%を占める。染色体は単一遺伝子の突然変異によっても変化する可能性がある。染色体異常のリスクは，父母の年齢が高くなる（35歳以上）に伴い増加する。

3 モザイク現象とは，ある個体に，単一接合子由来ではあるが，遺伝的性質の異なった細胞系列が2ないしそれ以上存在する状態をいう。異なる細胞系列は，卵割中の突然変異あるいは有糸分裂による不分離で生じる可能性がある。ダウン症候群の一部の症例でこのような現象がみられる。

第3章

1 黄体の役割は，子宮に妊娠の準備をさせ，胎盤が十分に機能を発揮する（第4か月の初め）まで，妊娠を維持するのに必要なホルモンを産生することである。初めはプロゲステロン

が産生されるおもなホルモンで，子宮を妊娠準備状態（分泌期）にする。のちに妊娠維持のためにエストロゲンとプロゲステロンの両方が作られる。黄体は内卵胞膜（卵巣支質由来）と排卵後に卵巣に残った顆粒層細胞に起源する。

2 受精の3期とは，(1)放線冠貫入，(2)透明帯貫入，および(3)卵子と精子の細胞膜の融合である。いったん融合すると，卵は多精子受精を防ぐために表層反応および透明帯反応を起こす。卵細胞膜直下にある表層顆粒がリソソーム酵素を放出し，これが細胞膜と透明帯の変化を起こし，そのあとに余分な精子が卵に入れないようにする。

3 不妊は夫婦の約20％に起こる。女性側の不妊のおもな原因は，骨盤内で反復する炎症からの瘢痕形成による卵管閉塞である。男性側のおもな原因は精子数の減少である。このような問題は，体外受精技術によって避けることが可能になったが，成功率は低い（約20％）。

4 淋病のような骨盤内炎症性疾患が卵管閉塞のおもな原因である。患者の病気の治療は可能であるが，瘢痕形成によって卵管腔が閉じ，卵子に向かう精子の通過や，子宮に向かう卵子の通過が阻害される。体外受精は，培養液のなかで女性の卵子を受精させ，子宮のなかで着床するように移植することで，この困難を克服できる技術である。

第4章

1 第2週は「2つの週week of 2s」といわれるが，その理由は栄養膜が栄養膜合胞体層と栄養膜細胞層の2層に分化すること，胚結節が胚盤葉上層と胚盤葉下層の2層に分化すること，胚外中胚葉が臓側板と壁側板の2層に分離すること，および羊膜腔と卵黄嚢腔の2つの腔ができることである。

2 受胎産物が母体系に拒絶されない理由は明らかではない。最近の知見によると，サイトカインや蛋白質などの免疫抑制分子の分泌や，主要組織適合性複合体のよくわかっていない抗原の発現が，胚子が拒絶されるのを防止しているようである。たとえばある種の自己免疫疾患では，母体の免疫学的反応が実際に妊

娠に悪影響を及ぼすこともある。全身性エリテマトーデスの患者は生殖の結果が不良で，自然流産が多い。しかし，母体の抗体が先天異常を起こすことができるかどうかについては，まだ明確な結論は出ていない。

3 ある場合には，子宮のなかには栄養膜組織しかなく，胚子由来の細胞はまったくないか，あっても少しである。このような状態を胞状奇胎という。この疾患では，栄養膜由来の組織があるのでヒト絨毛性ゴナドトロピン（hCG）が分泌され，妊娠初期に似た状態になる。大部分の奇胎は妊娠初期に流産するが，胚子の遺残を含んでいるものは妊娠第2三半期まで残ることがある。自然流産や奇胎の手術による除去のあとに栄養膜の断片が残っていると，細胞が増殖し続け，破壊性奇胎または絨毛癌とよばれる腫瘍を作る場合がある。初期の栄養膜の増殖は父親由来の遺伝子が制御しているので，奇胎の起源は核のない卵子が受精したものではないかと考えられている。

4 最も可能性の高い診断は卵管内に着床した子宮外妊娠である。これは超音波で確認できる。卵管に着床する原因は，受精卵の輸送がうまくいかないことで，これは卵管の瘢痕形成の結果である可能性がある。ダウン症候群の場合と同様に，子宮外妊娠の頻度は，35歳以上になると年齢とともに増加する。

第5章

1 残念ながら，妊娠中のどの時期でも大量にアルコールを飲むと，胚子の発生に悪影響を及ぼす可能性がある。この症例の女性は受精後第3週（受精が月経周期の中点で起こったと推定），つまり原腸形成期に胚子をアルコールに曝露したことになる。この発生段階は特にアルコールの悪影響を受けやすく，胎児性アルコール症候群（知的障害，顔面異常。第9章参照）を起こすことがある。これはアルコール依存症母体の児に起こりやすいが，胚子期における血中アルコール濃度の安全域は確立されていない。したがって，「アルコールは先天異常を起こし，知的障害の第1の原因となる」との理由から，妊娠を計画中またはすでに妊娠している女性には，アルコールを

少しでも飲まないように注意するのがよい。

2 このような腫瘍はおそらく仙尾部奇形腫である。この腫瘍は原始線条の遺残で，通常は仙骨部に生じる。奇形腫という語は，この腫瘍がいろいろな組織を含んでいることを意味している。原始線条は 3 胚葉すべてに分化する細胞を含んでいるので，腫瘍は外胚葉，中胚葉，内胚葉のどれにでも由来する組織を含む可能性がある。この腫瘍は，女性胎児では男性胎児の 3 倍の頻度で起こる。

3 この胎児には人魚体（合脚）という重症の尾側異形成がある。この異常の程度はさまざまで，尾側における原腸胚形成がうまくいかないためと考えられる。初めは尾側退行とよばれていたが，できた構造の退行でないことは明らかで，単に最初から形成されないのである。尾側無形成とか仙骨部無形成ともよばれるが，この特徴は下肢の種々の程度の屈曲，逆位，外旋，ときには癒合，腰仙椎の欠損，腎無形成，鎖肛，精巣と卵巣以外の内生殖器の無形成である。この症候群の原因は不明である。散発的に起こるが，糖尿病母体の児に多い。

4 この患者は左側性シークエンスで，他の異常も検査しなければならない。左右の側性は原始線条形成期（原腸形成期）に確立され，その発現が限局されてくる *NODAL* や *PITX2* のような遺伝子で制御されている。左右の非対称性が部分的に逆になると，完全な非対称（内臓逆位）よりも他の異常を合併することが多くなる。

5 患者が選択的セロトニン再取り込み阻害薬（SSRI）の服用を希望する場合には，サリドマイドの悲劇を思い出し，妊娠希望あるいは既に妊娠している女性が何か薬物を服用すると，これから生まれる児に害を及ぼす可能性があるとの教訓を伝えなければならない。また，セロトニンは胚子発生に重要なシグナル分子であり，特に左右（側性）軸の確立に関与することを示す科学的研究があることにも注意する必要がある。したがって，患者には薬を服用しないよう助言することが望ましい。薬の代わりに，うつの程度を軽減するのに有効な運動やその他の社会活動に参加するよう勧めるべきである。不安とうつが重症の場合

のみ，薬物を含む他の方策を助言する。

第 6 章

1 胚盤葉上層に残る細胞は外胚葉層を形成する。胚子体軸に沿うこの層の中央部は神経板に分化し，第 3 および第 4 週にこの板の辺縁部が挙上し始め，神経ヒダを作る。ヒダは巻き上がって背側正中線上で癒合し，管となる。管の閉鎖は頸部から始まり，ここから頭側および尾側にジッパーを閉めるように進む。閉鎖過程は第 4 週末（28 日）に完了する。ヒダの形成，挙上，閉鎖の全過程を神経管形成という。神経管障害は閉鎖過程が 1 か所あるいは複数か所でうまくいかないと生じる。頭側で閉鎖が失敗すると，結果として無脳症になる。尾側では二分脊椎とよばれる異常を起こす。このような異常の 70% は，女性が少なくとも妊娠の 3 か月前から妊娠中を通じて日量 400 μg の葉酸を服用することで予防できる。妊娠の 50% は計画されたものではないので，妊娠可能年齢のすべての女性が葉酸 400 μg を含む総合ビタミン剤を毎日服用することが勧められる。

2 神経堤細胞は外胚葉由来で，神経ヒダ縁すなわち神経堤から生じる。頭側領域では神経管閉鎖前からヒダを離れて遊走するが，尾側領域（脊髄）では閉鎖後に遊走する。神経ヒダの境界を定める重要な蛋白質は BMP である。BMP は *pax3* をアップレギュレートし，続いて *pax3* と他の転写因子が神経堤細胞を指定する遺伝子カスケードを開始する。このカスケードの 2 つの重要な構成要素は神経堤細胞を指定する FoxD3 と，神経堤細胞の遊走を促進する Slug である。神経堤細胞は骨，結合組織，顔面の真皮，脳神経節，交感神経節，副交感神経節，メラニン細胞，心臓の円錐動脈幹中隔など多くの構造を作る（表 6-1 参照）。

3 体節は中胚葉の沿軸部から作られる。初めは胚子軸に沿った疎に組織された中胚葉の分節塊（体節分節）として認められる。細胞はやがて上皮化過程を経て体節を形成し，腹側部は椎板，背側部は 2 種類の細胞集団となる。背側中央部には皮板，皮板の内側と外側には筋板が作られる。筋板の細胞は増殖して皮板下

層に遊走し，皮筋板を形成する。最終的に体節の細胞はすべて上皮の特徴を失い，ふたたび間葉となる。椎板細胞は遊走して椎骨と肋骨を，筋板は骨格筋を，皮板は背部の真皮を作る。

4 血管は脈管形成と血管新生の2つの様式で形成される。前者は血島が癒合して内皮細胞の管を作るもの，後者は既存の血管から芽出するものである。両過程とも血管内皮細胞増殖因子（VEGF）により刺激される。毛細血管が過剰に増殖すると血管腫という腫瘍ができるが，VEGFの過剰発現が原因か否かは不明である。

5 腸管は前腸，中腸，後腸の3部に区分される。中腸には卵黄嚢に続く卵黄腸管という構造があり，発生後期まで完全には閉じない。咽頭腸の開口部は口咽頭膜で閉じられているが，これは第4週に変性して破れる。後腸の出口は排泄腔膜で閉じられているが，第7週に破れる。

6 発生の第3〜8週が重要である理由は，この時期に器官形成に関与する細胞集団が形成，確立され，また器官原基の形成が進行するからである。第3週の初めに，原始線条が器官形成に関与する3胚葉となる細胞を作り始める。第3週の末には中枢神経系の分化が始まり，その後5週間にわたり主要器官原基が確立される。この時期に細胞は急速に増殖し，重要な細胞間相互作用が行われる。このような現象は，環境中の危険因子，医薬品，薬物乱用などの環境因子による傷害に特に敏感である。したがって，このような因子に曝露されることにより，先天異常が起こる可能性がある。

第7章

1 この異常を起こす基礎となったのは左の胸腹膜が心腹膜管を閉鎖できなかったことである。この管は左が右よりも大きく，閉じるのも遅い。したがって，異常が起こりやすいと考えられる。腹腔臓器で圧迫される肺の低形成の程度により，児の予後が決まる。治療するには欠損を外科的に修復する必要があり，この異常を胎児手術で治療することも試みら

れている。

2 この異常は腹壁破裂である。腹側体壁の閉鎖異常により体壁に弱い部分が生じることが原因となる。腸管が羊膜に覆われていないので，羊水に曝露されるために，壊死に陥ることがある。腸管ループがからまりねじれて（腸軸捻），血行が阻害され，梗塞を生じることもある。腹壁破裂は遺伝的異常に合併することはなく，また他の異常を合併するのは15%ほどである。したがって，腸管の損傷が広範でなければ，児の生存率はよい。

3 発生第4週に，将来横隔膜腱中心を作る横中隔は第3〜5頸分節（C3〜C5）に対応する高さにある。胚子が成長し，頭部が腹側に屈曲するにつれて，横中隔（横隔膜）の位置は尾側に移動し，胸腔内となる。しかし，横隔膜の筋は起源であった頸分節に由来する。筋細胞は常に起源部の神経を遊走先まで引っ張っていくので，横隔膜を支配するのはC3，C4，C5からの横隔神経である（頸髄損傷がC5以下であれば横隔膜が働き，呼吸可能で，患者は生存できる）。

第8章

1 羊水が多すぎるのは羊水過多とよばれ，かなりの場合（35%），原因は不明（特発性）である。しかし，相当な割合（25%）で母体の糖尿病や，胎児の嚥下障害を起こす先天異常（食道閉鎖や無脳症など）に合併する。

2 この女性の考えは誤りである。胎盤は完全な関門ではなく，多くの物質，特にトルエンやアルコールのような脂肪親和性の物質は自由に通過する。さらに，妊娠初期には胎盤は未完成で，胚子は特に傷害を受けやすい。問題の週齢はトルエンのような物質の傷害作用に非常に感受性の高い時期である。トルエンはトルエン胚子病（toluene embryopathy）を起こす。

第9章

1 二分脊椎や無脳症のような神経管障害は，αフェトプロテイン（AFP）の濃度を上げる。腹壁破裂，臍帯ヘルニアのような腹壁欠損でも

同様である。母体血清の AFP 濃度も上昇し，羊水穿刺で確認する前のスクリーニングに用いることがある。診断を確定するには超音波が用いられる。

2 ダウン症候群は通常，21 トリソミーの結果起こる染色体異常（第 2 章参照）であるので，羊水穿刺か絨毛生検で染色体分析用の細胞を採取することができる。絨毛生検はただちに分析できる十分な量の細胞が得られる利点がある一方，羊水穿刺は通常，妊娠 14 週以前に行われることはなく，十分な細胞を得るためには約 2 週間培養する必要がある。絨毛生検で流産するリスクは 1％で，羊水穿刺よりも約 2 倍高い。

3 胎児の状態は，妊娠，分娩，生後の保育を管理するために大切である。胎児の大きさ，胎齢，胎位は分娩の時期や方法を決定するのに重要である。先天異常の有無を知ることは，生後の保育計画を立てるために重要である。胎児の状態を検査するかどうかは，母体の既往歴や，発生毒性因子への曝露，両親のどちらかの染色体異常，母体の高年齢，あるいは以前に先天異常児を出産したかなど，リスクを高める因子の有無によって決められる。

4 発生毒性物質の作用に影響する因子としては，（1）母体と胚子の遺伝子型，（2）発生毒性因子曝露の量と期間，（3）曝露が生じた際の発生段階があげられる。大部分の大きな形態異常は胚子期（形態異常を誘発する感受期），すなわち胎生第 3〜8 週に生じる。しかし，着床前を含め胚子期前でも，第 8 週以後（胎児期）でも感受性は残っている。たとえば，脳は胎児期を通じて傷害作用に感受性がある。したがって，妊娠全期間にわたり，発生毒性作用の影響をまったく受けない時期はない。

5 薬に発生毒性作用の可能性があるという点では，この女性は正しい。しかし，このような重症の高熱は，この妊娠時期には神経管障害（二分脊椎や無脳症）を起こすことが知られている。したがって，アスピリンのような発生毒性の低い解熱薬を少量使うことの発生毒性リスクと，高熱のリスクとを比較する必要がある。興味深いことに，サウナによる体温上昇と異常誘発が関連づけられている。運動による体温上昇と先天異常の関係についてはよくわかっていないが，激しい肉体活動（マラソン）は体温を相当高めるので，妊娠中は避けたほうがよい。

6 妊娠の 50％以上は計画されたものではないので，妊娠可能年齢のすべての女性は神経管障害の予防のために，1 日 400 μg の葉酸をサプリメントとして摂取するとよい。それまで葉酸を摂取していなかった女性が妊娠を計画する場合には，受胎 3 か月前から葉酸補充を開始し，妊娠期間中継続すべきである。葉酸は大量に摂取しても無害であり，神経管障害の 70％を予防でき，心臓の円錐動脈幹領域の異常や顔面裂も予防できる可能性がある。

7 この女性の心配は根拠のあることで，インスリン依存性糖尿病の母体からの児には，小さなものから大きなものまで，さまざまな先天異常の頻度が高い。受胎前から妊娠期間を通じてインスリンを反復投与して，厳格に母体の代謝を制御すると，先天異常の頻度は低下し，正常妊娠の可能性が高くなる。フェニルケトン尿症の女性の場合にも，同様の方法で予防できる。これらの患者の病気を受胎前から妊娠期間を通じて厳格に管理すると，その児に先天異常の起こるリスクの増加を事実上なくすことができる。いずれの場合も，ほとんどの異常が生じる妊娠初期の 8 週間に，特に発生毒性作用の影響を避けるように，計画的に妊娠することが重要である。

第 10 章

1 頭蓋縫合は頭蓋の扁平骨の間にある線維性の部分である。扁平骨の間の膜性の部分は泉門とよばれ，その最大のものは大泉門（おどりこ）である。これらの縫合と泉門により，（1）産道通過の際の頭の変形と，（2）脳の発育が可能になる。生後に脳が大きくなるに伴い頭蓋も成長し，その成長は最初の 2 年間が最大である。縫合の閉じる時期が早すぎると（頭蓋骨癒合症），頭が変形する。その形はどの縫合が早く癒合するかに左右される。頭蓋骨癒合症はしばしば他の骨形態異常と合併し，その原因としては遺伝因子が重要だといわれる（表 10-1 参照）。長骨と指の欠如はしばしば他の形態異常を伴い，全身の詳細な検査を直

ちに行う必要がある。共通の原因でいろいろな異常が同時に併発する場合は症候群といわれる。体肢異常，特に橈骨と指の異常はこのような症候群でよくみられる。症候群の診断は，両親の次回妊娠に関するカウンセリングでの，再発リスクの推定に重要である。

2 椎骨の形成は複雑な過程で，1個の椎板の尾側部分が次の椎板の頭側部分と癒合して成長する。この過程がうまくいかずに，椎骨の癒合や数の増減（クリッペル−ファイルシークエンス）が起こっても不思議はない。場合によっては，椎骨が半分しかできないこと（半椎）もあり，その結果脊柱の非対称と側方への屈曲（脊柱側弯症）が起こる。*HOX*（ホメオボックス）遺伝子は脊椎のパターン形成にあずかるが，突然変異によって椎骨の一部がきちんと形成されないことがある。脊柱側弯症は背筋が弱いことで起こることもある。

第11章

1 筋細胞は体節の腹外側および背内側部に由来する。両部からの細胞は皮筋板の形成に寄与し，さらに腹外側部細胞の一部は外側体節境界を越えて遊走し，側板中胚葉壁側板に入る。これらの細胞と側板中胚葉はともに軸遠中胚葉領域を形成し，一方，神経管周囲の沿軸中胚葉は軸近中胚葉領域を形成する。軸近中胚葉領域に由来する筋には，背筋，頸部筋の一部，上肢帯筋の一部，および肋間筋が含まれる。軸遠中胚葉領域からは体軸および体肢筋の残りが作られる（表11-1参照）。

2 小胸筋の欠損と大胸筋の部分的または全欠損が最も可能性の高い診断である。この異常はポーランド症候群とよばれる。筋の欠損には指の中節の短縮（短指）と指の癒合（合指）がしばしば合併する。大胸筋が欠損しても，他の筋の代償作用により，機能障害はほとんどない。しかし，この異常の外観を損ねる特徴は，特に女性では非常に心配されることである。

3 筋のパターンは線維芽細胞から作られる結合組織によって決められる。頭部では表情筋が複雑なパターンを形成しているが，このパターン形成は神経堤細胞が指示している。頸部と後頭部では体節由来の結合組織が，体壁

と体肢では壁側板中胚葉が指示している。

4 筋の神経支配はその筋細胞が由来する椎骨の高さによって決まり，この関係は筋細胞がどこへ遊走しても維持される。横隔膜を形成する筋芽細胞は頸部分節3，4，5の高さに生じ，胸部に遊走するので，支配神経もこれに伴い下降する。

第12章

1 長骨や指の形態異常はしばしば他の異常と合併するため，全身を詳しく検査する手がかりとして利用すべきである。共通の原因でいろいろな異常がまとまって起こるものを症候群といい，体肢異常，特に橈骨および指異常は症候群の部分症としてよくみられるものである。症候群の診断は再発リスクを知り，両親に次回の妊娠について助言をするために重要である。

第13章

1 心臓の超音波走査検査では，4部屋構造（四腔断面像）が調べられる。心臓の部屋は上部では心房中隔，下部では心室中隔で仕切られ，心内膜隆起が房室管の側方を囲む。これらの構造は全体として，超音波でその状態が容易に観察できる十字型をしている。この症例では，おそらく心室中隔膜性部欠損がある。心室中隔欠損は最も多発する心臓異常である。大血管の状態も注意深く検査する必要がある。というのも，心室中隔の正常な形成には，大動脈路と肺動脈路を分ける円錐動脈幹中隔が，心室中隔の膜性部に接触しなくてはならないからである。

2 神経堤細胞は，顔面の多くの部分と円錐動脈幹中隔の形成に大きくかかわるので，この細胞集団がおそらく障害されたのであろう。神経堤細胞の遊走や増殖が阻害されたか，壊死が起こったと考えられる。レチノイン酸（ビタミンA）は強力な発生毒性因子で，種々の細胞集団のうち特に神経堤細胞を傷害する。レチノイドはにきびの治療に有効であるが，にきびは妊娠可能年齢の若い女性に多いので，この薬物を若い女性に処方する際には十

分な注意が必要である。

3 これらの構造の正常発生には心内膜隆起の組織が必須である。共通の房室管のなかで，上下両側４つの心内膜隆起がこの開口部を仕切り，左右の房室管で二尖弁（僧帽弁）と三尖弁の形成に寄与する。これに加え上下の心内膜隆起は，心房の一次中隔につくことで心房の，心室中隔膜性部を作ることで心室の，完全な分割に必要である。心円錐と動脈幹の心内膜隆起組織は円錐動脈幹中隔を形成するが，この組織はラセン状に下り大動脈路と肺動脈路を分け，下心内膜隆起と癒合して心室中隔を完成する。したがって，心内膜隆起組織の異常はどのようなものでも，心房および心室の中隔欠損，大血管転換，その他の流出路異常を含むさまざまな心臓異常を起こす可能性がある。

4 頭頸部の脈管系の発生の際に，一連の動脈弓が咽頭の周囲に形成される。これらの弓の多くは退縮も含め変化するため，本来の型が修飾される。嚥下困難を起こす変化としては，(1) 重複大動脈弓と (2) 右大動脈弓の２つがあげられる。前者は右背側大動脈（正常では退縮する）の一部が第七節間動脈と左背側大動脈との間で残存し，食道のまわりで動脈輪をなすもの，後者は上行大動脈と大動脈弓が右側に形成されるものである。右大動脈弓で動脈管索が左に残っていると，索は食道の後ろを走り，食道を圧迫する恐れがある。

第14章

1 この児は何らかの型の気管食道閉鎖（気管食道瘻を伴う場合と伴わない場合がある）である可能性が高い。児は嚥下ができず，その結果として羊水過多が起こる。これは気管食道中隔による気管と食道の分割が異常であるために起こる。このような異常は他の異常と合併することが多く，椎骨異常，鎖肛，心臓異常，腎臓異常，および体肢異常と一群をなしている場合は VACTERL 連合という。

2 肺を正常に機能させるためには肺胞内の表面張力を下げる必要があるが，妊娠７か月未満で生まれた児は，界面活性物質（サーファクタント）を十分には作れない。その結果，肺胞

が虚脱状態になり，新生児呼吸窮迫症候群を起こす。妊娠中のステロイド投与および人工サーファクタントの使用で，このような児の予後は改善した。

第15章

1 この児は何らかの型の食道閉鎖（気管食道瘻を伴う場合と伴わない場合とがある）である可能性が高い。これらの症例の 90% では，食道の近位部が盲嚢に終わり，遠位部を気管に連結する瘻がある。胎児は羊水を飲み込めないので，羊水過多が起こる。出生時に液体を吸い込むと肺炎を起こす可能性がある。この異常は，肺芽が気管食道中隔によって前腸から仕切られる過程の異常で生じる。

2 最も可能性の高い診断は臍帯ヘルニアで，この異常は，脱出していた腸ループが胎生第10〜12週に腹腔内に復帰しそこなって起こる。正常ならば腸管は生理的に臍帯内に脱出するので，羊膜に覆われている。この状態は腹壁破裂とは対照的で，腹壁破裂では腸ループは腹壁の欠損部から脱出し，羊膜に覆われない。予後は不良で，臍帯ヘルニアの児の25%は出生前に死亡し，40〜88%は異常を合併しており，約 15% には染色体異常がある。しかし，他の異常を合併していなければ外科的に修復でき，経験のある外科医が執刀すれば 100% 生存する。

3 この児には直腸腟瘻を伴う鎖肛がある。これは肛門直腸閉鎖複合の一部である。患児には高位直腸肛門閉鎖があるようで，直腸と腟が瘻でつながっているため，胎便（腸の内容）が腟にみられる。この異常はおそらく排泄腔が小さすぎるため，排泄腔膜が後方で短くなり，その結果，後腸の開口部が前方に移動したものであろう。排泄腔膜が後方で短いほど，後腸開口部はより前方に移動し，より高位で異常が生じる。

第16章

1 ３つの系とは前腎，中腎，後腎で，これらは中間中胚葉に由来する。これらは頭側から尾側へと順に形成される。前腎は第３週末に頸

部に形成されるが痕跡的で，すぐに退縮する。中腎は第4週の初めに形成され，胸部から上腰部まで伸びる。これは上部のみ分節的で，中腎管（ウォルフ管）につながる排出細管がある。中腎も退縮するが，一時的に機能することもある。男性では排出細管と集合管が生殖管の形成にあずかるので，比較的重要である。精巣近くの集合管が精巣輸出管となり，一方，中腎管は精巣上体，精管，および射精管となる。これらの細管と管は，その維持にテストステロンを必要とし，女性では退縮する。後腎は骨盤部に分節しない中胚葉の塊（後腎芽体）として存在し，これが最終的な腎臓を作る。尿管芽は中腎管から伸び出し，後腎芽体に接すると，その分化を誘導する。尿管芽は集合管と尿管を形成し，一方，後腎芽体はネフロン（排出単位）を形成する。ネフロンは糸球体（毛細血管）と尿細管からなる。

2 卵巣と精巣はいずれも尿生殖堤沿いの中間中胚葉から腹腔内に発育する。また，両者は同じ機序でもとの位置から下降するが，子宮が卵巣の移動を妨げるので，卵巣は腹腔内にとどまる。しかし男性では間葉凝縮，すなわち導帯（この構造は女性でも作られるが，子宮に付着する）の一端が精巣の尾端に，他端がまず鼠径部に，ついで陰嚢隆起に付着する。この導帯の成長と短縮に腹腔内圧の上昇が加わって，精巣は下降する。この過程がうまくいかないと，精巣下降不全すなわち潜在精巣が生じる。男性新生児の約2～3％に精巣下降不全があり，その25％は両側性である。精巣下降不全があっても，多くは1歳までに下降する。下降しない場合には，テストステロン療法（このホルモンは精巣下降に関与すると考えられている）あるいは手術療法が必要になるだろう。この状態が両側性であると，生殖能力が障害される可能性がある。

3 未分化期には，男女の外生殖器で両者を見分けるのは不可能である。テストステロンの影響によりこれらの構造は男性の特徴を示すようになるが，分化した構造にも男女間で相同性がある。相同性の例としては，(1)生殖結節に由来する陰核と陰茎，(2)男性では癒合する左右の生殖隆起に由来する，大陰唇と陰嚢，(3)男性では癒合する左右の尿生殖ヒダ

に由来する，小陰唇と尿道海綿体があげられる。胎生初期には女性のほうが男性よりも生殖結節が大きく，超音波検査によって男女の判定を誤る原因となる。

4 子宮は中腎傍管（ミュラー管）の下部が癒合して作られる。子宮に2つの角を有する双角子宮は最も多い異常で，これを含めて数々の異常が記述されている。この異常で起こる障害には，妊娠困難，自然流産の増加，胎位の異常などがある。ある症例では，子宮の一部が盲端に終わり（痕跡角），月経困難や腹痛を起こす。

第17章

1 神経堤細胞が頭蓋顔面の発生に重要である理由は，この細胞がこの領域で非常に多くの構造に寄与するからである。神経堤細胞は顔面のすべての骨および頭蓋冠前方の骨と，表情筋のパターンを決める結合組織を作る。脳神経節，髄膜，真皮，ゾウゲ芽細胞，および咽頭嚢由来の腺の支質にも寄与する。さらに，後脳域の神経堤細胞は腹側に遊走し，心臓の円錐動脈幹部を大動脈と肺動脈に分ける中隔形成にも加わる。神経堤細胞はアルコールやレチノイドなどの多くの化学物質で傷つきやすいようで，これはおそらく神経堤細胞が有毒なフリーラジカルを除去するカタラーゼやスーパーオキシドジスムターゼ（SOD）酵素を欠いていることによる。多くの頭蓋顔面の異常は神経堤細胞の傷害によるもので，また神経堤細胞は心臓の形態形成にも寄与するので，心臓異常を合併することがある。

2 この児はディジョージ異常の可能性がある。この異常は，この症例のような頭蓋顔面の異常と胸腺の部分欠損あるいは全欠損を特徴とする。免疫系の機能不全は胸腺の欠損によるもので，その結果，多くの感染が起こる。胸腺の支質を含め，神経堤細胞はこれらの構造のすべての発生に寄与するので，神経堤細胞の傷害がこの異常の最も可能性の高い原因である。アルコールのような発生毒性因子がこのような異常を起こすことが実験で示されている。

3 正中唇裂のある児は知的障害を伴うことが多

い。正中唇裂は脳を含む他の正中構造の欠損を伴う。最も重症の場合には頭蓋の正中部全体が欠如し，大脳半球の側脳室は癒合して単一の脳室となる。この状態は全前脳胞症とよばれる。正中裂は頭部神経ヒダが形成し始める時期（ほぼ発生19〜21日）に誘発され，脊索前板領域での正中部の組織欠失の結果として生じる。

4 この児には，甲状舌管の退縮不全の結果起こる甲状舌管嚢胞がある可能性が高い。この嚢胞は甲状腺が舌盲孔から頸部の位置へと移動する下降線沿いの，どこにでも生じる可能性がある。嚢胞と鑑別する必要があるのは異所性甲状腺組織で，これもこの経路に沿って遺残する可能性がある。

第18章

1 脳神経と脊髄神経は相同ではあるが，その構成については脳神経のほうが一定していないという点で，脊髄神経と異なる。両者とも運動性ニューロンは中枢神経系の基板にあり，神経堤由来の知覚性神経節は中枢神経系の外にある。知覚性ニューロンの線維は脊髄および脳の翼板にあるニューロンにシナプスする。異なるのは，3対の脳神経（Ⅰ，Ⅱ，およびⅧ）は知覚性のみ，4対（Ⅳ，Ⅵ，Ⅺ，およびⅫ）は運動性のみ，3対（Ⅶ，Ⅸ，およびⅩ）は運動性，知覚性，および副交感性の線維を含み，1対（Ⅲ）は運動性および副交感性線維のみを含むことである。これに対して，脊髄神経はいずれも運動性と知覚性の線維を含む。

2 前根と後根は脊髄神経を構成する要素で，前者は知覚性（求心性），後者は運動性（遠心性）線維を含む。運動性ニューロンの細胞体は脊髄前角に存在する。これに対して，知覚性ニューロンの細胞体は脊髄外の脊髄（後根）神経節にあり，神経堤由来である。したがって，脊髄神経は知覚性と運動性の両方の線維を含んでいる。各脊髄神経は非常に短く，椎間孔部で一次後枝（背筋へ）と一次前枝（体肢と体壁の筋へ）とに分かれる。いずれの枝にも運動性線維と知覚性線維の両方が含まれている。

3 穿刺は第4腰椎（L4）と第5腰椎（L5）の間で行われる。脊髄はL2〜L3の高さで終わってい

るからである。したがって，この高さでは脊髄を損傷することなく脳脊髄液を採取することができる。この空所ができるのは，胎生3か月には脊柱の全長にわたって伸びていた脊髄が，その後は硬膜や脊柱ほど早くは伸びず，成人ではL2〜L3の高さで終わるためである。

4 大部分の神経管障害の発生学的基礎は，頭側および尾側神経孔での神経ヒダの閉鎖障害である。続いてその周囲の構造に欠損が生じ，その結果，無脳症，ある型の脳瘤，および嚢胞性二分脊椎が生じる。これらの部位の異常は重篤な神経学的障害を伴う。神経管障害はほぼ1,500出生に1例の割合で起こり，超音波や，母体血漿および羊水中のαフェトプロテイン（AFP）濃度の上昇により出生前に診断できる。最近の研究により，妊娠の3か月前から1日400μgの葉酸を補充すると，これらの異常の70%を予防できるとの証拠が得られている。

5 この状態は水頭症で，脳脊髄液が側脳室からモンロー室間孔および中脳水道を経て第四脳室に入り，さらに吸収場所であるクモ膜下腔へと流れる経路が閉塞されることによって起こる。多くの場合，閉塞は中脳水道で生じ，遺伝的な原因（伴性劣性）あるいは感染（トキソプラズマ，サイトメガロウイルス）の結果である可能性がある。

6 自律神経系は交感神経系と副交感神経系からなる。交感神経部の節前ニューロン細胞体はT1〜L2の高さで脊髄側角にある。副交感神経系は頭部と仙髄に由来し，節前ニューロンは脳と仙髄（S2〜S4）にある。脳から出る部分は脳神経Ⅲ，Ⅶ，Ⅸ，Ⅹに含まれる。両系とも節後ニューロンの細胞体は神経堤由来である。

第19章

1 プラコード（板）とは立方上皮から円柱上皮へと肥厚する外胚葉の領域である。耳板は菱脳の両側に形成され，その後，貫入して耳胞となる。プラコードは感覚器を生じる構造で，耳板も例外ではない。耳胞から管状の嚢が膨出し，球形嚢，卵形嚢，半規管，内リンパ管，

および蝸牛管に分化する。これらは合わせて内耳の膜迷路を構成する。

2 鼓室(中耳腔)と耳管は第一咽頭嚢に由来し、内胚葉で覆われる。嚢は外側方に広がり、耳小骨を取り込み、中耳腔を形成する。一方、内側部は耳管を形成し、咽頭腔との開いた連絡を維持する。鼓膜は第一咽頭嚢と第一咽頭溝を隔てる組織から作られる。内方は内胚葉で、外方は外胚葉で覆われ、その間に薄い間葉層がある。

3 小耳は、小さいが形はよい外耳から耳介の欠如(無耳)まで、一連の異常を含む。小耳や無耳の児の20〜40%に眼球耳介脊椎骨スペクトル(片側顔面萎縮。この場合、顔面異常は非対称)を含む他の異常の合併がある。外耳は第一、二咽頭弓の耳介小丘に由来し、咽頭弓はおもに神経堤細胞から作られるので、この細胞集団が外耳異常の大部分に関与している。

第20章

1 水晶体は眼杯に接する外胚葉の肥厚(水晶体板)から作られる。水晶体の誘導は非常に早くから始まっているのかもしれないが、眼杯との接触が、この過程および水晶体の維持と分化に役割を演じている。したがって、眼杯が外胚葉に接触できないか、水晶体の発生に必要な分子的、細胞的なシグナルが断絶すると、水晶体は形成されない。

2 風疹は白内障、小眼、先天性聾、および心臓異常を起こすことが知られている。胎齢第

4〜8週での曝露により、児がこれらの異常を1つ、あるいはそれ以上もつリスクが生じる。

3 眼杯は、表層外胚葉に達すると陥凹し、その腹側表面に裂隙を生じ、これは眼茎に沿って伸びる。硝子体動脈は、この裂隙を通って眼の内部に達する。正常では硝子体動脈の遠位部は変性し、眼杯裂はその縁の癒合により閉鎖する。この癒合が起こらないと、虹彩欠損が生じる。この異常(裂)は眼杯裂に沿うどの場所にも起こる可能性がある。裂が遠位に起こると、虹彩欠損が生じる。裂がもっと近位に起こると、その程度により、網膜、脈絡膜、および視神経の欠損が生じる。*PAX2*遺伝子の突然変異は視神経欠損を起こし、他の型の異常の原因ともなる可能性がある。この遺伝子の突然変異は、腎臓異常や腎臓虹彩欠損症候群とも関係がある。

第21章

1 乳腺形成は表皮の芽体が下層の間葉に陥入することで始まる。この芽体は、正常には胸筋部で外胚葉の肥厚堤、すなわち乳腺堤または乳線として生じる。この堤ないし線は腋窩から大腿部まで、体の両側を伸びる。ときに過剰な外胚葉増殖部が生じると、過剰な乳頭(多乳頭)や過剰な乳房(多乳房)が発現する。これらの過剰な構造は常に乳線に沿って生じ、通常は腋窩部にできる。同様な状態は男性にも起こる。

図の出典

図 **2-2**　Dr. Roger Stevenson, Greenwood Genetic Center, Greenwood, SC. の厚意による

図 **2-7A, B**　Gelehrter TD, Collins FS, Ginsburg D. *Principles of Medical Genetics*. 2nd ed. Baltimore, MD：Lippincott Williams & Wilkins；1998：166. より許可を得て引用

図 **2-8**　Dr. Barbara DuPont, Greenwood Genetic Center, Greenwood, SC. の厚意による

図 **2-9A, B**　Dr. Roger Stevenson, Greenwood Genetic Center, Greenwood, SC. の厚意による

図 **2-10**　Dr. Roger Stevenson, Greenwood Genetic Center, Greenwood, SC. の厚意による

図 **2-11**　Dr. Roger Stevenson, Greenwood Genetic Center, Greenwood, SC. の厚意による

図 **2-12A〜D**　Dr. David Weaver, Department of Medical and Molecular Genetics, Indiana University School of Medicine. の厚意による

図 **2-13**　Dr. David Weaver, Department of Medical and Molecular Genetics, Indiana University School of Medicine. の厚意による

図 **2-14**　Dr. R. J. Gorlin, Department of Oral Pathology and Genetics, University of Minnesota. の厚意による

図 **2-15A, B**　Dr. Barbara DuPont, Greenwood Genetic Center, Greenwood, SC. の厚意による

図 **3-5A**　Dr. P. Motta, Department of Anatomy, University of Rome. の厚意による

図 **3-7A, B**　The Carnegie Collection, National Museum of Health and Medicine, Washington, DC. の厚意による

図 **3-9A, B**　Dr. Caroline Ziomeck, Genzyme Transgenics Corporation, Framingham, MA. の厚意による

図 **3-10A**　The Carnegie Collection, National Museum of Health and Medicine, Washington, DC. の厚意による

図 **4-2**　The Virtual Human Embryo Project（http://virtualhumanembryo.lsuhsc.edu）. Provided by John Cork. の厚意による

図 **4-5**　The Virtual Human Embryo Project（http://virtualhumanembryo.lsuhsc.edu）. Provided by John Cork. の厚意による

図 **4-7**　The Virtual Human Embryo Project（http://virtualhumanembryo.lsuhsc.edu）. Provided by John Cork. の厚意による

図 **4-8**　Hamilton WJ, Mossman HW. *Human Embryology*. Baltimore, MD：Lippincott Williams & Wilkins；1972. より改変

図 **5-2C**　Dr. K. W. Tosney, Molecular, Cellular, and Developmental Biology Department, University of Michigan. の厚意による

図 **5-5**　Dr. Roger Stevenson, Greenwood Genetic Center, Greenwood, SC. の厚意による

図 **5-7**　Smith JL, Gestland KM, Schoenwolf GC. Prospective fate map of the mouse primitive streak at 7.5 days of gestation. *Dev Dyn* 1994；201：279. より

許可を得て引用。Wiley Liss, Inc. A subsidiary of John Wiley and Sons, Inc. の許可を得て引用

図 **5-8A, B**　Dr. Roger Stevenson, Greenwood Genetic Center, Greenwood, SC. の厚意による

図 **5-9**　Dr. David D. Weaver, Department of Medical and Molecular Genetics, Indiana University School of Medicine. の厚意による

図 **6-1C**　The Carnegie Collection, National Museum of Health and Medicine, Washington, DC. の厚意による

図 **6-2B, D**　Dr. Kohei Shiota, Department of Anatomy and Developmental Biology, Kyoto, Japan. の厚意による

図 **6-3B, D**　Dr. Kohei Shiota, Department of Anatomy and Developmental Biology, Kyoto, Japan. の厚意による

図 **6-5D**　Dr. K. W. Tosney, Molecular, Cellular, and Developmental Biology Department, University of Michigan. の厚意による

図 **6-7A, C**　Dr. Roger Stevenson, Greenwood Genetic Center, Greenwood, SC. の厚意による

図 **6-7B**　Dr. David D. Weaver, Department of Medical and Molecular Genetics, Indiana University School of Medicine. の厚意による

図 **6-9**　Dr. K. W. Tosney, Molecular, Cellular, and Developmental Biology Department, University of Michigan. の厚意による

図 **6-10**　Dr. K. W. Tosney, Molecular, Cellular, and Developmental Biology Department, University of Michigan. の厚意による

図 **6-14**　Gilbert SF. *Developmental Biology*. 7th ed. Sunderland, MA：Sinauer；2003. より改変

図 **6-16A, B**　Dr. Roger Stevenson, Greenwood Genetic Center, Greenwood, SC. の厚意による

図 **6-20**　Coletta PL, Shimeld SM, Sharpe P. The molecular anatomy of Hox gene expression. *J Anat* 1994；184：15. より許可を得て引用

図 **6-21A, B**　The Carnegie Collection, National Museum of Health and Medicine, Washington, DC. の厚意による

図 **6-22**　Dr. E. Blechschmidt, Department of Anatomy, University of Gottingen. の厚意による

図 **6-23**　Dr. E. Blechschmidt, Department of Anatomy, University of Gottingen. の厚意による

図 **6-24**　Hamilton WJ, Mossman HW. *Human Embryology*. Baltimore, MD：Lippincott Williams & Wilkins；1972. より許可を得て引用

図 **7-3A〜C**　Dr. Roger Stevenson, Greenwood Genetic Center, Greenwood, SC. の厚意による

図 **7-3D**　Dr. David D. Weaver, Department of Medical and Molecular Genetics, Indiana University School of Medicine. の厚意による

図 **7-4B**　Dr. Roger Stevenson, Greenwood Genetic Center, Greenwood, SC. の厚意による

図 **7-8C**　Dr. Don Nakayama, Department of Surgery, University of North Carolina. の厚意による

図 8-4　Dr. E. Blechschmidt, Department of Anatomy, University of Gottingen. の厚意による

図 8-15　Dr. Roger Stevenson, Greenwood Genetic Center, Greenwood, SC. の厚意による

図 8-17A, B　Dr. Roger Stevenson, Greenwood Genetic Center, Greenwood, SC. の厚意による

図 8-20　Dr. Roger Stevenson, Greenwood Genetic Center, Greenwood, SC. の厚意による

図 8-21　Dr. Roger Stevenson, Greenwood Genetic Center, Greenwood, SC. の厚意による

図 8-23A, B　Dr. Roger Stevenson, Greenwood Genetic Center, Greenwood, SC. の厚意による

図 9-3　Dr. Roger Stevenson, Greenwood Genetic Center, Greenwood, SC. の厚意による

図 9-4　Dr. David D. Weaver, Department of Medical and Molecular Genetics, Indiana University School of Medicine. の厚意による

図 9-5A, B　Dr. Roger Stevenson, Greenwood Genetic Center, Greenwood, SC. の厚意による

図 9-6　Dr. Roger Stevenson, Greenwood Genetic Center, Greenwood, SC. の厚意による

図 9-7A〜D　Dr. Hytham Imseis, Department of Obstetrics and Gynecology, Mountain Area Health Education Center, Asheville, NC. の厚意による

図 9-8A, B　Dr. Hytham Imseis, Department of Obstetrics and Gynecology, Mountain Area Health Education Center, Asheville, NC. の厚意による

図 9-9A〜D　Dr. Jan Byrne, Department of Obstetrics and Gynecology, University of Utah Health Sciences Center. の厚意による

図 10-3　Gilbert SF. *Developmental Biology*. Sunderland, MA：Sinauer Associates, Inc.；2010. より改変

図 10-8A, B　Dr. Roger Stevenson, Greenwood Genetic Center, Greenwood, SC. の厚意による

図 10-9A　Dr. Roger Stevenson, Greenwood Genetic Center, Greenwood, SC. の厚意による

図 10-9B, C　Dr. Michael L. Cunningham, Division of Craniofacial Medicine, Children's Craniofacial Center, University of Washington. の厚意による

図 10-10A　Dr. Roger Stevenson, Greenwood Genetic Center, Greenwood, SC. の厚意による

図 10-10B　Dr. J. Jane, Department of Neurosurgery, University of Virginia. の厚意による

図 10-10C　Dr. Michael L. Cunningham, Division of Craniofacial Medicine, Children's Craniofacial Center, University of Washington. の厚意による

図 10-11A, B　Dr. David D. Weaver, Department of Medical and Molecular Genetics, Indiana University School of Medicine. の厚意による

図 10-12　Dr. Roger Stevenson, Greenwood Genetic Center, Greenwood, SC. の厚意による

図 10-13　Dr. David D. Weaver, Department of Medical and Molecular Genetics, Indiana University School of Medicine. の厚意による

図 10-14　Dr. David D. Weaver, Department of Medical and Molecular Genetics, Indiana University School of Medicine. の厚意による

図 10-15B　Moore KL, Dalley AF. *Clinically Oriented Anatomy*. 5th ed. Philadelphia, PA：Lippincott Williams & Wilkins；2006. より許可を得て引用

図 10-17A, B　Dr. Jan Byrne, Department of Obstetrics and Gynecology, University of Utah Health Sciences Center. の厚意による

図 11-5　Dr. Roger Stevenson, Greenwood Genetic Center, Greenwood, SC. の厚意による

図 11-6　Dr. Roger Stevenson, Greenwood Genetic Center, Greenwood, SC. の厚意による

図 12-2A, B　Dr. K. W. Tosney, Molecular, Cellular, and Developmental Biology Department, University of Michigan. の厚意による

図 12-5　Gilbert SF. *Developmental Biology*. Sunderland, MA：Sinauer Associates, Inc.；2010. より改変

図 12-8　Moore KL, Dalley AF. *Clinically Oriented Anatomy*. 5th ed. Philadelphia, PA：Lippincott Williams & Wilkins. より許可を得て引用

図 12-11　Dr. Roger Stevenson, Greenwood Genetic Center, Greenwood, SC. の厚意による

図 12-12A　Dr. David D. Weaver, Department of Medical and Molecular Genetics, Indiana University School of Medicine. の厚意による

図 12-12B　Dr. Roger Stevenson, Greenwood Genetic Center, Greenwood, SC. の厚意による

図 12-13A〜D　Dr. Roger Stevenson, Greenwood Genetic Center, Greenwood, SC. の厚意による

図 12-14　Dr. David D. Weaver, Department of Medical and Molecular Genetics, Indiana University School of Medicine. の厚意による

図 12-15　Dr. David D. Weaver, Department of Medical and Molecular Genetics, Indiana University School of Medicine. の厚意による

図 12-16　Dr. David D. Weaver, Department of Medical and Molecular Genetics, Indiana University School of Medicine. の厚意による

図 12-17　Dr. Roger Stevenson, Greenwood Genetic Center, Greenwood, SC. の厚意による

図 15-16　Agur AMR. *Grant's Atlas of Anatomy*. 10th ed. Baltimore, MD：Lippincott Williams & Wilkins；1999：107. より許可を得て引用

図 15-21　Gilbert SF. *Developmental Biology*. Sunderland, MA：Sinauer；2006. より改変

図 15-31B, C　Dr. Roger Stevenson, Greenwood Genetic Center, Greenwood, SC. の厚意による

図 15-31D, E　Dr. Jan Byrne, Department of Obstetrics and Gynecology, University of Utah Health Sciences Center. の厚意による

図 15-35　Dr. D. Nakayama, Department of Surgery, University of North Carolina. の厚意による

図 16-8　Dr. Roger Stevenson, Greenwood Genetic Center, Greenwood, SC. の厚意による

図 16-9D, E　Stevenson RE, Hall JG, Goodman RM, eds. *Human Malformations and Related Anomalies*. New York, NY：Oxford University Press；1993. より許可を得て引用

図 16-11A〜C　Dr. Roger Stevenson, Greenwood Genetic Center, Greenwood, SC. の厚意による

図 16-16A　Dr. Roger Stevenson, Greenwood Genetic Center, Greenwood, SC. の厚意による

図 16-16B　Dr. David D. Weaver, Department of Medical and Molecular Genetics, Indiana University School of Medicine. の厚意による

図の出典 | **389**

図 **16-34B, C** Dr. Roger Stevenson, Greenwood Genetic Center, Greenwood, SC. の厚意による

図 **16-36** Dr. David D. Weaver, Department of Medical and Molecular Genetics, Indiana University School of Medicine. の厚意による

図 **17-5C** Prof. Shigehito Yamada, MD, PhD, Congenital Anomaly Research Center, Kyoto University Graduate School of Medicine, Japan. の厚意による

図 **17-15** Dr. A. Shaw, Department of Surgery, University of Virginia. の厚意による

図 **17-16A〜D** Dr. David D. Weaver, Department of Medical and Molecular Genetics, Indiana University School of Medicine. の厚意による

図 **17-20** Dr. A. Shaw, Department of Surgery, University of Virginia. の厚意による

図 **17-21C** Prof. Shigehito Yamada, MD, PhD, Congenital Anomaly Research Center, Kyoto University Graduate School of Medicine, Japan. の厚意による

図 **17-22C, D** Prof. Shigehito Yamada, MD, PhD, Congenital Anomaly Research Center, Kyoto University Graduate School of Medicine, Japan. の厚意による

図 **17-23C** Prof. Shigehito Yamada, MD, PhD, Congenital Anomaly Research Center, Kyoto University Graduate School of Medicine, Japan. の厚意による

図 **17-29A, D** Dr. David D. Weaver, Department of Medical and Molecular Genetics, Indiana University School of Medicine. の厚意による

図 **17-30A** Prof. Shigehito Yamada, MD, PhD, Congenital Anomaly Research Center, Kyoto University Graduate School of Medicine, Japan. の厚意による

図 **17-30B, C** Dr. Roger Stevenson, Greenwood Genetic Center, Greenwood, SC. の厚意による

図 **17-34** Moore KL, Dalley AF. *Clinically Oriented Anatomy*. 5th ed. Philadelphia, PA：Lippincott Williams & Wilkins. より許可を得て引用

図 **18-2D** Dr. K. W. Tosney, Molecular, Cellular, and Developmental Biology Department, University of Michigan. の厚意による

図 **18-6B** Dr. K. W. Tosney, Molecular, Cellular, and Developmental Biology Department, University of Michigan. の厚意による

図 **18-16** Dr. Roger Stevenson, Greenwood Genetic Center, Greenwood, SC. の厚意による

図 **18-32A, B** Rubenstein JLR, Beachy PA. Patterning of the embryonic forebrain. *Curr Opin Neurobiol* 1998；8：18-26. より再構成

図 **18-34** Dr. Roger Stevenson, Greenwood Genetic Center, Greenwood, SC. の厚意による

図 **18-36** Dr. Roger Stevenson, Greenwood Genetic Center, Greenwood, SC. の厚意による

図 **18-37A, B** Dr. Roger Stevenson, Greenwood Genetic Center, Greenwood, SC. の厚意による

図 **18-38** Dr. J. Warkany. の厚意による。Warkany J. *Congenital Malformations*. Chicago, IL：Year Book Medical Publishers；1971. より許可を得て引用

図 **18-39** Dr. David D. Weaver, Department of Medical and Molecular Genetics, Indiana University School of Medicine. の厚意による

図 **18-42A, B** Moore KL, Dalley AF. *Clinically Oriented Anatomy*. 5th ed. Philadelphia, PA：Lippincott Williams & Wilkins；2006. より許可を得て引用

図 **19-8** Moore KL, Dalley AF. *Clinically Oriented Anatomy*. 5th ed. Philadelphia, PA：Lippincott Williams & Wilkins；2006. より許可を得て引用

図 **19-10B** Dr. E. Blechschmidt, Department of Anatomy, University of Göttingen. の厚意による

図 **19-11A〜D** Dr. David D. Weaver, Department of Medical and Molecular Genetics, Indiana University School of Medicine. の厚意による

図 **20-2D, E** Dr. K. W. Tosney, Molecular, Cellular, and Developmental Biology Department, University of Michigan. の厚意による

図 **20-11** Dr. David D. Weaver, Department of Medical and Molecular Genetics, Indiana University School of Medicine. の厚意による

図 **20-12** Dr. David D. Weaver, Department of Medical and Molecular Genetics, Indiana University School of Medicine. の厚意による

図 **21-2** Dr. Roger Stevenson, Greenwood Genetic Center, Greenwood, SC. の厚意による

図 **21-4** Dr. Roger Stevenson, Greenwood Genetic Center, Greenwood, SC. の厚意による

図 **21-6** Dr. Roger Stevenson, Greenwood Genetic Center, Greenwood, SC. の厚意による

重要用語集

あ

アザラシ肢症 phocomelia　体肢の一部が欠如する肢部分欠損症の一型で，長骨が欠如ないし短縮し，体側に手や足が直接つくようになる。

アポトーシス apoptosis　生理的細胞死。たとえば指間で起こるものがあげられる。

い

異常形態学 dysmorphology　先天異常の原因，予後，治療，予防を研究する学問分野。通常，異形学者は遺伝学教室の臨床遺伝学者である。

異所性 ectopic　ある構造が正常な位置にない場合で，たとえば胚子着床位置異常(子宮外妊娠)があげられる。

一次口蓋 primary palate　内側鼻隆起により顎間部の一部として作られ，二次口蓋と癒合する。

一次後枝 dorsal primary ramus　軸近筋細胞由来の固有背筋と背部の皮膚を支配する脊髄神経の枝。

一次心臓域 primary heart field(PHF)　原始線条を通って遊走し，側板中胚葉臓側板内に位置を占め，神経板の頭方域前方で馬蹄形をなす心臓前駆細胞集団。細胞は集合して心筒を形成し，左右の心房，心室の形成に寄与する。

一次前枝 ventral primary ramus　脊髄神経の前枝で，体肢や体幹の筋(固有背筋を除く)を支配する。固有背筋は一次後枝により支配される。

一次中隔 septum primum　共通心房の天井から下方に増殖して，心房中隔に寄与する最初の中隔。房室心内膜隆起と接触する前に，この中隔に生理的細胞死が生じ，左右心房間の交通を維持する新しい孔ができる。この中隔はのちに卵円孔弁を作る。

一次腸ループ primary intestinal loop　上腸間膜動脈のまわりに中腸が作るループ。回転，伸長し，第6週には臍帯内に脱出する。その後も成長と回転を続け，第10週以降に腹腔内に戻る。

一倍体 haploid　生殖子での染色体数(23本)を意味する語。体細胞(二倍体)の染色体数の半分である。

一卵性双胎 monozygotic twins　1個の卵子から作られた双胎。個体の分裂は2細胞期ないし胚盤形成後までの間に起こるが，普通は内細胞塊形成時である。

咽頭弓 pharyngeal arch　中胚葉と神経堤由来の間葉が棒状にまとまったもので，咽頭周囲に5対形成され，魚の鰓に多少とも似たところがある。外面は外胚葉，内面は内胚葉で覆われる。各弓の間には外面に溝が，内面に嚢がある。しかし，溝と嚢の間は通じていない。

咽頭弓上プラコード epibranchial placode　咽頭弓の背側に作られる4つの外胚葉肥厚領域。ここから脳神経V，VII，IX，Xの知覚性神経節が作られる。

咽頭溝 pharyngeal cleft　咽頭弓の間で外面にある外胚葉で覆われたへこみ。

咽頭嚢 pharyngeal pouch　咽頭弓の間で内面にある内胚葉で覆われたへこみ。

イントロン intron　蛋白質になるような転写は受けられない遺伝子の領域。

え

栄養膜 trophoblast　胚盤胞腔を取り囲む外細胞層で，胎盤を作る。

栄養膜合胞体層 syncytiotrophoblast　栄養膜の外層をなす多核細胞層。子宮内膜に侵入する役割を担う。

栄養膜細胞層 cytotrophoblast　増殖能をもつ栄養膜の内層。

エクソン exon　蛋白質に翻訳される遺伝子の領域。

沿軸中胚葉 paraxial mesoderm　胚子の中軸に沿って形成される中胚葉由来の組織で，体節と体節分節の形成に関与する。

縁帯 marginal layer　神経線維を含む神経管の辺縁層(白質)。

エンハンサー enhancer　DNAの制御要素で，プロモーターを活性化し，その効率を制御して転写率を調節する。

お

横中隔 septum transversum　もともとは心臓の頭側にある中胚葉組織が，胚子の頭屈によって心臓と付着茎の間に移動したもの。これから横隔膜の腱中心，肝臓の結合組織，腹側腸間膜が生じる。

か

外細胞塊 outer cell mass　胚盤胞腔を囲む細胞で，内細胞塊を覆い，栄養膜を作る。

蓋層(外套層) mantle layer　神経細胞を含む神経管の内層(灰白質)。

外側体節境界 lateral somitic frontier　各体節と側板中胚葉壁側板との間にある境界。各体節の筋板と椎板の細胞の一部はこの境界を越えて側板中胚葉に遊走し，軸遠領域を作る。

外胚葉 ectoderm　基本3胚葉の1つで，表皮，中枢神経系，毛，その他多くの構造を作る。

外胚葉性頂堤 apical ectodermal ridge(AER)　肢芽の尖端に形成される肥厚した外胚葉層で，その直下にある進行域とよばれる急速に増殖する中胚葉細胞団を維持する。

灰白交通枝 gray ramus communicans　交感神経幹から交感神経節後線維を脊髄神経に連絡する枝。灰白交通枝は脊髄の全レベルに存在する。

界面活性物質(サーファクタント) surfactant　II型肺胞上皮細胞により作られるリン脂質。肺胞内の表面

張力を低下させ，呼吸に必須である。産生は妊娠第6か月末まで始まらないので，これ以前に生まれた未熟児は生存困難である。

核型 karyotype　個体の染色体構成。

顎間部 intermaxillary segment　両側の内側鼻隆起により形成され，上唇の人中部，4本の切歯を入れる上顎の部分，一次口蓋を含む。

過形成 hyperplasia　細胞数が増加すること。

仮性半陰陽 pseudohermaphrodite　遺伝的な性が反対の性に類似する表現型で隠された人。女性仮性半陰陽は副腎異常(先天性副腎過形成)で起こることが多く，男性仮性半陰陽は普通アンドロゲン不感性症候群で起こり，外生殖器がジヒドロテストステロンに反応しないことが原因である。

肝円索 round ligament of the liver(ligamentum teres hepatis)　閉塞した臍静脈により作られ，肝鎌状間膜自由縁内を走る。

肝鎌状間膜 falciform ligament　肝臓と腹側体壁を連結する腹側腸間膜の一部。

間脳 diencephalon　前脳の尾側部に由来し，視床，視床下部，下垂体後葉，視茎(視神経)，その他の構造を作る。

間葉 mesenchyme　細胞の起源にかかわらず，ばらばらになった線維芽細胞様の細胞と細胞外基質からなる疎な組織。

き

器官形成 organogenesis　器官原基が形成される発生の時期。通常，受精後第3週の初めから第8週の終わりまでと考えられる。この時期は器官の障害感受性が最も高く，ほとんどの先天異常が誘発される。

気管食道中隔 tracheoesophageal septum　気管を腸管から分離する中隔。

奇形腫 teratoma　3胚葉すべてに由来する構造を含む腫瘍。原始線条の遺残物あるいは生殖堤にうまく遊走できなかった生殖細胞から起こることがある。最も多いのは殿部に生じる尾部奇形腫である。

基板 basal plate　脊髄と脳の腹側部にある運動領域。

狭窄 stenosis　管ないし開口が狭くなること。

胸心膜ヒダ pleuropericardial fold　側方体壁から伸び出した中胚葉組織で，正中線上で左右が合わさって胸膜腔と心膜腔を分離する。ヒダ中に横隔神経が含まれる。漿膜性心膜壁側板と線維性心膜を作る。

胸腹膜ヒダ pleuroperitoneal fold　体壁から伸び出して横中隔と食道間膜に合する中胚葉組織で，横隔膜形成中に心腹膜管を閉じる。

極性化域 zone of polarizing activity(ZPA)　外胚葉性頂堤に続く肢芽後縁にある中胚葉細胞集団で，肢の前後方向のパターンを制御する。

筋板 myotome　体節の筋形成領域。筋細胞は皮板の下層で癒合する腹外側と背内側領域から由来する。筋細胞は軸近領域にとどまり，固有背筋，肋間筋，頸部の筋，上肢帯筋の一部を作る。

け

血管新生 angiogenesis　既存の血管から芽が出て新たな血管が作られる現象。

欠指 ectrodactyly　指の欠如。

原始窩 primitive pit　原始結節内の陥凹。

原始結節 primitive node　原始線条の頭側端周囲にできる隆起部で，「オルガナイザー」として知られている。その理由は，左右側性や脊索形成などの重要な過程を制御することによる。

原始生殖細胞 primordial germ cell(PGC)　卵子と精子に分化するもとの細胞。卵黄嚢壁から生殖堤へ遊走する。

原始線条 primitive streak　二層性胚盤期胚子の尾側端で胚盤葉上層に作られる溝。ここを通って胚盤葉上層細胞が遊走し，原腸形成の間に内胚葉と中胚葉を作る。

原始胚内体腔 primitive body cavity　腹側体壁の閉鎖により作られ，頸部から骨盤部まで拡がる空所。横隔膜により胸腔と腹膜腔に分かれ，胸心膜ヒダにより胸膜腔と心膜腔に分かれる。

減数分裂 meiosis　生殖細胞が男女の生殖子を作る過程で起こる細胞分裂。減数分裂は染色体数を46本から一倍体の23本に減らすために，2回の細胞分裂を要する。

原腸形成 gastrulation　3胚葉が形成される過程。胚盤葉上層の細胞が原始線条を通って移動し，内胚葉と中胚葉を作る。

こ

口咽頭膜 oropharyngeal membrane　胚盤頭端部で胚盤葉上層と下層の癒合により形成される膜。のちに口腔開口部を覆い，咽頭が発達すると破れる(以前は頬咽頭膜といわれた)。

口窩 stomodeum　外胚葉で覆われた原始的な口腔。咽頭から口咽頭膜で隔てられているが，この膜はやがて破れる。

交感神経幹 sympathetic trunk　後腹壁で椎体の外側にある対をなす交感神経節の集合。ときに鎖状交感神経節(sympathetic chain ganglia)とよばれることもある。

後根 dorsal root　脊髄神経節から脊髄に入る知覚神経。

合指 syndactyly　複数の指の癒合。

甲状舌管 thyroglossal duct　舌盲孔から頸部へと正中部に伸びる甲状腺の移動経路に形成される管。

後腎 metanephros　骨盤部で後腎中胚葉(後腎原基)から作られる最終的な腎臓。

後腸 hindgut　横行結腸の遠位1/3から肛門管の上部に至る消化管の部分。横行結腸の一部，下行結腸，S状結腸，直腸，肛門管の上部を作る。

後脳 metencephalon　菱脳の頭側部に由来し，小脳と橋を作る。

抗ミュラー管ホルモン anti-Müllerian hormone(AMH)　セルトリ細胞により作られ，男性でミュラー管(中腎傍管)の退縮を起こすミュラー管抑制物

質（MIS）の別名。

肛門窩 proctodeum　外胚葉で覆われたへこみで，陥入して肛門管の下部 1/3 を形成する。初め，この部分は肛門管の上部 2/3 と肛門膜（排泄腔膜であったもの）の後方部）で隔てられているが，この膜が破れると上部と下部がつながる。

骨幹 diaphysis　長骨の幹の部分。

骨形成蛋白質 bone morphogenetic protein（BMP）トランスフォーミング増殖因子βファミリーメンバーで，中枢神経系の背側化や骨形成への関与など，多くの形態形成現象にシグナル分子として働く。

骨端 epiphysis　長骨の端。

骨端板 epiphyseal plate　長骨の骨幹と骨端の間にある軟骨性領域で，骨が十分に伸びるまで軟骨内骨化で骨成長を起こす場所。成長完了後は閉鎖，消失する。

コロボーマ coloboma　眼杯裂の閉鎖不全による眼の異常。欠損は虹彩に限局することが多い。

コンパクション compaction　桑実胚期の細胞がタイト結合を形成し，細胞同士を密着させる過程。これにより胚盤胞腔を作り，その中に液体を汲み込む準備が整う。

さ

臍帯ヘルニア omphalocele　生理的に腹膜腔から脱出していた腸ループが第 10 週に体腔内に戻れずに起こる異常。

し

糸球体 glomerulus　近位曲尿細管の端にあるボーマン嚢中に形成される毛玉状の毛細血管。

軸遠領域 abaxial domain　外側体節境界を越えて筋板および椎板から遊走してきた側板中胚葉と体節細胞からなる中胚葉領域。

軸近領域 primaxial domain　神経管周囲の中胚葉領域で，体節（沿軸中胚葉）由来の細胞のみを含む。

支質 stroma　腺の結合組織。

実質 parenchyma　腺あるいは器官の特異的な細胞で，支質とよばれる結合組織でまとめられている。

ジヒドロテストステロン dihydrotestosterone　テストステロンから変換され，中腎管と外生殖器の分化を司る。

肢部分欠損症 meromelia　体肢の一部が欠損する異常。

ジャクスタクリンシグナル伝達 juxtacrine signaling　細胞間シグナル伝達に拡散性蛋白質を用いないもので，3 つの型がある。(1)ある細胞の表面にある蛋白質（リガンド）が他の細胞の表面にある受容体と反応するもの。(2)ある細胞から分泌され，細胞外基質中にあるリガンドが他の細胞と相互作用するもの。(3)ギャップ結合を介してシグナルが直接伝えられるもの。

舟状頭 scaphocephaly　頭蓋骨癒合症の一型で，矢状縫合の早期閉鎖により頭蓋が長く狭い形となる。

終脳 telencephalon　前脳の最頭側部に由来し，大脳半球を作る。

絨毛膜 chorion　胚外中胚葉壁側板，栄養膜細胞層，栄養膜合胞体層からなる多層構造で，絨毛と絨毛間腔を含む胎盤の胎児側をなす。

絨毛膜腔 chorionic cavity　栄養膜細胞層を裏打ちする胚外中胚葉（壁側胚外中胚葉）と卵黄嚢を覆う胚外中胚葉（臓側胚外中胚葉）の間に作られる腔。絨毛膜腔は最終的に羊膜腔の拡大により閉塞し，羊膜は絨毛膜と癒合する。

絨毛膜無毛部 chorion laeve（smooth chorion）　絨毛膜の胎児から遠い部分で，絨毛は退化し，表面が平滑になる。

絨毛膜有毛部 chorion frondosum　絨毛膜の胎児に近い，絨毛が生えている部分。

主静脈 cardinal vein　第 3 週の後期から第 4 週の前期にかけて胚子の頭部や体幹部の静脈を集める前，後，総主静脈の系統。

受精能獲得 capacitation　女性の生殖路内で精子が卵子を受精させるようになるための準備で，約 7 時間続く。

症候群 syndrome　併発する一群の異常で，その原因が 1 つであることがわかっているもの。たとえばダウン症候群や胎児性アルコール症候群があげられる。

鞘状突起 processus vaginalis　精巣が鼠径管を通るのに先立って作られる腹膜の膨出部。陰嚢に達すると腹腔からは切り離され，精巣鞘膜となる。この切り離しがうまくいかないと，腸が鼠径管を通って陰嚢に脱出する鼠径（間接）ヘルニアを起こす。

小嚢（網嚢） lesser sac　小網の後ろにある腔で，残りの腹膜腔（大嚢）とは網嚢孔（ウィンスロー孔）を介して交通する。

上皮-間葉相互作用 epithelial-mesenchymal interaction　事実上あらゆる器官が作られる過程。たとえば，体肢の外胚葉とその深部にある間葉，腸の内胚葉とそれを囲む間葉，尿管上皮と後腎間葉などの相互作用があげられる。これらの型の細胞間でシグナルが往き来し，器官の分化が制御される。

小網 lesser omentum　腹膜二重層で，肝臓から十二指腸の近位部および胃の小弯に伸びる腹側腸間膜の部分。

自律神経系 autonomic nervous system　交感神経系と副交感神経系からなり，平滑筋と腺を支配する。

神経管形成 neurulation　神経板が神経管に変形する過程。第 3 週に始まり，28 日に終わる。神経ヒダが閉じて管になるのがうまくいかないと，無脳症や二分脊椎を含む神経管障害が生じる。

神経孔 neuropore　神経管の頭端と尾端にできる孔。神経ヒダの癒合が始まり，閉じ終わるまで開いている。すなわち，閉じつつある神経管の未閉鎖の部分。

神経堤細胞 neural crest cell　神経ヒダの稜線状の先端にある神経上皮細胞。他の領域に遊走し，脊髄神経節，顔面の骨や結合組織，心臓流出路の中隔，脳神経節の一部，腸管の神経節，メラニン細胞など，多くの構造を作る。神経堤細胞は発生毒性因子による障害を受けやすく，顔面裂のある患児の多くに心臓異常を伴う理由を説明する根拠になる。

神経頭蓋　neurocranium　脳のまわりで保護作用をする容器となる頭蓋骨の部分（頭蓋の他の部分は顔面を作る内臓頭蓋である）。膜性神経頭蓋すなわち頭蓋の扁平骨と，軟骨性神経頭蓋すなわち頭蓋底を作る軟骨性頭蓋の2つの部分からなる。

神経分節　neuromere　体節分節と関連した脳の分節。後脳領域で特に顕著で，菱脳分節とよばれる。

進行域　progress zone　外胚葉性頂堤（AER）直下の増殖間葉細胞集団。FGFを介するシグナルにより外胚葉性頂堤は進行域を維持し，体肢の遠近軸方向の成長を促す。

腎小体　renal corpuscle　ボーマン囊と糸球体の複合体。

心臓逸所（心臓脱，逸脱心）　ectopia cordis　胸部での側方折り畳みが不十分で癒合せず，腹側体壁に欠損が生じ，心臓が胸腔外に脱出するもの。

心臓ループ形成　cardiac looping　左胸腔内で心房が心室の後ろになる「典型的」心臓形態をとるための心筒の弯曲。

心内膜隆起　endocardial cushion　内皮に覆われた疎性結合組織からなる構造で，心臓内でのほとんどの中隔形成過程に関与する。

心腹膜管　pericardioperitoneal canal　横中隔の後方にある腹腔から胸腔への通路。横隔膜形成期に胸腹膜で閉鎖される。

す

髄核　nucleus pulposus　椎間円板の中心にあるゼラチン状の部分で，脊索細胞の増殖により作られる。

水頭症　hydrocephalus　脳内の脳脊髄液量が増加するために脳圧が亢進した状態。通常，脳脊髄液の循環が阻害されて生じる。中脳水道（シルヴィウス水道）の閉鎖で起こることが多い。頭蓋縫合が癒合する前に生じると，患児の頭は大きくなり，減圧処置が施されないと巨大化する。

髄脳　myelencephalon　菱脳の尾側部に由来し，延髄を作る。

髄膜脳瘤　meningoencephalocele　髄膜と脳組織が頭蓋の欠損部（通常後頭部）を通って脱出するもの。

髄膜瘤　meningocele　神経管障害の一種で，頭蓋骨あるいは脊柱の裂け目から液体の貯留した囊が膨出したもの。

せ

精巣上体　epididymis　中腎管に由来する高度に屈曲した領域で，精子の貯蔵所となる。

精巣導帯　gubernaculum　精巣から陰囊の底へと伸びる間葉細胞の凝縮。後部腹壁から陰囊への精巣下降を助ける。

脊索　notochord　中枢神経系基板のすぐ腹側にある正中部細胞の伸びた柱。下垂体から脊髄の端まで伸びている。神経板，脳と脊髄の腹側（運動）領域，椎骨を作る体節椎板の誘導に重要である。これらの現象のおもなシグナル分子はShhである。

脊索前板　prechordal plate　口咽頭膜と脊索頭側端の

間にある中胚葉細胞集団。原始線条から最初に陥入した細胞の一部で，Shhをシグナル分子として前脳誘導に重要な働きをする。

脊髄神経　spinal nerve　各椎間孔で前根と後根が合わさってできる神経。

脊髄神経節（後根神経節）　spinal ganglion（dorsal root ganglion）　神経堤由来の神経節で，脊髄の外にあり，脊髄神経の知覚細胞体を入れる。

脊髄髄膜瘤　myelomeningocele　二分脊椎といわれる椎弓の欠損部を通って髄膜と脊髄が脱出するもの。

線維芽細胞増殖因子　fibroblast growth factor（FGF）　15以上のメンバーをもつ大きなファミリーのシグナル蛋白質。縫合や頭蓋骨の形成を含む多くの発生事象に関与する。その受容体（FGFR）の突然変異は多くの頭蓋骨癒合症など種々の頭蓋顔面異常を起こす。

線維輪　annulus fibrosus　椎間円板の周辺を囲む線維組織。

前根　ventral root　脊髄前角細胞から脊髄神経へと伸びる運動神経線維。

潜在精巣　cryptorchidism　一側または両側の精巣が陰囊へ下降しそこなった状態。

前腎　pronephros　原始的な腎臓。頸部に2，3の機能しない小管遺残物を作る。

腺性下垂体　adenohypophysis　ラトケ囊由来の下垂体前部。

全前脳胞症　holoprosencephaly（HPE）　顔面と脳の正中部組織が多く失われ，左右側脳室が癒合して1つに見える異常。

先体反応　acrosome reaction　精子の透明帯通過を助ける精子頭部先体からの酵素放出。透明帯蛋白質が精子結合に続いてこの反応を誘導する。

選択的スプライシング　alternative splicing　同一の遺伝子から異なる蛋白質を作るためにイントロンが切り出される（spliced out）過程。

前腸　foregut　咽頭尾側から肺芽近位部に始まり，肝芽のすぐ遠位部までの消化管の部分。食道，胃，十二指腸の一部となる。また，この管の憩室として肺，肝臓，胆囊，膵臓が作られる。

先天異常（先天奇形）　congenital malformation　狭義にはmalformationは形態異常をさすが，広義にはbirth defectと同義で，出生時にみられるあらゆる構造，行動，機能，代謝異常を意味する。

先天異常学　teratology　先天異常の起源，原因，予防を研究する科学。

前脳　prosencephalon　3つの一次脳胞の1つで，終脳と間脳を作る。

前方内臓性内胚葉　anterior visceral endoderm（AVE）　二層性胚盤の頭端にある内胚葉細胞の集団。Otx2，Lim1，Hesx1などの転写因子を分泌し，頭部領域の誘導に重要である。

泉門　fontanelle　頭蓋で2個以上の骨が合わさる広い空隙。最大のものは2個の頭頂骨と2個の前頭骨が会合する場所にある大泉門で，ときに「おどりこ（soft spot）」といわれる。

そ

増殖因子 growth factor シグナル分子として働く蛋白質。通常，分泌され，標的細胞の受容体に結合してシグナルを伝達する。

臓側中胚葉 splanchnic(visceral)mesoderm 側板中胚葉の内胚葉に接する部分で，臓側胸膜，臓側腹膜などを作る。

側角 lateral horn 交感神経系節前ニューロンの細胞体がある脊髄(T1 から L1〜L2)の外側部(中間柱，側柱)。

側性シークエンス laterality sequence 発生第3週の原腸形成中に左右側性が確立される。両側とも本来の右あるいは左の側性を示す側性異常患者の症状を側性シークエンスという。

側柱 intermediate column 脊髄の T1〜L2 のレベルにあり，交感神経細胞体(側角細胞)が存在する。

側板中胚葉 lateral plate mesoderm 中胚葉由来の組織で，臓側葉と壁側葉に分かれ，器官や体腔を覆う部分。

鼠径管 inguinal canal 下腹部から陰嚢へと斜めに走る精巣の通路。女児でも類似構造があり，子宮円索を通す。

ソニックヘッジホッグ sonic hedgehog(Shh) 胚子の数か所でモルフォゲンとして働く分泌された蛋白質。体肢，体節，腸形成，中枢神経系の正中線形成などに関与する。

た

体節 somite 神経管に沿って分節的に形成される沿軸中胚葉の上皮性細胞球。体節は椎骨，背部と腹壁の筋，皮膚の真皮に分化する。

体節分節 somitomere 頭部の沿軸中胚葉がゆるく分節的にまとまったもの。頭顔面部の筋と骨を作る。

大動脈弓 aortic arch 大動脈嚢から各咽頭弓の中心を通り背側大動脈に至る動脈の枝。初めは5対あるが，かなりの再構築を経て頭頸部，大動脈，肺循環の最終的血管パターンが形成される。

大嚢 greater sac 小網の背側にある網嚢(小嚢)を除く腹膜腔の大部分。2つの嚢は網嚢孔(ウィンスロー孔)を介してつながっている。

胎盤分葉 cotyledon 胎盤中隔が絨毛間腔に伸び出して形成される胎盤の 15〜20 の区画。胎盤中隔は絨毛膜板に達せず，胎盤分葉間には交通がある。

体壁葉 somatopleure 側板中胚葉の壁側板とこれを覆う外胚葉を合わせたもの。

大網 greater omentum 背側胃間膜に由来し，胃の大弯から腸を覆って垂れ下がる腹膜の二重層。脂肪の貯蔵所として役立ち，感染部位を囲んで広がらないようにする「腹部の警察官」の働きをすることもある。

多指 polydactyly 過剰な指。

短指症 brachydactyly 短い指。

短頭 brachycephaly 頭蓋骨癒合症の一型。冠状縫合の早期閉鎖により，頭蓋が高く短くなる。

ち

中間中胚葉 intermediate mesoderm 沿軸中胚葉と側板中胚葉の間にある中胚葉由来の層で，大部分の泌尿生殖器系の形成に関与する。

中腎 mesonephros 胸部と腰部で細管と管を作る原始的な腎臓。大部分は退縮するが，おもな管(中腎管)と一部の細管は男性生殖器の形成に寄与する。

中腎管(ウォルフ管) mesonephric duct(Wolffian duct) 中腎の集合管で，女性胎児では退縮するが，男性胎児では精巣上体，精管，精囊，射精管を作る。

中腎傍管(ミュラー管) paramesonephric duct(Müllerian duct) 中腎管に平行して腹腔から尿生殖洞後壁へと伸びる管。男性胎児では退縮するが，女性胎児では子宮，卵管，腟の上部を作る。

中腸 midgut 肝芽のすぐ遠位部から横行結腸の近位 2/3 に至る消化管の一部。十二指腸の一部，空腸，回腸，盲腸，虫垂，上行結腸，横行結腸の一部を作る。発生初期に上腸間膜動脈を軸に一次腸ループを作る。このループは腸の回転と生理的臍ヘルニアに関係する。中腸は卵黄腸管を介して卵黄嚢につながる。

中脳 mesencephalon 3つの一次脳胞の1つで，これ以上分かれることはない。

中脳水道 cerebral aqueduct(of Sylvius) 中脳の内腔で，第三脳室と第四脳室の間を連絡する。ここではしばしば脳脊髄液の流れを阻害する異常が起こり，水頭症を生じる。

中胚葉 mesoderm 基本3胚葉の1つで，血管，骨，結合組織，その他の構造を作る。

腸間膜 mesentery 消化管の一部やその他の器官を体壁あるいはお互いに結合する腹膜の二重層。神経，血管，リンパ管の内臓への通路となり，腹腔内で器官を保持する助けとなる。

直腸子宮窩(ダグラス窩) rectouterine pouch(Douglas pouch) 腟と直腸の間にできるへこみ。腹膜腔内の子宮外妊娠で着床しやすい場所である(子宮外妊娠で最も多い着床部位は卵管膨大部である)。

つ

椎間円板 intervertebral disc 各椎骨の間に形成されるクッション作用のある円板で，中央にはゼラチン状の髄核，辺縁には線維輪とよばれる線維性組織の輪がある。

椎板 sclerotome 各体節の腹内側部で，椎骨を作る。

て

転写因子 transcription factor DNA 結合領域をもつ蛋白質で，結合部下流の遺伝子発現を制御する。

と

頭蓋骨(早期)癒合症 craniosynostosis 頭蓋縫合の早期閉鎖により，形の異常な頭蓋が作られる疾患。

おもな原因として，線維芽細胞増殖因子受容体（FGFR）の遺伝子突然変異がある。

な

内細胞塊 inner cell mass　胚盤胞の一極に集まった細胞集団で，ここから胚子全体が作られる。

内臓逆位 situs inversus　胸腹腔器官の左右側性が完全に逆転すること。

内臓神経 splanchnic nerve　交感および副交感神経の節前線維で，胸部（T5〜T9：大内臓神経，T10〜T11：小内臓神経，T12：最小内臓神経。交感性），腰部（L1〜L2：腰部内臓神経。交感性），骨盤部（S2〜S4：骨盤内臓神経。副交感性）がある。

内臓性 visceral　体の器官に関係することを示す。

内臓頭蓋 viscerocranium　顔面骨からなる頭蓋の部分（頭蓋の他の部分は神経頭蓋である）。

内臓葉 splanchnopleure　側板中胚葉の臓側葉とこれに接する内胚葉を合わせたもの。

内胚葉 endoderm　基本3胚葉の1つで，消化管とそれに由来する構造を作る。

軟骨（性）頭蓋 chondrocranium　頭蓋底を形成する神経頭蓋の一部で，骨の軟骨性原型が最初に確立される（軟骨内骨化）場である。

軟骨内骨化 endochondral ossification　まず骨の軟骨性原型が確立され，ついでこれが骨化する骨形成機序。体肢と頭蓋底の骨形成に特徴的である。

に

二次口蓋 secondary palate　第一咽頭弓の上顎隆起に由来し，軟口蓋と硬口蓋を含む。前方で一次口蓋と癒合する。

二次心臓域 secondary heart field（SHF）　咽頭後部床下の側板中胚葉内にある細胞集団。この領域に遊走した神経堤細胞の調節を受け，心臓の右心室と流出路（心円錐と動脈幹）形成に寄与する。

二次中隔 septum secundum　共通心房の天井から房室心内膜隆起へと下方に増殖して，心房中隔に寄与する2番目の中隔。房室心内膜隆起とは接触せず，二次中隔と一次中隔の間に斜めの開口，すなわち卵円孔ができる。この孔は胎児発育中に右心房から左心房への血流短絡路となる。出生時に一次中隔が二次中隔に対して圧着され，成人の血流パターンが確立される。

二倍体 diploid　体細胞にある正常な染色体構成。23対の相同染色体により二倍体の染色体数は46となる。

二分脊椎 spina bifida　椎弓の発育不全を伴う神経管障害。下層の神経管には障害があることもないこともある。椎骨だけが障害されていると潜在性二分脊椎とよばれるが，これは通常皮膚で覆われて，体表から見えないからである。下層の神経管が障害されていると，囊胞性二分脊椎とよばれる。このような障害の70%は受胎の2，3か月前から妊娠中を通じて毎日400μgの葉酸を母体が摂取することで予防できる。

尿生殖堤 urogenital ridge　上皮に覆われた中間中胚葉の対をなす高まりで，下胸部と腰部にあり，中腎と生殖腺を作る。

尿直腸中隔 urorectal septum　後腸と原始尿生殖洞の間に伸び出し，この2つの構造を分ける楔状の中胚葉。中隔の尾端部が会陰腱中心を作る。

尿道下裂 hypospadias　陰茎あるいは陰囊の腹側部に尿道が開口する状態。

尿膜 allantois　鳥類胚子では呼吸器および老廃物貯蔵器官として働く構造の遺残物。尿生殖洞の腹側部から臍に向かって伸びる。尿膜管とよばれるその遠位部はのちに線維索となり，正中臍索を形成する。この部分が開存すると，尿膜管瘻または尿膜管囊胞を作ることがある。

尿膜管 urachus　尿生殖洞の腹側部から臍へ伸びる尿膜の遺残物で，通常は退縮して線維索になり，正中臍索を作る。ときに開存して尿膜管瘻あるいは尿膜管囊を作る。

二卵性双胎 dizygotic twins　2つの卵からできる双胎で，双胎のなかでは多い（66%）。

ぬ

ヌクレオソーム nucleosome　染色質構造の基本単位。ヒストン蛋白質とDNAの約140塩基対の複合体を含む。

ね

ネフロン（腎単位） nephron　腎臓の機能単位で，近位および遠位曲尿細管，ヘンレのループ，ボーマン囊，糸球体からなる。

の

脳幹 brain stem　菱脳，後脳の橋，中脳を含む脳の「下位」中枢。

脳神経 cranial nerve（CN）　脳に付属する12対の神経で，嗅神経と視神経の2つ以外は脳幹から起始する。

脳胞 brain vesicle　神経管が閉じると，液に満ちて拡張した脳に前脳，中脳，菱脳という3つの一次脳胞ができる。これらの一次脳胞から5つの最終的脳胞が作られる。前脳は終脳と間脳を，菱脳は後脳と髄脳を形成するが，中脳は分かれない。

は

胚子形成 embryogenesis　器官形成の別名で，受精後ほぼ第3〜8週の器官形成期間を意味する。

排泄腔 cloaca　後腸と排尿系の共通腔で，その前部は尿生殖洞，後部は肛門を作る。

排泄腔膜（板） cloacal membrane（plate）　胚子の尾端部で胚盤葉上層と下層の細胞が癒着して作られる膜。のちに排泄腔を覆い，最終的に破れて尿生殖洞と肛門の開口部となる。

背側腸間膜　dorsal mesentery　食道下端部から直腸に至る消化管を背側体壁からつり下げる腹膜の二重層。のちに消化管が成長し，回転するにつれてその一部はなくなり，その部分の消化管は後体壁に癒着する。たとえば，十二指腸や結腸の一部があげられる。

胚盤胞　blastocyst　着床時の胚子発生段階で，外にある栄養膜細胞が液で満ちた球を作り，その一極に胚子となる細胞小集団すなわち内細胞塊が存在する。

胚盤葉下層　hypoblast　二層性胚盤の腹側層。卵黄囊と胚外中胚葉の形成に寄与するが，胚子の組織にはならない。

胚盤葉上層　epiblast　発生第2週で二層性胚盤を形成する背側(上)細胞層。胚盤葉下層は腹側細胞層を作る。胚子のすべての組織は胚盤葉上層に由来する。

肺胞細胞　alveolar cell　肺胞の内腔を覆う細胞。Ⅰ型細胞はガス交換にあずかる。Ⅱ型細胞は界面活性物質(サーファクタント)を作る。

胚葉　germ layer　原腸形成過程により作られる外胚葉，中胚葉，内胚葉の3つの基本細胞層。これらの胚葉が胚子のすべての構造を形成する。

破壊　disruption　ある構造が正常に形成されたあとに破壊過程によって形態的変化をきたしたもの。たとえば，血管障害による腸管閉塞や羊膜索による肢や指の切断があげられる。

白交通枝　white ramus communicans　脊髄神経から交感神経幹へと節前線維を送る連絡路。T1～L2のレベルにしかない。

発生毒性因子　teratogen　薬や環境毒性物質などで先天異常を起こすもの。

パラクリンシグナル伝達　paracrine signaling　ある細胞で作られた蛋白質が短距離を拡散し，他の細胞と相互作用するシグナル形式。

ひ

尾側退行　caudal dysgenesis　人魚体あるいはマーメイド症候群といわれることもある。原始線条での中胚葉産生が不十分であることによる。その結果，下半身を作る細胞が不足し，両下肢が癒合する。通常，腎臓無形成が死因となる。インスリン依存性糖尿病母体からの児にみられることが多い。

肥大　hypertrophy　器官の一部あるいは全体が大きくなること。

皮板　dermatome　背部皮膚の真皮を作る体節の背側部。皮板は分節しており，その由来する節からの脊髄神経の支配を受ける。この分節パターンは皮板が体表を遊走する間も保たれる。それぞれの皮板でできあがった皮膚で占める領域も皮板あるいは皮膚節とよばれ，体節の皮板領域をもともと支配していた同じ脊髄神経で支配される。

表現型　phenotype　個体の身体的特徴。

ふ

腹側腸間膜　ventral mesentery　横中隔に由来する腹膜二重層で，肝臓から前体壁に伸びて肝鎌状間膜を，肝臓から胃と十二指腸に伸びて小網を作る。

腹壁破裂　gastroschisis　腹部での側方折り畳みが不十分で癒合せず，腹側体壁に欠損を生じ，腸管やときには他の臓器が欠損部から脱出するもの。

腹膜後器官　retroperitoneal organ　腹膜の後ろに存在する器官。

腹膜内器官　intraperitoneal organ　間膜により腹膜腔内につり下げられている器官。

腹膜ヒダ(間膜)　peritoneal ligament　器官を相互に連結する腹膜の肥厚部。たとえば脾臓と腎臓は脾腎ヒダ，肝臓と十二指腸は肝十二指腸間膜(この場合はヒダとはいわない)で結ばれる。

付着茎　connecting stalk　胚子と胎盤を結ぶ中胚葉。尿膜と臍帯血管を含み，卵黄囊茎(卵黄囊管)とともに臍帯となる。

プラコード　placode　感覚器や神経節を作る外胚葉の肥厚部。たとえば鼻板，耳板，水晶体板，咽頭弓上プラコードがある。

プロモーター領域　promoter region　典型的な遺伝子の転写開始期にRNAポリメラーゼに結合する部分。

分界稜　crista terminalis　右心房内で本来の心房である櫛状壁部と静脈洞由来の平滑壁部を分ける稜状組織。

分娩　parturition　出産。

へ

閉鎖　atresia　開口や腔形成が先天的に欠如する状態。たとえば消化管閉鎖。

壁側　parietal　腔の壁に関わるもの。

壁側中胚葉　somatic(parietal)mesoderm　側板中胚葉で外胚葉に接する層。壁側胸膜，壁側腹膜などを作る。

変形　deformation　機械的な力によって構造の発生が変化したもの。たとえば，羊膜腔のゆとりがないために生じる弯曲足があげられる。

ほ

縫合　suture　頭蓋の扁平骨の間にある結合組織による狭い縫い目で，頭蓋の産道通過時の変形や，脳の成長に伴う拡大に役立つ。

膀胱外反　bladder exstrophy　骨盤領域で側方折り畳みが不十分で癒合せず，腹側体壁に欠損を生じ，膀胱が欠損部から脱出するもの。

膀胱子宮窩　uterovesical pouch　腟と膀胱の間の腹膜陥凹。

胞状奇胎　hydatidiform mole　栄養膜細胞が胎盤組織を作るが，胚子はない。奇胎組織は父親由来の遺伝子のみを発現する。脱核卵が受精し，二倍体の染色体数を復元するために父親由来の染色体が重複したものであろう。奇胎はヒト絨毛性ゴナドトロピンを高濃度に分泌し，ときに侵襲性(悪性)になることがある。

ボーマン囊　Bowman capsule　近位曲尿細管の端にあ

り，糸球体を部分的に囲むカップ状構造。

ホメオボックス遺伝子 homeobox gene　ホメオドメインとよばれる領域内に，特異的な DNA 結合モチーフ（塩基配列）であるホメオボックスをもつ転写因子の遺伝子。胚子軸のパターン形成，脳の各部位の確立，腸管由来の構造の生じる場と型の決定，肢のパターン形成，その他類似した現象に重要である。

ま

膜性骨化 membranous ossification　間葉から直接骨が形成される過程。頭蓋冠の扁平骨形成に特徴的である。

み

脈管形成 vasculogenesis　血島からその場で血管が作られること。

脈絡叢 choroid plexus　側脳室，第三脳室，第四脳室内に作られる脈管に富んだ組織で，脳脊髄液を産生する。

ミュラー管抑制物質 Müllerian inhibiting substance（MIS）　抗ミュラー管ホルモンの別名。セルトリ細胞により作られ，男性胎児でミュラー管（中腎傍管）の退縮を起こす。

む

無肢症 amelia　体肢の完全欠如。

無脳症 anencephaly　前神経孔の閉鎖不全による神経管障害。組織の変性を起こし，高位の脳中枢や大脳皮質などはほとんど作られない。この異常は致死的であるが，受胎の 2，3 か月前から妊娠中を通じて毎日 400 μg の葉酸を母体が摂取することで，70% は予防できる。

も

網 omentum　腹膜のヒダで，胃から肝臓へ張るものは小網，胃から横行結腸を越えて垂れ下がるものは大網である。

盲孔 foramen cecum　舌の前 2/3 と後ろ 1/3 の境界にある小さなへこみで，甲状腺原基があった場所を示す。

網嚢 omental bursa（lesser peritoneal sac）　腸の回転により胃の後ろにできる腔。この腔は網嚢孔（ウィンスロー孔）を通って残りの腹膜腔と交通する。

網嚢孔（ウィンスロー孔） epiploic foramen（Winslow foramen）　網嚢（小嚢）と残りの腹膜腔（大嚢）の間にある開口。十二指腸と肝臓の間に張る小網の自由縁に位置する。その腹側縁に総胆管，固有肝動脈，門脈（肝門三つ組）がある。

モルフォゲン（形原） morphogen　ある程度離れた場所から分泌されて細胞分化を誘導する分子。同じモルフォゲンが濃度勾配を形成し，1 種以上の型の細胞を誘導することがある。

ゆ

有糸分裂 mitosis　1 個の細胞が分裂して，それぞれ 46 本の染色体をもつ 2 個の娘細胞になる過程。

誘導 induction　ある細胞集団あるいは組織が他の細胞集団あるいは組織の運命を変える過程。一方は誘導原，他方は応答者である。

輸出（細）管 efferent ductule　精巣網と中腎管をつなぎ，精細管から精巣上体へ精子を通す細管。中腎細管に由来する。

よ

葉酸 folic acid　ビタミン B の一種で，受胎 2〜3 か月前から妊娠中を通じて日量約 400 μg をサプリメントとして摂取すると，神経管障害の約 70% を予防できる。

羊水穿刺 amniocentesis　羊水を吸引して α フェトプロテイン（AFP）や細胞（染色体）などを分析し，胎児の状況に関する情報を得る方法。

羊膜 amnion　胚子，胎児のまわりにある液体に満ちた羊膜腔を取り囲む胚盤葉上層細胞に由来する膜。液体（羊水）は胎児のクッションとなり，分娩の際には子宮頸管を開大する助けとなる水圧による楔となる。羊水は胎児の健康状態を分析するために用いられることがある。

羊膜索 amniotic band　羊膜の一部が裂けて遊離し，指や体肢に巻きついて絞扼や切断を起こしたり，胎児が吸引して顔面発育中に裂を起こしたりするもの。索の起源は明らかではない。

羊膜絨毛膜 amniochorionic membrane　羊膜腔の拡大により絨毛膜腔が閉じ，羊膜が絨毛膜に接触癒合して作られる膜。分娩開始時に羊膜絨毛膜は水力学的な楔として役立つ。

翼板 alar plate　脊髄と脳の背側部にある知覚領域。

ら

ラトケ嚢 Rathke pouch　口腔の天井から上方に伸び出した嚢で，下垂体前葉（腺性下垂体）を作る。

卵円窩 fossa ovalis　心房中隔の右側にある陥凹。一次中隔と二次中隔が互いに接着して作られる卵円孔が出生時に閉鎖してできる。

卵円孔 oval foramen　心房中隔にある孔で，胎生期に血液の右心房から左心房への短絡路となる。

卵黄腸管 vitelline duct　付着茎を通って卵黄嚢と中腸の一次腸ループを結ぶ管。この管が退縮しないと小腸から臍への瘻あるいは憩室（メッケル憩室）が生じる。

卵黄嚢 yolk sac　二層性胚盤の腹側にできる胚盤葉下層に由来する構造。最初にできる血球細胞の起源となる場所で，発生後期まで卵黄腸管により中腸につながっている。

り

リガンド ligand　シグナル分子。

菱脳 rhombencephalon　3つの一次脳胞の1つで，後脳と髄脳を作る。

菱脳分節 rhombomere　菱脳にできる8つの分節の1

つ。脳神経核の発生に関与し，咽頭弓に遊走する神経堤細胞を生じる。

ろ

瘻 fistula　異常な通路。

索引

Ⅰ型コラーゲン　180，264
Ⅰ型肺胞上皮細胞　229
2n　21
Ⅱ型肺胞上皮細胞　229
2つの週　60
3′ untranslated region　6
Ⅲ型コラーゲン　264
3胚盤胞　45
Ⅳ型コラーゲン　264
5α-reductase　276
5α-reductase deficiency（5-ARD）
　　282
5p－症候群　26
7-dehydrocholesterol reductase　339
13トリソミー　24
17β-estradiol　37
18トリソミー　24
21トリソミー　22
22q11症候群　26
22q11.2欠失症候群　298
47,XXX　26
α-fetoprotein（AFP）　144
α細胞　247
β細胞　247
γ-amino butyric acid（GABA）　11
γ細胞　247
δ細胞　247

欧文索引

A
abaxial domain　165，393
abdominal circumference　143
abdominal wall muscle　165
abducens nerve（Ⅵ）　326
aberrant thyroid tissue　302
abnormal origin of the right subcla-
　　vian artery　214
abnormal zygote　48
ABO式血液型　122
accessory hepatic duct　245
accessory nerve（Ⅺ）　328
accessory pancreatic duct　246
accessory pancreatic tissue　247
accessory renal artery　266
acetylcholine　344
achondroplasia（ACH）　156
acromegaly　157
acrosome　34
acrosome reaction　42，394
actin microfilament　10
activin family　11

adenohypophysis　37，332，394
adenosine triphosphate（ATP）　9
adhesio interthalamica　332
adrenaline　11
adult stem cell　48
afterbirth　119
aganglionic megacolon　255
Alagille syndrome　14，207
alar plate　317，398
albinism　372
alcohol　140
alcohol-related neurodevelopmental
　　disorder（ARND）　140
allantoenteric diverticulum　64
allantois　64，233，396
allele　27
alobar holoprosencephaly　339
alternative splice form　8
alternative splicing　7，394
alveolar cell　397
ambiguous genitalia　282
amelia　138，178，398
ameloblast　311
amnioblast　53
amniocentesis　145，398
amniochorionic membrane
　　118，398
amnio-ectodermal junction　123
amnion　123，398
amniotic band　125，180，398
amniotic cavity　53
amniotic fluid　124
ampullary region of the uterine tube
　　41
anabolic effect　115
anal canal　266
anal fold　279
anal membrane　255
anal pit　255
anaphase　19
anchoring villus　74
androgen insensitivity syndrome
　　（AIS）　282
androgenic agent　141
androstenedione　37
anencephaly　83，155，340，398
aneuploid　21
Angelman syndrome　26，60
angioblast　89，209
angiogenesis　88，209，392
angiotensin-converting enzyme
　　（ACE）inhibitor　140
aniridia　264，369
ankyloglossia　300

annular pancreas　247
annulus fibrosus　161，394
anophthalmia　369
anorectal canal　254
anotia　358
Antennapedia　93
anterior cardinal vein　216
anterior chamber　364
anterior commissure　335
anterior fontanelle　153
anterior lobe of the hypophysis
　　332
anterior neural ridge（ANR）　337
anterior neuropore　79，315
anterior visceral endoderm（AVE）
　　66，394
antianxiety agent　139
anti-Müllerian hormone（AMH）
　　11，275，392
antipsychotic agent　139
antral follicle　31
antral stage　30
antrum　30
aorta-gonad-mesonephros region
　　（AGM）　89
aortic arch　209，395
aortic channel　192
aortic sac　209
aortic valvular atresia　208
aortic valvular stenosis　208
aorticopulmonary septum　202
apical ectodermal ridge（AER）
　　171，391
apocrine gland　374
apolar neuroblast　320
apoptosis　11，391
appendix　249
appendix epididymidis　275
appendix testis　275
apple peel atresia　254
aqueduct of Sylvius　316
aqueductal stenosis　340
aqueductus cerebri　316
aqueous humor　364
archipallium　334
Arnold-Chiari malformation　325
arrector pili muscle　373
arthrogryposis　180
arytenoid cartilage　227
arytenoid swelling　300
ascending colon　249
ascent of the kidney　266
assisted reproductive technology
　　（ART）　44

association　134
association neuron　320
atelectasis　230
atresia　397
atresia of the cervix　278
atresia of the vagina　278
atretic follicle　29
atrial portion　187
atrial septa　192
atrial septal defect(ASD)　199
atrichia　374
atrioventricular　192
atrioventricular bundle　208
atrioventricular canal　187, 192
atrioventricular endocardial cushion　197
atrioventricular junction　187
atrioventricular node　208
atrioventricular valve　192
auditory tube　293, 354
auditory vesicle　351
auricle　356
auricular hillock　356
autism spectrum disorder(ASD)　326
autonomic ganglia　342
autonomic nervous system　342, 393
autopodium　171
autosomal dominant polycystic kidney disease(ADPKD)　264
autosomal recessive polycystic kidney disease(ARPKD)　264
autosome　18
axial skeleton　151
azoospermia　45
azygos vein　218
A 型精祖細胞　32

B

balanced translocation　22
Baller-Gerold syndrome　180
Bardet-Biel syndrome　265
bare area of the liver　244
Barker hypothesis　115
Barr body　24
basal artery　49
basal lamina　9
basal layer　48, 371
basal plate　317, 392
basal temperature　39
basilar membrane　352
basket cell　329
Becker muscular dystrophy(BMD)　169
bell stage　310
belly stalk　95
bicuspid valve　197

bifid penis　281
bile duct　244
biparietal diameter(BPD)　143
bipolar neuroblast　320
birth　126
birth control pill　141
birth defect　133
Bithorax　93
bladder exstrophy　103, 269, 397
blastocele　45
blastocyst　45, 397
blastodermic vesicle　45
blastomere　45
blastula　45
blood-air barrier　229
BMP2　189
BMP4　66, 77, 87, 189, 339
BMP7　262, 339
body axis　64
body cavity　102
body mass index(BMI)　142
body stalk　95
bone age　178
bone-forming cell　151
bone morphogenetic protein(BMP)　11, 245, 393
bone spicule　153
Boston-type craniosynostosis　156
Bowman capsule　260, 397
brachiocephalic artery　210
brachycephaly　156, 395
brachydactyly　178, 395
Brachyury　67
bradykinin　221
brain　326
brain stem　326, 396
brain vesicle　80, 396
branchial arch　287
branchial cleft　288
branchial fistula　297
breathing movement　230
broad ligament of the uterus　275
bronchial bud　227
bronchopulmonary segment　228
bronchus　227
bulboventricular flange　197
bulboventricular sulcus　187
bulbus cordis　187
bundle of His　208
B 型精祖細胞　34

C

calcitonin　294
canal of Schlemm　364
Cantrell pentalogy　103
capacitation　42, 393
capillary hemangioma　91

cap stage　310
carbohydrate receptor　46
cardiac jelly　185
cardiac loop　187
cardiac looping　187, 394
cardiac muscle　165, 168
cardiac neural crest cell　203
cardiac portion　238
cardiac septa　192
cardinal vein　216, 393
cardiogenic region　184
carotid duct　212
cartilaginous neurocranium　154
cauda equina　323
caudal dysgenesis　70, 397
caudal genital ligament　281
caudal neuropore　80, 315
caudate nucleus　333
cavitas optica　362
CDE 式血液型　121
CDXA　234
CDXC　234
cecal bud　248
celiac artery　213, 244
cell signaling　8
cells of the adrenal medulla　81
Celsr　12
cementoblast　311
cementum　311
central artery of the retina　366
central canal　316
central nervous system(CNS)　315
centriole　18
centromere　18
cephalic flexure　315
cerberus　66
cerberus　189
cerebellar plate　329
cerebellum　316
cerebral aqueduct(of Sylvius)　395
cerebral hemisphere　316, 333
cerebrospinal fluid(CSF)　335
cervical curvature　161
cervical flexure　315
cervical rib　162
cervical sinus　295
cervix uteri　275
CGG リピート　26
cheek　304
chiasma　20
cholesterol　11
chondrocranium　153, 396
chondroitin sulfate　9
chorda tendinea　197
chorda tympani　291, 300
chordal chondrocranium　154
chordin　66, 77

Chordin　77
choriocarcinoma　59
chorion　393
chorion frondosum　118, 393
chorion laeve　118, 393
chorionic cavity
　54, 118, 123, 393
chorionic plate　57, 74, 118
chorionic vesicle　118
chorionic vessel　119
chorionic villus sampling(CVS)
　145
choroid　364
choroid plexus　329, 398
choroidal fissure　333
chromaffin cell　348
chromatid　18
chromatin　5
chromosomal abnormality　20
chromosome　18
cigarette smoking　140
ciliary body　364
ciliary muscle　364
ciliopathy　265
cisterna chyli　221
cleavage　45
cleft hand and foot　178
cleft lip　307
cleft palate　307
cleft secondary palate　307
cleft sternum　162
cleft upper jaw　307
cleft uvula　307
cleft vertebra　162
cleidocranial dysostosis　157
clitoris　281
cloaca　93, 266, 396
cloacal exstrophy　103, 269
cloacal fold　279
cloacal membrane(plate)
　64, 93, 254, 396
clubfoot　134, 180
coarctation of the aorta　213
cocaine　140
coccygeal ligament　323
cochlear duct　351, 352
codeine　139
COL1A1　180
COL1A2　180
collagen　9, 264
collecting system　260
coloboma　24, 393
coloboma iridis　368
commissure　335
common atrium　195
common cardinal vein
　105, 191, 216
common carotid artery　210

common iliac artery　213
compact layer　48
compaction　45, 393
competence　8
competence factor　8
complement　122
complete androgen insensitivity
　syndrome(CAIS)　282
conceptus　135
conductive hearing loss　357
cone　364
congenital adrenal hyperplasia
　(CAH)　282
congenital anomaly　133
congenital aphakia　369
congenital cataract　368
congenital cyst of the lung　231
congenital diaphragmatic hernia
　108
congenital hiatal hernia　238
congenital hip dislocation　181
congenital indirect inguinal hernia
　284
congenital joint contracture　180
congenital malformation　133, 394
congenital megacolon　255, 348
congenital polycystic kidney disease
　264
conjoined twins　129
connecting stalk　57, 74, 123, 397
connective tissue　168
connective tissue cell　244
connexin protein　10
conotruncal　192
conotruncal anomaly face syndrome
　299
conotruncal endocardial cushion
　297
conoventricular flange　197
contiguous gene complex　26
contiguous gene syndrome　26
conus cordis　187, 202
conus septum　203
convergent extension　11
corium　373
cornea　364
corona radiata　39
coronary artery　213
coronary sinus　191
corpus albicans　39
corpus atreticum　37
corpus callosum　335
corpus luteum　39
corpus luteum graviditatis　40
corpus luteum of pregnancy　40
corpus striatum　333
corpus uteri　275
cortex　346

cortical cord　272
cortical granule　43
cor triloculare biventriculare　199
cotyledon　118, 395
Coxsackie virus　138
cranial meningocele　156
cranial nerve(CN)　342, 396
cranial neuropore　79, 315
craniofacial skeleton　81
craniofrontonasal syndrome　156
craniopharyngioma　333
craniorachischisis　340
cranioschisis　155
craniosynostosis　156, 395
craniosynostosis-radial aplasia
　syndrome　180
cremasteric fascia　284
cremasteric muscle　284
crescent　189
cretinism　143
cricoid cartilage　227
cri-du-chat syndrome　26
crista ampullaris　354
crista dividens　220
crista terminalis　192, 397
crossover　20
cross-talk　8
crown-heel length(CHL)　111
crown-rump length(CRL)
　95, 111
crus　107
crus ampullare　354
crus cerebri　330
crus commune　354
crus nonampullare　354
crus simplex　354
cryptorchidism　284, 394
cumulus oophorus　31
cyclopia　369
cyst　253
cystic duct　244
cystic hygroma　25
cytodifferentiation　17
cytomegalovirus　136
cytoplasmic domain　9
cytoskeletal machinery　10
cytotrophoblast　53, 391
C 細胞　301

D
DAX1　277
decidua　118
decidua basalis　74, 118
decidua capsularis　118
decidua parietalis　118
decidual cell　118
decidual plate　74, 118
decidual reaction　57

decidual septa 118
deciduous tooth 311
definitive cortex 346
definitive notochord 63
definitive oocyte 43
definitive placental villus 72
definitive yolk sac 57
deformation 134, 397
deletion 26
delivery 126
Delta 14
dental bud 310
dental cuticle 311
dental lamina 310
dental papilla 310
dental process 311
dentate nucleus 329
dentin 311
Denys-Drash syndrome 264
dermal papilla 373
dermal root sheath 373
dermatoglyphics 372
dermatome 87, 165, 397
dermis 371, 373
dermomyotome 87, 151, 165
Desert 10
dextrocardia 189
diaphragm 107
diaphysis 173, 393
diencephalon 315, 392
diethylstilbestrol(DES) 123, 141
differentiation 1
DiGeorge sequence 208
DiGeorge syndrome 298
dihydrotestosterone 276, 393
dilator pupillae 364
diphenylhydantoin 139
diploid 18, 396
Dishevelled 12
Dispatched 11
disruption 134, 397
distal convoluted tubule 262
diverticulum 236
dizygotic twins 126, 396
DNA 5, 18
DNA binding domain 6
dominant mutation 27
dorsal aorta 184
dorsal mesenchymal protrusion 195
dorsal mesentery 102, 235, 397
dorsal mesocardium 185
dorsal mesocolon 235
dorsal mesoduodenum 235
dorsal mesogastrium 235
dorsal nerve root 321
dorsal pancreatic bud 246
dorsal primary ramus 322, 391

dorsal root 392
dorsal root ganglion 320, 394
dorsal root neuron 321
dorsal sensory root 320
double aortic arch 214
double inferior vena cava 219
double penis 281
double superior vena cava 220
double vagina 278
Douglas pouch 58, 395
Down syndrome 22
DSL ファミリー 14
Duchenne muscular dystrophy (DMD) 169
duct of Santorini 246
duct of Wirsung 246
ductus arteriosus 212
ductus Cuvieri 191
ductus deferens 275
ductus pleuroperitonealis 105
ductus reuniens 352
ductus venosus 216
duodenal cap 243
duodenum 241
duplication of intestinal loop 253
duplication of the gallbladder 245
duplication of the ureter 265
duplication of the uterus 278
dura 366
dysmorphology 133, 391
dystrophin 169

E
eardrum 293, 356
Ebstein anomaly 201
E-cadherin 63, 264
eccrine gland 374
echo(enteric cytopathogenic human orphan)virus 136
ectoderm 63, 77, 391
ectodermal germ layer 77
ectodermal placode 287, 342
ectodermal thickening 82
ectopia cordis 103, 208, 394
ectopic 391
ectopic lung lobe 231
ectopic pregnancy 58
ectrodactyly 178, 392
effacement 126
efferent ductule 272, 275, 398
EFNB1 156
ejaculatory duct 267, 275
embryoblast 45
embryogenesis 1, 77, 97, 135, 396
embryology 1
embryonic period 77
embryonic shield 184

embryonic stem cell 47
emergency contraceptive pill(ECP) 44
EN1(Engrailed-1) 176, 337
EN2 337
enamel 311
enamel former 311
enamel knot 311
endemic cretinism 142
endocardial cushion 192, 394
endocardium 187
endochondral ossification 151, 172, 396
endocrine disrupter 141
endoderm 63, 77, 396
endodermal germ layer 91
endolymphatic duct 351
endometrium 46
endovascular invasion 116
engrailed 70
enhancer 6, 391
enteric neuron 81
enterocystoma 251
epaxial muscle 166
ependymal cell 320
ephB2 91
ephB4 91
Eph 受容体 91
epiblast 53, 397
epibranchial placode 342, 391
epicardial ridge 295
epicardium 187, 213
epidermis 371
epididymis 394
epigenital tubule 273
epimere 165
epipericardial ridge 295
epiphyseal plate 173, 393
epiphysis 173, 393
epiploic foramen 241, 398
epispadias 281
epithelial hair sheath 373
epithelial-mesenchymal interaction 8, 235, 393
epithelial root sheath 311
epithelization 87, 165
epitrichium 371
epoophoron 277
erythroblast 121
erythroblastosis fetalis 121
erythrocyte mosaicism 126
esophageal atresia 226, 237
esophageal hernia 108
esophageal stenosis 238
esophagus 225, 236
estriol 123
estrogen 37, 277
estrogenic hormone 123

estrone 37
ES 細胞 47
ethisterone 141
ethylnitrosourea 142
euchromatin 5
euploid 21
eustachian tube 293, 354
excretory ducts 259
excretory system 262
excretory unit 262
exencephaly 340
exocoelomic cavity 54
exocoelomic cyst 57
exocoelomic membrane 54
exome 28
exome sequencing 28
exon 5, 391
external abdominal oblique muscle
 284
external auditory meatus 293, 356
external carotid artery 210
external ear 351
external ear defect 358
external genitalia 279
external granular layer 329
external jugular vein 218
external spermatic fascia 284
external urethral meatus 280
extracellular domain 9
extraembryonic cavity 54, 85
extraembryonic mesoderm 54
extraembryonic somatic mesoderm
 54
extraembryonic splanchnic
 mesoderm 54
extrahepatic biliary atresia 245
extrauterine pregnancy 58
E カドヘリン 63, 264

F

face 303
facial nerve 290
facial prominence 303
falciform ligament 235, 392
false knot 125
false vocal cord 227
fate map 68
FBN1 180
female pronucleus 43
femur length 143
fertility drug 126
fertilization 18, 41
fetal alcohol spectrum disorder
 (FASD) 140
fetal alcohol syndrome (FAS) 140
fetal circulation 218
fetal cortex 346
fetal growth restriction (FGR)

 115
fetal hydrops 121
fetal membrane 115
fetal period 1, 111
fetal portion 118
fetus papyraceus 128
FGF2 89, 245, 246, 262
FGF4 176
FGF8 63, 67, 86, 176, 190, 337
FGF9 276
fibrillar astrocyte 320
fibrin coagulum 54
fibrinoid 124
fibroblast growth factor (FGF)
 10, 66, 77, 87, 156, 394
fibroblast growth factor receptor
 (FGFR) 10, 156
fibronectin 9, 264
fibrous pericardium 106
fifth aortic arch 212
filum terminale 323
fingerprint 371
first aortic arch 210
first pharyngeal arch 289
first polar body 31
fistula 399
flat bone 153
flexura coli dextra 249
flexura coli sinistra 249
flk1 89
flocculonodular lobe 329
flocculus 329
floor plate 317
fluorescence *in situ* hybridization
 (FISH) 26, 27
FMR1 26
folate supplementation 143
folic acid 83, 326, 398
follicle-stimulating hormone (FSH)
 34, 37
follicular cell 29, 37, 272, 301
follicular phase 48
follistatin 66
Follistatin 77
fontanelle 153, 394
footplate 171
foramen cecum 301, 398
foramen (interatriale) primum
 195
foramen (interatriale) secundum
 195
forebrain 315
foregut 92, 233, 394
fornix commissure 335
fossa ovalis 398
fourth aortic arch 210
fourth germ layer 81
fourth ventricle 316

FOXG1 337
fragile site 26
fragile X syndrome 27
fraternal twins 126
free villus 74, 116
fringe 176
Frizzled 12
frizzled family 10
frontonasal prominence 289

G

galactosemia 27
gallbladder 244
gamete 17
gametogenesis 17
ganglion cell layer 364
gap junction 10
Gartner cyst 277
gastrolienal ligament 239
gastroschisis 103, 251, 397
gastrulation 63, 392
gene 5, 18
gene mutation 21, 27
general visceral efferent 326
genetic variability 20
gene transcription 5
genital duct 273
genital ridge 270
genital swelling 279
genital system 259
genital tubercle 279
genome 5
genomic imprinting 7, 26, 60
germ cell 19, 270
germinative layer 371
germ layer 63, 397
Giemsa stain 27
gigantism 157
glaucoma 364
glial cell 81, 320
glial cell line-derived neurotrophic
 factor (GDNF) 262, 264, 348
glioblast 320
glomerulus 262, 393
glossopharyngeal nerve (IX)
 290, 328
glycoprotein 9
Goldenhar syndrome 300
gonad 270
gonadal dysgenesis 25, 283
gonadal ridge 270
gonadoblastoma 264
gonadotropin 37
gonadotropin-releasing hormone
 (GnRH) 37
goosecoid 66, 129
Graafian follicle 30
granular cell 335

granular layer 371
granule cell 329
granulosa cell 30, 37
gray matter 317
gray ramus communicans 346, 391
greater curvature 238
greater omentum 235, 395
greater sac 241, 395
growth and differentiation factor (GDF) 8, 10
growth and differentiation factor-9 37
growth factor 395
growth hormone (GH) 115
gubernaculum 283, 394
guidance factor 91
guidance que 209
gyrus 334

H
habenular commissure 335
hair 373
hair cell 352
hair papilla 373
hair shaft 373
HAND1 190
HAND2 190
hand-foot-genital syndrome 178
handplate 171
haploid 18, 391
harlequin fetus 372
head fold 91
heart-hand syndrome 199
heart tube 185
hedgehog 10
hedgehog protein 10
hemangioblast 88
hematopoietic cell 244
hematopoietic function 244
hematopoietic stem cell 89
hemiazygos vein 218
hemisphere 329
hemochorial type 121
hemolytic disease of the fetus and newborn 121
heparin 139
hepatic diverticulum 244
hepatic flexure 249
hepatic sinusoid 216
hepatocardiac portion 216
hepatocyte growth factor (HGF) 262
hepatocyte nuclear transcription factor (HNF) 245
hepatocyte scatter factor 262
hepatoduodenal ligament 241
hermaphroditism 282

herpes simplex virus 136
heterochromatin 1, 5
heterotaxy 70, 134, 189
Heuser membrane 54
high resolution metaphase banding technique 27
higher center 326
hindbrain 315
hindgut 92, 233, 392
hippocampal commissure 335
hippocampus 333
Hirschsprung disease 255, 348
HNF-3β 67
holoprosencephaly (HPE) 70, 307, 339, 394
Holt-Oram syndrome 180, 199
Hom-C 93
homeobox gene 93, 175, 337, 398
homeodomain 93
homeotic cluster 93
homocystinuria 27
homologous 18
homologous chromosome 19
homologue 176
horny layer 371
horseshoe kidney 266
horseshoe-shaped 184
HOXA 94
HOXA13 178, 180
HOXB 94
HOXB8 175
HOXC 94
HOXD 94
*HOX*遺伝子 235, 337
*HOX*遺伝子群 175
human chorionic gonadotropin (hCG) 40, 45, 57, 123
human menopausal gonadotropin (hMG) 45
hyaline cartilage model 151, 172
hyaline membrane disease 231
hyaloid artery 368
hyaloid vessel 364
hyaluronic acid 9
hydatidiform mole 59, 397
hydramnios 125
hydrocele of the spermatic cord 284
hydrocele of the testis 284
hydrocephalus 340, 394
hydrocodone 139
hymen 277
hyoid arch 290
hyoid artery 210
hypaxial muscle 166
hyperpituitarism 157
hyperplasia 392

hyperthermia 138
hypertrichosis 374
hypertrophic cardiomyopathy 199
hypertrophy 397
hypoblast 53, 397
hypobranchial eminence 300
hypochondroplasia 157
hypoglossal nerve (XII) 300, 326
hypomere 165
hypophysis 332
hypoplastic left heart syndrome (HLHS) 199
hypoplastic right heart syndrome (HRHS) 199
hypospadias 280, 396
hypotelorism 70, 340
hypothalamic sulcus 331
hypothalamus 316

I
ichthyosis 372
identical twins 126
idiopathic respiratory distress syndrome (IRDS) 231
ileal diverticulum 251
iliac sac 221
immunoglobulin G (IgG) 122
imperforate anus 255
incisive foramen 305
incus 155, 289, 356
Indian 10
indifferent gonad 271
inducer 8
induction 8, 398
inferior colliculi 316
inferior laryngeal nerve 292
inferior mesenteric artery 213, 255
inferior parathyroid gland 294
inferior rectal artery 255
inferior vena cava 219
infertility 44
infrahyoid muscle 165
infundibulum 332
inguinal canal 281, 395
inner cell mass 45, 396
inner dental epithelium 310
inner enamel epithelium 310
inner nuclear layer 364
inner ridge 352
insula 334
insulin 141
insulin-like growth factor-1 (IGF-1) 115
insulin secretion 246
integrin 9
intellectual disability 341

intercalated disc   168
interleukin-1β (IL-1β)   229
intermaxillary segment   304, 392
intermediate column   395
intermediate horn   318
intermediate mesoderm
　　69, 85, 102, 259, 395
internal abdominal oblique muscle
　　284
internal branchial fistula   297
internal capsule   334
internal carotid artery   210
internal ear   351
internal iliac artery   213
internal jugular vein   218
internal pudendal artery   255
internal spermatic fascia   284
interrupted aortic arch(IAA)   216
interstitial cell of Leydig   271
interthalamic connexus   332
interventricular foramen   203
interventricular foramen of Monro
　　316
intervertebral disc   161, 395
intervillous space   116
interzone   172
intestinal stenosis   253
intracytoplasmic sperm injection
　　(ICSI)   45, 141
intraembryonic cavity   84
intraembryonic mesoderm   102
intrahepatic biliary duct atresia
　　245
intrahepatic biliary duct hypoplasia
　　245
intraperitoneal organ   235, 397
intraretinal space   362
intrauterine device(IUD)   44
intrauterine growth restriction
　　(IUGR)   115
intron   5, 391
invagination   63
invasive mole   59
inverted nipple   375
in vitro fertilization(IVF)   45, 141
involuntary musculature   328
iodine deficiency   142
ionizing radiation   138
iridopupillary membrane   364
iris   363
islet of Langerhans   246
isoimmunization   121
isomerism   70
isotretinoin   139
isotretinoin embryopathy   139
isthmus   337

J

JAG1   207
jugular sac   221
junctional zone   118
juxtacrine interaction   8
juxtacrine signaling   9, 393

K

Kartagener syndrome   71
karyotype   392
kidney system   259
kinase   9
Kleeblattschädel   156
Klinefelter syndrome   24, 283
Klippel-Feil sequence   161
Kupffer cell   244

L

labial component   304
labium majus   281
labium minus   281
lacrimal sac   304
lactiferous duct   375
lacunar space   116
lacunar stage   54
Lag2   14
lamina terminalis   333
laminin   9, 264
lanugo hair   111, 373
Laron dwarfism   115
laryngeal orifice   225, 300
laryngeal ventricle   227
larynx   227
lateral atrioventricular cushion
　　197
lateral body wall fold   101
lateral cervical cyst   297
lateral cleft lip   307
lateral curving of the spine   161
lateral fold   91
lateral horn   395
lateral lingual swelling   300
lateral nasal prominence   303
lateral plate   84
lateral plate mesoderm
　　69, 87, 102, 151, 287, 395
lateral somitic frontier
　　162, 165, 391
lateral ventricle   316
laterality   67
laterality defect   68
laterality sequence   189, 395
lead   142
left brachiocephalic vein   216
left common iliac vein   218
left gonadal vein   218
left inferior truncus swelling   202
left renal vein   218

left-sided colon   253
left superior intercostal vein   216
left superior vena cava   220
lefty1   66
lens   82
lens placode   82, 363
lens vesicle   363
lentiform nucleus   333
lesser curvature   238
lesser omentum   235, 393
lesser peritoneal sac   239, 398
lesser sac   241, 393
LH surge   37
lienorenal ligament   239
ligament of the ovary proper   285
ligamentum arteriosum   213
ligamentum teres hepatis
　　216, 241, 392
ligamentum venosum   216
ligand   9, 399
ligand-binding region   9
LIM1   337
limb muscle   165, 168
linked gene   18
linker DNA   5
lithium   139
liver   244
liver bud   244
liver cell   244
loop of Henle   262
low birth weight(LBW)   115
LSD   140
L-selectin   46
L-transposition of the great artery
　　199
lumbar curvature   161
lumbar puncture   323
lung   227
lung bud   225, 236
lutein cell   39
luteinization   37
luteinizing hormone(LH)   31, 37
luteolysis   39
lymphatic system   221
L型大血管転換   199

M

macula   354
macula acustica   354
main pancreatic duct   246
major calyx   260
major papilla   246
male infertility   45
male pronucleus   43
malformation   134
malleus   155, 289, 356
mamillary body   332
mammary gland   374

mammary line   375
mammary ridge   375
mandible   155, 289
mandibular process   155, 289
mandibular prominence   288
Mandibularknorpel   155
mandibulofacial dysostosis   297
mantle layer   317, 391
manubrium   162
Marfan syndrome   180
marginal layer   317, 391
massa intermedia   332
mastoid process   356
maternal alcohol abuse   342
maternal portion   118
maternal serum screening   144
mature alveolus   229
mature follicle   30
maxilla   155, 289
maxillary artery   210
maxillary process   154, 289
maxillary prominence   288
meatal plug   356
Meckel cartilage   155, 289
Meckel diverticulum   251
Meckel-Gruber syndrome   265
medial nasal prominence   303
medial swelling   300
medial umbilical ligament   213
median cleft lip   307
median nerve   175
median umbilical ligament   267
medulla   346
medulla oblongata   316
medullary cord   271
meiosis   19, 392
meiotic division   19
melanocyte   81
membranous labyrinth   351
membranous neurocranium   153
membranous ossification
    151, 153, 398
membranous part of the interven-
    tricular septum   205
membranous part of the urethra
    267
membranous portion   192
meningocele   325, 340, 394
meningoencephalocele
    155, 340, 394
meningohydroencephalocele   340
menstrual phase   48
mental retardation   264
meromelia   138, 178, 393
mesencephalon   315, 395
mesenchyme   81, 151, 392
mesentery   102, 235, 395
mesentery proper   235, 250

mesoderm   63, 77, 395
mesodermal germ layer   83
mesonephric duct   260, 395
mesonephros   259, 395
mesothelial membrane   88
Met   262
metanephric mesoderm   260
metanephric tissue cap   262
metanephros   259, 392
metaphase   18
metencephalon   315, 392
microarray   28
microcephaly   160, 341
microdeletion   26
microdeletion syndrome   26
microglial cell   320
micromelia   178
micropenis   281
microphthalmia   369
microphthalmia transcription factor
    (MITF)   366
microtia   358
microtubule   18
midbrain   315
middle ear   351
middle ear cavity   293
middle pain   39
midgut   92, 233, 395
mild androgen insensitivity syn-
    drome (MAIS)   282
milk tooth   311
Miller-Dieker syndrome   26
minor anomaly   133
minor calyx   261
minor papilla   246
mitogenic effect   115
mitosis   18, 398
mitotic nondisjunction   21
mitotic spindle   18
mitral valve   197
Mittelschmerz   39
mobile cecum   251
moderator band   204
modiolus   352
molding   153
monosomy   21
monozygotic twins   126, 391
morphogen   11, 398
morula   45
mosaicism   21
mRNA   5
Müllerian duct   273, 395
Müllerian inhibiting factor (MIF)
    11
Müllerian inhibiting substance (MIS)
    275, 398
multicystic dysplastic kidney   264
multipolar neuroblast   320

multipotent   48
muscles of mastication   289
muscular dystrophy   169
muscular interventricular septum
    203
mycophenolate mofetil (MMF)
    139
myelencephalon   315, 394
myelin   322
myelination   322
myelomeningocele   325, 394
myf5   87
myoblast   166
myocardial disarray   199
myocardin   169
myocardin-related transcription
    factor (MRTF)   169
myocardium   187
myoD   87
myogenic regulatory factor (MRF)
    168
myometrium   46, 275
myotome   87, 392

N
n   21
nail field   374
nail root   374
nasal cavity   310
nasal pit   303
nasal placode   303, 335
nasal prominence   289
nasal septum   304
nasolacrimal duct   304
nasolacrimal groove   303
natal tooth   313
neopallium   334
nephrogenic cord   87
nephron   262, 396
nephrotome   87
nerve cell   318
neural crest   81, 151, 287, 371
neural crest cell
    168, 297, 320, 393
neural fold   77, 315
neural groove   77
neural plate   77, 315
neural tube   79, 315
neural tube defect (NTD)
    12, 83, 324
neurenteric canal   64
neurilemma   322
neuroblast   317
neurocranium   153, 394
neuroectoderm   77
neuroepithelial cell   317
neuroepithelial layer   317
neuroepithelium   317

neurohypophysis 333
neuromere 86, 394
neuron 320
neuron for cranial ganglion 81
neuropore 393
neurotrophin 3(NT-3) 87
neurulation 77, 101, 393
newborn skull 153
nipple 375
NKX2.1 339
NKX2.5 189
nodal 66
nodule 329
noggin 66, 77, 87
Noggin 77
noncanonical Wnt pathway 12
nondisjunction 21
noradrenaline 11, 344
norethisterone 141
nose 304
Notch 14, 86
Notch extracellular truncation
 (NEXT) 14
Notch intracellular domain(NICD)
 14
Notch 経路 9, 14
Notch シグナル伝達系 91
notochord 74, 394
notochordal plate 63
nuchal translucency(NT) 143
nuclear RNA(nRNA) 7
nucleosome 5, 396
nucleus of Edinger-Westphal 330
nucleus pulposus 161, 394
numerical abnormality 20

O

oblique facial cleft 307
oblique vein of the left atrium 191
occipital somite 300
oculoauriculo-vertebral spectrum
 300
oculocutaneous albinism 372
oculomotor nerve(Ⅲ) 326
odontoblast 311
olfactory bulb 335
olfactory placode 303, 335
oligodendroglial cell 320
oligohydramnios 125
oligozoospermia 45
omental bursa 239, 398
omentum 398
omphalocele 105, 251, 393
omphalomesenteric vein 190, 216
oocyte 17
oocyte maturation inhibitor(OMI)
 29
oogenesis 29

oogonium 29
opioid 139
optic chiasma 335
optic cup 361
optic nerve 366
optic vesicle 316, 361
organ of Corti 354
organic mercury 142
organizer 66
organogenesis 1, 77, 97, 392
oronasal membrane 310
oropharyngeal membrane
 63, 93, 185, 392
ossicle 356
osteoblast 151
osteogenesis imperfecta 180
ostium primum 195
ostium primum defect 201
ostium secundum 195
ostium secundum defect 199
otic placode 82, 351
otic vesicle 82, 351
otocyst 351
OTX2 337
outer cell mass 45, 391
outer cytotrophoblast shell 72
outer dental epithelium 310
outer enamel epithelium 310
outer nuclear layer 364
outer ridge 352
oval foramen 195, 398
ovarian cycle 37
ovarian medulla 272
ovary 272
ovotestis 282
ovulation 39
oxycodone 139

P

pacemaker 208
pair 19
palatal component 304
palatine shelf 304
palatine tonsil 294
paleopallium 334
pancreas 246
pancreatic and duodenal homeobox 1
 247
pancreatic islet 246
papillary muscle 197
paracrine factor 8
paracrine interaction 8
paracrine signaling 8, 397
paracrine signaling factor 10
paradidymis 275
parafollicular cell 294
paragenital tubule 275
paralogous 94

paramesonephric duct 273, 395
paranasal air sinus 310
parasternal hernia 108
parasympathetic nervous system
 346
paraurethral gland 269
paravertebral ganglia 344
paraxial mesoderm 69, 84, 102,
 151, 165, 287, 391
parenchyma 393
parietal 397
parietal layer 102
parietal layer mesoderm 151
parietal mesoderm 397
parietal mesodermal layer 84
parietal pleura 228
paroophoron 277
pars ceca retinae 364
pars ciliaris retinae 364
pars intermedia 333
pars iridica retinae 364
pars nervosa 333
pars optica retinae 363
partial androgen insensitivity
 syndrome(PAIS) 282
parturition 126, 397
Patched 11
patent ductus arteriosus(PDA)
 213
pax1 87
PAX2 263, 366, 368
pax3 87
PAX3 372
PAX4 247
PAX6 247, 366
PDX1 234, 246
pectinate line 255
pectus carinatum 163
pectus excavatum 163
pelvic kidney 266
pelvic part of the urogenital sinus
 267
penile urethra 280
pericardial cavity 102, 184
pericardioperitoneal canal
 105, 227, 394
periderm 371
perimetrium 46, 275
perineal body 266
periodontal ligament 311
peritoneal cavity 102
peritoneal ligament 235, 397
permanent kidney 260
permanent tooth 311
persistent atrioventricular canal
 199
persistent truncus arteriosus 207
phallic part 267

phallus   279
pharyngeal arch   287, 391
pharyngeal cleft   288, 391
pharyngeal gut   234
pharyngeal hypophysis   333
pharyngeal pouch   288, 391
pharynx   234
phenothiazine   139
phenotype   397
phenylketonuria   27, 142
pheochromocytoma   348
phocomelia   178, 391
phosphorylate   9
phrenic nerve   105
physiological herniation   247
physiological umbilical hernia
    (herniation)   105, 123, 247
pia arachnoid   366
pia mater   328
piebaldism   372
pigment layer   363
pineal body   331
pituitary   316
pituitary gland   332
pitx2   68
PITX2   190
placenta   45, 115, 118
placental barrier   121
placental lactogen   123
placental membrane   121
placenta previa   58
placode   397
plagiocephaly   156
planar cell polarity (PCP)   11
platelet-derived growth factor
    (PDGF)   91
pleural cavity   102, 228
pleuropericardial fold   105, 392
pleuropericardial membrane   105
pleuroperitoneal fold   107, 392
pleuroperitoneal membrane   107
pluripotent   47
pneumatization   356
pneumonia   227
pneumonitis   227
Poland sequence   169
polar body   20
polar cell   20
poly A addition site   6
polydactyly   178, 395
polyhydramnios   125, 238, 340
polymastia   375
polymerase chain reaction (PCR)
    48
polymorphism   28
polyspermy   43
polythelia   375
pons   316

pontine flexure   316
pontine nucleus   329
portal triad   241
portal vein   216
posterior cardinal vein   216
posterior chamber   364
posterior commissure   335
posterior lobe of the hypophysis
    333
posterior neuropore   80, 315
postganglionic neuron   342
postmature infant   114
post-translational modification   8
Potter sequence   264
Prader-Willi syndrome   26, 60
preaortic ganglia   344
preauricular appendage   358
preauricular pit   358
prechordal chondrocranium   154
prechordal plate   63, 394
preeclampsia   117
preganglionic parasympathetic fiber
    346
preganglionic sympathetic fiber
    346
premature closure of the oval
    foramen   199
premature infant   114, 231
premature rupture of membrane
    (PROM)   125
premaxilla   289
premessenger RNA   7
prenotochordal cell   63
preterm birth   115, 130
pretrematic branch   291
prevertebral ganglia   344
primary brain vesicle   315
primary curvature   161
primary follicle   30, 272
primary heart field (PHF)   183,
    391
primary interventricular foramen
    187
primary intestinal loop   247, 391
primary lens fiber   364
primary oocyte   19, 29
primary ossification center
    111, 173
primary ovarian pregnancy   58
primary palate   304, 391
primary spermatocyte   19, 34
primary villus   57, 71
primaxial domain   165, 393
primitive alveolus   229
primitive axon   320
primitive body cavity   102, 392
primitive choana   310
primitive cortex   346

primitive dendrite   320
primitive gut   233
primitive intestinal loop   247
primitive left ventricle   187
primitive node   63, 392
primitive pit   63, 392
primitive pleural cavity   228
primitive pulmonary artery   210
primitive right ventricle   187
primitive sex cord   271
primitive streak   63, 392
primitive tympanic cavity
    293, 354
primitive umbilical cord   123
primitive umbilical ring   123
primitive yolk sac   54
primordial follicle   29
primordial germ cell (PGC)
    17, 70, 270, 392
principles of teratology   135
probe patency   195
proboscis   309
processus vaginalis   284, 393
proctodeum   93, 255, 393
proepicardial organ   187, 213
progenitor heart cell   183
progestational phase   48
progestational stage   39
progesterone   39, 122
progestin   141
programmed cell death   11
progress zone   394
proliferative phase   48
prometaphase   18
promoter region   6, 397
pronephros   259, 394
prophase   18
prosencephalon   315, 394
prostate gland   269
prostatic part of the urethra   267
proteoglycan   9, 123
protoplasmic astrocyte   320
prox1   91
PROX1   222
proximal convoluted tubule   262
prune belly syndrome   169
pseudohermaphrodite   392
pulmonary arch   212
pulmonary channel   192
pulmonary infundibular stenosis
    206
pulmonary trunk   210
pulmonary valvular stenosis   208
pulmonary vein   195
pulp   311
pupil   362
Purkinje cell   329
Purkinje fiber   168

pyloric part   238
pyloric stenosis   243
pyramidal cell   335
pyrogenic   138

R
rachischisis   325
radial nerve   174
radical fringe   176
Rathke pouch   332, 398
ray   95
receptor   9
recessive mutation   27
rectoanal atresia   255
rectoanal fistula   255
rectourethral fistula   255
rectouterine cavity   58
rectouterine pouch   58, 275, 395
rectovaginal fistula   255
recurrent laryngeal nerve
    213, 227, 292
reduction division   19
redundancy   10
Reichert cartilage   290
renal agenesis   264
renal coloboma syndrome   368
renal corpuscle   260, 394
renal dysplasia   264
renal pelvis   260
renal pyramid   262
renal vesicle   262
reproductive cloning   47
resegmentation   161
respecification   77
respiratory bronchiole   229
respiratory distress syndrome（RDS）
    231
respiratory diverticulum   225, 236
respiratory primordium   236
responder   8
Ret   262
RET   348
rete testis   271
retina   363
retinoic acid   77, 176, 190, 337
retinoid   143, 337
retrocecal   250
retrocolic   250
retrocolic hernia   251
retrocolic pocket   251
retroperitoneal organ   235, 397
retroperitoneal position   240
retroperitoneal sac   221
reversed rotation of the intestinal
    loop   253
rhombencephalic isthmus   315
rhombencephalon   315, 399
rhombic lip   329

rhombomere   295, 337, 399
Rh 抗原   122
Rh 式血液型   121
rib   162
ribonucleic acid（RNA）   5
rickets   313
right aortic arch   216
right lymphatic duct   221
right superior truncus swelling
    202
ring constriction   125, 181
RNA polymerase   6
Robin sequence   298
rod   364
roof plate   317
round ligament of the liver
    241, 392
round ligament of the uterus   285
rubella   136

S
saccule   351
sacral curvature   161
sacrocardinal segment   218
sacrocardinal vein   216
sacrococcygeal teratoma   70
Saethre-Chotzen syndrome   156
scala tympani   352
scala vestibuli   352
scaphocephaly   156, 393
schizencephaly   339
Schwann cell   81, 322
sclera   364
scleral venous sinus   364
Scleraxis   168
sclerotome   87, 151, 165, 395
scoliosis   161
scrotal septum   281
scrotal swelling   279
sebaceous gland   373
sebum   374
second aortic arch   210
second polar body   43
secondarily retroperitoneal   240
secondary bronchus   227
secondary heart field（SHF）
    183, 396
secondary oocyte   31
secondary palate   305, 396
secondary spermatocyte   34
secondary villus   71
secondary yolk sac   57
secretory phase   48
secretory stage   39
segmental bronchus   228
segmentation clock   86
segment polarity   10
selective serotonin reuptake inhibitor

（SSRI）   71, 139
semicircular canal   351
semilunar valve   205
seminiferous tubule   32, 272
sensorineural hearing loss   357
sensory area   317
sensory ganglion   81, 320
sensory innervation   175
sensory relay nucleus   328
septum primum   195, 391
septum secundum   195, 396
septum spurium   192
septum transversum
    102, 105, 235, 391
sequence   161
SER2   176
serotonin（5HT）   11, 67
serous membrane   88, 102
Serrate   14
serrate   176
Sertoli cell   32, 271
serum response factor（SRF）   169
sex chromatin   24
sex chromosome   18
sex cord   32, 271
sex-determining region on Y   270
sexual cycle   37
SFD（small for date）   115
shaft   173
SHH   10, 235, 246, 339, 366
Shh 蛋白質   11, 87, 177, 395
Shprintzen syndrome   299
signaling molecule   9
signal transduction pathway   8
silencer   7
sine oculis homeobox 3（SIX3）
    339
single gene mutation   27
sinovaginal bulb   277
sinuatrial node   208
sinuatrial orifice   192
sinus horn   190
sinusoid   54
sinus tubercle   273
sinus venarum   192
sinus venosus   190, 195
sirenomelia   70, 141
situs ambiguous   70
situs inversus   70, 189, 396
situs solitus   70
sixth aortic arch   212
skeletal dysplasia   156
skeletal muscle   165
skin   371
skull   151
small head   26
small nuclear RNA（snRNA）   7
Smith-Lemli-Opitz syndrome

339
smooth chorion 118, 393
Smoothened 11
smooth muscle 165, 168
Snail 68
somatic afferent 328
somatic efferent 326
somatic efferent motor column
326
somatic mesoderm 397
somatic mesodermal layer 84
somatic nuclear transfer 48
somatomammotropin 123
somatopleure 102, 395
somite 86, 151, 165, 287, 395
somitic mesoderm 168
somitomere
67, 85, 151, 165, 287, 395
Sonic 10
Sonic hedgehog (Shh) 2, 395
SOX2 234
SOX9 276
special sensory innervation 300
special visceral afferent 328
special visceral efferent 326
special visceral efferent motor
column 328
specification 63
sperm 17
spermatid 34
spermatogenesis 31
spermatogonium 31
spermatozoon 32
spermiogenesis 34
sphenomandibular ligament 155
sphincter pupillae 364
sphincter pupillary muscle 330
spina bifida 83, 162, 324, 396
spina bifida cystica 162
spina bifida occulta 162, 324
spinal cord 80, 317
spinal ganglion 321, 394
spinal nerve 322, 394
spinous layer 371
spinous process 160
spiral ligament 352
spiral limbus 352
spiral organ 354
splanchnic mesoderm 165, 395
splanchnic mesodermal layer 84
splanchnic nerve 396
splanchnopleure 102, 396
splenic flexure 249
spliceosome 7
splice variant 8
splicing isoform 8
spongy layer 48
SRY 270

stalk 333
stapedial artery 210
stapedius muscle 356
stapes 155, 290, 356
statoacoustic ganglion 354
stellate cell 329
stellate reticulum 310
stem villus 74
stenosis 253, 392
sterilization 44
sternal band 162
sternebrae 162
sternocleidomastoid muscle 297
sternum 162
steroidgenesis factor 1 (SF1) 276
stigma 37
stomach 236
stomodeum 93, 392
stratum reticulare 373
streak gonad 283
striated muscle 328
striated skeletal musculature 165
stroma 393
structural abnormality 20
stylopodium 171
subcardinal vein 216
subcorium 373
sulcus limitans 317
superior colliculi 316
superior laryngeal nerve 227, 290
superior mesenteric artery
213, 244
superior mesenteric vein 216
superior parathyroid gland 294
superior rectal artery 255
superior vena cava 218
superior vesical artery 213
supracardinal vein 216
suprarenal gland 346
surfactant 229, 391
suspensory ligament 364
suspensory ligament of the ovary
285
sustentacular cell 32, 271
suture 153, 397
sweat gland 374
Swyer syndrome 283
sympathetic nervous system 344
sympathetic neuron 81
sympathetic trunk 344, 392
synapsis 19
syncytial knot 116
syncytiotrophoblast 53, 391
syndactyly 178, 392
syndecan 264
syndrome 134, 393
synophthalmia 309, 369
synovial joint 173

synpolydactyly 180

T
TAFII 105 遺伝子 277
tail fold 91
taste nerve 300
TATA box 6
T box 67
Tbx4 225
TBX4 175
TBX5 175, 180, 190
tectorial membrane 354
tela choroidea 329
telencephalic vesicle 339
telencephalon 315, 393
telophase 19
temporal bone 155, 289
tendon 168
tensor tympani 356
teratogen 135, 397
teratology 1, 133, 394
teratoma 17, 392
teratos 133
terminal bronchiole 229
terminal sac 229
terminal sulcus 300
terminal villus 74
tertiary bronchus 228
tertiary villus 72
testis 271
testis cord 271
testis-determining factor 270
testosterone 37, 272
tetracycline 313
tetralogy of Fallot 206
TGFβ 11, 77, 91
TGFβ スーパーファミリー 10
TG-interacting factor (TGIF) 339
TG 相互作用因子 339
thalamus 316
thalidomide 2, 135, 138, 178
thanatophoric dysplasia 156
theca externa 31
theca folliculi 31
theca interna 31
therapeutic cloning 48
third aortic arch 210
third ventricle 316
thoracic cavity 105
thoracic curvature 161
thoracic duct 221
thymic nest 294
thymus 294
thyroglossal cyst 302
thyroglossal duct 301, 392
thyroglossal fistula 302
thyroid cartilage 227
thyroid gland 301

thyroxine 123, 301
tinman 190
tongue 300
tongue-tie 300
tonsillar fossa 294
tooth 310
topiramate 139
total anomalous pulmonary venous return(TAPVR) 197
Townes-Brocks syndrome 264
toxoplasmosis 138
Toxoplasmosis gondii 138
trabecula septomarginalis 204
trabeculated left atrial appendage 195
trabeculated part of the right ventricle 187
trabeculated right atrial appendage 195
trachea 225
tracheoesophageal fistula(TEF) 226, 237
tracheoesophageal ridge 225
tracheoesophageal septum 225, 236, 392
transactivating domain 6
transcription factor 6, 9, 395
transcription initiation site 6
transforming growth factor-β(TGFβ) 10
transient dendrite 318
translation initiation site 6
translation termination codon 6
translocation 22
transmembrane domain 9
transmembrane tyrosine kinase receptor 156
transposition of the great vessels 207
transversalis fascia 284
transverse limb defect 181
transverse pericardial sinus 185
transverse process 160
Treacher Collins syndrome 297, 357
treacle 297
tricuspid atresia 201
tricuspid valve 197
trigeminal nerve 289
trigone of bladder 269
triiodothyronine 301
trimethadione 139
triple X syndrome 26
trisomy 21
trisomy 13 24
trisomy 18 24
trisomy 21 22
trochlear nerve(IV) 326

trophoblast 45, 391
true vocal cord 227
truncus arteriosus 187
truncus cushion 202
truncus swelling 202
tuberculum impar 300
tubotympanic recess 293, 354
tunica albuginea 271
tunica vaginalis 284
Turner syndrome 25, 283
twin to twin transfusion syndrome 129
twins 126
tympanic antrum 356
tympanic cavity 354
tympanic membrane 293, 356
type A spermatogonium 32
type B spermatogonium 34
tyrosine kinase receptor 348
tyrosine receptor kinase 10
T 遺伝子 67
T ボックス 67

U
ulnar nerve 174
ultimobranchial body 294
ultrasonography 143
umbilical artery 213
umbilical cord 57, 74
umbilical fistula 251
umbilical stalk 95
umbilical vein 190, 216
unbalanced translocation 22
uncinate process 246
undifferentiated zone 171
upper jaw component 304
urachal cyst 269
urachal fistula 269
urachal sinus 269
urachus 267, 396
ureteric bud 260
urethra 266
urethral fold 279
urethral gland 269
urethral groove 279
urethral plate 279
urinary bladder 266
urinary system 259
urogenital mesentery 281
urogenital ridge 260, 396
urogenital sinus 254, 266
urorectal septum 254, 266, 396
uterine canal 275
uterine tube 275
uteroplacental circulation 54
uterovesical pouch 275, 397
uterus bicornis 278
utricle 351

V
VACTERL 連合 134, 227
vagina 277
vaginal fornix 277
vaginal plate 277
vagus nerve(X) 227, 328
valproic acid 139
valve of the coronary sinus 192
valve of the inferior vena cava 192
valve of the oval foramen 195
valvular stenosis 208
Van der Woude syndrome 307
Vangl 12
VANGL 83
vanishing twin 128
varicella 136
vascular endothelial growth factor (VEGF) 89, 209
vascular ring 214
vasculogenesis 88, 209, 398
VEGFC 222
VEGFR3 222
velamentous insertion 119
velo-cardio-facial syndrome 299
venous valve 192
ventral aorta 210
ventral body wall 101
ventral body wall defect 91, 102
ventral mesentery 102, 235, 397
ventral mesogastrium 238
ventral motor root 320
ventral nerve root 321
ventral pancreatic bud 246
ventral primary ramus 322, 391
ventral root 394
ventricular inversion 199
ventricular septa 192
ventricular septal defect(VSD) 206
vermis 329
vernix caseosa 112, 373
vertebra 160
vertebral arch 160
vertebral body 160
vertebral column 161
vertebral foramen 160
vesicular follicle 31
vesicular stage 30
vestibular membrane 352
vestibule 281
vestibulocochlear nerve(VIII) 328
villous tree 118
visceral 396
visceral layer 102
visceral mesoderm 395
visceral mesodermal layer 84
visceral pericardium 187
visceral pleura 228

viscerocranium　154，396
vitamin D deficiency　313
vitelline artery　213
vitelline cyst　251
vitelline duct
　　92，102，123，233，398
vitelline fistula　251
vitelline vein　190，216
vitiligo　372
vitreous body　366
volvulus　103，251

W

Waardenburg syndrome（WS）
　　372
WAGR 症候群　264
warfarin　139
Wharton jelly　123
white matter　317
white ramus communicans　397
Wilms tumor　264
Winslow foramen　241，398
Wnt　10，86
WNT1　338
Wnt3a　77，86
WNT4　263，277
WNT6　263
WNT9B　263
wnt　10
Wnt 蛋白質　10，87，189
Wnt 蛋白質抑制因子　189
Wolffian duct　260，395
WT1　262，264

X

X chromosome inactivation　7
xiphoid process　163
X-linked heterotaxy　71
XY 女性生殖腺形成異常　283
X 染色体不活性化　7

Y

years of potential life lost　133
yolk sac　92，233，398
yolk stalk　123，233

Z

zeugopodium　171
ZIC3　71
zinc finger protein（ZIC）　339
zona pellucida　31
zona reaction　43
zone of polarizing activity（ZPA）
　　2，177，392
zonula　364
zygomatic bone　155，289
zygote　17

和文索引

あ

アクチン　10
アクチン微細線維　10
アザラシ肢症　178，391
アセチルコリン　344
アデノシン三リン酸　9
アドレナリン　11
アブミ骨　155，290，356
アブミ骨筋　356
アブミ骨動脈　210
アフリカツメガエル　66
アポクリン汗腺　374
アポトーシス　11，391
アメリカヤマアラシ　10
アラジル症候群　14，206
アルコール　140，198
アルコール関連神経発達障害　140
アルコール乱用，母体の――　342
アンギオテンシン変換酵素阻害薬
　　140
アンジェルマン症候群　26，60
アンテナペディア　93
アンドロゲン不応症候群　282
アンドロステンジオン　37
案内指標　209

い

胃　236
異型分裂　19
異質染色質　1，5
異常形態学　133，391
異常精子　35
異常生殖子　35
異常接合子　48
異常卵子　35
異所性　391
異所性胸腺　297
異所性甲状腺組織　302
異所性肺葉　231
異数体　21
イソトレチノイン　139，143
イソトレチノイン胚子障害　139，
　　143
一次極体　31
一次口　195
一次（心房間）孔　195
一次口蓋　304，391
一次口欠損　201
一次後枝　322，391
一次骨化中心　111，173
一次絨毛　57，69
一次心室間孔　187
一次心臓域　183，391
一次水晶体線維　364
一次精母細胞　19，34

一次前枝　322，391
一次中隔　195，391
一次腸ループ　247，391
　　逆回転　253
　　重複　253
　　復帰　248
一次脳胞　315
一次卵巣妊娠　58
一次卵胞　30，272
一次卵母細胞　19，29
一次弯曲　161
一倍体　18，21，391
一卵性双胎　126，391
一過性樹状突起　318
一般知覚性群　328
一般内臓性遠心性群　326
一般内臓求心性群　328
遺伝，染色体説　18
遺伝子　5，18
遺伝子突然変異　21，27
遺伝子ノックアウト　94
遺伝子発現，他の制御因子　7
遺伝的多様性　20
移動盲腸　251
胃脾間膜　239
陰核　281
陰茎短小　281
インスリン　141
インスリン分泌　246
インスリン様増殖因子 1　115
インターロイキン 1β　229
インディアン　10
インテグリン　9
咽頭　234
咽頭異常　297
咽頭下垂体　333
咽頭弓　287，289，391
咽頭弓上プラコード　287，342，
　　391
咽頭溝　288，295，391
咽頭腸　234
咽頭囊　288，292，391
イントロン　5，391
陰囊水腫　284
陰囊中隔　281
陰囊隆起　279

う

ウィルスング管　246
ウィルムス腫瘍　264
ウィンスロー孔　241，398
ウォルフ管　260，273，395
右胸心　189
右心耳　195
右心室肉柱部　187
右心室発育不全症候群　199
右心房付属物，肉柱性――　195
運動性前根　320

え

柄　333
永久歯　311
永久腎　260
栄養欠乏　142
栄養膜　45, 46, 391
　　変化　115
栄養膜合胞体層　53, 391
栄養膜細胞層　53, 391
会陰腱中心　266
エウスタキオ管　293, 354
エクソーム　28
エクソーム配列解析　28
エクソン　5, 28, 391
エクリン汗腺　374
エコーウイルス　136
エストリオール　123
エストロゲン　37, 275, 277
エストロン　37
エチステロン　141
エチルニトロソウレア　142
エディンガー－ウェストファル核　330
エナメル芽細胞　311
エナメル結節　311
エナメル質　311
エナメル質形成細胞　311
エナメル髄　310
エプスタイン異常　201
鰓　287
遠位曲尿細管　262
エングレイルド　70
エンジェルダスト　140
沿軸中胚葉　69, 84, 85, 102, 151, 165, 287, 391
延髄　316
円錐中隔　203
円錐動脈幹　192
円錐動脈幹異常顔貌症候群　299
円錐動脈幹心内膜隆起　297
縁帯　317, 391
エンハンサー　6, 391

お

横隔神経　105, 108
横隔膜　107
横隔膜ヘルニア　108
横筋筋膜　284
黄体　39
黄体化　37
黄体化ホルモン　31, 37
黄体細胞　39
黄体融解　39
横断性体肢欠損　181
横中隔　102, 105, 235, 391
応答因子　8
応答者　8
応答能　8

横突起　160
横紋筋　328
横紋骨格筋　165
オキシコドン　139
オピオイド　139
オルガナイザー　66

か

外栄養膜細胞層殻　72
外エナメル上皮　310
外顆粒層　329, 364
外頸静脈　218
外頸動脈　210
介在板　168
外細胞塊　45, 391
外耳　351, 356
外耳異常　357, 358
外耳道　293, 295, 356
外耳道栓　356
外精筋膜　284
外生殖器　279
蓋層　317, 391
外側孔　329
外側舌隆起　300
外側体節境界　162, 165, 391
外側体壁ヒダ　101
外側ヒダ　91
外側鼻隆起　303
外側房室隆起　197
外側隆起　352
回腸憩室　251
外転神経(VI)　326, 343
外套層　317, 391
外尿道口　280
外脳症　340
海馬　333
外胚葉　63, 77, 391
外胚葉性頂堤　171, 391
外胚葉性肥厚　82
外胚葉性プラコード　287, 342
外胚葉層　77
灰白交通枝　346, 391
灰白質　317
海馬交連　335
蓋板　317, 331
外皮系　371
外腹斜筋　284
蓋膜　354
界面活性物質　229, 391
海綿層　48
外卵胞膜　31
下顎顔面異骨症　297
下顎骨　155, 289
下顎突起　155, 289
下顎軟骨　155
下顎隆起　288
過期産児　114
下丘　316

蝸牛管　351, 352
蝸牛軸　352
核 RNA　7
核型　392
顎間部　304, 392
角質層　371
顎前骨　289
核胎　126
顎動脈　210
核内リボ核酸　5
核ホルモン受容体ファミリー　277
角膜　364
過形成　392
下喉頭神経　292
籠細胞　329
過剰肝管　245
過剰腎動脈　266
過剰膵組織　247
下上皮小体　294
下垂体　316, 332
下垂体異常　333
下垂体後葉　333
下垂体前葉　332
下生殖靱帯　281
仮性半陰陽　392
下大静脈　219
下大静脈弁　192
下腸間膜動脈　213, 255
下直腸動脈　255
割球　45
滑車神経(IV)　326, 343
褐色細胞腫　348
滑膜性関節　173
下分節　165
下分節筋　166
ガラクトース血症　27
顆粒細胞　329, 335
顆粒層　371
顆粒層細胞　30, 37
カルシトニン　294
カルタゲナー症候群　71
ガルトナー管嚢胞　277
眼異常　368
肝円索　216, 221, 241, 392
感音性難聴　357
肝窩　244
肝芽　244
肝外胆道閉鎖　245
肝鎌状間膜　235, 240, 392
含気空洞形成　356
含気副鼻腔　310
眼球欠如ホメオボックス3　339
眼球耳介椎骨スペクトル　300
眼球癒合症　309, 369
環境因子　135
環境エストロゲン　141
環境ホルモン　141
還元分裂　19

管後型大動脈縮窄　213
肝細胞　244
肝細胞核転写因子　245
肝細胞散乱因子　262
肝細胞増殖因子　262
肝シヌソイド　216
肝十二指腸間膜　241
幹絨毛　74
冠状静脈洞　191
冠状静脈洞弁　192
杆状体　364
冠状動脈　213
肝心部　216
関節中間帯　172
間接分裂　19
汗腺　374
感染因子　136
完全型アンドロゲン不応症候群　282
管前型大動脈縮窄　213
完全重複子宮　278
肝臓　244
カントレル五徴症　103
肝内胆道低形成　245
肝内胆道閉鎖　245
陥入　63
間脳　315，331，392
眼杯　361
眼胞　316，361
眼房水　364
陥没乳頭　375
顔面　303
顔面神経（Ⅶ）　290，343
顔面隆起　303
肝門三つ組　241
間葉　81，151，392

き

キアズマ　20
気管　225
器官形成　392
器官形成期　1，77，97
気管支　227
気管支芽　227
気管支肺区域　228
気管食道中隔　225，236，237，392
気管食道稜　225
気管食道瘻　226，237
奇形　134
奇形腫　17，392
偽結節　125
奇静脈　218
偽声帯　227
基礎体温　39
偽中隔　192
喫煙　140
基底層　48，371
基底脱落膜　74，118

基底動脈　49
基底板　352
基底膜　9
希突起膠細胞　320，322
キナーゼ　9
キヌタ骨　155，289，356
基板　317，392
ギムザ染色　27
脚　107
ギャップ結合　10，68
嗅球　335
球形嚢　351，352
球室溝　187
球（円錐）室ヒダ　197
弓状子宮　278
嗅神経（Ⅰ）　343
キュビエ管　191
峡　337
橋　316
境界溝　317
橋核　329
胸管　221
胸腔　105
橋屈　316
頬骨　155，289
胸骨　162
胸骨先天異常　162
胸骨帯　162
胸骨分節　162
胸骨柄　162
胸骨裂　162
狭窄　253，392
胸鎖乳突筋　297
胸心膜　105
胸心膜ヒダ　105，392
胸腺　294
胸腺巣　294
共通心房　195，199
胸腹膜　107
胸腹膜管　105
胸腹膜ヒダ　107，392
胸部弯曲　161
強膜　364
胸膜腔　102，106，228
強膜静脈洞　364
極細胞　20
極性化域　2，177，392
極体　20
棘突起　160
巨人症　157
魚鱗癬　372
近位曲尿細管　262
筋芽細胞　166
緊急避妊薬　44
筋系　165
筋形成制御因子　168
筋ジストロフィー　169
筋板　87，392

く

区域気管支　228
腔期卵胞　30
クエン酸クロミフェン　44
グースコイド　66
クッパー細胞　244
クラインフェルター症候群　24，283
グラーフ卵胞　30
グリア細胞　320
クリッペル‐ファイルシークエンス　161
くる病　313
クレチン症　143
クレッセント　189
クロストーク　8
クローバー葉頭蓋　156
クロマチン　5
クロム親和性細胞　348
クロム親和性細胞腫　348

け

毛　373
　分布異常　374
頸管成熟　126
頸管閉鎖　278
頸屈　315
蛍光 *in situ* ハイブリダイゼーション（FISH）　26，27
経口避妊薬　141
憩室　236
頸洞　295
頸動脈管　212
頸部弯曲　161
頸リンパ嚢　221
頸肋　162
血液‐空気関門　229
血液絨毛型　121
血管芽細胞　88
血管新生　88，209，392
血管内侵入　116
血管内皮細胞増殖因子　89，209
血管輪　214
月経期　49
月経中間期痛　39
結合 DNA　5
結合管　352
結合組織　168
結合組織細胞　244
結合組織性毛包　373
結合体　129
欠指　178，392
欠失　26
血小板由来増殖因子　91
血清応答因子　169
結腸後位　250
結腸後憩室　251
結腸後ヘルニア　251

ゲノム　5
ゲノムインプリンティング
　　7，26，60
腱　168
原形質性星状膠細胞　320
腱索　197
原始右心室　187
原始窩　63，392
原始胸膜腔　228
原始結節　63，392
原始後鼻孔　310
原始鼓室　293，354
原始臍帯　123
原始臍輪　123
原始左心室　187
原始軸索　320
原始樹状突起　320
原始生殖細胞
　　17，29，70，270，392
原始生殖索　271
原始線条　63，392
原始腸管　233
原始腸ループ　247
原始胚外体腔　54
原始肺動脈　210
原始胚内体腔　102，392
原始肺胞　229
原始皮質　346
剣状突起　163
原始卵黄嚢　54
原始卵胞　29
減数分裂　19，21，392
原脊索細胞　63
原腸形成　63，392
原胚子期　77

こ
降圧剤　140
口咽頭膜　63，93，185，392
口窩　93，392
口蓋心臓顔面症候群　298
口蓋垂裂　307
口蓋突起　304
口蓋扁桃　294
口蓋要素　304
口蓋裂　307
後角　319
膠芽細胞　320
交感神経幹　344，392
交感神経幹神経節　344
交感神経系　344
交感神経系神経細胞　81
交感神経系節前線維　346
後眼房　364
後期　19
抗凝固薬　139
口腔咽頭部奇形腫　17
後交連　335

後根　321，392
後根神経節　320，321，394
後根ニューロン　321
交叉　20
虹彩　363
虹彩欠損　368
虹彩欠損症　24
虹彩瞳孔膜　364，368
膠細胞　320
後産　119
合指（症）　178，392
高次中枢　326
後主静脈　216
甲状舌管　301，392
甲状舌管嚢胞　302
甲状舌管瘻　302
甲状腺　301
甲状腺異常　302
鉤状突起　246
甲状軟骨　227
後腎　259，260，392
後神経孔　80，315
後腎組織帽　262
後腎中胚葉　260
後腎胞　262
口唇要素　304
抗精神病薬　139
合成プロゲスチン　141
構造的異常　20，26
後柱　319
後腸　92，233，254，392
後腸異常　255
喉頭　227
喉頭口　225，300
喉頭室　227
後頭体節　300
高熱　138
後脳　315，329，392
口鼻膜　310
項部透過像　143
高分解能中期バンド分染法　27
合胞体性結節　116
硬膜　366
抗ミュラー管ホルモン
　　11，275，392
肛門窩　93，255，393
肛門管　266
肛門小窩　255
肛門直腸管　254
肛門ヒダ　279
肛門閉鎖　255
肛門膜　255
絞扼輪　125，180
交連　335
コカイン　140
呼吸運動　230
呼吸器系　225
呼吸器憩室　225，236

呼吸器原基　236
呼吸窮迫症候群　231
呼吸細気管支　229
コクサッキーウイルス　138
鼓索神経　291，300
鼓室　354
鼓室階　352
鼓室洞　356
骨異形成症　156
骨格筋　165
骨格筋組織　165
骨芽細胞　151
骨幹　173，393
骨形成異常　155
骨形成細胞　151
骨形成蛋白質　11，245，393
骨形成蛋白質2　189
骨形成蛋白質4　66，77，189，339
骨形成蛋白質7　262，339
骨端　173，393
骨端板　173，393
骨年齢　178
骨盤腎　266
骨梁　153
コデイン　139
ゴナドトロピン　126
コネキシン蛋白質　10
古皮質　334
鼓膜　293，295，356
鼓膜張筋　356
固有腸間膜　235，250
固有卵巣索　285
コラーゲン　9
コルジン　66
コルチ器　352，354
コルチゾン　141
ゴールドナール症候群　300
コレステロール　11
コレステロール生合成　339
コロボーマ　24，393
コンドロイチン硫酸　9
コンパクション　45，393

さ
鰓下隆起　300
鰓弓　287
左位結腸　253
鰓溝　288
鰓後体　294，301
再指定　77
最終的脊索　63
最終的胎盤絨毛　72
最終の皮質　346
最終の卵黄嚢　57
最終の卵子　43
臍静脈　190，216
　　閉鎖　221
臍帯　57，74，123

臍帯異常　125
臍帯ヘルニア　105，251，393
臍腸管　247
臍腸間膜静脈　190，216
臍動脈　213
　　　　閉鎖　221
臍動脈索　213，221
サイトメガロウイルス　136
再分節　161
臍柄　95
細胞遺伝学的解析　27
細胞外ドメイン　9
細胞骨格機構　10
細胞死，外胚葉性頂堤における――
　　　171
細胞シグナル伝達　8
細胞質ドメイン　9
細胞分化　17
細胞分裂促進作用　115
サイレンサー　7
臍瘻　251
鰓瘻　297
左下動脈幹隆起　202
索前軟骨性頭蓋　154
索軟骨性頭蓋　154
左結腸曲　249
鎖肛　255
座高　111
鎖骨頭蓋異骨症　157
左上大静脈　220
左上肋間静脈　216
左心耳　195
左心室発育不全症候群　199
左腎静脈　218
左心房　195
左心房斜静脈　191
左心房付属物，肉柱性――　195
左生殖腺静脈　218
サーファクタント　229，391
サリドマイド
　　2，135，138，178，198
三叉神経（Ⅴ）　289，343
三次気管支　228
三次絨毛　71
三尖弁　197
三尖弁閉鎖症　201
三層性胚盤　63
サントリーニ管　246

し

ジエチルスチルベストロール
　　123，141
耳介　356
耳介小丘　356
耳介前小陥凹　358
視覚器　361
耳管　293，354
耳管鼓室陥凹　293，354

子癇前症　117
色素異常　372
色素上皮層　363
自脚　171
子宮
　　重複　278
　　着床時の――　46
子宮異常　278
子宮円索　285
子宮外妊娠　58
子宮外膜　46，275
子宮管　275
子宮筋層　46，275
子宮頸　275
子宮広間膜　275
糸球体　262，393
子宮体　275
子宮胎盤循環　54
子宮内胎児発育遅延　115
子宮内避妊具　44
子宮内膜　46
シークエンス　161，298
軸遠領域　165，393
軸近領域　165，393
軸骨格　151
シグナル伝達経路　8
シグナル分子　9
視（神経）交叉　335
支持細胞　32，271
視室　362
支質　393
歯周靱帯　311
視床　316，331
歯状核　329
視床下溝　331
視床下部　316，331
視床間橋　332
耳小骨　356
紙状胎児　128
歯小皮　311
視神経（Ⅱ）　343，366
歯髄　311
ジストロフィン遺伝子　169
脂腺　373
舌　300
実質　393
櫛状線　255
指定　63
歯堤　310
歯乳頭　310
シヌソイド　54
歯胚　310
耳板　82，351
ジヒドロテストステロン　276，393
ジフェニルヒダントイン　139
肢部分欠損症　138，178，393
自閉症スペクトル障害　326
耳胞　82，351

指放線　95
指紋　371，372
斜顔面裂　307
ジャクスタクリンシグナル伝達
　　9，393
ジャクスタクリン相互作用　8
射精管　267，275
尺骨神経　174
斜頭　156
終期　19
重金属　142
集合管系　260
終糸　323
自由絨毛　74，116
舟状頭　156，393
舟状頭蓋異常　156
修飾因子　27
十二指腸　241
十二指腸球部　243
終脳　315，333，393
終脳胞　339
終板　333
周皮　371
重複陰茎　281
重複下大静脈　219
重複子宮　278
重複上大静脈　220
重複大動脈弓　214
重複胆嚢　245
重複腔　278
終末細気管支　229
終末絨毛　74
終末嚢　229
絨毛癌　59
絨毛間腔　116
絨毛樹　118
絨毛生検　145
絨毛膜　393
絨毛膜腔　54，57，118，123，393
絨毛膜血管　119
絨毛膜板　57，74，118
絨毛膜胞　118
絨毛膜無毛部　118，393
絨毛膜有毛部　118，393
収斂性伸長経路　11
主下静脈　216
主静脈　216，393
主上静脈　216
主膵管　246
受精　18，41
受精能獲得　42，393
受精卵期　77
受胎産物　135
出産　126
出産歯　313
出産時低体重　115
出産日　114
出生前診断　143

手板　171
シュプリンツェン症候群　299
受容体　9
シュレム管　364
シュワン細胞　81, 322
上衣細胞　320
小異常　133
小陰唇　281
消化管神経細胞　81
消化器系　233
上顎骨　155, 289
上顎突起　154, 289
上顎要素　304
上顎隆起　288
上顎裂　307
松果体　331
小眼球症　369
小眼球症転写因子　366
上丘　316
症候群　134, 393
上行結腸　249
小膠細胞　320
上喉頭神経　227, 290
小耳　358
小肢症　178
硝子体　364, 366
上肢帯筋　165
硝子体血管　364
硝子体動脈　368
消失双胎　128
硝子軟骨性原型　151, 172
小十二指腸乳頭　246
鐘状期　310
鞘状突起　284, 393
ショウジョウバエ　93
上上皮小体　294
小腎杯　261
小節　329
常染色体　18
常染色体優性多発性嚢胞腎　264
常染色体劣性多発性嚢胞腎　264
上大静脈　218
上腸間膜静脈　216
上腸間膜動脈　213, 244
冗長性　10
上直腸動脈　255
小頭症　26, 160, 341
小嚢　241, 393
小脳　316, 329
小脳板　329
上皮化　87, 165
上皮-間葉相互作用　8, 235, 393
上皮小体遺残　297
上皮性歯根鞘　311
上皮性毛包　373
上分節　165
上分節筋　166
上膀胱動脈　213, 221

漿膜　88, 102
静脈管　216
　　閉鎖　221
静脈管索　216, 221
静脈系　216
静脈系異常　219
静脈洞　190, 195
静脈洞角　190
静脈弁　192
小網　235, 240, 393
小弯　238
食道　225, 236
食道異常　237
食道狭窄　238
食道閉鎖　226, 237
食道ヘルニア　108
処女膜　277
女性前核　43
自律神経系　342, 393
自律神経節　342
シルヴィウス水道　316
腎盂　260
心円錐　187, 202
心外膜　187, 213
心外膜上隆線　295
心球　187
心筋　165, 168
心筋層　187
心筋配列異常　199
ジンクフィンガー蛋白質　339
腎系　259
神経外胚葉　77
神経芽細胞　317, 318
神経管　79, 315
神経管形成　77, 101, 393
神経管障害　12, 83, 324
神経溝　77
神経孔　393
神経膠芽細胞　320
神経膠細胞　81, 320
神経膠細胞由来神経栄養因子
　　262, 348
神経細胞　318
神経鞘　322
神経上皮　317
神経上皮細胞　317
神経上皮層　317
神経性下垂体　333
神経節欠損性巨大結腸　255
神経節細胞層　364
神経腸管　64
神経堤　81, 151, 287, 371
神経堤細胞
　　81, 155, 168, 297, 320, 393
神経頭蓋　153, 394
神経板　77, 315
神経ヒダ　77, 315
神経分節　86, 394

神経葉　333
進行域　394
心室間孔　203
心室逆位　199
心室中隔　192
心室中隔筋性部　203
心室中隔欠損　192, 206
心室中隔膜性部　205
腎小体　260, 394
腎上体　346
腎錐体　262
新生児頭蓋　153
真性声帯　227
真性染色質　5
腎節　87
心ゼリー　185
腎臓, 位置異常　266
心臓異常　198, 206
腎臓異常　264
心臓逸所　103, 394
心臓逸所症　208
心臓形成域　184
心臓形成神経堤細胞　203
腎臓虹彩欠損症候群　368
腎臓腫瘍　264
心臓前駆細胞　183
心臓中隔　192
心臓-手症候群　199
心臓脈管系　183
腎臓無形成　264
心臓ループ　187
　　異常　189
心臓ループ形成　187, 394
腎単位　262, 396
シンデカン　264
心筒　185
心内膜　187
心内膜隆起　192, 199, 394
侵入奇胎　59
真皮　371, 373
真皮下層　373
新皮質　334
真皮乳頭　373
心腹膜管　105, 227, 394
心房中隔　192
心房中隔欠損　192, 199
心房部　187
心膜横洞　185
心膜腔　102, 106, 184
唇裂　307

す
髄核　161, 394
水滑液性嚢胞　25
髄質　346
髄質索　271
膵十二指腸ホメオボックス1遺伝子
　　246

髄鞘形成　322
水晶体　82，364
錐状体　364
水晶体板　82，363
水晶体胞　361，363
膵臓　246
膵臓異常　247
錐体細胞　335
水痘　136
膵島　246
水頭症　340，394
髄脳　315，326，394
髄膜水脳瘤　340
髄膜脳瘤　155，340，394
髄膜瘤　325，340，394
数的異常　20
ステロイド産生因子1　276
スネイル　68
スプライスアイソフォーム　8
スプライスバリアント　8
スプライセオソーム　7
スミス-レムリ-オピッツ症候群
　　339
スムーザンド　11
スワイヤー症候群　283

せ

精管　272，275
精細管　32，272
性索　271
精索水腫　284
精子　17，18，31
精子完成　34
精子形成　31
精子細胞　34
脆弱X症候群　27
脆弱部位　26
性周期　37
成熟肺胞　229
成熟分裂　19
成熟卵胞　30
正常位　70
星状細胞　329
星状網　310
生殖芽細胞腫　264
生殖管　273
生殖器異常　282
生殖器系　259，269
生殖クローニング　47
生殖茎　279
生殖茎部　267
生殖結節　279
生殖細胞　19，270
生殖索　32
生殖子　17
生殖子形成　17
生殖上体細管　273
生殖腺　270

生殖腺形成異常　25，283
生殖巣腫瘍　264
生殖堤　270
生殖傍体細管　275
生殖補助技術　44
生殖隆起　279
精神安定薬　139
性腺刺激ホルモン　37
性腺刺激ホルモン放出ホルモン
　　37
性染色質　24
性染色体　18
精巣　271
精巣下降　281
精巣挙筋　284
精巣挙筋膜　284
精巣決定因子　270
精巣索　271
精巣上体(管)　275，394
精巣上体垂　275
精巣鞘膜　284
精巣垂　275
精巣導帯　283，394
精巣傍体　275
精巣網　271
精祖細胞　31
成体幹細胞　48
正中唇裂　307
正中孔　329
正中臍索　267
正中神経　174
正中隆起　300
成長ホルモン　115
正倍数体　21
生毛　111，373
生理的臍帯ヘルニア　105，123，247
生理的ヘルニア　247
赤芽球　121
脊索　74，394
脊索前板　63，394
脊索板　63
脊髄　80，317
脊髄神経　321，394
脊髄神経節　321，394
脊髄髄膜瘤　325，394
脊柱　161
脊柱側弯症　161
脊椎裂　162，325
セグメントポラリティー遺伝子
　　10
舌咽神経(IX)　290，328，343
舌下神経(XII)　300，326，343
赤血球モザイク　126
接合子　17
舌骨下筋　165
舌骨弓　290
舌骨動脈　210
節後ニューロン　342

切歯孔　305
舌小帯短縮　300
舌盲孔　301
セートレ-ヒョツェン症候群　156
セメント芽細胞　311
セメント質　311
セルトリ細胞　32，271，275
セルベルス　66，189
セレート遺伝子　176
セロトニン　11，67，71
線維芽細胞　151
線維芽細胞増殖因子
　　10，66，77，156，394
線維芽細胞増殖因子2　245，262
線維芽細胞増殖因子8　63，67，337
線維芽細胞増殖因子受容体
　　10，156
線維性心膜　106
線維性星状膠細胞　320
線維輪　161，394
前角　319
前眼房　364
前期　18
前交連　335
仙骨主静脈　216
仙骨主静脈分節　218
仙骨部弯曲　161
前根　321，394
潜在精巣　284，394
潜在生存年数損失　133
潜在性二分脊椎　162，324
前主静脈　216
線状生殖腺　283
線条体　333
染色質　5
染色体　18
染色体異常　20
染色体不分離　21
染色分体　18
前腎　259，394
前心外膜器官　185，213
前神経孔　79，315
前神経ヒダ　337
全身性骨異形成症　157
腺性下垂体　37，332，394
全前脳胞症　70，307，339，394
先体　34
先体反応　42，394
選択的スプライシング　7，394
選択的スプライス型　8
選択的セロトニン再取り込み阻害薬
　　71，139
前置胎盤　58
前柱　319
前中期　18
前腸　92，233，235，394
前庭階　352
前庭膜　352

索引 | **421**

先天異常　97, 133, 394
　　予防　143
先天異常学　1, 133, 394
　　原則　135
先天奇形　133, 394
先天性横隔膜ヘルニア　108
先天性下垂体機能亢進症　157
先天性関節拘縮症　180
先天性間接性鼠径ヘルニア　284
先天性胸腺欠如　299
先天性巨大結腸　255, 348
先天性股関節脱臼　181
先天性骨形成不全症　180
先天性代謝異常　27
先天性多発性囊胞腎　264
先天性橈骨欠損　180
先天性肺囊胞　231
先天性白内障　368
先天性副腎過形成　282
先天性無水晶体　369
先天性裂孔ヘルニア　238
前頭鼻隆起　289
前脳　315, 331, 394
前胚子期　77
全肺静脈還流異常　197
前胚葉期　77
仙尾部奇形腫　70
前分化期　77
全分化能　47
前方内臓性内胚葉　66, 394
線毛　68
線毛病　265
泉門　153, 394
前立腺　269

そ

爪域　374
双角子宮　278
総脚　354
双極神経芽細胞　320
総頸動脈　210
ゾウゲ芽細胞　311
ゾウゲ質　311
ゾウゲ質突起　311
造血幹細胞　89
造血機能　244
造血細胞　244
爪根　374
早産　115, 130
早産児　114, 231
双児　126
桑実胚　45
総主静脈　105, 191, 216
増殖因子　395
増殖期　48
増殖・分化因子　8, 10, 37
造腎細胞索　87
双生児　126

臓側胸膜　228
臓側心膜　187
臓側中胚葉　165, 395
臓側中胚葉層　84
臓側板　102
双胎　126
双胎間輸血症候群　129
総胆管　245
総腸骨動脈　213
相同遺伝子　176
相同染色体　18, 19
象鼻　309
僧帽弁　197
側角　318, 319, 395
側頸囊胞　297
側性　67
側性異常　68, 71
側性シークエンス　189, 395
側柱　319, 395
側頭骨　155, 289
側脳室　316
側板　84
足板　171
側板中胚葉
　　69, 87, 102, 151, 287, 395
側板中胚葉壁側板　168
側方唇裂　307
鼠径管　281, 284, 395
鼠径ヘルニア　284
咀嚼筋　289
ソニックヘッジホッグ
　　2, 10, 11, 395
ソマトマンモトロピン　123

た

第一咽頭弓　289
第一咽頭囊　293
第一減数分裂　19
第一大動脈弓　210
大陰唇　279, 281
大横径　143
体外受精　45, 141
胎芽期　77
体茎　95
大血管異常　192
大血管転換　192, 207
体腔　102
第五大動脈弓　212
体細胞核移植　48
第三咽頭弓　290
第三咽頭囊　294
第三大動脈弓　210
第三脳室　316
胎脂　112, 373
体肢　171
　　筋組織　168, 173
体肢異常　178
胎児および新生児溶血性疾患　121

体肢芽　171
胎児期　1, 77, 111
体肢筋　165, 168
体軸　64
胎児血液循環　218
胎児手術　146
胎児水腫　121
胎児性アルコール症候群　140
胎児性アルコールスペクトル障害
　　140
胎児性ヒダントイン症候群　139
胎児赤芽球症　121
胎児治療　146
胎児発育不全　115
胎児表皮　371
胎児部　118
大十二指腸乳頭　246
胎児輸血　146
大静脈洞　192
大腎杯　260
体性遠心性運動性核柱　326
体性遠心性群　326
体性求心性群　328
胎生皮質　346
体節　86, 151, 165, 287, 395
体節中胚葉　168
体節分化　86
体節分節
　　67, 85, 151, 165, 287, 395
大泉門　153
大腿骨長　143
大動脈弓　209, 210, 395
大動脈弓遮断　216
大動脈縮窄症　213
大動脈-生殖巣-中腎域　89
大動脈前神経節　344
大動脈囊　209
大動脈肺動脈中隔　202
大動脈弁狭窄　208
大動脈弁閉鎖　208
大動脈路　192
胎内感染　357
第二咽頭弓　290
第二咽頭囊　293
第二減数分裂　19
第二大動脈弓　210
大囊　241, 395
大脳脚　330
大脳半球　316, 333
胎盤　45, 115, 118
　　機能　122
　　構造　118
　　臨月の――　119
胎盤関門　121, 123
胎盤循環　119
胎盤性ラクトゲン　123
胎盤中隔　118
胎盤分葉　118, 119, 395

胎盤膜　121
体柄　95
体壁葉　102，395
胎膜　115
胎膜早期破裂　125
大網　235，240，395
第四咽頭弓　290
第四咽頭嚢　294
第四大動脈弓　210
第四脳室　316
第四胚葉　81
対立遺伝子　27
第六咽頭弓　290
第六大動脈弓　212
大弯　238
ダウン症候群　22
タウンズ-ブロックス症候群　264
多極神経芽細胞　320
ダグラス窩　58，395
多型性　28
多合指　180
多指（症）　178，395
多精子受精　43
多胎　126
手綱交連　335
脱落膜　118
脱落膜細胞　118
脱落膜板　74，118
脱落膜反応　57
ターナー症候群　25，283
タナトフォリック骨異形成症　156
多乳頭症　375
多乳房症　375
多嚢胞性異形成腎　264
多分化能　48
多毛症　374
単一遺伝子突然変異　27
胆管　244
単眼症　369
単脚　354
単頸双角子宮　278
短指症　178，395
単純ヘルペスウイルス　136
探針的開存　195
炭水化物受容体　46
男性外生殖器異常　280
男性化ホルモン薬　141
男性前核　43
男性不妊　45
男性用ピル　44
短頭　156，395
胆嚢　244
胆嚢管　244
短尾遺伝子　67

ち
知覚性域　317
知覚性後根　320

知覚性神経支配　175
知覚性神経節　81，320
知覚中継核　328
腟　277
腟異常　278
腟円蓋　277
腟前庭　281
腟板　277
腟閉鎖　278
知的障害　264，341
地方病性クレチン症　142
緻密層　48
着床　46
着床異常　57
チャンとエン　129
中隔縁柱　204
中隔形成　192
中間質　332
中間中胚葉
　　69，85，87，102，259，395
中間部　333
中期　18
柱脚　171
中耳　351，354
中耳腔　293
中軸骨格筋　165
中腎　259，260，395
中心管　316
中腎管　260，273，395
中心小体　18
中腎傍管　273，275，395
虫垂　249
中枢神経系　315
中腸　92，233，247，395
中腸回転　248
中等度アンドロゲン不応症候群
　　282
中脳　315，330，395
中脳水道　316，395
中脳水道狭窄　340
中胚葉　63，77，81，395
中胚葉層　83
中皮膜　88
虫部　329
超音波断層法　143
腸回転異常　251
蝶下顎靱帯　155
聴覚　356
腸管　233
腸管狭窄　253
腸管形成　234
腸管閉塞　253
腸間膜　102，235，395
腸間膜異常　251
腸骨リンパ嚢　221
腸軸捻　103，251
頭踵長　111
調節帯　204

腸捻転　251
腸嚢腫　251
聴斑　354
直腸肛門閉鎖　255
直腸肛門瘻　255
直腸子宮窩　58，275，395
直腸腟瘻　255
直腸尿道瘻　255
直立高　111
治療的クローニング　48
チロキシン　123，301
チロシンキナーゼシグナル伝達系
　　91
チロシンキナーゼ受容体　262，348
チロシン受容体キナーゼ　10

つ
対　19
椎間円板　161，395
椎弓　160
椎孔　160
対合　19
椎骨　160
椎骨先天異常　161
椎前神経節　344
椎体　160
椎板　87，151，165，395
椎傍神経節　344
ツチ骨　155，289，356

て
手足生殖器症候群　178
低酸素　142
ディジョージシークエンス　208
ディジョージ症候群　298
ディスパッチド　11
底板　317
ティンマン遺伝子　190
デザート　10
テストステロン　37，272，276
テトラサイクリン　313
デニス-ドラッシュ症候群　264
デュシェンヌ型筋ジストロフィー
　　169
伝音性難聴　357
転座　22
転写　6
転写因子　6，9，395
転写開始部位　6
電離放射線　138

と
島　334
頭蓋　151
頭蓋咽頭腫　333
頭蓋顔面異常　155
頭蓋顔面部異常　297
頭蓋骨（早期）癒合症　156，395

頭蓋骨癒合-橈骨欠損症候群　180
頭蓋髄膜瘤　155
頭蓋脊椎裂　340
頭蓋前頭鼻骨症候群　156
頭蓋裂　155
同化促進作用　115
導管　259
動眼神経(Ⅲ)　326, 343
動眼神経副核　330
頭顔面部骨格　81
頭屈　91, 315
同型分裂　19
道化師様胎児　372
洞結節　273
動原体　18
瞳孔　362
瞳孔括約筋　330, 364
瞳孔散大筋　364
橈骨神経　174
同種免疫　121
頭側神経孔　79, 315
糖蛋白質　9
洞腔球　277
頭殿長　95, 111, 143
糖尿病　141, 199, 358
道標因子　91
頭部　287
頭部異常　339
洞房結節　208
洞房口　192
動脈幹　187
動脈管　212
　　　閉鎖　221
動脈管開存　213
動脈管索　213, 221
動脈幹残存　192, 207
動脈幹隆起　202
動脈系　209
動脈系異常　213
透明帯　31
透明帯貫入　42
透明帯反応　43
洞様血管　54
トキソプラズマ症　138
特殊知覚性神経　300
特殊内臓性遠心性運動性核柱　328
特殊内臓性遠心性群　326
特殊内臓性求心性群　328
特発性呼吸窮迫症候群　231
トピラマート　139
トランス活性化領域　6
トランスフォーミング増殖因子β
　　10, 77
トランスフォーミング増殖因子βスー
　　パーファミリー　10
トリソミー　21
トリーチャー-コリンズ症候群
　　297, 357

トリプルX染色体症候群　26
トリメタジオン　139
トリメタジオン症候群　139
トリヨードチロニン　301
トレアクル　297

な
内陰部動脈　255
内エナメル上皮　310
内顆粒層　364
内頸静脈　218
内頸動脈　210
内細胞塊　45, 396
内鰓瘻　297
内耳　351
内耳神経(Ⅷ)　328, 343
内精筋膜　284
内臓逆位　70, 189, 396
内臓錯位　70, 134, 189
内臓神経　396
内臓性　396
内臓頭蓋　154, 396
内臓葉　102, 396
内側鼻隆起　303
内側隆起　352
内腸骨動脈　213
内胚葉　63, 77, 396
内胚葉性上皮　292
内胚葉層　91
内腹斜筋　284
内分泌撹乱化学物質　141
内包　334
内卵胞膜　31
内リンパ管　351
鉛　142
軟骨芽細胞　151
軟骨性神経頭蓋　154
軟骨性頭蓋　153, 154, 396
軟骨低形成症　157
軟骨内骨化　151, 172, 396
軟骨無形成症　156
難聴　357
軟膜クモ膜　366

に
肉柱性右心房付属物　195
肉柱性左心房付属物　195
二次気管支　227
二次極体　43
二次口　195
二次(心房間)孔　195
二次口蓋　304, 396
二次口蓋裂　307
二次口欠損　199
二次絨毛　71
二次心臓域　183, 396
二次精母細胞　34
二次中隔　195, 396

二室三腔心　199
二次的腹膜後位　240
二次脳胞　315
二重大動脈弓　214
二重尿管　265
二次卵黄嚢　57
二次卵母細胞　31
二尖弁　197
二層性胚盤　53
二倍体　18, 21, 396
二分陰茎　281
二分脊椎　83, 162, 324, 396
乳管　375
乳歯　311
乳腺　374
乳腺異常　375
乳腺堤　375
乳頭　375
乳頭筋　197
乳頭体　332
乳び槽　221
乳様突起　356
ニューロトロフィン3　87
ニューロン　320
尿管芽　260
尿生殖間膜　281
尿生殖器系　259
尿生殖堤　260, 396
尿生殖洞　254, 266
尿生殖洞骨盤部　267
尿直腸中隔　254, 266, 396
尿道　266
尿道海綿体部　280
尿道隔膜部　267
尿道下裂　280, 396
尿道溝　279
尿道上裂　281
尿道腺　269
尿道前立腺部　267
尿道板　279
尿道ヒダ　279
尿道傍腺　269
尿膜　64, 233, 396
尿膜管　267, 396
尿膜管洞　269
尿膜管嚢胞　269
尿膜管瘻　269
尿膜-腸管憩室　64
二卵性双胎　126, 396
人魚体　70, 141
妊娠黄体　40
妊娠前期　39, 48
妊娠糖尿病　141

ぬ
ヌクレオソーム　5, 396

ね

ネコ鳴き症候群　26
ネフロン　262, 396

の

脳　326
脳回　334
脳幹　326, 396
脳弓交連　335
脳神経　342, 396
脳神経節神経細胞　81
脳脊髄液　335
脳軟膜　328
脳胞　80, 396
囊胞　253
囊胞性二分脊椎　162
脳梁　335
ノギン　66
ノーダル　66
ノッチ　14
ノルアドレナリン　11, 344
ノルエチステロン　141

は

歯　310
肺　227
肺炎　227
肺芽　225, 236
胚外臓側中胚葉　54
胚外体腔　54, 85
胚外体腔囊胞　57
胚外体腔膜　54
胚外中胚葉　54
胚外壁側中胚葉　54
胚芽層　371
背筋　165
胚結節　45
胚子期　77
胚子形成　396
胚子形成期　1, 77, 97, 135
排出管　259
排出管系　262
排出管単位　262
排出輪管　259
胚盾　184
肺硝子膜症　231
肺静脈　195
胚性幹細胞　47
胚性結合組織　151
排泄腔　93, 266, 396
排泄腔外反　103, 269
排泄腔ヒダ　279
排泄腔膜　64, 93, 254, 255, 396
背側胃間膜　235, 238
背側間葉隆起　195
背側結腸間膜　235
背側十二指腸間膜　235
背側心間膜　185

背側膵芽　246
背側大動脈　184
背側腸間膜　102, 235, 397
バイソラックス　93
肺動脈幹　210
肺動脈弓　212
肺動脈弁狭窄　208
肺動脈路　192
肺動脈漏斗部狭窄　206
胚内体腔　84
胚内中胚葉　102
胚盤胞　45, 397
胚盤葉下層　53, 397
胚盤葉上層　53, 397
肺胞細胞　397
胚葉　63, 397
排卵　37, 39
排卵誘発剤　126
破壊　134, 397
バーカー仮説　115
白交通枝　397
白子　372
白質　317
白体　39
白斑　372
白膜　271
バー小体　24
発生学　1
発生毒性因子　135, 397
パッチド　11
発熱性　138
馬蹄形　184
馬蹄腎　266
鳩胸　163
鼻　304
馬尾　323
パラクリン因子　8
パラクリンシグナル因子　10
パラクリンシグナル伝達　8, 397
パラクリン相互作用　8
パラログ　94
バルデー-ビードル症候群　265
バルプロ酸　139
半陰陽　282
反回神経　213, 227, 292
半規管　351, 354
半奇静脈　218
半球　329
半月弁　205
伴性内臓錯位　71

ひ

ヒアルロン酸　9
鼻窩　303
非カノニカル Wnt 経路　11
皮筋板　87, 151, 165
鼻腔　310
尾屈　91

尾骨靱帯　323
皮脂　374
皮質　334, 346
皮質索　272
尾状核　333
微小管　18
微小欠失　26
微小欠失症候群　26
脾腎ヒダ　239
ヒス束　208
ヒストン蛋白質　5
尾側神経孔　80, 315
尾側退行　70, 397
肥大　397
肥大性心筋症　199
ビタミン A 類似化合物　139
ビタミン D 欠乏　313
左総腸骨静脈　218
左腕頭静脈　216
鼻中隔　304
ヒト絨毛性ゴナドトロピン
　　40, 45, 57, 123
ヒト閉経期尿性ゴナドトロピン
　　45
ヒドロコドン　139
泌尿器系　259
避妊手術　44
避妊法　44
避妊用ピル　141
皮板　87, 165, 397
鼻板　303, 335
皮膚　371
皮膚紋理学　372
非膨大部脚　354
被包脱落膜　118
肥満　142
ヒューザー膜　54
表現型　397
表層顆粒　43
表皮　371
鼻隆起　289, 303
鼻涙管　304
鼻涙溝　303
ヒルシュスプルング病　255, 348
披裂軟骨　227
披裂隆起　300
品胎　126

ふ

ファロー四徴症　192, 206
ファン・デル・ウーデ症候群　307
フィブリノイド　124
フィブリリン遺伝子　180
フィブリン凝塊　54
フィブロネクチン　9, 264
風疹　136, 198
フェニトイン　139
フェニルケトン尿症　27, 142

フェノチアジン　139
フェンサイクリジン　140
フォリスタチン　66
腹囲　143
腹腔動脈　213，244
腹茎　95
副交感神経系　346
副交感神経系節前線維　346
副耳　358
複糸期　29
副腎　346
副神経（XI）　328，343
副腎髄質細胞　81
副膵管　246
腹側胃間膜　238
腹側膵芽　246
腹側大動脈　210
腹側体壁　101
腹側体壁欠損　91，102
腹側腸間膜　102，235，397
副乳頭　375
腹柄　95
腹壁筋　165
腹壁破裂　103，251，397
腹膜腔　102
腹膜後位　240
腹膜後器官　235，397
腹膜後リンパ嚢　221
腹膜内器官　235，397
腹膜ヒダ（間膜）　235，397
不随意筋　328
双子　126
付着茎　57，74，123，397
付着絨毛　74
不妊　44
部分型アンドロゲン不応症候群
　282
不平衡転座　22
プラコード　397
ブラジキニン　221
プラダー‐ウィリィ症候群　26，60
フリッズルドファミリー蛋白質
　10
フリンジ遺伝子　176
プルキンエ細胞　329
プルキンエ線維　168
プルーンベリー症候群　169
プレメッセンジャー RNA　7
プログラム細胞死　11
プロゲスチン　141
プロゲステロン　39，122
プロテオグリカン　9，123
プロモーター領域　6，397
分化　1
分界溝　300
分界稜　192，397
分割櫛　220
分節時計　86

分泌期　39，48
分娩　126，397
噴門部　238

へ

平滑筋　165，168
平衡聴覚器　351
平衡聴覚神経節　354
平衡転座　22
平衡斑　354
閉鎖　397
閉鎖体　37
閉鎖卵胞　29
平面内細胞極性　11
壁側　397
壁側胸膜　228
壁側脱落膜　118
壁側中胚葉　397
壁側中胚葉層　84
壁側板　102
ペースメーカー　208
ベッカー型筋ジストロフィー　169
ヘッジホッグ　10
ヘッジホッグ蛋白質　10
ヘテロクロマチン　1，5
ヘパリン　139
弁狭窄　208
変形　134，397
娩出　126
扁桃窩　294
扁平骨　153
片葉　329
片葉節状葉　329
ヘンレのループ　262

ほ

傍胸骨ヘルニア　108
縫合　153，397
膀胱　266
膀胱異常　269
膀胱外反　103，269，397
膀胱三角　269
膀胱子宮窩　275，397
房室　192
房室管　187，192，197
房室管開存　199
房室結節　208
房室心内膜隆起　197
房室束　208
房室弁　192，197
房室連結部　187
放射線　138
胞状期　30
帽状期　310
胞状奇胎　59，397
胞状卵胞　31
紡錘糸　18
乏精子症　45

放線冠　39
放線冠貫入　42
膨大部脚　354
膨大部稜　354
胞胚　45
胞胚腔　45
傍濾胞細胞　294，301
ボストン型頭蓋骨癒合症　156
補体　122
母体血清スクリーニング検査　144
母体疾患　141
母体部　118
ポッターシークエンス　264
ボディマス指数　142
頬　304
ボーマン嚢　260，397
ホメオティッククラスター　93
ホメオドメイン　93
ホメオボックス遺伝子
　77，93，175，337，398
ホモシスチン尿症　27
ホモログ　176
ポーランドシークエンス　169
ポリ A 付加部位　6
ポリメラーゼ連鎖反応法　48
ホルト‐オラム症候群　180，199
ホルモン　141
翻訳開始部位　6
翻訳後修飾　8
翻訳終了コドン　6

ま

マイクロアレイ　28
膜貫通型チロシンキナーゼ受容体
　156
膜貫通ドメイン　9
膜性骨化　151，153，398
膜性神経頭蓋　153
膜性部　192
膜迷路　351
マジャンディ孔　329
まだら症　372
末端肥大症　157
マリファナ　140
マルファン症候群　180

み

ミエリン　322
ミオカルジン　169
ミオカルジン関連転写因子　169
味覚神経　300
右結腸曲　249
右鎖骨下動脈起始異常　214
右上動脈幹隆起　202
右大動脈弓　216
右リンパ本幹　221
ミコフェノール酸モフェチル　139
未熟児　130，357

三日はしか　136
未分化域　171
未分化生殖腺　271
脈管芽細胞　89，209
脈管系　183
脈管形成　88，209，398
脈絡叢　329，398
脈絡組織　328
脈絡膜　364
脈絡裂　333
ミュラー管　273，395
ミュラー管抑制因子　11
ミュラー管抑制物質　275，398
ミラー-ディーカー症候群　26

む

無眼球症　369
無気肺　230
無極神経芽細胞　320
無虹彩(症)　264，369
無肢症　138，178，398
無耳症　358
無精子症　45
無対舌結節　300
無脳　155
無脳症　83，340，398
無毛症　374
無葉全前脳胞症　339

め

迷走神経(X)　227，328，343
メッケル-グルーバー症候群　265
メッケル憩室　251
メッケル軟骨　155，289
メッセンジャー RNA　5
眼-皮膚白皮症　372
メラニン細胞　81
免疫グロブリン G　122

も

網　398
毛幹　373
盲孔　398
毛細血管腫　91
盲腸芽　248
盲腸後位　250
毛乳頭　373
網嚢　239，393，398
網嚢孔　241，398
網膜　363
網膜虹彩部　364
網膜視部　363
網膜中心動脈　366
網膜内腔　362
網膜盲部　364
網膜毛様体部　364
毛様体　364
毛様体筋　364

毛様体小帯　364
モザイク現象　21
モーニングアフターピル　44
モノソミー　21
モールディング　153
モルフォゲン　11，398
門脈　216
モンロー室間孔　316

や

軛脚　171

ゆ

有機水銀　142
有棘層　371
有糸分裂　18，398
有糸分裂不分離　21
優性突然変異　27
誘導　8，398
誘導原　8
有毛細胞　352
幽門狭窄　243
幽門部　238
ユークロマチン　5
輸出(細)管　272，275，398

よ

葉酸　83，326，398
葉酸補充　143
羊水　124
羊水過少症　125
羊水過多症　125，238，340
羊水穿刺　145，398
要胎　126
腰椎穿刺　323
腰部弯曲　161
羊膜　123，398
羊膜-外胚葉連結　123
羊膜芽細胞　53
羊膜腔　53
羊膜索　125，180，398
羊膜絨毛膜　118，398
翼板　317，331，398
予定運命図　68
ヨード欠乏　142

ら

ライディッヒ間質細胞　271
ライヘルト軟骨　290
ラジカルフリンジ遺伝子　176
ラセン器　352，354
ラセン靱帯　352
ラセン板縁　352
ラトケ嚢　332，398
ラミニン　9，264
ラロン小人症　115
卵円窩　398
卵円孔　195，398

早期閉鎖　199
探針的開存　221
閉鎖　221
卵円孔弁　195
卵黄腸管
　　92，102，123，233，247，398
卵黄腸管異常　251
卵黄腸管囊胞　251
卵黄囊　92，233，398
卵黄囊静脈　190，216
卵黄囊動脈　213
卵黄囊柄　123，233
卵割　45
卵管　275
卵管膨大部　41
卵丘　31
卵形囊　351，354
ランゲルハンス島　246
卵細胞質内精子注入法　45，141
卵子　17，18
　　成熟抑制物質　29
　　輸送　39
卵子形成　29
卵精巣　282
卵巣　272
卵巣下降　285
卵巣周期　37
卵巣上体　277
卵巣髄質　272
卵巣提索　285
卵巣傍体　277
卵祖細胞　29
卵胞期　48
卵胞腔　30，31
卵胞細胞　29，37，272
卵胞刺激ホルモン　34，37
卵胞斑　37
卵胞ホルモン　123
卵胞膜　30
卵膜付着　119

り

リガンド　9，399
リガンド結合領域　9
リセルグ酸ジエチルアミド　140
リチウム　139
立毛筋　373
両眼近接　70，340
菱脳　315，326，399
菱脳峡　315
菱脳唇　329
菱脳分節　295，337，399
緑内障　364
リンカー DNA　5
リンゴ剥き皮状腸閉塞　254
リン酸化　9
リン酸化酵素　9
輪状膵　247

輪状軟骨　227
隣接遺伝子症候群　26
隣接遺伝子複合体　26
リンパ系　221

る
類線維素　124
涙嚢　304
ルシュカ孔　329

れ
レチノイド　143, 337, 358
レチノイン酸　77, 86, 176, 190,
　　198, 225, 337
裂孔期　54

裂手足症　178
劣性突然変異　27
裂前枝　291
裂脳症　339
レフティ1　66
レモンサイン　162
連結帯　118
連合　134
連合ニューロン　320
連鎖遺伝子　18
レンズ核　333

ろ
瘻　399
漏斗　332

漏斗胸　163
六胎　126
肋間筋　165
肋骨　162
肋骨先天異常　162
ロバンシークエンス　298
濾胞細胞　301

わ
ワールデンブルク症候群　372
ワルトンのゼリー　123
ワルファリン　139
弯曲足　134, 180
腕神経叢　95
腕頭動脈　210

ラングマン人体発生学　第 11 版　（原書第 13 版）
定価：本体 8,400 円＋税

1996 年 3 月 15 日発行　第 7 版第 1 刷
2001 年 9 月 20 日発行　第 8 版第 1 刷
2006 年 1 月 23 日発行　第 9 版第 1 刷
2010 年 9 月 1 日発行　第 10 版第 1 刷
2016 年 2 月 24 日発行　第 11 版第 1 刷ⓒ
2020 年 3 月 1 日発行　第 11 版第 5 刷

著　者　T. W. サドラー

訳　者　安田峯生
　　　　山田重人

発行者　株式会社　メディカル・サイエンス・インターナショナル
　　　　代表取締役　金子　浩平
　　　　東京都文京区本郷 1-28-36
　　　　郵便番号 113-0033　電話(03)5804-6050

印刷：三報社印刷／装丁・本文デザイン：岩崎邦好デザイン事務所

ISBN 978-4-89592-839-7　C3047

本書の複製権・翻訳権・上映権・譲渡権・貸与権・公衆送信権(送信可能化権を含む)は(株)メディカル・サイエンス・インターナショナルが保有します。本書を無断で複製する行為(複写, スキャン, デジタルデータ化など)は, 「私的使用のための複製」など著作権法上の限られた例外を除き禁じられています。大学, 病院, 診療所, 企業などにおいて, 業務上使用する目的(診療, 研究活動を含む)で上記の行為を行うことは, その使用範囲が内部的であっても, 私的使用には該当せず, 違法です。また私的使用に該当する場合であっても, 代行業者等の第三者に依頼して上記の行為を行うことは違法となります。

[JCOPY] 〈出版者著作権管理機構　委託出版物〉
本書の無断複製は著作権法上での例外を除き禁じられています。複製される場合は, そのつど事前に, 出版者著作権管理機構(電話 03-5244-5088, FAX 03-5244-5089, info@jcopy.or.jp)の許諾を得てください。